普通高等教育医学类专业应用型教材

病原生物学

主　编　刘利兵　丁天兵　周旭江
副主编　尚丛珊　白　宏　史　敏
编　委（按姓氏笔画排序）

丁天兵　西京学院	李　元　西安培华学院
马雨欣　西安培华学院	李　梦　西安翻译学院
王　青　西安培华学院	李宝侠　西安培华学院
王　培　西安外事学院	李茜硕　西安培华学院
王雅茹　西安培华学院	杨思琪　西安培华学院
史　敏　西安培华学院	张　露　西安培华学院
白　宏　西安培华学院	尚丛珊　西安培华学院
冯会平　西安贝迪斯可生物科技有限公司	周旭江　西安外事学院
毕芳芳　西安培华学院	袁敏丽　西安培华学院
任　婷　西安培华学院	徐鑫达　西安培华学院
刘利兵　西安培华学院	蔚　玺　西安培华学院
刘佳琪　西安培华学院	磨　堃　西安培华学院
孙　琳　西安培华学院	魏　琪　西安培华学院
苏明权　西安培华学院	

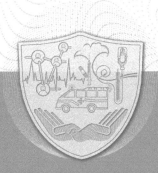

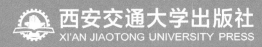

西安交通大学出版社
XI'AN JIAOTONG UNIVERSITY PRESS

图书在版编目(CIP)数据

病原生物学／刘利兵，丁天兵，周旭江主编. — 西安 ：西安交通大学出版社，2023.4

普通高等教育医学类专业应用型教材

ISBN 978-7-5693-3039-7

Ⅰ.①病… Ⅱ.①刘… ②丁… ③周… Ⅲ.①病学微生物—高等学校—教材 Ⅳ.①R37

中国国家版本馆 CIP 数据核字(2023)第 007462 号

书　　名	病原生物学
主　　编	刘利兵　丁天兵　周旭江
责任编辑	张永利
责任校对	郭泉泉

出版发行　西安交通大学出版社
　　　　　（西安市兴庆南路 1 号　邮政编码 710048）
网　　址　http://www.xjtupress.com
电　　话　(029)82668357　82667874(市场营销中心)
　　　　　(029)82668315(总编办)
传　　真　(029)82668280
印　　刷　西安五星印刷有限公司

开　　本　787mm×1092mm　1/16　印张　23.5　字数　517 千字
版次印次　2023 年 4 月第 1 版　　2023 年 4 月第 1 次印刷
书　　号　ISBN 978-7-5693-3039-7
定　　价　76.00 元

前　言

这是一个百年未有之大变局的时代，病原生物与人类在长期的进化过程中相互伴随、相互博弈。病原生物学进入 21 世纪以来，发展迅速，人们越来越意识到病原生物和人类相互作用的关系，不仅对生命科学、医学、农学及其相关科学技术的发展有着重要的影响，还对人类社会政治、经济、文化产生重要的影响。正如病原生物中最小的病毒一样，虽然寄人篱下、微不足道，但是没有人敢小瞧它。

党的二十大报告提出要加强基础学科建设及生物安全管理。病原生物学是医学相关专业基础课，与免疫学之间的关系密切，在医学检验技术、护理学、药学、康复医学等相关专业学习感染性疾病防控、临床微生物学检验技术、抗生素和抗病毒药物的课程中有着重要的作用，在医学专业课程建设中也具有重要的地位。

本教材包括病原微生物学和寄生虫学两大部分。微生物学主要涵盖细菌、真菌、病毒的内容；寄生虫学主要涵盖医学原虫、医学蠕虫等内容。通过知识导航，学生可了解所学内容的框架和层次，并步步深入，探究真相；通过学习目标，学生可对学习内容的知识点、学习方法与过程、情感与态度目标有所了解，并可掩卷沉思，有所领悟。根据病原生物学课程的人才培养目标和课程定位，本教材将重点内容放在病原微生物的生物学性状、致病性与免疫性、微生物学诊断方法、疾病的特异性防治法、病原微生物的消毒与灭菌、医院感染控制，以及寄生虫学的概述和主要致病性寄生虫方面。为了更好地适应应用型人才的培养要求，方便教师按照应用型课程标准授课，突出医学类本科专业的特色，本教材以应用为导向，在传统的生物学模块中解析出相应的目标任务，通过目标驱动，激发学生自主学习、促进学生主动探索，使学生能做到理论与实践相结合、专业知识与临床工作相对接，实现知识点与技能的完美转化，更好地满足技能型人才培养以及教育强国、科技强国、人才强国战略的需求。此外，本教材采用了形象直观的病原生物模式图，有利于学生对病原生物的认识和理解；添加了"知识拓展""小结""复习思考题"等模块，更能满足当代大学生的学习需求。

本教材的主编及其编写团队成员均从事病原生物学课堂教学工作多年，且具有丰富的教材编写经验，能更好地把控教材的实用性和适用性。本教材由多所院校的一线教师参与编写，确保了教材符合大多数同类学校的教学计划，各参编单位教师可灵活选用。此外，学生通过对本教材的学习，在掌握专业知识和技能操作的同时，协调合作等综合能力和职业素养也能得到提升。

由于编写人员的学术水平和编写能力有限，因此教材中难免存在不足之处，恳请使用本教材的教师及学生能提出宝贵意见和建议，以便教材更趋完善。

主　编

2022 年 12 月

目　录

第一章 绪 论

∷∷∷∷ 知识导航 ∷∷∷∷

绪论
- 微生物的概念、分类及其与人类的关系
  - 微生物的概念、分类
  - 微生物与人类的关系
- 医学微生物学的概念与发展
  - 经验微生物学时期
  - 实验微生物学时期
  - 现代微生物学时期
- 人类寄生虫学概述
  - 寄生虫
  - 人体寄生虫
  - 寄生虫的危害与防控
  - 人体寄生虫学的发展
- 微生物学领域的知名专家及其贡献

∷∷∷∷ 学习目标 ∷∷∷∷

知识与技能：

(1)能够阐述微生物的概念、分类及其与人类的关系。

(2)能知晓人体寄生虫学的概念。

方法与过程：

(1)采用文献调研法学习微生物的发展史，组成小组讨论，认识思考微生物与人类的关系。

(2)收集人体寄生虫的资料，认识寄生虫对人类的危害。

情感态度与价值观：

(1)关注微生物学的发展，初步形成对微生物学的兴趣。

(2)了解微生物学领域知名专家的贡献，并树立为祖国科学发展做贡献的志向。

一、微生物的概念、分类及其与人类的关系

（一）微生物的概念

微生物（microorganism）是存在于自然界中的一群个体微小，结构简单，肉眼不能直接看到，必须借助光学显微镜或电子显微镜放大几百倍甚至几万倍才能观察到的微小生物的总称。微生物具有个体微小、结构简单、种类多、分布广泛、繁殖快、与人类关系密切等特点。

（二）微生物的分类

微生物按其结构与组成不同，可分为三大类。

1. 非细胞型微生物

非细胞型微生物是最小的一类微生物，能通过滤菌器、无细胞结构及产生能量的酶系统，只能在活细胞内增殖，由单一——种核酸（DNA 或 RNA）和蛋白质外壳组成，如病毒、亚病毒（类病毒、拟病毒）等。

2. 原核细胞型微生物

原核细胞型微生物无典型的细胞核结构，仅有由环状裸露的 DNA 构成的核质，无核仁和核膜，缺乏完整的细胞器。原核细胞型微生物包括细菌、放线菌、支原体、衣原体、立克次体及螺旋体。

3. 真核细胞型微生物

真核细胞型微生物的细胞核高度分化，有由核膜、核仁、染色体组成的典型核结构，胞质内有核糖体、线粒体、内质网、高尔基体等完整细胞器。真菌属于此类微生物。

（三）微生物与人类的关系

微生物广泛分布于自然界中，如土壤、空气、湖海、江河、矿层等环境中，在人和其他动、植物体表及其与外界相通的腔道中，也寄居着不同种类和数量的微生物。多数微生物对人类有益无害，有些甚至是必需的。例如，土壤中的微生物能将死亡动、植物的有机氮化物转化为无机氮化物。固氮菌能将空气中游离氮固定，以供植物吸收和利用，而植物又为人类和动物所食用。可以说，没有微生物，人类和其他动、植物的生存及生命的延续将难以进行；在农业方面，可用微生物生产肥料、饲料、生物农药、杀虫剂或植物生长激素等；在工业方面，微生物在食品、皮革、纺织、石油、化工、冶金等行业的应用日趋广泛；在医药方面，许多抗生素是微生物的代谢产物，也可选用微生物来制造一些维生素、辅酶、微生态制剂、ATP 等药物；在环境保护方面，可用微生物降解塑料、甲苯等有机物以及处理污水等；在生命技术和生命科学方面，微生物被作为研究对象，在其中发现和证实有关基因、遗传密码、转录、翻译和基因调控等，也提供了不可或缺的多种工具酶和载体系统，还能有目的地创建有益的工程菌新品种，用以制备大量的生物活性物质，如干扰素、胰岛素、乙肝疫苗等；微生物在基因工程技术中也有广泛应用。目前所知，仅有少数的微生物可引起人或其他动、

植物的病害，这些具有致病性的微生物被称为病原微生物。

二、医学微生物学的概念与发展

医学微生物学是研究与医学有关的病原微生物的生物学性状、致病机制、抗感染免疫，以及检查方法和防治措施的一门学科，是微生物学的一个分支。学习医学微生物学的目的在于掌握和运用微生物学的基本理论、基本技能，控制和消灭相关疾病，保障和提高人类的健康水平。

医学微生物学的发展大致经历了 3 个时期。

（一）经验微生物学时期

古代人类虽未观察到微生物，但早已将微生物的知识应用于工农业生产和疾病防治之中。据记载，我国早在大约五千年前的龙山文化早期，就已开始用谷物酿酒。北魏时期，就有关于用微生物制醋、制酱的记载。长期以来，民间常用的盐腌、糖渍、烟熏、风干等保存食物的方法，实际上也是通过抑制微生物的生长而防止食物的腐烂变质。北宋末年，刘真人提出传染生物学说，指出肺痨是由小虫引起的。在预防医学方面，我国古代就有将水煮沸后饮用的习惯。明代李时珍在《本草纲目》中指出，将患者的衣服蒸煮过后再穿，就不会传染上疾病，表明当时已有消毒的观念存在。

（二）实验微生物学时期

1673 年，荷兰人列文虎克（Leeuwenhoek）用自制的原始显微镜（可放大约 270 倍）观察了污水、粪便等标本，首次观察到不同形态的微生物，证实了微生物在自然界中的客观存在。此后，便进入了微生物研究的形态学时期。1864 年，法国科学家巴斯德（Pasteur）利用曲颈瓶实验证明发酵和腐败均是由微生物引起的，推翻了微生物"自然发生学说"，创立了巴氏消毒法，并沿用至今。1876 年，德国学者科赫（Koch）发明了细菌的涂片染色法，并创制了固体培养法。1892 年，俄国学者伊凡诺夫斯基（Iwanovsky）发现了烟草花叶病的烟叶汁通过细菌滤器后仍然能使健康烟叶感染，首次证明比细菌更小的病毒的存在。1910 年，德国学者艾利希（Ehrlich）首先合成了治疗梅毒的化学制剂——606 砷凡纳明。1929 年，英国细菌学家弗莱明（Fleming）发现青霉菌产生的青霉素能抑制金黄色葡萄球菌的生长；1940 年，澳大利亚药理学家弗洛里（Florey）等将青霉素提纯并用于临床；随后，链霉素、氯霉素等相继问世，使得许多细菌感染性疾病得到了控制和治愈。

（三）现代微生物学时期

进入 20 世纪中期以来，随着科学的发展以及各种新技术的建立和改善，微生物学的发展又进入了一个新的阶段，人们对微生物的活动规律有了更为深入的认识。在此时期，许多新的病原微生物逐渐被认识，如军团菌、幽门螺杆菌、人类免疫缺陷病毒（HIV）、埃博拉病毒、SARS 病毒、新型冠状病毒等。随着人类基因组计划启动之后，很多细菌、病毒的基因测序工作已经基本完成，应用分子生物学技术对病原微生物致病机制的研究已深入到分子水平和基因水平。在临床微生物学检验中，从以表型方法为主,转为侧重于基因型方法来分析待检菌的遗传学特征,使其检测更加方便、快速、灵敏、准确。除使用灭活疫苗和减毒活疫苗外,近年来采用分子生物学技术等方法又制备出多种新型疫苗,如亚单位疫苗、基因工程疫苗、核酸疫苗等。我国在微生物学发展中也取得了很大的成就,中华人民共和国成立后,第一代病毒学家汤飞凡成功地分离出沙眼衣原体;而且我国还较早地消灭了天花,有效地控制了某些烈性传染病(如鼠疫)以及白喉、麻疹、脊髓灰质炎、新生儿破伤风等传染病。

需要指出的是,人类在医学微生物学领域及控制方面尽管已取得了巨大成就,但仍有一些传染病的病原体尚未被完全认识。因此,病原生物学需要继续加强与免疫学、生物化学、遗传学、细胞生物学、组织学、病理学等学科的联合与协作,并加快发展,为早日控制和消灭危害人类健康的各种疾病做出贡献。随着生命科学的发展,微生物学必将有着良好的发展前景,并能造福人类。

三、人体寄生虫学概述

(一)寄生虫

寄生虫(parasite)是指长期或短暂地依附于另外一种生物的体内或体表,以获取维持其生存、发育、繁殖所需的营养或庇护的低等真核生物的总称。

(二)人体寄生虫学

人体寄生虫学(human parasitology)是研究人体相关寄生虫的形态、生活史、致病性、诊断、流行和防治的一门学科。人体寄生虫学由医学蠕虫学、医学原虫学和医学节肢动物学三部分组成,是一门独立的医学基础课程,属于病原学的范畴。

(三)寄生虫病的危害与防控

寄生虫病是寄生虫侵入机体而引起的疾病,具有分布范围广、患者多、危害性大等特点。疟疾、血吸虫病、丝虫病、利什曼病和钩虫病曾是我国的五大寄生虫病。时至今日,仍有一些重要的寄生虫病(如疟疾、血吸虫病等)并没有被消灭,食源性寄生虫病的流行也呈明显上升趋势,机会性致病寄生虫病的发病人数逐年增多,寄生虫对药物的抗药性日益突出。我国地跨寒、温、热三带,自然条件差异大,人们的生活习惯复杂多样,感染寄生虫病的患者居世界前列。因此,要防治寄生虫病,应采取全社会和专业人员相结合、各种防治措施并重,从实际需要出发的综合治理措施,从而达到控制和消灭寄生虫病的目的。

(四)人体寄生虫学的发展

人体寄生虫学是预防医学和临床医学的基础学科之一。人类对寄生虫的认识由来已久,如公元前4000年时就有一些对寄生虫感染症状的记载。显微镜的问世对寄生虫学的发展起到了极大的推动作用。17世纪,意大利的内科医生弗朗切斯科·雷迪(Francesco Redi)出版了第一部寄生虫学书籍——*Osservazioni Intorno Alle Vipere(Observations on Vipers)*,被誉为"寄生虫学之父"。寄生虫学从1860年开始,逐渐发展成为一门独立的学科。电子显微镜和分子生物学等各种新技术的开发应用,使寄生虫的研究进入了亚细胞、分子和基因水平，在寄生虫致病机制、诊断和防治等方面也取得了显著成绩。例如，基因工程技术推进了寄生虫疫苗的发展，分子生物学和细胞生物学增加了对寄生虫致病机制的了解，生物化学推进了抗寄生虫新药的开发，寄生虫基因组计划的开展有助于发现新的寄生虫基因。随着科学技术的发展，寄生虫学在完善自身的同时也融入了现代生物学的主流之中，为医学科学的发展做出了应有的贡献。

四、微生物学领域的知名专家及其贡献

路易斯·巴斯德（1822—1895），被誉为"微生物学之父"，发明和研制了巴氏灭菌法、炭疽疫苗、狂犬病疫苗等。

埃米尔·阿道夫·冯·贝林（1854—1917），发现和研制了白喉抗毒素。

罗伯特·科赫（1843—1910），被誉为"细菌学之父"，制定了科赫法则，分离和发现了伤寒杆菌、霍乱弧菌、肺结核杆菌，发明了结核菌素试验。

伊万诺夫斯基（1864—1920），发现了烟草花叶病毒。

亚历山大·弗莱明（1881—1955），发现并成功应用了青霉素。

伍连德（1879—1960），被誉为"鼠疫斗士"，控制了1901年东北的鼠疫大流行，发明了"伍氏口罩"，是华人世界首位诺贝尔奖候选人。

乔舒亚·莱德伯格（1925—2008），发现了细菌的遗传重组。

汤飞凡（1897—1958），被誉为"衣原体之父"，发现了衣原体。

雅克·吕西安·莫诺（1910—1976）、弗朗索瓦·雅各布（1925—2008），发现并提出了微生物基因调控机制。

罗纳托·杜尔贝克（1914—2012）、霍华德·马丁·特明（1934—1994）、大卫·巴尔迪摩（1938—），发现了逆转录病毒和逆转录酶。

斯坦利·普鲁辛纳（1942—1971），发现并提出了新型病原微生物"朊病毒"及其致病机制。

弗朗索瓦丝·巴尔·西诺西（1947—）、吕克·蒙塔尼（1932—2022），发现了艾滋病病毒（HIV）。

哈拉尔德·楚尔·郝森（1936—），发现并提出了人乳头瘤病毒（HPV）感染导致宫颈癌的机制。

小 结

微生物是存在于自然界中的一群个体微小，结构简单，肉眼不能直接看到，必须借助光学显微镜或电子显微镜放大几百倍甚至几万倍才能够观察到的微小生物的总称。微生物大致可分为3类，即非细胞型微生物、原核细胞型微生物、真核细胞型微生物。医学微生物学的发展大致经历了3个时期，即经验微生物学时期、实验微生物学时期、现代微生物学时期。寄生虫是指长期或短暂地依附于另外一种生物的体内或体表，获得营养并给对方造成损害的低等生物。人体寄生虫可分为三大类，即医学蠕虫、医学

原虫、医学节肢动物。

复习思考题

(1)请陈述微生物的概念和分类。

(2)说出人体寄生虫的概念及分类。

(3)试述我国微生物学知名专家在微生物学领域的贡献，对你有什么启发？

（刘利兵）

第二章　细菌的基本性状

细菌的基本性状
- 细菌的形态与结构
  - 细菌的大小与形态
  - 细菌的结构
    - 细菌的基本结构
    - 细菌的特殊结构
- 细菌的生长繁殖与代谢
  - 细菌的化学组成
  - 细菌的营养物质
  - 细菌生长繁殖的条件
  - 细菌生长繁殖的规律
  - 细菌的新陈代谢
    - 细菌的分解及生化反应
    - 细菌的合成及代谢产物
  - 细菌的人工培养
    - 培养基
    - 细菌在培养基中的生长现象
- 细菌的遗传与变异
  - 细菌的变异现象
    - 形态结构的变异
    - 毒力变异
    - 耐药性变异
    - 抗原性变异
    - 菌落变异
  - 细菌遗传变异的物质基础
    - 细菌染色体
    - 质粒
    - 转位因子
    - 整合子
    - 噬菌体
  - 耐药性的产生机制
  - 细菌变异在医学中的应用
    - 病原学诊断
    - 疾病治疗
    - 疾病预防
    - 在检测致癌物质方面的应用
    - 在基因工程方面的应用

::::::::: 学习目标 :::::::::

知识与技能：

(1)能阐明细菌的形态结构特征。

(2)学懂细菌的生长繁殖，学会细菌的生化鉴别试验。

(3)知晓细菌的生长繁殖和遗传变异，能描述细菌变异的物质基础。

方法与过程：

(1)利用显微镜观察并鉴别细菌，认识微观世界的生物。

(2)从革兰氏染色操作过程比较细菌的结构异同。

(3)通过细菌的人工培养，理解细菌生长繁殖的规律，为以后在临床工作中正确采集标本并能快速、正确鉴定细菌奠定基础。

情感态度与价值观：

(1)认识到细菌的结构是决定细菌生命基础、对结构的认识是打开细菌之门的密码和钥匙；探索微观世界是医学工作者的责任和义务。

(2)意识到细菌的遗传变异对人类的影响，保持对患者和社会的高度责任心，杜绝滥用抗生素，合理使用抗生素，控制细菌的耐药性和细菌的传播。

第一节 细菌的形态与结构

细菌(bacterium)是一类具有细胞壁的原核单细胞型微生物。在一定条件下，细菌的形态和结构相对稳定。了解细菌的形态和结构，对于研究细菌、鉴别细菌、诊断和防治细菌性感染具有重要的意义。

一、细菌的大小与形态

细菌个体微小，通常以微米(μm)作为测量单位，肉眼无法直接观察到，需借助显微镜放大数百倍才可看到。一般放大 1000 倍时，可以观察清楚细菌的外形。不同的细菌大小不一，同一种细菌也可因菌龄和环境的不同而有所差异，多在 $0.5 \sim 10\,\mu m$。

细菌的基本形态有球形、杆形和螺形，分别称为球菌、杆菌和螺形菌。

1. **球菌**

球菌(.coccus)的菌体呈球形或近似球形。根据细菌繁殖时分裂平面和分裂后黏附程度以及排列方式的不同，可将球菌分为双球菌、四联球菌、八叠球菌、链球菌、葡萄球菌等(图 2－1)。

2. **杆菌**

杆菌(bacillus)的种类很多，根据菌体形态上的差异，可分为棒状杆菌、球杆菌、分枝杆菌、链杆菌等(图 2-1)。杆菌的菌体两端多钝圆，少数两端平齐(如炭疽芽孢杆菌)，也有两端尖细者(如梭杆菌)。

3. **螺形菌**

螺形菌(spiral bacterium)的菌体弯曲，可分为两类。①弧菌(vibrio)：菌体只有一个弯曲，呈弧形或逗点状(图 2-1)，如霍乱弧菌；②螺旋菌(spirillum)：菌体有数个弯曲(图 2-1)，如鼠咬热螺菌。

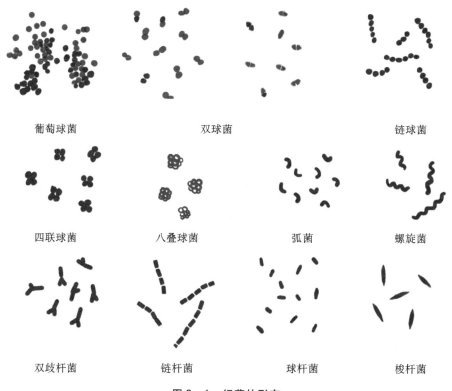

葡萄球菌	双球菌	链球菌
四联球菌	八叠球菌	弧菌　螺旋菌
双歧杆菌	链杆菌	球杆菌　梭杆菌

图 2-1　细菌的形态

细菌的形态受温度、pH、培养基成分和培养时间等因素影响很大，通常在适宜条件下培养 8~18 小时后细菌形态较为典型，在不利环境或培养时间过长时常出现梨形、气球状和丝状等不规则形态，称为衰退型。因此，在鉴别细菌和进行实验室诊断时应引起注意。

二、细菌的结构

细菌的结构包括基本结构和特殊结构。基本结构是所有细菌都具有的结构，由外向内依次为细胞壁、细胞膜、细胞质和核质等；特殊结构是某些细菌在一定条件下所形成的特有结构，包括荚膜、鞭毛、菌毛和芽孢等(图 2-2)。

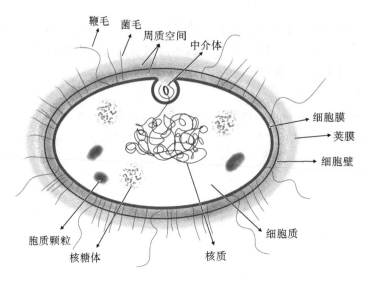

鞭毛　菌毛　周质空间　中介体

细胞膜
荚膜
细胞壁

胞质颗粒　核糖体　核质　细胞质

图2-2　细菌的结构模式图

(一)细菌的基本结构

1. 细胞壁

细胞壁(cell wall)位于细菌细胞的最外层,是紧贴细胞膜的一层无色透明、坚韧而富有弹性的结构。其折光性强,在普通显微镜下不易看到。

细胞壁的化学组成复杂,不同细菌差异较大。其基本成分为肽聚糖(peptidogly-can),又称黏肽,为原核生物所特有。根据革兰氏染色法,可将细菌分为染成紫色的革兰氏阳性菌(G^+)和染成红色的革兰氏阴性菌(G^-)两类。这两类细菌细胞壁的肽聚糖具体组成不同,各有其特有成分。

(1)革兰氏阳性菌的细胞壁:由肽聚糖和磷壁酸组成。革兰氏阳性菌的细胞壁较厚,肽聚糖含量高,由聚糖骨架、四肽侧链和五肽交联桥三部分组成。聚糖骨架由N-乙酰葡萄糖胺和N-乙酰胞壁酸交替排列,经β-1,4糖苷键连接。各种细菌细胞壁的聚糖骨架基本相同。四肽侧链是连接在聚糖骨架N-乙酰胞壁酸上的4个氨基酸短肽,其氨基酸组成和连接方式因细菌种类而异。五肽交联桥是由5个氨基酸分子组成的五肽,在革兰氏阳性菌肽聚糖的结构中起着连接相邻聚糖骨架四肽侧链的作用。以革兰氏阳性菌的金黄色葡萄球菌为例,四肽侧链连接在聚糖骨架的胞壁酸上,由L-丙氨酸、D-谷氨酸、L-赖氨酸和D-丙氨酸依次构成,第3位的L-赖氨酸通过由5个甘氨酸组成的五肽交联桥连接在相邻四肽侧链第4位的D-丙氨酸上,从而构成机械强度十分强大的三维立体结构(图2-3)。磷壁酸(teichoic acid)是革兰氏阳性菌细胞壁的特有成分,穿插于肽聚糖层中,向外延伸游离于细胞壁外。依据结合部位不同,磷壁酸可分为壁磷壁酸和膜磷壁酸。壁磷壁酸和肽聚糖的胞壁酸连结;膜磷壁酸又称脂磷壁酸,与细胞膜中的磷脂连结。磷壁酸抗原性很强,且具有黏附作用,与细菌的致病性有关。

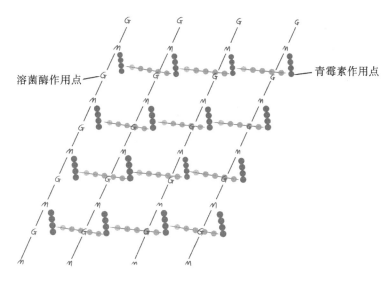

溶菌酶作用点 ←

青霉素作用点 →

图 2-3 金黄色葡萄球菌肽聚糖的结构模式图

（2）革兰氏阴性菌的细胞壁：革兰氏阴性菌的细胞壁较薄，结构较复杂，由内层的肽聚糖和外层的外膜组成。内层的肽聚糖含量较少，仅有 1～2 层，由聚糖骨架和四肽侧链两部分组成。以革兰氏阴性菌的大肠埃希菌为例，四肽侧链中第 3 位的 L - 赖氨酸被二氨基庚二酸（diaminopimelic acid，DAP）所取代，DAP 直接与相邻四肽侧链中的 D - 丙氨酸相连，没有五肽交联桥连接，形成了疏松的二维平面网状结构（图 2-4）。

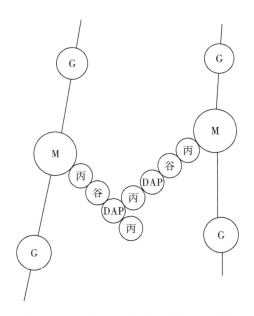

图 2-4 大肠埃希菌肽聚糖的结构模式图

位于革兰氏阴性菌肽聚糖外侧的是外膜，为革兰氏阴性菌细胞壁特有的成分，由内向外依次为脂蛋白、脂质双层和脂多糖（lipopolysaccharide，LPS）（图 2-5）。脂蛋白以蛋白质部分连接于肽聚糖的四肽侧链上，以脂质部分连接于外膜脂质双层的磷脂上，具有稳定外膜的功能。脂质双层的结构类似于细胞膜，中间镶嵌有一些具有特殊功能的蛋白质，可参与细菌的物质交换，还可作为某些噬菌体和性菌毛的受体。另外，脂质双层还具有屏障作用，能阻止化学药物等透过，加之肽聚糖含量少，因此革兰氏阴性菌与革兰氏阳性菌相比，对溶菌酶、青霉素等不敏感。脂多糖由脂质双层向细胞外伸出，为细菌内毒素。脂多糖与细菌的致病性有关，自内向外由脂质 A、核心多糖和特异性多糖三部分组成。

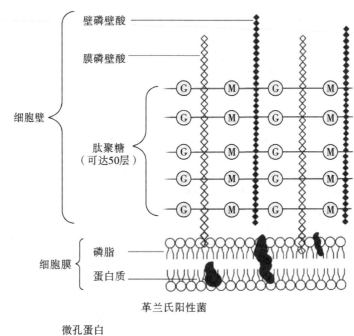

革兰氏阳性菌

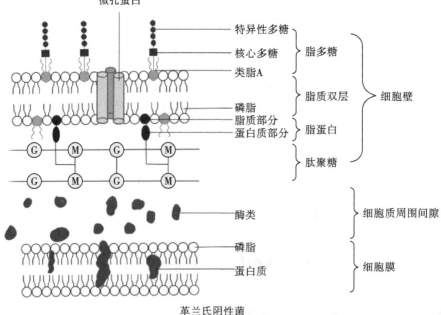

革兰氏阴性菌

图 2-5　细菌细胞壁结构模式图

由于革兰氏阳性菌和革兰氏阴性菌细胞壁结构存在显著不同（图2-5，表2-1），因此导致这两类细菌在染色性、抗原性、致病性、对药物的敏感性等方面存在很大差异。了解细菌细胞壁的结构，在医学上可选择相应的药物破坏细胞壁的结构或抑制其合成，从而杀伤细菌。例如，革兰氏阳性菌一般对溶菌酶和青霉素敏感，是因为溶菌酶能切断N-乙酰胞壁酸和N-乙酰葡糖胺之间的β-1，4糖苷键，破坏肽聚糖的聚糖骨架；青霉素能抑制细菌肽聚糖四肽侧链上D-丙氨酸与五肽交联桥的连接，使细菌不能合成完整的细胞壁而死亡（图2-3）。由于人和其他动物的细胞无细胞壁，因此这类药物对人和其他动物的细胞毒性很低。

表2-1　革兰氏阳性菌和革兰氏阴性菌的细胞壁结构比较

细胞壁	革兰氏阳性菌	革兰氏阴性菌
肽聚糖组成	聚糖骨架、四肽侧链、五肽交联桥	聚糖骨架、四肽侧链
肽聚糖层数	可达50层	1~2层
磷壁酸	有	无
外膜	无	有
坚韧度	强	差

细胞壁的主要功能：①维持菌体固有形态并承受细菌体内高渗透压（渗透压可达5~25个大气压），避免细菌破裂和变形。②参与菌体内外的物质交换。细胞壁上有许多微孔，允许水和直径小于1nm的物质通过，与细胞膜共同参与菌体内外的物质交换。③决定菌体的抗原性。细胞壁为细菌表面结构，携带有多种决定细菌抗原性的抗原决定簇。④与细菌致病性有关，如革兰氏阴性菌细胞壁上的脂多糖具有内毒素作用，革兰氏阳性菌细胞壁上的膜磷壁酸具有黏附性，均与细菌的致病性有关。

L型细菌：1935年，英国李斯特（Lister）研究所发现了一种细胞壁缺损仍能够生长和分裂的细菌，称为细胞壁缺陷型细菌（L型细菌）。凡能破坏细菌肽聚糖结构或抑制其合成的物质（如溶菌酶、噬菌体、抗生素、胆汁、抗体、补体等）或理化因素（如紫外线），都能损伤细菌的细胞壁，从而形成L型细菌。这类细菌虽在普通环境中由于不能耐受菌体内的高渗透压而会胀裂死亡，但在高渗环境中由于菌体内外渗透压处于平衡状态，因此仍可存活；在含血清的高渗低琼脂培养基（含20%血清、5%NaCl、0.8%琼脂）上能缓慢生长，形成中央厚而四周薄的荷包蛋样小菌落，也能形成颗粒状或丝状菌落。

L型细菌在体内外均可形成，由于缺少了细胞壁的支撑作用，因此呈多形态性，大小不等，革兰氏染色多为阴性。临床上，应注意L型细菌感染的可能性，通常引起慢性感染，如心内膜炎、骨髓炎、尿路感染等。

2. 细胞膜

细胞膜（cell membrane）位于细胞壁内侧，是紧包在细胞质外的一层柔软的有弹性且具有半渗透性的生物膜。其基本结构与其他生物细胞膜基本相同，为脂质双层，并镶嵌有多种蛋白质，这些蛋白质多为具有特殊功能的酶和载体蛋白。与真核生物细胞膜不同，细菌细胞膜不含胆固醇。

细胞膜的主要功能：具体如下。①选择性渗透和物质转运作用：与细胞壁共同完成菌体内外的物质交换。②生物合成作用：细胞膜上有多种生物合成酶，肽聚糖、磷壁酸、磷脂、脂多糖等均在细胞膜上合成。③呼吸作用：细胞膜上有多种呼吸酶，可进行电子转运和氧化磷酸化，参与细胞的呼吸过程，与能量的产生、储存和利用有关。④形成中介体：中介体是细胞膜向细胞质内陷折叠形成的囊状结构，扩大了细胞膜的面积，增强了细胞膜的生理功能，其功能类似于真核细胞的线粒体，参与细菌的呼吸、生物合成及分裂，多见于革兰氏阳性菌。

3. 细胞质

细胞质（cytoplasm）为细胞膜包裹的无色透明胶状物。其基本成分是水、蛋白质、脂类、核酸（主要是 RNA）及少量糖和无机盐。细胞质内含有多种酶类，是细菌进行新陈代谢的重要场所。细胞质中还含有多种超微结构，具体如下。

（1）质粒：染色体以外的遗传物质，为双股环状闭合的 DNA 分子。不同类型的质粒可携带某些特定遗传信息，如耐药性、细菌素及性菌毛的产生均由质粒基因编码。质粒能进行独立复制，传给子代，可自行丢失或消除，丢失后细菌仍能正常存活。质粒还可通过接合、转导等作用将有关性状传递给另一细菌，与细菌的遗传变异有关。

（2）核糖体：又称核蛋白体，是由蛋白质和 RNA 组成的游离于细胞质中的超微颗粒，数量可达数万个，当 mRNA 将其连成多聚核蛋白体时，即成为合成蛋白质的场所。核糖体的化学组成：70% 为 RNA，30% 为蛋白质。细胞中约 90% 的 RNA 和 40% 的蛋白质存在于核糖体中。细菌核糖体的沉降系数为 70S，由 50S 和 30S 两个亚基组成，链霉素能与细菌核糖体的 30S 小亚基结合，红霉素能与 50S 小亚基结合，从而可干扰细菌蛋白质的合成，导致细菌死亡。因其他哺乳动物和人体细胞的核糖体沉降系数为 80S，由 60S 和 40S 两个亚基组成，故不受抗生素的影响。

（3）胞质颗粒：多数是细菌储存的营养物质，包括多糖、脂类和多磷酸盐等。胞质颗粒可随菌种、菌龄及环境影响而变化，较为常见的是储存高能磷酸盐的异染颗粒。异染颗粒的嗜碱性较强，用特殊染色法可染成与菌体明显不同的颜色。根据异染颗粒的形态及位置不同，可用以鉴别细菌。异染颗粒常见于白喉棒状杆菌。

4. 核质

核质（nuclear material）是细菌的遗传物质，由一条双链环状的 DNA 分子反复回旋盘绕成松散的网状结构，因其没有核膜、核仁的分化，故又称之为拟核或核区。核质所携带的遗传信息决定细菌主要的遗传性状，是细菌遗传与变异的物质基础。

（二）细菌的特殊结构

1. 荚膜

荚膜（capsule）是某些细菌细胞壁外包绕的一层较厚的黏液性物质。荚膜不易着色，用负染法仅能看到菌体周围有一层透明圈（图 2 - 6），若用特殊的荚膜染色法，可将荚膜染成与菌体不同的颜色。

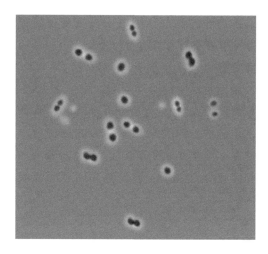

图 2 - 6 细菌的荚膜

荚膜的形成与环境条件有关，一般只有在机体内或营养丰富的培养基中才能形成，在普通培养基上则易消失。荚膜并非细菌生存所必需，如荚膜丢失，细菌仍可存活。不同细菌荚膜的化学成分有所差异，多数细菌的荚膜成分为多糖，如肺炎链球菌；少数细菌的荚膜为多肽，如炭疽芽孢杆菌；个别细菌的荚膜为透明质酸，如链球菌。

荚膜的主要功能：①抗吞噬和抗杀伤作用。荚膜能保护细菌抵抗吞噬细胞的吞噬和消化作用，免受或抑制体内溶菌酶、补体、抗菌药物等的杀伤作用。②抗干燥。荚膜有储存水分的作用，可以抵抗不良环境。③黏附作用。荚膜可黏附于组织细胞或无生命物体的表面，形成生物膜。有荚膜菌株在各种医疗导管中黏附定植是医院内感染的重要因素。④抗原性。不同细菌的荚膜组成不同，抗原性也不同，对细菌的鉴别和分型有重要意义。

2. 鞭毛

鞭毛(flagellum)为某些细菌菌体表面附着的细长呈波状弯曲的丝状物，需经特殊的鞭毛染色后才能在光学显微镜下看到(图 2 - 7)，也可用电子显微镜直接观察。鞭毛的长度通常超过菌体若干倍。根据鞭毛的数目、着生位置和排列不同，可将鞭毛菌分为单毛菌、双毛菌、丛毛菌和周毛菌(图 2 - 8)。

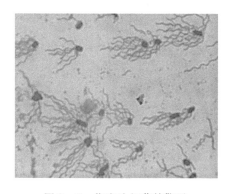

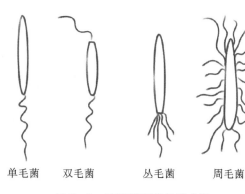

单毛菌　　　双毛菌　　　　丛毛菌　　　　周毛菌

图 2 - 7　伤寒沙门菌的鞭毛　　　图 2 - 8　不同鞭毛菌的模式图

鞭毛自细胞膜长出，游离于细胞外，用电子显微镜观察鞭毛的超微结构，可发现鞭毛由基础小体、钩状体和丝状体3个部分组成。

鞭毛的化学成分主要是蛋白质，有很强的抗原性，通常称为H抗原，对细菌的分类和鉴定具有重要意义。鞭毛是细菌的运动器官，根据有无鞭毛运动可用来鉴定细菌。例如，伤寒沙门菌虽与志贺菌形态相似，但伤寒沙门菌具有鞭毛，可以运动；而志贺菌无鞭毛，不能运动，常用悬滴法来直接观察活菌的位移运动，也可用培养法检查鞭毛在半固体培养基中的动力。有些细菌（如霍乱弧菌）的鞭毛与细菌的黏附有关，可借助鞭毛的运动穿透小肠黏膜表面黏液层，使菌体黏附于肠黏膜上皮细胞上，这是细菌致病的重要因素。

3. 菌毛

菌毛（pilus）是大多数革兰氏阴性菌和少数革兰氏阳性菌菌体表面遍布的比鞭毛更多、细、短、直、硬的丝状物，必须通过电子显微镜才能观察到。其化学成分是蛋白质，具有抗原性。根据功能不同，菌毛可分为普通菌毛和性菌毛两种。

普通菌毛遍布于细菌表面，约有数百根（图2-9）。普通菌毛与细菌的致病性有关，是细菌的黏附器官，可黏附于呼吸道、消化道或泌尿生殖道黏膜上皮的细胞上，进而引起感染。若失去菌毛，细菌的致病力会减弱或消失。无菌毛的细菌则易被黏膜细胞的纤毛运动、肠蠕动或尿液冲洗等作用被排除。

性菌毛有1~4根，比普通菌毛长而粗，呈中空管状（图2-9）。因性菌毛由致育因子（F质粒）编码，故性菌毛又称F菌毛。有性菌毛的细菌称为F^+菌或雄性菌，无性菌毛的细菌称为F^-菌或雌性菌。雄性菌可以通过性菌毛的接合把某些遗传物质转移给雌性菌，使后者获得雄性菌的某些遗传特性。细菌的毒力、耐药性等均可通过此方式转移。

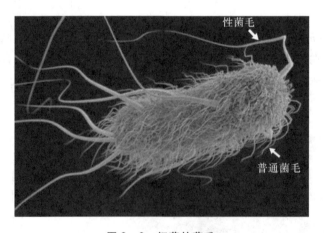

图2-9 细菌的菌毛

4. 芽孢

某些细菌在一定环境条件下细胞质可发生脱水浓缩，在菌体内形成一个折光性很强且具有多层膜结构的圆形或椭圆形小体，称为芽孢（spore），如图2-10所示。芽孢通透性低，不易着色，只能在光学显微镜下观察到菌体内有无色透明的芽孢体，需用特殊染色法才能着色。形成芽孢以后，细菌的生长和分裂停止。所形成的芽孢保存了细菌全部生命活动的必需物质，如核酸、酶系统等。因此，芽孢是细菌抵抗不良环境的一种休眠形式。当条件(如营养物、温度、pH 等环境因素)适宜时，芽孢又可吸水膨大，酶活性恢复，发育成新的菌体。因为一个细菌只能形成一个芽孢，一个芽孢只能形成一个菌体，所以芽孢不是细菌的繁殖方式。只有菌体能进行分裂繁殖，无芽孢的菌体称为繁殖体。

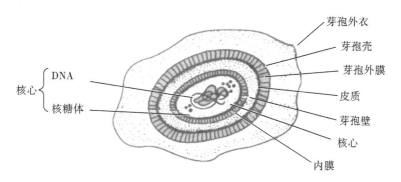

图 2-10 细菌芽孢的结构模式图

芽孢形成的意义：①使细菌的抵抗力增强。芽孢具有多层厚而致密的膜结构，通透性低，化学药物不易渗入，细胞含水量少，蛋白质受热后不易变性，且含有吡啶二羧酸钙盐，提高了其耐热性和稳定性，对热、干燥、化学消毒剂及辐射均有较强的抵抗力，因此要严防芽孢污染伤口和医疗器具而引起感染。②判断灭菌效果的指标。在临床上，通常以是否杀灭芽孢作为灭菌是否彻底的指标(医院最为常用且最可靠的灭菌方法是高压蒸汽灭菌法)。③鉴别细菌。不同细菌芽孢的大小、形态和在菌体中的位置有所差异，可用于细菌的鉴别(图 2-11)。

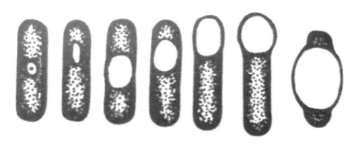

图 2-11 细菌芽孢的形态和位置模式图

第二节 细菌的生长繁殖与代谢

细菌是一大类具有独立生命活动能力的单细胞原核生物，能够从外界环境中摄取营养物质，合成自身成分并获得能量，以完成新陈代谢和生长繁殖。环境条件适宜时，细菌生长繁殖迅速，代谢旺盛，可产生各种代谢产物；当环境条件改变时，细菌的生命活动可受到抑制，甚至发生死亡。了解细菌生长繁殖的条件、生命活动规律及其代谢产物，有助于进行细菌的分离培养、鉴定及细菌学研究，对细菌性疾病的诊断、治疗和预防有重要意义。

一、细菌的化学组成

细菌的化学组成和其他生物细胞相似，主要包括水、蛋白质、无机盐、糖类、脂类和核酸等。水是细菌的重要组成部分，占菌体重量的80%左右；固体成分占15%～20%。此外，细菌内还含有一些特有的化学物质，如肽聚糖、磷壁酸、胞壁酸、D型氨基酸、二氨基庚二酸（DAP）、吡啶二羧酸（DPA）、脂多糖等。

二、细菌的营养物质

细菌从周围环境中吸收的作为代谢活动所必需的有机化合物或无机化合物，即为细菌的营养物质。

1. 水

细菌代谢过程中所有的化学反应，以及营养物质的吸收和渗透、分泌、排泄，均需有水才能进行。

2. 碳源

各种无机的含碳化合物或有机的含碳化合物（如CO_2、碳酸盐、糖、脂肪等）都能被细菌吸收利用，合成菌体成分和作为细菌代谢的主要能量来源。病原菌主要从糖类中获得碳，己糖是组成细菌内多糖的基本成分，戊糖参与细菌核酸的组成。

3. 氮源

病原菌利用有机氮化合物（如氨基酸、蛋白胨）作为氮源，主要用于合成菌体结构蛋白、功能蛋白与核酸等。少数细菌可利用空气中的游离氮或无机氮（如铵盐、硝酸盐）作为氮源。

4. 无机盐

钾、钠、钙、镁、硫、磷、铁、锰、锌、钴、铜、钼等是细菌生长代谢中所需的无机盐成分。除磷、钾、钠、镁、硫、铁需要量较多外，其他只需微量。

各类无机盐的作用：①构成菌体成分。②调节菌体内外的渗透压。③促进酶的活性，或作为某些辅酶的组分。④某些元素与细菌的致病作用密切相关。

5. 生长因子

某些细菌在其生长过程中还需要一些自身不能合成的物质，如生长因子。生长因子必须从外界补充，包括维生素、某些氨基酸、脂类、嘌呤、嘧啶等。少数细菌还需要特殊的生长因子，如流感嗜血杆菌需要X、V两种因子。

三、细菌生长繁殖的条件

细菌的种类不同，生长繁殖的条件也不完全相同，但需要满足以下4个基本条件。

1. 充足的营养

充足的营养物质可为细菌的新陈代谢及生长繁殖提供必要的原料和充足的能量。

2. 适宜的温度

大多数病原菌为嗜温菌，最适生长温度为37℃；个别细菌（如小肠结肠炎耶尔森菌）的最适生长温度为28℃；空肠弯曲菌的最适生长温度为36~43℃。

3. 合适的酸碱度

细菌只有在合适的酸碱度环境中才能进行旺盛的生长繁殖。多数病原菌的最适 pH 值为7.2~7.6。人类血液、组织液的 pH 值为7.4，极适宜细菌生存；霍乱弧菌在 pH 值为8.4~9.2的环境中生长最好；结核分枝杆菌生长的最适 pH 值为6.5~6.8。

4. 必要的气体环境

细菌生长繁殖需要的气体主要是 O_2 和 CO_2。根据细菌对氧的需求不同，可将细菌分为4类。①专性需氧菌：仅能在有氧环境下生长，如结核分枝杆菌、霍乱弧菌等。②微需氧菌：在低氧压（5%~6%）中生长最好，氧浓度>10%时即对其有抑制作用，如空肠弯曲菌、幽门螺杆菌等。③兼性厌氧菌：在有氧或无氧环境中都能生长，但以有氧时生长较好，大多数病原菌属于此类。④专性厌氧菌：只能在无氧环境中生长，如破伤风梭菌、脆弱类杆菌等。

一般细菌在代谢中产生的 CO_2 即可满足自身需要。少数细菌，如脑膜炎球菌、淋病奈瑟球菌等，初次分离培养时需提供较高浓度的 CO_2（5%~10%）。

四、细菌生长繁殖的规律

1. 细菌的繁殖方式

细菌以二分裂方式进行生长繁殖。球菌可从不同平面分裂，分裂后形成不同排列方式，杆菌则沿横轴分裂。当细菌分裂时，菌细胞首先增大，染色体复制。

在革兰氏阳性菌中，细菌染色体与中介体相连，当染色体复制时，中介体亦一分为二，各向两端移动，分别拉着复制好的一根染色体移到细胞的两侧；接着，细胞中部的细胞膜由外向内陷入，逐渐伸展，形成横隔。同时，细胞壁亦向内生长，成为两个子代细胞的细胞壁，最后由于肽聚糖水解酶的作用，使细胞壁肽聚糖的共价键断裂，分裂成为两个细胞。

革兰氏阴性菌无中介体，染色体直接连接在细胞膜上，复制产生的新染色体则附着在邻近的一点上，在两点之间形成新的细胞膜，将两团染色体分离到两侧，最后细胞壁沿横隔内陷，整个细胞分裂成两个子代细胞。

2. 细菌的繁殖速度

细菌的繁殖速度很快，一般20~30分钟可分裂1次，即繁殖一代；也有个别细菌繁殖较慢，如结核分枝杆菌，需18~20小时才可分裂1次。

3. 细菌的繁殖规律

以20分钟繁殖一代计算，1个细菌经10小时繁殖后数量可达到10亿以上，而事实上，由于环境中营养物质的逐渐耗竭、有害代谢产物的积累及环境 pH 的改变等因素影响，经过一段时间后，细菌繁殖速度会减慢，死亡菌数会增多，活菌数会下降，繁殖会趋于停滞。将一定数量的细菌接种于适宜的液体培养基中，连续定时取样检测活菌数，以培养时间为横坐标，以活菌数的对数为纵坐标，可绘制出一条反映细菌群体增殖规律的曲线，即细菌的生长曲线（图2-12）。

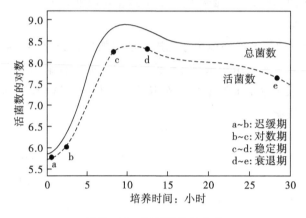

图2-12 细菌的生长曲线

根据生长曲线，可将细菌的生长繁殖分为4期。

（1）迟缓期：细菌接种至新鲜培养基后的1~4小时，是对新环境的短暂适应阶段。此期菌体增大，代谢活跃，可为后期细菌的快速分裂繁殖合成和储备充足的酶、辅酶及中间代谢产物。此期细菌分裂迟缓，繁殖极少。

（2）对数期：又称指数期，为培养后的8~18小时，细菌生长迅速，活菌数以恒定的几何级数增长，生长曲线上活菌数的对数呈线性上升。此期细菌的形态、染色性、生理活性等都较典型，对外界环境因素的作用敏感。因此，研究细菌的生物学性状（如形态、染色、生化反应、药物敏感试验等）应选用此期的细菌。

（3）稳定期：由于培养基中营养物质消耗，加上有害代谢产物积聚，细菌繁殖速度逐渐减慢，死亡菌数逐渐增加，细菌繁殖数与死亡数大致相当，总菌数趋于平稳，细菌的形态、染色性和生理活性常有改变。细菌的外毒素和抗生素等代谢产物，以及芽孢多在此期产生。

（4）衰亡期：稳定期后，细菌繁殖越来越慢；死亡菌数越来越多，并逐渐超过活菌数。此期细菌形态会显著改变，出现衰退型或菌体自溶，难以辨认，生理代谢活动也趋于停滞。因此，陈旧培养的细菌难以鉴定。

五、细菌的新陈代谢

细菌的新陈代谢包括分解代谢和合成代谢，分别在各自酶系统的控制和催化下进行。分解代谢是将复杂的营养物质分解为简单的化合物，在为合成菌体成分提供原料的同时获得能量；合成代谢是将简单的化合物合成复杂的菌体成分和酶等，同时消耗能量。细菌在代谢过程中可产生多种代谢产物，其中有些代谢产物具有重要的医学意义。

（一）细菌的分解代谢及生化反应

不同细菌具有不同的酶，对糖、蛋白质等的分解能力及其代谢产物也不相同。利用生物化学试验的方法检测细菌对糖、蛋白质的代谢产物，称为细菌的生化反应。常用的细菌的生化反应有糖发酵试验，伏－波试验（Voges－Proskauer test，VP test），甲基红试验，枸橼酸盐利用试验，吲哚试验，硫化氢试验，尿素酶试验等。

1. **糖发酵试验**

一般非致病菌能发酵多种单糖，如大肠埃希菌能发酵葡萄糖和乳糖，产生甲酸等产物，并含有甲酸解氢酶，可将甲酸进一步分解为 CO_2 和 H_2，既产酸又产气，以"⊕"表示；而伤寒沙门菌可发酵葡萄糖，但无解氢酶，仅产酸不产气，以"＋"表示；伤寒沙门菌及一般致病菌都不能分解乳糖，以"－"表示。

2. **伏－波试验**

有些细菌能发酵葡萄糖，产生丙酮酸，丙酮酸脱羧生成乙酰甲基甲醇，后者在碱性溶液中可被空气中的氧气氧化生成二乙酰。二乙酰与培养基中的含胍基化合物或者后加入的肌酸（含胍基）反应生成红色化合物，即为伏－波试验阳性。伏－波试验又称VP试验，主要用来鉴别肠杆菌科细菌，如产气杆菌伏－波试验阳性；大肠埃希菌因不能生成乙酰甲基甲醇，故伏－波试验阴性。

3. **甲基红试验**

大肠埃希菌分解葡萄糖，产生丙酮酸，进一步被分解为乳酸、乙酸、甲酸等，从而使培养液 pH 值 ＜4.5，则甲基红指示剂呈红色，为甲基红试验阳性。产气杆菌分解葡萄糖，产生丙酮酸后，进一步转化为其他物质，脱羧后生成中性的乙酰甲基甲醇，故培养液 pH 值 ＞4.5，则甲基红指示剂呈橘黄色，为甲基红试验阴性。

4. **枸橼酸盐利用试验**

某些细菌（如产气杆菌）能利用枸橼酸盐作为唯一碳源，利用铵盐作为唯一氮源，可在枸橼酸盐培养基上生长，分解枸橼酸盐，生成碳酸盐，并分解铵盐，生成氨，使培养基变为碱性，导致指示剂溴麝香草酚蓝由淡绿色转为深蓝色，为枸橼酸盐利用试验阳性。

5. **吲哚试验**

有些细菌（如大肠埃希菌、变形杆菌、霍乱弧菌等）能分解色氨酸，生成无色吲哚（靛基质），经与试剂中的对二甲基氨基苯甲醛作用，生成玫瑰吲哚而呈红色，为吲哚试验阳性（无色为阴性）。吲哚试验主要用于肠道杆菌的鉴定。

6. **硫化氢试验**

有些细菌（如沙门菌、变形杆菌等）能分解培养基中的含硫氨基酸，如胱氨酸、甲硫氨酸，生成硫化氢，硫化氢遇铅或铁离子，可生成黑色的硫化铅或硫化亚铁。将待检菌接种于含醋酸铅或硫酸亚铁的培养基中培养，有黑色沉淀者为阳性，无变化者为阴性。

7. **尿素酶试验**

变形杆菌有尿素酶，能分解培养基中的尿素，产生氨，使培养基变为碱性，以酚红为指示剂检测会呈红色，为尿素酶试验阳性。

（二）细菌的合成及代谢产物

细菌通过新陈代谢，除合成菌体成分外，还能合成一些在医学上具有重要意义的代谢产物。这些产物有的与细菌的致病性有关，有的可用于鉴别细菌和防治疾病。

1. 热原质

热原质又称致热原，由大多数革兰氏阴性菌和少数革兰氏阳性菌合成，注入人体或其他动物体内，能引起发热反应，故而得名。革兰氏阴性菌的热原质即其细胞壁中的脂多糖（亦称内毒素）。

热原质耐高温，高压蒸汽灭菌（121℃，20分钟）亦不被破坏，250℃高温干烤2小时才能破坏热原质；用吸附剂和特殊石棉滤板可除去液体中大部分热原质，蒸馏法效果最好。因此，在制备生物制品和注射剂的过程中，必须使用无热原质的水进行制备，因其一旦被细菌及其热原质污染，就很难完全去除热原质，输注入机体内可引起严重的高热反应。

2. 毒素与侵袭性酶

毒素是细菌在代谢过程中产生的对机体有毒害作用的物质，包括外毒素和内毒素。外毒素（exotoxin）是大多数革兰氏阳性菌和少数革兰氏阴性菌在生长繁殖过程中释放到菌体外的蛋白质；内毒素（endotoxin）是革兰氏阴性菌细胞壁的脂多糖，当菌体死亡崩解后会游离出来。

某些细菌可产生侵袭性酶，能损伤宿主细胞，利于细菌在体内的生存和扩散，与细菌致病性有重要关系，如链球菌产生的透明质酸酶，金黄色葡萄球菌产生的血浆凝固酶等。

3. 色素

某些细菌在一定条件下（如营养丰富、氧气充足、温度适宜）能产生不同颜色的色素，有助于鉴别细菌。细菌的色素有两类，一类为水溶性，能弥散到培养基或周围组织，如铜绿假单胞菌产生的绿色色素可使培养基或脓汁呈绿色；另一类为脂溶性，不溶于水，只存于菌体中，使菌落显色而培养基颜色不变，如金黄色葡萄球菌产生的金黄色色素。

4. 抗生素

某些微生物在代谢过程中产生的一类能抑制或杀死某些其他微生物、肿瘤细胞的物质，称为抗生素。抗生素大多由放线菌和真菌产生，如青霉素、链霉素等。

5. 细菌素

某些菌株产生的一类仅对近缘细菌具有抗菌作用的蛋白质，称为细菌素。例如，大肠埃希菌产生的细菌素称为大肠菌素。由于细菌素抗菌范围狭窄，因此在治疗上的应用价值不大，可用于细菌分型和流行病学调查。

6. 维生素

某些细菌能合成维生素，除供给自身需要外，还能分泌至周围环境中。例如，人体肠道内的大肠埃希菌合成的B族维生素和维生素K，均可被人体吸收利用。

六、细菌的人工培养

根据细菌生长繁殖的条件和规律，可用人工方法为细菌提供必需的营养物质和适宜的生长环境，进行体外培养，对细菌的研究、生物制品的制备和疾病的诊断和防治等均有重要意义。

(一)培养基

培养基是人工配制的适合细菌生长繁殖的营养基质。

按照培养基的成分，可将培养基分为合成培养基、天然培养基和半合成培养基；按照培养基的物理状态，可将培养基分为液体培养基、半固体培养基和固体培养基；按照培养基的用途，可将培养基分为基础培养基、营养培养基、选择培养基、鉴别培养基和厌氧培养基。

1. 基础培养基

基础培养基含有多数细菌生长繁殖所需的基本营养物质，可用于大多数细菌的培养，如肉汤培养基、普通琼脂培养基、蛋白胨水等。

2. 营养培养基

营养培养基指在基础培养基中添加葡萄糖、血液、血清、酵母浸膏、动植物组织提取液等营养物质，以满足营养要求较高的细菌生长需要，如链球菌、肺炎链球菌需在含血液或血清的培养基中生长；结核分枝杆菌生长需要加入蛋黄、甘油、马铃薯等。常用的营养培养基是血琼脂平板。

3. 选择培养基

选择培养基是在培养基中加入某些化学物质，使之抑制杂菌生长，促进目的菌生长，从而将后者从混杂的标本中分离出来，如沙门－志贺氏琼脂培养基中的胆盐能抑制革兰氏阳性菌，枸橼酸钠和煌绿能抑制大肠埃希菌生长，而对沙门菌和志贺菌的生长没有影响，故常用于肠道致病菌的分离和培养。

4. 鉴别培养基

鉴别培养基指利用各种细菌分解糖类和蛋白质的能力及其代谢产物不同，在培养基中加入特定的作用底物和指示剂，用于培养和鉴别不同细菌种类的培养基。常用的鉴别培养基有各种单糖发酵管、三糖铁培养基、伊红－亚甲蓝琼脂等。

5. 厌氧培养基

厌氧培养基指专供厌氧菌的分离、培养和鉴别用的培养基。常用的厌氧培养基有庖肉培养基、硫乙醇酸盐肉汤等。

(二)细菌在培养基中的生长现象

将细菌接种在适宜培养基中，一般经37℃培养18～24小时后，即可观察细菌的生长现象。不同细菌在不同培养基中生长现象不同，据此可鉴别细菌的种类。

1. 在液体培养基中的生长现象

细菌在液体培养基中可呈现3种生长现象。

（1）混浊生长：大多数细菌在液体培养基中生长繁殖后会呈现均匀混浊状态。

（2）沉淀生长：少数细菌在液体培养基底部会形成沉淀，如链球菌。

（3）菌膜生长：专性需氧菌对氧气浓度要求较高，可在液体培养基表面生长形成菌膜，如枯草芽孢杆菌、结核分枝杆菌等。

2. 在半固体培养基中的生长现象

半固体培养基黏度低，常用来检查细菌有无动力。

（1）扩散生长：有鞭毛的细菌在培养基中可自由运动，沿穿刺线向四周扩散生长，呈羽毛状或云雾状。

（2）局部生长：无鞭毛的细菌只能沿穿刺线呈明显的线状生长，周围培养基澄清且透明。

3. 在固体培养基中的生长现象

将标本或培养物划线接种在固体培养基的表面，因划线的分散作用，可使许多混杂在一起的细菌在固体培养基表面上散开，称为分离培养。经过 18～24 小时培养后，单个细菌分裂繁殖形成的肉眼可见的细菌集团，称为菌落。挑取一个菌落，转种到另一培养基中，生长出来的细菌均为纯种，称为纯培养。多个菌落融合成片，形成菌苔。不同细菌菌落的大小、形状、颜色、透明度、表面光滑度、湿润度、边缘整齐与否以及溶血情况各有差异，可用于分离鉴定细菌。细菌的菌落一般可分为 3 种类型。

（1）光滑型菌落（smooth colony，S 型菌落）：新分离的致病菌大多呈光滑型菌落，表面光滑、湿润，边缘整齐，如葡萄球菌等。

（2）粗糙型菌落（rough colony，R 型菌落）：菌落表面粗糙、干燥，呈皱纹或颗粒状，边缘大多不整齐，如结核分枝杆菌、炭疽芽孢杆菌等。粗糙型菌落也可由光滑型菌落变异而来。

（3）黏液型菌落（mucoid colony，M 型菌落）：菌落表面黏稠、有光泽，似水珠样，多见于有厚荚膜或丰富黏液层的细菌，如肺炎克雷伯菌等。

4. 细菌人工培养的意义

细菌培养对疾病的诊断、预防、治疗和科学研究等有重要的意义。

（1）细菌的鉴定和研究：研究细菌的生物学性状、遗传变异、致病性、免疫性、耐药性和进行细菌鉴定等均需人工培养细菌；对未知的新病原菌的分离，同样需要进行人工分离培养。

（2）感染性疾病的诊断和治疗：对感染性疾病的诊断，需要对患者标本进行分离培养、鉴定，才能做出确切诊断。同时，还需进行药物敏感试验，以筛选敏感的抗生素，指导临床治疗。

（3）生物制品的制备：分离培养得到的纯种细菌，可制成诊断菌液，供感染性疾病诊断使用。细菌人工培养得到的大量菌株及产生的外毒素等产物，可用来制备疫苗、类毒素等，以供预防感染性疾病使用。将制备的疫苗或类毒素用来免疫动物，可获得免疫血清或抗毒素，用于感染性疾病的治疗。上述制备的制剂统称为生物制品，在医学上有广泛用途。

（4）细菌毒力分析及细菌学指标的检测：人工培养细菌后，可用免疫学和其他方法检测细菌的毒力因子，并配合动物实验鉴定细菌的侵袭力和进行毒力分析；也可通过活菌培养计数法检测自来水、饮料、污水、食品等的细菌学指标。

（5）在基因工程中的应用：利用细菌繁殖快、易培养的特点，可用细菌作为基因受体的细胞。例如，将带有外源性基因的重组 DNA 转化给受体菌，使其在菌体内表达，可制备出胰岛素、干扰素、乙型肝炎疫苗等生物制剂。

第三节　细菌的遗传与变异

细菌同其他生物一样，具有遗传和变异的生命特征。子代和亲代之间具有相似的生物学特征（如形态、结构、新陈代谢、致病性等），称为遗传（heredity）。子代和亲代之间生物学性状的差异，称为变异（variation）。遗传可使细菌的性状保持相对稳定，并使细菌种群得以延续。变异可使细菌产生变种和新种，有利于细菌的生存和进化。

细菌变异按发生机制不同，可分为遗传性变异和非遗传性变异。细菌的基因结构发生改变引起的变异，称为遗传性变异。这种变异多发生于个别细菌，变异产生的新性状可以稳定地传给子代，而且不可逆转。非遗传变异是由于外界环境条件变化引起的变异，细菌的基因结构未发生改变，不能传给子代，当影响因素去除后，变异的性状可以恢复。

一、细菌的变异现象

（一）形态结构的变异

细菌的大小、形态、结构在生长过程中受外界环境条件的影响均可发生变异。例如，鼠疫耶尔森菌在陈旧的培养物或含 30～60g/L 氯化钠的培养基上，其形态可从典型的两极浓染椭圆形小杆菌变为多形态，如球形、棒状、丝状、哑铃形等。

在青霉素、溶菌酶等影响下，细菌细胞壁合成受到抑制而发生细胞壁缺陷，称为 L 型变异。细菌的一些特殊结构，如荚膜、芽孢、鞭毛等也可发生变异。肺炎链球菌在普通培养基上经多次传代培养后，荚膜逐渐消失，致病性也随之减弱。有芽孢的炭疽芽孢杆菌在 42℃培养 10～20 天后，可失去形成芽孢的能力，同时毒力也会相应减弱。将有鞭毛的变形杆菌点种在 1% 苯酚的培养基上，细菌将失去鞭毛，称为 H－O 变异。

（二）毒力变异

细菌的毒力变异包括毒力的增强和减弱。无毒力的白喉棒状杆菌常寄居在咽喉部，不致病；当它感染了 β－棒状杆菌噬菌体后，会变成溶原性细菌，则获得了产生白喉毒素的能力，可引起白喉。有毒菌株长期在人工培养基上传代培养，可使细菌的毒力减弱或消失。例如，卡介苗就是将有毒的牛型结核分枝杆菌接种在含有胆汁、甘油和马铃薯的培养基上，经过 13 年连续 230 传代而获得的毒力减弱但仍保持免疫原性的变异株。

（三）耐药性变异

细菌对某种抗菌药物由敏感变成耐药的变异，称为耐药性变异。自抗生素广泛应用以来，耐药菌株逐年增多，已成为世界范围内的普遍趋势。金黄色葡萄球菌耐青霉素的菌株已达 95% 以上。有些细菌还表现为同时耐受多种抗菌药物，即多重耐药性（multi-drug resistance，MDR），甚至还有的细菌变异后产生对药物的依赖性，如痢疾志贺菌依赖链霉素株，离开链霉素则不能生长。细菌的耐药性变异给临床治疗带来了很大的困难，为减少耐药菌株的出现，应避免盲目使用抗菌药物。

（四）抗原性变异

革兰氏阴性菌如果失去细胞壁上的脂多糖（LPS），则细菌将失去特异性 O 抗原，出现抗原性的改变。例如，沙门菌的鞭毛为 H 抗原，可分为第 1 相和第 2 相两种，对细菌分型有一定作用，但 H 抗原较易发生相的变化，即在第 1 相和第 2 相之间相互转变。

（五）菌落变异

细菌的菌落主要有光滑型（S 型）和粗糙型（R 型）两种。S 型菌落表面光滑、湿润、边缘整齐，经人工培养多次传代后，菌落表面可变得粗糙、干燥，边缘不齐，即从光滑型变为粗糙型，称为 S－R 变异。S－R 变异常见于肠道杆菌，发生变异时，不仅菌落的特征会发生改变，而且细菌的理化性状、抗原性、代谢酶活性及毒力等也会发生改变。

二、细菌遗传变异的物质基础

细菌遗传变异与细菌遗传物质的变化相关。细菌的遗传物质基础包括染色体、质粒、转位因子、整合子、噬菌体等。

（一）细菌染色体

细菌染色体是一条环状闭合的双螺旋 DNA 长链，按一定构型反复回旋折叠成松散的网状结构，附着在横隔中介体上或细胞膜上。细菌染色体缺乏组蛋白，无核膜包围。染色体是细菌主要的遗传物质，携带了细菌绝大部分的遗传信息。以大肠埃希菌为例，其染色体长 1000～1400μm，相当于菌体长度的 1000 倍，含 5000 多个基因。

（二）质粒

质粒是细菌染色体以外的遗传物质，为环状闭合的双链 DNA，存在于细胞质中。

1. 质粒的分类

质粒有两类，即大质粒和小质粒。大质粒含有几百个基因，小质粒仅含 20～30 个基因。质粒基因可编码很多重要的生物学性状，以下列举几种医学上重要的质粒。

（1）致育质粒：即 F 质粒，编码细菌性菌毛。带有 F 质粒的细菌为雄性菌（F⁺菌），有性菌毛；无 F 质粒的细菌为雌性菌（F⁻菌），无性菌毛。F⁺菌能通过性菌毛把某些遗传物质（如 R 质粒、F 质粒）以接合方式传递给 F⁻菌，使其获得 F⁺菌的某些遗传性状。

（2）耐药质粒：即 R 质粒，编码细菌对抗菌药物或重金属盐类的耐药性，可以通过细菌间的接合或噬菌体进行传递。通过接合传递 R 质粒的细菌多见于大肠埃希菌、沙门菌、志贺菌、铜绿假单胞菌等革兰氏阴性菌；通过噬菌体传递 R 质粒的细菌多见于葡萄球菌等革兰氏阳性菌。

（3）毒力质粒：即 Vi 质粒，编码与细菌致病性有关的毒力因子。例如，致病性大肠埃希菌肠毒素、金黄色葡萄球菌表皮剥脱性毒素等均由相应的毒力质粒编码产生。

（4）细菌素质粒：编码某些细菌产生的细菌素。细菌素的主要成分是蛋白质，对同品系或近缘的细菌具有抑制作用。例如，Col 质粒编码大肠埃希菌素，该菌素是一种细菌蛋白，只杀死近缘且不含 Col 质粒的菌株，而宿主不受该细菌素的影响。

（5）代谢质粒：编码产生相关的代谢酶，如沙门菌发酵乳糖的能力通常是由质粒决定的。现已发现的代谢质粒有编码产生硫化氢、脲酶及枸橼酸盐利用酶的若干种质粒。

2. 质粒的特征

质粒具有以下重要特征。

（1）质粒能自我复制：一个质粒就是一个复制子，在细菌体内可复制出多个相同的拷贝（copy）。

（2）质粒能自行丢失或消除：对于细菌生命活动来说，质粒并非不可缺少的，质粒可自行从细菌体内丢失，或经过高温、紫外线照射等人工处理而消除。质粒消失后，由质粒所赋予的细菌性状也随之消失，而细菌仍可存活。

（3）质粒能在细菌间转移：质粒可通过多种方式在细菌间转移，不仅可在不同细菌之间转移，甚至可在细菌和哺乳动物细胞之间转移。

（4）质粒相容性与不相容性：几种质粒能稳定地共存于同一宿主细菌内的现象，称为相容性，反之即为不相容性。

（5）质粒控制细菌特定性状：质粒 DNA 所编码的产物可赋予细菌某些特定性状。

细菌携带何种质粒，则有相应的功能。有的某种质粒可同时决定几种功能，如 F 质粒，除有致育性功能外，还能提供辅助质粒转移的能力；某些耐药性质粒上还带有编码毒力的基因，携带此种质粒的细菌不仅获得了耐药性，而且致病性也得到了增强。

（三）转位因子

转位因子是存在于细菌染色体或质粒 DNA 分子上一段特异性的核苷酸序列片段，能在 DNA 分子内或两个 DNA 分子间移动，不断改变其在基因组中的位置，从一个基因组转移到另一个基因组中。

转位因子主要有 3 类。

1. 插入序列

插入序列（insertion sequence，IS）是最小的转位因子，长度为 750～1600bp，仅携带自身转座所需酶的基因，往往在插入后与插入点附近的序列共同起作用，可能是细胞正常代谢的调节开关之一，也能介导高频重组菌株的形成。

2. 转座子

转座子（transposon，Tn）一般长度会超过 2kb，除携带与转位有关的基因外，还携带耐药性基因、毒素基因及其他结构基因等。Tn 携带的耐药性基因在细菌染色体与质粒之间或质粒与质粒之间转移，导致耐药性基因的播散是自然界中细菌耐药性产生的重要原因之一。

3. 转座噬菌体

转座噬菌体(transposition bacteriophage，TB)是具有转座功能的溶原性噬菌体。当转座噬菌体整合到细菌染色体上时，能改变溶原性细菌的某些生物学性状。当转座噬菌体从细菌染色体上脱离时，可带走邻近的细菌 DNA 片段，因而在细菌遗传物质转移过程中还起到载体的作用。

(四)整合子

整合子是一种可移动的 DNA 分子。其独特的结构可捕获和整合外源性基因，使之转变为功能性基因的表达单位，存在于许多细菌中，定位于染色体和质粒或转座子上，并可通过转座子或接合性质粒使多种耐药基因在细菌间水平传播。

(五)噬菌体

噬菌体是能感染细菌、真菌、放线菌和螺旋体等微生物的病毒，因能引起宿主菌裂解，故名噬菌体。

1. 噬菌体的生物学性状

噬菌体具有病毒的基本特征：①个体微小，需用电子显微镜观察，能够通过滤菌器。②结构简单，只含有一种核酸(DNA 或 RNA)。③只能在活的宿主菌内复制寄生。

噬菌体的基本形态有蝌蚪形、微球形和线形。大多数噬菌体为蝌蚪形，由头部和尾部两部分组成。其中，头部为二十面体立体对称的蛋白质衣壳，内含核酸；尾部呈管状，成分为蛋白质，由尾须、尾领、尾鞘、尾髓、尾板、尾刺和尾丝组成(图 2-13)，尾板、尾刺和尾丝能识别、吸附宿主菌表面的特异性受体，然后依靠尾鞘和尾髓的收缩作用将头部的核酸注入宿主细胞内。大部分噬菌体的核酸是双链 DNA。

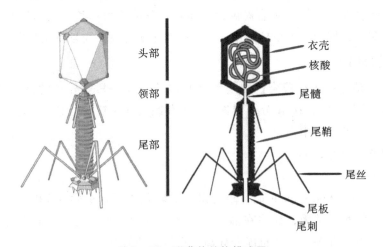

图 2-13 噬菌体结构模式图

噬菌体具有严格的宿主特异性，一种噬菌体只能感染某一种微生物，因此可用于细菌的鉴定和分型。噬菌体对理化因素的抵抗力比一般细菌的繁殖体强。

2. 噬菌体的分类

根据噬菌体感染宿主菌后产生的不同后果，可将其分为以下两种类型。

(1)毒性噬菌体：指能在敏感菌中复制增殖并引起宿主菌裂解的噬菌体。毒性噬菌体在敏感菌内以复制方式进行增殖，其增殖过程包括以下几个步骤。①吸附：噬菌体与敏感细菌表面受体发生特异性结合。②穿入：噬菌体吸附宿主菌后，通过尾鞘的收缩将头部 DNA 注入细菌体内，而蛋白质衣壳留在细菌细胞外。③生物合成：噬菌体DNA 进入细菌细胞后，开始进行生物合成。一方面，以噬菌体 DNA 为模板转录形成 mRNA，以 mRNA 为模板翻译成所需的与生物合成有关的酶、调节蛋白和结构蛋白；另一方面，以噬菌体核酸为模板，通过核酸多聚酶的催化作用，大量复制子代噬菌体的核酸，而宿主菌自身的核酸不再复制。④组装与释放：子代 DNA 与子代蛋白质在细胞质内装配成完整成熟的子代噬菌体。当子代噬菌体达到一定数目时，细菌细胞裂解，释放出噬菌体，此过程称为溶菌周期(图 2 - 14)。

(2)温和噬菌体：有些噬菌体感染细菌后不增殖，噬菌体基因与宿主染色体整合，随细菌染色体复制，并随细菌的分裂而传代至子代细菌染色体中，称为温和噬菌体。此过程称为溶原周期(图 2 - 14)；整合在细菌染色体中的噬菌体基因，称为前噬菌体；带有前噬菌体的细菌，称为溶原性细菌。溶原性细菌具有如下特征：①能正常分裂，并将前噬菌体基因传给子代细菌。②前噬菌体可编码阻遏蛋白，抑制后进入的毒性噬菌体进行生物合成。③整合的前噬菌体给细菌带来新的性状，如白喉棒状杆菌感染 β - 棒状杆菌噬菌体后，可编码产生白喉外毒素。④前噬菌体可偶尔自发地或在某些理化和生物因素的诱导下脱离宿主菌染色体，进入溶菌周期，导致细菌裂解。因此，温和噬菌体可转变为毒性噬菌体，既有溶原周期，又有溶菌周期；而毒性噬菌体只有溶菌周期。

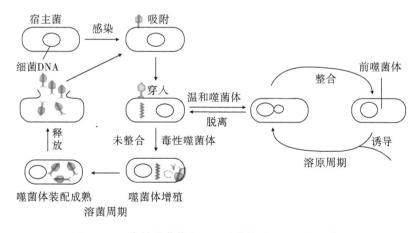

图 2 - 14　毒性噬菌体和温和噬菌体的生活周期示意图

三、耐药性的产生机制

细菌的耐药性主要与 R 质粒的接合转移有关。R 质粒由耐药传递因子(resistance

transfer factor，RTF)和抗药性决定因子(R因子)两部分组成。这两部分可以单独存在，也可结合在一起，单独存在时不能发生质粒的接合性传递。耐药传递因子的功能与F质粒相似，可编码性菌毛，并通过接合转移R质粒；耐药决定因子编码对抗菌药物的耐药性，可由几个转座子连接相邻排列，如Tn9带有氯霉素耐药基因，Tn4带有氨苄青霉素、磺胺和链霉素的耐药基因，Tn5带有卡那霉素的耐药基因。耐药传递因子与耐药决定因子间的结合与分离是因为两端有插入序列，每个Tn两端也均有插入序列，可自由结合。

R质粒决定耐药的机制：①使细菌产生灭活抗生素的酶类。②改变药物作用的靶点。③可控制细菌对药物的通透性。如R质粒能编码产生新的蛋白质，阻塞了细胞壁上的通水孔，可使药物不能进入菌体内。

此外，NDM-1细菌(即"超级细菌")可编码、产生β-内酰胺酶或超广谱β-内酰胺酶，分解β-内酰胺环，从而使细菌对青霉素、头孢菌素及单环菌素类抗生素耐药。

四、细菌变异在医学中的应用

(一)病原学诊断

由于细菌的形态、结构、染色性、免疫原性、生化特性、毒力等方面都可发生变异，因此在临床细菌学检查中不仅要熟悉细菌的典型特性，还要了解细菌变异的规律，这样才能做出正确的诊断，否则易造成误诊或漏诊。

(二)疾病治疗

由于抗菌药物的广泛应用，临床分离的耐药菌株日益增多，现已发现了对多种抗生素耐药的多重耐药菌株。为提高抗菌药物的疗效，防止耐药菌株扩散，治疗时应注意：①用药前做药敏试验，根据药敏结果选择敏感药物，尽量避免盲目用药。②用药应足剂量，全疗程，彻底杀灭病原菌。③对需长期用药的慢性疾病，应合理配伍，联合用药，以减少细菌发生耐药性变异的机会。

(三)疾病预防

利用细菌毒力变异的原理，可筛选或诱导减毒变异株，制备减毒活疫苗，用于人工主动免疫，以提高人群免疫力，达到预防疾病发生的目的，如麻疹减毒活疫苗。

(四)在检测致癌物质方面的应用

基因突变是导致细胞恶性转化的重要原因，能诱导细菌突变的物质也可能诱发人体细胞的突变。因此，凡能导致细菌基因突变的物质，均为可疑致癌物。据此，可以细菌为实验对象，筛选可疑致癌物。例如，常用艾姆斯试验快速鉴别化学品、新农药和新食品添加剂的致癌性。

(五)在基因工程方面的应用

基因工程是根据细菌可以通过基因转移和重组获得新性状的原理设计的。基因工程的主要步骤是从供体细胞(细菌或其他生物细胞)的染色体上切取所需的带有目的基因的DNA片段，将其结合在合适的载体(质粒或噬菌体)上，形成重组DNA分子，再将重组 DNA 分子转移到受体菌（工程菌）内，受体菌大量扩增重组 DNA 分子后表达的目的基因产物即为所需要的物质。目前，通过基因工程已能大量生产胰岛素、干扰素、生长激素、IL－2、乙肝疫苗等生物制品，并已开始探索用基因工程的方法，以正常基因代替异常基因来治疗基因缺陷性疾病。

知识拓展

周质空间

周质空间又称周质间隙或壁膜间隙，指在革兰氏阴性菌外膜脂质双层与细胞膜之间的狭窄空间。周质空间呈胶状，主要由周质蛋白组成。周质蛋白按照功能可分为水解酶类、合成酶类、结合蛋白、受体蛋白等，在细菌的物质转运、信号传导、营养及能量代谢方面发挥着重要作用。周质空间处于细菌与外界作用的前沿，周质蛋白与细菌对不良环境的抗逆作用有重要关系。研究表明，周质蛋白相对于胞内蛋白，对高温、强酸、抗生素、重金属盐具有更强的抗逆特性。例如，β－内酰胺酶可破坏抗生素，与细菌耐药性的形成有关。

小　结

细菌是一类原核细胞型单细胞微生物，形体微小，需要借助显微镜才能观察到。根据外形不同，细菌可分为球菌、杆菌和螺形菌三大类。细菌虽小，但仍具有一定的结构。其基本结构包括细胞壁、细胞膜、细胞质和核质；其特殊结构包括荚膜、鞭毛、菌毛和芽孢。细菌在营养充足和条件合适的环境中以二分裂的方式进行繁殖，在适当的培养基中培养，可形成迟缓期、对数期、稳定期和衰亡期，此即细菌的生长曲线。临床上，可以根据细菌的分解代谢和生化反应进行细菌鉴别。细菌的合成代谢产物包括毒素、侵袭性酶、热原质、色素、抗生素、细菌素、维生素。细菌在液体培养基中会表现出混浊生长、沉淀生长、表面生长；在固体培养基中会呈现出光滑型菌落、粗糙型菌落、黏液型菌落和菌苔；在半固体培养基中会呈现出扩散生长和线状生长。细菌的变异包括形态结构变异、毒力变异、耐药性变异、菌落变异和抗原变异。噬菌体是指能感染细菌、真菌、放线菌和螺旋体等微生物的病毒，分为毒性噬菌体和温和噬菌体。

复习思考题

（1）革兰氏阳性菌与革兰氏阴性菌相比，它们的细胞壁结构有何异同？

（2）简述细菌生长繁殖的规律及其代谢产物的医学意义。

（3）细菌发生耐药性变异可由哪些因素引起？

项目　寻找细菌

任务一　发现细菌——革兰氏染色

生活中，多数感染类疾病均由细菌引起，那我们该如何从患者病灶中找到细菌呢？

【任务目标】

(1)学会细菌标本片的制备。

(2)学会革兰氏染色的方法。

(3)学会使用显微镜观察细菌。

【任务实施】

1. 制订方案

组织分工，查阅资料，制订实施方案。

2. 实验准备

准备实验物品。

3. 实施过程

(1)制备细菌标本片。

(2)进行革兰氏染色。

(3)利用显微镜观察细菌，区别革兰氏阳性菌和革兰氏阴性菌。

(4)数据整理，总结结果，写出报告。

【成果展示】

画出细菌的镜下观结果图，提交报告，并组织报告交流。

任务二　了解细菌——细菌培养

细菌虽小，但也有其独立的生命活动。在不断进行的新陈代谢活动中，细菌得以生长繁殖，并产生各种代谢产物。了解细菌新陈代谢和生长繁殖的规律，对日常生活、工作具有一定帮助。

【任务目标】

(1)学会细菌的人工培养，能选择合适的培养基进行细菌的分离培养。

(2)掌握细菌的接种和培养方法。

(3)根据细菌的生长代谢特点，学会细菌生化鉴定。

【任务实施】

1. 制订方案

组织分工，查阅资料，制订实施方案。

2. 实验准备

准备实验物品。

3. 实施过程

(1)制备或选择培养基。

(2)取细菌标本进行接种。

（3）进行细菌培养。

（4）观察细菌在不同培养基上的生长状态，认识细菌菌落。

（5）整理实验结果，写出报告。

【成果展示】

提交报告，并组织报告交流。

（尚丛珊　马雨欣）

第三章　细菌的分布与消毒灭菌

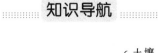

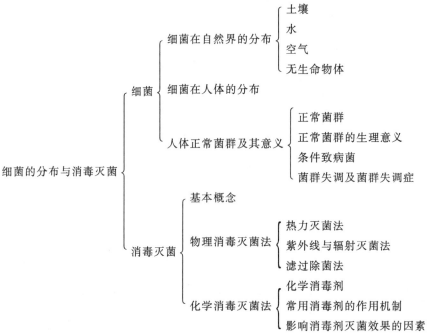

细菌的分布与消毒灭菌
- 细菌
  - 细菌在自然界的分布
    - 土壤
    - 水
    - 空气
    - 无生命物体
  - 细菌在人体的分布
  - 人体正常菌群及其意义
    - 正常菌群
    - 正常菌群的生理意义
    - 条件致病菌
    - 菌群失调及菌群失调症
- 消毒灭菌
  - 基本概念
  - 物理消毒灭菌法
    - 热力灭菌法
    - 紫外线与辐射灭菌法
    - 滤过除菌法
  - 化学消毒灭菌法
    - 化学消毒剂
    - 常用消毒剂的作用机制
    - 影响消毒剂灭菌效果的因素

学习目标

知识与技能：

（1）知晓细菌在自然界及正常人体分布的广泛性。

（2）能说出正常菌群和条件致病菌的意义。

（3）能陈述消毒、灭菌、防腐、无菌的概念。

方法与过程：

（1）通过文献调研和实验研究法，了解细菌在自然界和人体的分布状况，充分认识细菌分布的广泛性。

（2）讨论消毒灭菌的方法及其机制，能正确选用物理消毒灭菌方法及化学消毒灭菌方法。

情感态度与价值观：

（1）树立自然界存在着各种微生物的意识，在临床操作中始终应当注意无菌观念。

（2）能辩证地看待人体微生物的存在。

第一节　细菌的分布

细菌种类繁多，数量庞大，分布广泛。细菌与外界环境及宿主一起构成了相对平衡的生态体系。多数细菌对人体是无害的，当某些原因导致人体内微生态平衡失调或有致病性细菌侵入人体时，可引起疾病。

一、细菌在自然界的分布

（一）土壤

由于土壤中含有细菌生长繁殖必需的水、有机物、无机物、酸碱度及气体等，因此土壤中细菌的种类和数量很多，一般在地表下 10～20cm 的土壤中细菌含量最多。1g 土壤的细菌数量可达数亿至数十亿。土壤中的细菌主要是一些自营菌和腐物寄生菌，多数为非病原菌，在自然界的物质循环中起着重要的作用。土壤中也有随人和其他动物的排泄物以及动物尸体、残骸等进入土壤的病原菌，但多数病原菌抵抗力弱，在土壤中易死亡。一些能形成芽孢的细菌，如破伤风梭菌、产气荚膜梭菌、炭疽芽孢杆菌等，它们在土壤中能存活几年甚至几十年，可通过皮肤破损处使人感染。

（二）水

自然界中的水也是细菌生存的天然环境，不流动的、离人生活环境近的水源，细菌数量通常较多。水中的细菌主要来自土壤以及人或其他动物的排泄物等。伤寒沙门菌、痢疾志贺菌、霍乱弧菌、致病性大肠埃希菌、钩端螺旋体等病原生物在水中可存活较久。水源被污染可引起多种感染，特别是消化系统传染病的流行。

（三）空气

空气中因缺乏细菌生存所需要的营养物质与水分，且受日光照射，故细菌不易繁殖。但由于人和其他动物的呼吸道及口腔中的细菌可随唾液、飞沫散发到空气中，土壤及水中的细菌也随尘埃、水雾等飞扬在空气中，因此空气中可存在不同种类的细菌，尤其在人口密集的公共场所或医院，细菌种类和数量更多。空气中的细菌多以气溶胶的形式存在。微生物气溶胶无色无味、难以察觉，能长期漂浮于空气中，且可远距离传播，是传染病（尤其是呼吸道传染病）传播的重要途径。空气中主要的病原菌有金黄色葡萄球菌、链球菌、结核分枝杆菌、白喉棒状杆菌、脑膜炎球菌、军团菌等，可引起伤口或呼吸道感染。此外，空气中的其他细菌常可造成生物制品、药物制剂及培养基的污染。

（四）无生命物体

无生命物体作为媒介物被细菌污染后，也能引起细菌的传播。

二、细菌在人体的分布

细菌在人体的体表以及与外界相通的腔道(如口腔、鼻咽腔、肠道、泌尿生殖道等)都存在着不同种类和数量的微生物(表3-1),但是正常人体的血液、内脏、骨骼、肌肉等部位是无菌的。有时,人和其他动物(包括媒介昆虫)的身体中存在病原菌,会通过多种方式散布到周围环境中,或者直接传染给其他人。

表3-1 人体各部位的常见菌群

部位	主要菌类
皮肤	皮肤表面普遍存在表皮葡萄球菌,有时还有金黄色葡萄球菌的存在。葡萄球菌在脸部与手部皮肤较多见。鼻翼、腋窝及腹股沟等处皮肤较潮湿,还可有大肠埃希菌等革兰氏阴性杆菌的存在。皮脂多的部位常见丙酸杆菌。外阴部与肛门周围皮肤可找到耻垢分枝杆菌。皮肤受损时,这些正常菌群可趁机侵入,引起化脓性感染,主要有金黄色葡萄球菌等引起的毛囊炎、疖、痈、脓痤疮、甲沟炎、睑腺炎等。在痤疮内可以找到表皮葡萄球菌,同时还可发现痤疮丙酸杆菌
眼结膜	因泪液中有溶菌酶存在,故眼结膜上的菌群甚少,有时可有葡萄球菌、甲型链球菌、流感嗜血杆菌、结膜干燥杆菌等
耳道	外耳道的正常菌群以肺炎链球菌和铜绿假单胞菌较多,中耳和内耳一般无菌
口腔	口腔中有弱碱性唾液、食物残渣等,为正常菌群的繁衍提供了合适条件,最常见的菌群是甲型链球菌和厌氧链球菌,其次是表皮葡萄球菌、奈瑟菌、乳杆菌、螺旋体、假丝酵母菌等。当拔牙时,甲型链球菌可通过伤口进入血流。一般情况下,少量细菌很快可被肝、脾、淋巴结和骨髓中的吞噬细胞清除,但若心脏瓣膜有病损或是安装了人工瓣膜的人,细菌就会被阻留在瓣膜处并进行繁殖,导致内心膜炎。厌氧链球菌中有一种变异链球菌,与龋齿的形成关系密切。新生儿出生后数天内的口腔菌群与母亲阴道内的菌群相同,随后会逐渐接近成人的口腔菌群
鼻咽腔	(1)鼻腔黏膜常有表皮葡萄球菌和金黄色葡萄球菌存在,有时有甲型链球菌、棒状杆菌、布兰汉菌等。医务人员的鼻腔若带有金黄色葡萄球菌,常会污染病房空气,引起免疫力低下的患者发生医院内感染 (2)咽喉和扁桃体黏膜上普遍存在甲型链球菌,经常有肺炎链球菌、乙型链球菌、流感嗜血杆菌、铜绿假单胞菌等 (3)上呼吸道的菌群进入下呼吸道后,由于受到机体多种免疫因素的影响,菌数逐渐减少而消失。正常情况下,支气管末梢和肺泡是无菌的
消化道	消化道中正常菌群的种类和数量因部位不同而不同。胃酸的酸度很高(pH值为2~3),因而胃内基本无活菌存在。空肠和回肠上部的菌群亦很少。结肠和直肠则有大量细菌,主要是类杆菌、双歧杆菌、大肠埃希菌、乳杆菌、铜绿假单胞菌、变形杆菌、梭菌等。1g干粪中含菌总数在4000亿个左右,约占粪重的40%,其中的99%以上是厌氧菌。肠道菌群受饮食、年龄等因素影响很大。多食蛋白质的人,大肠埃希菌生长旺盛;多食淀粉含量较高食物的人,乳杆菌较多。哺乳期婴儿的肠道菌群主要是双歧杆菌,占总菌数的90%左右;随着其不断成长,双歧杆菌的占比会下降,而类杆菌、乳杆菌、梭菌等会逐渐增多

续表

部位	主要菌类
泌尿 生殖道	正常情况下，仅在泌尿道外部有细菌存在。例如，男性生殖器可有耻垢杆菌，尿道口有葡萄球菌和革兰氏阴性球菌及杆菌存在。女性尿道外部与外阴部菌群相仿，除耻垢杆菌外，还有葡萄球菌、类白喉杆菌和大肠埃希菌等；阴道内的细菌随着内分泌的变化而异，从月经初潮至绝经前一般多见阴道杆菌(乳酸杆菌类)，而月经初潮前的女童及绝经期后的妇女，其阴道内主要的细菌有葡萄球菌、类白喉杆菌、大肠埃希菌等

三、人体的正常菌群及其意义

(一)正常菌群

正常人体体表以及与外界相通的腔道黏膜上存在着不同种类和一定数量的细菌，这些细菌通常对人体是无害的，有些甚至是有益的，称为正常菌群(normal flora)。

(二)正常菌群的生理意义

正常情况下，正常菌群与人体之间、正常菌群各微生物之间既相互制约，又相互依存，构成了人体的微生态平衡，对维持人体内环境的稳定可起到重要的作用。

1. 拮抗作用

正常菌群可在人体构成一道生物屏障，通过与黏膜上皮细胞紧密结合、占位，阻止外来病原菌的入侵，产生这种生物屏障的往往是一些厌氧菌。此外，正常菌群还可通过与病原菌争夺营养物质或产生抗生素、细菌素等方式拮抗病原菌的生长。

2. 营养作用

正常菌群可参与人体的物质代谢、营养转化和合成。有些细菌能合成人体必需的维生素，如肠道中的大肠埃希菌能合成维生素 B 和维生素 K，并供机体吸收利用。

3. 免疫作用

正常菌群具有免疫原性和促免疫细胞分裂作用，能刺激机体产生抗体，促进免疫系统的发育和成熟，从而增强机体的防御能力。

此外，正常菌群有利于宿主的生长、发育和长寿，菌群失调易使宿主患病或衰老。正常菌群还有一定的抗癌作用，其机制可能是能降解某些致癌物质(如亚硝氨基胍)。

(三)条件致病菌

条件致病菌又称机会致病菌(opportunistic bacterium)，指在某种特定条件下可成为致病的细菌。条件致病菌是人体的正常菌群，当其集聚部位改变、机体抵抗力降低或抗生素使用不当造成菌群失调时可致病，如变形杆菌。

(四)菌群失调及菌群失调症

由于某种原因，正常菌群的种类、数量和比例发生较大幅度的改变，导致微生态失去平衡，称为菌群失调(flora disequilibrium)。由于严重菌群失调而使宿主出现一系列临床症状者，称为菌群失调症(dysbacteriosis)。

菌群失调的常见诱因主要是长期大量使用抗生素、同位素、激素等。此外，患有慢性消耗性疾病时，肠道、呼吸道、泌尿生殖道的功能失常也是菌群失调的重要原因。由于菌群失调往往是在抗菌药物治疗原有感染性疾病的过程中产生的另一种感染，因此临床上又称其为二重感染。引起二重感染的病原体以金黄色葡萄球菌、革兰氏阴性菌和白假丝酵母菌多见，临床多表现为肠炎、鹅口疮、肺炎、尿路感染或败血症等。发生二重感染时，应停用原来的抗生素，选用合适的敏感药物，同时应使用相关微生态制剂，协助调整菌群，以恢复正常菌群的生态平衡。

第二节　消毒灭菌

细菌由核酸、蛋白质、脂类及多糖等有机大分子组成，其生命活动极易受外界条件的影响。若环境条件不适宜或变化剧烈时，细菌可因代谢障碍而使自身的生长受到抑制，甚至死亡。消毒灭菌指用物理、化学或生物方法抑制或杀死外环境中和人体内的病原微生物，是临床医学和微生物学十分重要的基本操作技术。

一、基本概念

消毒灭菌的常用术语有以下几种。

1. 消毒

消毒(disinfection)是指杀死物体上病原微生物的方法。用以消毒的药物，称为消毒剂。一般消毒剂在常用浓度下只对细菌繁殖体有效，对芽孢则需要提高消毒剂的浓度和延长作用时间。

2. 灭菌

灭菌(sterilization)是杀灭物体上所有微生物(包括病原菌和非病原菌的繁殖体及芽孢)的方法。

3. 无菌

无菌(asepsis)是物体上没有活的微生物存在。无菌多是灭菌的结果。

4. 无菌操作

无菌操作(asepsis technique)是指防止微生物进入机体或其他物品的操作技术。例如，进行外科手术、医疗技术操作及微生物学实验时，均需进行严格的无菌操作。

5. 抑菌

抑菌(bacteriostasis)是指抑制人体内部或者外部细菌生长繁殖的方法。体内常用的抑菌剂为各种抗生素，其在体内可抑制细菌的繁殖，在体外可用于抗生素敏感试验。

6. 防腐

防腐(antisepsis)是防止或抑制微生物生长繁殖的方法。用于防腐的化学药物，称为防腐剂。许多化学药物在低浓度时只有抑菌作用，用作防腐剂，浓度增高或延长作用时间后，则有杀菌作用，可作为消毒剂。

7. 清洁

清洁(cleaning)是通过除去尘埃和一切污秽以减少微生物数量的过程。

二、物理消毒灭菌法

用于消毒灭菌的物理学方法主要有热力、紫外线照射、辐射、滤过除菌、超声波、干燥和低温等。

（一）热力灭菌法

高温对细菌具有明显的致死作用，主要通过变性蛋白质、破坏细胞膜和降解核酸达到杀菌作用。热力灭菌法是最可靠、应用最为普遍的灭菌方法，包括湿热灭菌法和干热灭菌法两类。

1. 湿热灭菌法

同一温度下，湿热灭菌的效果比干热灭菌的效果好。其原因有：①湿热的穿透力比干热的穿透力强，使灭菌物品内外受热均匀，温度上升迅速。②菌体蛋白质吸收水分，含水量愈大，发生凝固所需的温度愈低，故更易于凝固、变性。③湿热灭菌过程中产生的热蒸汽接触被灭菌物品时可放出大量潜热，能迅速提高灭菌物品的温度。

（1）高压蒸汽灭菌法：目前最常用、最有效的灭菌方法。灭菌在密闭的高压蒸汽灭菌器中进行，加热后不断产生蒸汽，随着蒸汽压力的增高，温度也逐渐升高。当压力达到103.4kPa（1.05kg/cm^2）时，温度可达到121.3℃，维持15～30分钟，即可杀死所有细菌的繁殖体和芽孢。此法适用于耐高温、耐潮湿的物品，如手术器械、敷料和普通培养基等的消毒。

（2）煮沸法：煮沸（100℃）5分钟，能杀死一般细菌的繁殖体，芽孢需经煮沸1～3小时才会死亡。若水中加入2%碳酸氢钠，可提高沸点至105℃，既可促进芽孢的杀灭，又能防止金属器皿生锈。此法可用于饮水器具、食具、刀剪、注射器等的消毒。

（3）流通蒸汽灭菌法：采用蒸笼或阿诺蒸锅，利用100℃左右的水蒸气加热15～30分钟进行消毒，可杀死细菌繁殖体。

（4）间歇灭菌法：利用反复多次的流通蒸汽达到灭菌的目的。其操作方法：将流通蒸汽加热的物品取出后，放置于37℃温箱过夜，使芽孢发育成繁殖体，次日再经流通蒸汽加热，如此重复3次。此法适用于不耐高温、营养丰富的培养基。

（5）巴氏消毒法：采用较低温度杀灭液体中的病原菌或特定微生物，且不影响其营养成分和风味，目前常用于牛奶和酒类等液体食品的消毒。国际上通用的巴氏消毒法主要有两种：一种是将牛奶加热到62～65℃，保持30分钟，灭菌效率可达97.3%～99.9%；第二种是将牛奶加热到75～90℃，保温15～16秒。

2. 干热灭菌法

干热灭菌法通过脱水干燥使大分子变性，从而达到灭菌的目的。

（1）焚烧法：最为彻底的灭菌方法，但只限于处理废弃的污染物品，如无用的衣物、纸张、垃圾或死于传染病的人和动物尸体。焚烧应在专用的焚烧炉内进行。

（2）烧灼法：直接用火焰烧灼的方法杀死微生物，适用于微生物实验室的接种针、接种环、试管口、瓶口等耐热物品的灭菌。

（3）干烤法：利用干烤箱，加热到160～170℃，维持2小时，可杀死一切微生物

（包括芽孢）。本法适用于玻璃器皿、瓷器、滑石粉等的灭菌。

（二）紫外线与辐射灭菌法

1．日光与紫外线

日晒是有效的天然杀菌法，对大多数微生物均有损害作用，日光直射杀菌效果尤佳，其主要的作用因素为紫外线。波长范围为 200～300nm 的紫外线具有杀菌作用，其中以 265～266nm 的紫外线杀菌力最强，因为此波长与 DNA 的吸收光谱范围一致，易被核蛋白吸收，使一条 DNA 链上相邻的胸腺嘧啶形成二聚体，从而干扰 DNA 的复制，导致细菌死亡或变异。由于紫外线的穿透能力弱，玻璃、纸张、尘埃等均可阻挡紫外线，因此只能用于手术室、病房、实验室的空气及物体表面的消毒。需要指出的是，杀菌波长的紫外线对人体皮肤、眼睛均有损害，使用时应注意防护。

2．电离辐射

电离辐射包括高速电子、X 射线和 γ 射线等。电离辐射具有较高的能量与穿透力，可在常温下对不耐热的物品灭菌，故又称之为"冷灭菌"。电离辐射已广泛应用于医疗器械、药品、食品、工业原料的消毒灭菌。其杀菌机制在于可激发细胞内某些分子产生自由基，破坏细胞膜，导致酶系统紊乱等，从而引起细菌死亡。

3．微波

微波是一种波长为 1mm 至 1m、频率在 300MHz 至 300GHz 的电磁波。用于消毒的微波频率一般有 (2450 ± 50) MHz 与 (915 ± 25) MHz 两种。微波消毒以热效应为主，以非热效应为辅，是通过多种效应共同作用的结果。

（三）滤过除菌法

滤过除菌法可将液体或空气中的细菌通过物理阻留的方法去除，主要用于一些不耐热的血清、毒素、抗生素、药液、空气等的除菌。滤过除菌法通常采用带有滤孔装置的滤菌器，液体或小于滤孔孔径的物质可通过，大于孔径的细菌、真菌等不能通过，一般不能除去病毒、支原体和 L 型细菌。常用的滤菌器有蔡氏滤菌器、玻璃滤菌器、薄膜滤菌器等。滤过除菌法的效果与滤器孔径的大小、滤器电荷、滤速有关。超净工作台、生物安全柜、手术室、烧伤病房以及无菌制剂室等均可采用高效颗粒空气滤器，以除去空气中直径小于 0.3μm 的微粒，从而保持室内的无菌环境。

三、化学消毒灭菌法

许多化学药物能影响细菌的化学组成、物理结构和生理活动，从而发挥防腐、消毒甚至灭菌的作用。

（一）化学消毒剂

选用适宜种类和浓度的化学消毒剂处理物品，从而杀死或抑制微生物，可以达到消毒或灭菌的效果（表 3－2）。化学消毒剂因对细菌和人体细胞都有毒性作用，故主要用于人体体表、医疗器械及环境的消毒。

表3－2　常用消毒剂的种类、性质与用途

类别	名称	主要性状	浓度或用法	用途
酚类	石炭酸	杀菌力强，有特殊气味	3%～5%	地面、家具、器皿表面消毒
	来苏	杀菌力强，有特殊气味	2%	皮肤消毒
	洗必泰	溶于乙醇，忌与升汞配伍	0.01%～0.05%	术前洗手，阴道冲洗等
醇类	乙醇	对芽孢无效	70%～75%	皮肤、体温计消毒等
重金属盐类	升汞	杀菌作用强，可腐蚀金属器械	0.05%～0.1%	非金属器皿消毒
	红汞	抑菌，无刺激性	2%	皮肤、黏膜、小创伤消毒
	硫柳汞	抑菌力强	0.01%～0.02%	皮肤、手术部位消毒，眼、鼻及尿道冲洗
	硝酸银	有腐蚀性	1%	新生儿滴眼，预防淋球菌感染，眼及尿道黏膜消毒
氧化剂	高锰酸钾	强氧化剂，稳定	0.01%～0.1%	皮肤、尿道消毒，水果消毒
	过氧化氢	新生氧杀菌，不稳定	3%	伤口、皮肤、黏膜消毒
	过氧乙酸	原液对皮肤、金属有强烈腐蚀性	0.2%～0.5%	塑料、玻璃器皿消毒
卤素及其化合物	碘伏	无刺激性，兼有去污作用	2%～2.5%	皮肤、伤口消毒
	碘酒	刺激皮肤，用后需用乙醇拭净	2.5%	皮肤消毒
	氯	刺激性强	0.2～0.5mg/L	饮水及游泳池中的水消毒
	漂白粉	刺激皮肤，腐蚀金属	10%～20%	地面、厕所、排泄物消毒
表面活性剂	苯扎溴铵	刺激性小，对芽孢无效，遇肥皂或其他合成洗涤剂等作用减弱	0.01%～0.2%	外科手术洗手，皮肤黏膜消毒，浸泡手术器械
	度米芬	稳定，与肥皂同用时作用减弱	0.05%～0.1%	皮肤创伤冲洗，手术器械消毒
醛类	甲醛	挥发慢，刺激性强	10%	浸泡物品，空气熏蒸
	戊二醛	挥发慢，刺激性小	0.2～0.5mg/L	精密仪器、内镜等消毒
烷化剂	环氧乙烷	易燃，有毒	50mg/1000mL	手术器械、敷料消毒等
酸碱类	醋酸	有浓烈醋味	5～10mL/m³，加等量水蒸发	空气消毒
	生石灰	杀菌力强，腐蚀性亦强	按1:(4～8)配成糊状	地面、排泄物消毒
染料	甲紫	刺激性小	2%～4%	浅表创伤消毒

（二）常用消毒剂的作用机制

消毒剂种类繁多，作用机制不尽相同，主要包括以下几个方面。

（1）使菌体蛋白质变性或凝固：如醇类、重金属盐类、醛类、染料以及酸、碱等，可改变蛋白质构型，从而扰乱多肽链的折叠方式，造成蛋白质变性。

（2）干扰或破坏细菌酶系统及其代谢：如某些氧化剂和重金属盐类，能与细菌酶中的巯基（-SH）结合，使酶失去活性，引起细菌代谢障碍。

（3）改变细菌细胞壁或细胞膜的通透性：如表面活性剂、酚类及醇类，可导致细胞膜结构紊乱，并干扰其正常功能，使细胞质内容物溢出，影响细胞物质传递、活性及能量代谢，引起细菌死亡。

（三）影响消毒剂灭菌效果的因素

消毒剂的作用效果受多种因素的影响，掌握这些影响因素可提高消毒灭菌的效果。

1. 消毒剂的性质、浓度与作用时间

各种消毒剂的理化性质不同，对微生物的作用大小也有差异。例如，表面活性剂对革兰氏阳性菌的杀菌效果比对革兰氏阴性菌的杀菌效果好，甲紫对葡萄球菌的杀菌效果特别强。同一种消毒剂的浓度不同，其消毒效果也不一样。大多数消毒剂浓度越高、作用时间越长，消毒效果也越强（醇类例外）。

2. 微生物的种类、数量与生活状态

不同的细菌对消毒剂的抵抗力不同，细菌芽孢比繁殖体抵抗力强，有荚膜的细菌抵抗力强，老龄菌比幼龄菌抵抗力强。细菌数量越大，所需消毒时间越长。

3. 有机物

一般情况下，病原菌常与排泄物、分泌物一起存在，这些有机物（特别是蛋白质）对细菌可起到保护作用，并能够与消毒剂发生反应，使消毒剂的杀菌效果受到明显影响。因此，在消毒皮肤及器械前应先清洁，再进行消毒；对痰、粪便等的消毒，应选择受有机物影响较小的消毒剂，如漂白粉、酚类化合物等。

4. 温度、湿度、酸碱度

因温度升高会使反应加速，故温度越高，消毒效果越好。湿度对许多气体消毒剂有影响。酸碱度的变化也可影响消毒剂杀灭微生物的效果和作用。例如，戊二醛在碱性环境中杀灭微生物效果较好，酚类和次氯酸盐药剂则在酸性条件下杀灭微生物的作用较强。

5. 化学拮抗物

阴离子表面活性剂可降低季铵盐类和氯己定的消毒作用，因此不能将苯扎溴铵等消毒剂与肥皂等阴离子洗涤剂合用。次氯酸盐和过氧乙酸会被硫代硫酸钠中和，金属离子的存在对消毒效果也有一定影响，可降低或增加消毒作用。

知识拓展

生物安全实验室

生物安全实验室是为了避免在微生物和医学实验室进行的各种有危害或有潜在危害的生物因子活动过程中可能对人、环境和社会造成危害或潜在危害所采取的防护措施（硬件）和管理措施（软件），达到对人、环境和社会的安全保护的目的，符合生物安全要求的生物实验室和动物实验室。

实验室的生物安全防护水平(biosafety level，BSL)分为 BSL-1、BSL-2、BSL-3、BSL-4 四个等级(表 3-3)。一般教学用微生物实验室应符合 BSL-1 标准，二级医院以上的临床微生物实验室的设施和布局要求应符合 BSL-2 标准，检测特殊病原微生物(如结核分枝杆菌、HIV 病毒)的临床实验室应达到 BSL-3 标准。2015 年 1 月，中国科学院武汉国家生物安全实验室竣工，标志着我国拥有了首个 BSL-4 实验室。BSL-2 实验室应设置有生物安全柜、洗眼装置，入口处应张贴生物危害警告标志。BSL-3 实验室的布置分为清洁区、半污染区和污染区，各区之间应设置缓冲间，半污染区应设有安全门供系统，以确保连续供电，紧急情况下可紧急撤离，门、窗均应采用气密或水密设计，而且可以自动关闭，有独立的负压保护通风系统，下水道直接通往独立的消毒系统，与其他污水排放系统完全隔绝，配备双电路应急系统。BSL-4 实验室采用独立建筑，周围有封闭的安全隔离带，由更衣区、过滤区、缓冲区、消毒区、核心区组成，实验室四周装有高效空气过滤器，采用定向负压系统，进入实验室的工作人员须穿着正压防护服，同时使用Ⅲ级生物安全柜。

表 3-3 生物安全实验室的分级及用途

分级	处理对象
BSL-1	对人体及其他动、植物或环境危害较低，不具有对健康成人及其他动、植物致病的致病因子
BSL-2	对人体及其他动、植物或环境具有中等危害或具有潜在危险的致病因子，对健康成人及其他动物和环境不会造成严重危害，具有有效的预防和治疗措施
BSL-3	对人体及其他动、植物或环境具有高度危险性，主要通过气溶胶使人传染上严重的甚至是致命疾病，或对其他动、植物和环境具有高度危害的致病因子，通常有预防和治疗措施
BSL-4	对人体及其他动、植物或环境具有高度危险性，通过气溶胶途径传播或传播途径不明，或未知的、危险的致病因子，没有预防和治疗措施

小 结

细菌广泛分布于自然界的土壤、水和空气中。

正常菌群存在于人和其他动物的体表以及与外界相通的腔道中，正常情况下对人类不致病，或是有益的，而菌群失调后会对机体造成不良影响。

在医疗活动中，常采用多种物理、化学方法抑制或杀死外环境中的病原微生物，并采取无菌操作，防止实验室或医疗活动中微生物的污染与感染。

要根据具体的要求和规范，采用合适的消毒或灭菌方法，防止病原微生物的传播。

复习思考题

(1)了解细菌在自然界的分布,对你有什么启示?

(2)如何维护好体内的正常菌群?

(3)常用的消毒剂种类有哪些?

(4)简述化学消毒剂的杀菌机制。

项目 自然环境及人体表面细菌的检测与消毒

任务一 紫外线消毒前后空气中细菌总数变化的测定

自然环境中存在着各种细菌,请对比紫外线灯消毒前后实验室空气中细菌总数的变化情况,从而认识到细菌分布的广泛性,理解物理因素对细菌生长的影响。

【任务目标】

(1)学会使用平板沉降法采样测定空气中的细菌总数。

(2)能应用紫外线消毒器进行环境空气的消毒。

【任务实施】

1. 制订方案

组织分工,收集资料,制订实施方案。

2. 实验准备

准备实验物品。

3. 实施过程

(1)采用空气沉淀法测定空气中细菌总数。

(2)对比紫外线消毒前后细菌总数的变化情况。

(3)数据整理,总结结果,写出报告。

【成果展示】

提交报告,并组织报告交流。

任务二 洗手或消毒前后皮肤细菌数量的观察

人体体表及与外界相通的腔道中存在着不同种类和数量的微生物,认识和理解这些菌群和人体的关系,通过对比医务人员洗手或消毒前后手部皮肤表面的细菌数量,意识到医源性感染防范的重要性。

【任务目标】

(1)学会七步洗手法,能选择合适的消毒剂进行皮肤消毒。

(2)学会皮肤细菌检查的采样方法以及对细菌生长的观察。

【任务实施】

1. 制订方案

组织分工,收集资料,制订实施方案。

2. 实验准备

准备实验物品。

3. 实施过程

(1)采用七步洗手法洗手或采用化学消毒剂对手部皮肤表面进行消毒。

(2)对比洗手或消毒前后手部皮肤细菌总数的变化情况。

(3)数据整理，总结结果，写出报告。

【成果展示】

提交报告，并组织报告交流。

（刘利兵　蔚　玺）

第四章　细菌的致病性与感染

::::::::: 知识导航 ::::::::::

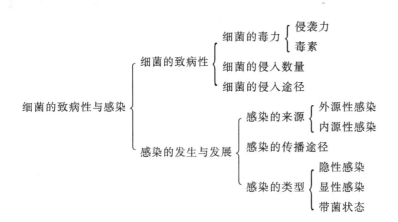

:::::::::: 学习目标 ::::::::::

知识与技能：

(1)能阐明细菌的致病性。

(2)能够说出细菌感染的来源和类型。

(3)能阐明内毒素和外毒素的区别。

(4)能阐述菌血症、毒血症、败血症和脓毒血症的概念。

方法与过程：

(1)讨论人为什么会生病，认识细菌致病性的决定因素。

(2)通过对感染性疾病的分析，理解感染性疾病的发生及发展过程。

情感态度与价值观：

认识到医务工作中被病原菌感染的危险性，形成珍爱生命的情感。

第一节　细菌的致病性

细菌引起宿主感染致病的性能，称为致病性或病原性。细菌的致病性与特定宿主有关，有的细菌只对人类有致病性，有的细菌则只导致动物发生感染，还有的细菌对人和其他动物都有致病性，导致人畜共患病。细菌的致病性与细菌的毒力、细菌的入侵数量及入侵途径等因素密切相关。

一、细菌的毒力

细菌致病能力的强弱程度，称为毒力，一般常用半数致死量或半数感染量作为测定毒力的指标。半数致死量(LD_{50})指在一定条件下能引起50%的实验动物死亡的微生物数量或毒素剂量；半数感染量(ID_{50})指能引起50%实验动物或组织细胞发生感染的微生物数量。半数致死量或半数感染量越小，微生物的毒力越强。构成细菌毒力的物质基础是侵袭力和毒素。

(一)侵袭力

侵袭力是指病原菌突破宿主皮肤/黏膜等生理屏障，进入机体并在体内定植和繁殖扩散的能力。决定细菌侵袭力的物质基础是菌体的表面结构和侵袭性酶类，包括与黏附、定植及产生侵袭性相关物质的能力。与侵袭力有关的物质主要有黏附素、荚膜、侵袭性物质和生物被膜等。

1. **荚膜和微荚膜**

荚膜是细菌菌体表面的一种特殊结构，具有抗吞噬及抵抗体液中杀菌物质(抗体/补体等)损伤的作用，有利于致病菌在宿主体内的存在、繁殖和扩散。有研究表明，荚膜在细菌的免疫逃逸中也起着十分重要的作用。A组链球菌的M蛋白，伤寒杆菌的Vi抗原、K抗原等细菌表面物质或类荚膜物质，与荚膜功能一致，被称为微荚膜。

2. **黏附素或黏附因子**

黏附素又称黏附因子，指具有黏附作用的细菌特殊结构及有关物质，如革兰氏阴性菌的普通菌毛、A组链球菌的膜磷壁酸等。黏附素可分为菌毛黏附素和非菌毛黏附素。黏附作用可帮助细菌避免被呼吸道纤毛运动、肠蠕动、黏液分泌和尿液冲洗等活动清除，有利于细菌在宿主体内的定居和繁殖。

3. **侵袭性物质**

侵袭性物质是由致病菌产生的，一般虽对机体无毒性，但可协助细菌定植、繁殖和扩散的一类物质，如侵袭性酶和侵袭素。侵袭性酶用于协助细菌的抗吞噬作用以及在体内的扩散。例如，致病性葡萄球菌的凝固酶能使血浆中的可溶性纤维蛋白原转变为不溶的纤维蛋白，后者包裹在菌体表面，以此抵抗宿主吞噬细胞的吞噬；A组链球菌产生的透明质酸酶可分解细胞间质的透明质酸，有利于细菌及其毒素的扩散；淋病奈瑟球菌、脑膜炎球菌等可产生分泌型IgA抗体的蛋白酶，降解分泌型抗体，从而破坏局部黏膜的特异性防御功能。侵袭基因编码产生的蛋白质，称为侵袭素。侵袭素受侵袭基因控制，能特异性地识别宿主细胞膜上的多种蛋白，使细菌能够直接黏附到细胞膜上，进而激活信号通路，使细菌被卷入宿主细胞内，还能介导这些细菌侵入邻近的上皮细胞(主要侵入黏膜上皮细胞)。

此外，某些致病菌被吞噬细胞摄入后，可产生一些酶类物质，用于抵抗免疫细胞的杀灭。例如，葡萄球菌能产生过氧化氢酶，抵抗中性粒细胞的杀菌作用，进而帮助细菌随吞噬细胞在宿主组织中扩散。

（二）毒素

毒素是细菌在生长繁殖过程中产生的能损伤机体组织细胞或器官，引起病理变化的致病物质。按其来源、性质和作用机制的不同，可将毒素分为内毒素和外毒素。

1. 外毒素

外毒素来自于多数革兰氏阳性菌和少数革兰氏阴性菌。大多数外毒素可在细菌细胞内合成后分泌至细胞外，也有些外毒素存在于菌体内，待细菌细胞破裂后才释放出来。外毒素的化学成分是蛋白质，大多数都不耐热，$60 \sim 80℃$ 30 分钟就能被灭活。但也有例外，如葡萄球菌肠毒素能耐受 $100℃$ 30 分钟。外毒素遇到酸性环境易发生变性，可被蛋白酶分解。

外毒素的免疫原性比较强，可刺激机体产生抗体，这种抗体称为抗毒素。外毒素可经 $0.3\% \sim 0.4\%$ 甲醛溶液处理脱毒后制成类毒素，依旧保留了免疫原性。类毒素可刺激机体产生特异性抗毒素，用于人工主动免疫。

外毒素毒性强，少量即可致易感动物死亡，如肉毒毒素，是目前已知毒性最强的毒素，1mg 纯化的肉毒毒素可杀死 2 亿只小鼠，比氰化钾毒性强 1 万倍。外毒素可选择性地作用于宿主的某些组织和器官，引起典型的临床表现，如破伤风梭菌和肉毒梭菌产生的外毒素虽都是神经毒素，但其临床症状却截然不同。破伤风痉挛毒素主要与中枢神经系统抑制性突触前膜结合，阻止抑制性神经介质的释放，引起骨骼肌强直性痉挛；肉毒毒素则主要作用于胆碱能神经轴突末梢，干扰乙酰胆碱释放，引起肌肉松弛性麻痹，出现眼睑下垂、吞咽困难，甚至呼吸麻痹。

多数外毒素由 A、B 两个亚单位组成。A 亚单位是毒素的活性部分，即毒性中心，决定毒素的毒性效应；B 亚单位无毒，但能选择性地与宿主细胞表面特异性受体结合，介导 A 亚单位进入宿主细胞产生毒性效应。B 亚单位的作用与外毒素的组织选择性有关。因为单独的某个亚单位对宿主无致病作用，所以外毒素分子结构的完整性是致病的必要条件。

根据外毒素对宿主细胞的亲和性及作用靶点等不同，可将其分为神经毒素（如破伤风痉挛毒素、肉毒毒素等）、细胞毒素（如白喉毒素、葡萄球菌毒性休克综合征毒素 1、A 群链球菌致热毒素等）和肠毒素（如霍乱弧菌肠毒素、葡萄球菌肠毒素等）三大类。

2. 内毒素

内毒素是革兰氏阴性菌细胞壁中的脂多糖成分，一般是在细菌死亡或自溶后游离释放出来的。

脂多糖位于革兰氏阴性菌细胞壁外膜的最外层，其分子结构从外到内由 O 特异性多糖、核心多糖和脂质 A 三部分组成。脂质 A 是内毒素的主要毒性成分。大多数革兰氏阴性菌都有内毒素。由于螺旋体、衣原体、立克次体等的细胞壁中亦有类似的脂多糖，因此它们也具有内毒素的活性。

内毒素耐热，加热 $100℃$ 数小时不被破坏，必须经 $160℃$ 作用 $2 \sim 4$ 小时，或用强碱、强酸或强氧化剂煮沸 30 分钟才能被破坏。内毒素的这一性质在临床上具有重要的实践意义。如果内毒素污染了注射液和药品，难以用加热方法使其灭活，进入人体后会引起不良后果。

内毒素免疫原性弱，虽可刺激机体产生抗体，但抗体中和内毒素的作用较弱，也不能用甲醛脱毒成类毒素。

内毒素的毒性作用相对较弱，且对组织器官无选择性，不同革兰氏阴性菌产生的内毒素致病作用相似，引起的临床表现大致相同，主要表现有以下几个方面。

(1)发热反应：极微量内毒素入血后，即可引起宿主体温升高。内毒素可作用于巨噬细胞、血管内皮细胞等，使之产生 IL-1、IL-6 和 TNF-α 等细胞因子。这些细胞因子是内源性致热原，作用于宿主的下丘脑体温调节中枢，可导致产热增加、微血管扩张、炎症反应等。这些反应本身也是机体的保护性免疫应答。

(2)白细胞反应：内毒素可引起白细胞先降低而后迅速持续升高，主要由于内毒素进入血液后，可使血液循环中的白细胞急剧减少，其原因与中性粒细胞大量移行并黏附于组织的毛细血管壁有关；数小时后，内毒素刺激骨髓中的中性粒细胞大量释放入血，又可使血液中的白细胞数量显著升高。但应注意的是，伤寒沙门菌内毒素比较特殊，其会始终使血液循环中的白细胞数减少(机制不明)。

(3)内毒素血症与内毒素休克：当血液中细菌或病灶内细菌释放大量内毒素入血或输入受内毒素污染的药品、制剂时，都会导致内毒素血症。内毒素可作用于巨噬细胞、中性粒细胞、血小板、补体系统和凝血系统等，诱生和释放 TNF-α、IL-1、IL-6、组胺、5-羟色胺、前列腺素和激肽等生物活性介质，使小血管收缩和舒张功能紊乱，从而造成微循环障碍，表现为组织器官毛细血管血流灌注不足、缺氧、酸中毒等，严重时则形成以微循环衰竭和低血压为特征的内毒素性休克。

(4)弥散性血管内凝血(disseminated intravascular coagulation，DIC)：指微血栓广泛沉积于小血管中，是革兰氏阴性菌败血症的一种常见综合征。当发生严重的革兰氏阴性菌感染时，高浓度的内毒素可直接激活宿主的补体替代途径，活化凝血系统，也可通过损伤血管内皮细胞间接活化凝血系统，还可通过激活血小板和白细胞并使其释放凝血介质，加重血液凝固，形成微血栓，造成 DIC。由于凝血因子被大量消耗，导致凝血障碍，引起皮肤、黏膜的出血、渗血或内脏的出血，严重者可危及生命。

外毒素与内毒素的主要区别如表 4-1 所示。

表 4-1 细菌外毒素与内毒素的主要区别

区别点	外毒素	内毒素
来源	革兰氏阳性菌及部分革兰氏阴性菌	革兰氏阴性菌
存在形式	活菌分泌或细菌溶解后释放	细胞壁固有成分，细菌裂解后释出
成分	蛋白质	脂多糖
稳定性	差，60~80℃ 30 分钟被破坏	好，160℃ 2~4 小时被破坏
免疫原性	强，可刺激机体产生抗毒素，经甲醛脱毒形成类毒素	弱，不能经甲醛处理形成类毒素
毒性作用	强，对组织器官有选择性毒害作用，可引起特殊临床症状	较弱，作用大致相同，可引起发热、白细胞反应、微循环障碍、休克、DIC 等

二、细菌的侵入数量

具有毒力的病原菌侵入机体后，还必须有足够的数量才能引起感染。细菌引起感染的数量与毒力成反比，即毒力愈强，引起感染所需细菌数量愈少。例如，毒力强的鼠疫耶尔森菌，只要有数个细菌侵入，就可发生感染；而毒力弱的某些沙门菌，常需摄入数亿个细菌，才能引起急性胃肠炎。

三、细菌的侵入途径

具有一定毒力和足够数量的致病菌若侵入易感机体的途径不适宜，则仍不能引起感染的发生。病原菌只有经过特定的门户侵入，并在特定部位定居繁殖，才能造成感染。例如，痢疾杆菌必须经口侵入，定居于结肠内，才能引起细菌性痢疾；而破伤风梭菌只有经伤口侵入，在厌氧条件下于局部组织生长繁殖，产生外毒素，才能引起破伤风的发生，如果是随食物进入消化道，则不能引起感染。此外，有些病原菌可有多种侵入途径，如结核分枝杆菌可经呼吸道、消化道、皮肤创伤等多个途径侵入机体造成感染。各种病原菌都有其特定的侵入途径，这与致病菌需要特定的生长繁殖微环境有关。

细菌能否引起感染，不仅取决于细菌的致病性，还与机体的免疫力密切相关。当机体免疫功能正常时，引起感染的病原菌必须具有较强毒力、足够数量和适宜的侵入途径；而当机体免疫力下降时，致病性不强的条件致病菌也可以引起感染，如晚期艾滋病患者免疫力极度低下，即使是条件致病菌，也可引起致死性感染。

第二节　感染的发生与发展

细菌在一定条件下突破机体防御功能侵入机体，与机体相互作用而引起不同程度的病理损伤的过程，称为感染或传染。感染是否发生以及发生后的转归取决于 3 个因素：①机体的免疫状态；②细菌因素，包括毒力、侵入数量和侵入途径；③环境和社会因素的影响，包括气候、季节、温度、湿度和地理条件等诸方面，战争、灾荒、动乱等可促使感染性疾病或传染病的发生和流行。改善生活和劳动条件，积极开展健康宣教，增强防病意识，有利于提高人类健康水平，降低感染性疾病或传染病的发病率。

一、感染的来源

感染按病原体的来源不同，可分为外源性感染和内源性感染。

(一)外源性感染

外源性传染是指病原体来源于体外，包括来自于其他患者、带菌者、患病或带菌动物以及外环境(如食物、土壤、水、空气等)，通过各种途径进入机体而引起感染。

1. 患者

患者是感染性疾病或传染病的主要来源。患者在潜伏期至恢复期内，都有可能将病原菌传播给周围的正常人。及早对患者做出诊断、隔离和治疗，对控制外源性感染有重要的意义。

2. 带菌者

携带有致病菌但未出现临床症状的人，称为带菌者。带菌者可分为健康带菌者和恢复期带菌者两类。带菌者由于自身无临床症状，不易被人察觉，因此会成为重要的传染源，其危害性甚至高于患者，如伤寒和痢疾的恢复期带菌者可不断地排出病原体，引起他人感染。及时检出带菌者的病原体并进行隔离和治疗，对控制和消灭感染性疾病或传染病的流行有重要意义。

3. 患病及带菌动物

某些细菌可引起人畜共患病，患病或带菌动物均可以将病原菌传染给人，如鼠疫耶尔森菌、炭疽芽孢杆菌、布鲁氏菌等都可经动物传播给人。

(二)内源性感染

来自于宿主自身体内或体表细菌引起的感染，称为内源性感染。因内源性感染多由体内寄生的正常微生物在特定条件下引起，故又称这些正常微生物为条件致病菌或机会致病菌。当机体长期大量使用广谱抗生素或免疫抑制剂使机体免疫功能降低时，这些条件致病菌及少数潜伏的病原菌得以迅速繁殖，从而发生感染。肿瘤晚期患者、艾滋病患者、器官移植后使用免疫抑制剂者，均易发生内源性感染。

二、感染的传播途径

病原菌离开传染源，经不同方式到达另一感染者的途径，称为传播途径。病原菌可通过一种或数种途径传播。常见的传播途径有以下几种。

1. 经呼吸道传播

经呼吸道传播可通过患者或带菌者通过咳嗽、打喷嚏、大声说话等，将含有病原菌的飞沫或呼吸道分泌物散布到空气中，被易感者吸入而感染。例如，肺结核、白喉、百日咳等疾病均可经呼吸道传播。

2. 经消化道传播

经消化道传播一般由患者或带菌者的排泄物污染食物或水源，病从口入。苍蝇、污染的手及餐具等在传播中起媒介作用。例如，伤寒、细菌性痢疾和细菌性食物中毒等疾病均可经消化道传播。

3. 经皮肤、黏膜感染传播

疾病亦可通过破损的皮肤、黏膜或伤口而引起感染。例如，化脓性细菌(如金黄色葡萄球菌、链球菌等)可经皮肤、黏膜的微小伤口引起化脓性感染，从而造成疾病的传播。

4. 接触传播

接触传播指通过与患者或带菌者直接接触，或经用具间接接触而引起感染的传播方式。例如，淋病、梅毒等可通过人与人或人与带菌动物的密切接触而引起感染。

5. 虫媒传播

有些病原菌可通过吸血昆虫为媒介传播疾病，如鼠蚤叮人吸血，可传播鼠疫。

某些细菌可经多种途径传播引起感染，如结核分枝杆菌、炭疽杆菌等可经呼吸道、消化道、皮肤创伤等多种途径引发感染。

三、感染的类型

感染的发生、发展和结局取决于宿主机体和病原菌相互作用的结果。根据两者对峙结果的比较，临床上可表现为隐性感染、显性感染和带菌状态 3 种类型。感染的类型可随着双方力量的消长而相互转化或交替出现。

（一）隐性感染

当机体的免疫力较强或侵入的病原菌数量少、毒力弱时，病原菌感染后对机体的损害相对较轻，不出现明显的临床症状，称为隐性感染或亚临床感染。隐性感染后，机体可获得特异性免疫，能抵御同种细菌的再感染。例如，结核病、白喉和伤寒等常发生隐性感染。

（二）显性感染

当机体的免疫力较弱或侵入的病原菌数量较多、毒力较强时，病原菌可在机体内生长繁殖，并对组织细胞产生不同程度的病理损害或生理功能的改变，表现出明显的临床症状和体征，称为显性感染。

1. 根据病情缓急不同分类

（1）急性感染：潜伏期短，发病急，病程短，一般只有数日至数周；病愈后，病原菌立即从体内消失，如流脑、霍乱等。

（2）慢性感染：潜伏期长，发病慢，病程长，可持续数月至数年，多见于细胞内寄生菌引起的感染，如结核分枝杆菌、麻风分枝杆菌等引起的感染。

2. 根据感染部位和性质不同分类

（1）局部感染：病原菌侵入机体后，仅局限在一定部位生长繁殖并引起病变的一种感染，如化脓性球菌引起的疖、痈等。

（2）全身感染：感染发生后，病原菌及其毒性产物通过循环系统播散至全身，引起的全身性感染。临床上常见的全身感染类型有以下 4 种。

1）菌血症：病原菌从局部病灶侵入血流，不在血中生长繁殖，只是短暂地一过性通过血液循环到达体内其他适宜部位后再进行繁殖而致病，称为菌血症。例如，伤寒早期常发生菌血症。

2）毒血症：病原菌在入侵的局部组织生长繁殖，不侵入血流，但其产生的毒素入血，经血液到达易感组织和细胞，引起特殊的中毒症状，称为毒血症。例如，白喉、破伤风患者常发生毒血症。

3）败血症：病原菌侵入血流并在其中生长繁殖，产生毒素，引起严重的全身中毒症状，称为败血症。败血症患者常发生高热、白细胞增多、皮肤和黏膜瘀斑、肝脾肿大，甚至休克、死亡。

4）脓毒血症：化脓性细菌侵入血流并在其中大量繁殖，除引起原发感染外，还通过血流播散至机体的其他组织或器官，产生新的化脓性病灶，称为脓毒血症。例如，金黄色葡萄球菌引发的脓毒血症常可导致多发性肝脓肿、肾脓肿等。

（三）带菌状态

机体在发生显性感染或隐性感染后，病原菌未立即消失，仍在体内存留一定时间，与机体免疫力处于相对平衡状态，称为带菌状态。处于带菌状态的人，称为带菌者。带菌者经常或间歇排出病原菌，成为重要的传染源。因此，及时检出带菌者并对其进行隔离和治疗，对于控制感染性疾病或传染病的流行具有重要意义。此外，带菌者不能从事餐饮及幼托服务等工作。

:::::::::::: 小　结 ::::::::::::

引起宿主感染致病的性能，称为致病性或病原性。细菌的致病性与细菌的毒力、细菌的入侵数量及入侵途径等因素密切相关。

细菌致病能力的强弱程度，称为毒力。构成细菌毒力的物质基础是侵袭力和毒素。

毒素是细菌在生长繁殖过程中产生的能损伤机体组织细胞或器官，引起病理变化的致病物质。按其来源、性质和作用机制的不同，可将毒素分为内毒素和外毒素。

感染按病原体的来源不同可分为外源性感染和内源性感染。

感染的发生、发展和结局取决于宿主机体和病原菌相互作用的结果。根据两者的对峙结果，临床上可表现为隐性感染、显性感染和带菌状态3种类型。

临床上常见的全身感染类型有菌血症、毒血症、败血症和脓毒血症。

复习思考题

（1）与细菌致病性相关的因素有哪些？

（2）试述内毒素和外毒素的区别。

（3）感染的类型有哪些？

（李　梦）

第五章　细菌的微生物学检查及防治原则

知识导航

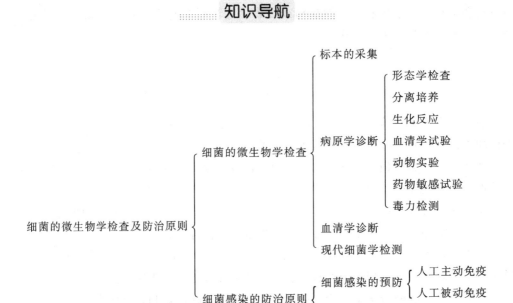

学习目标

知识目标与技能：

(1)能陈述细菌感染性疾病的检查方法。

(2)能阐明细菌感染性疾病的防治原则。

方法与过程：

(1)通过细菌标本鉴定，会正确采集标本，并利用病原学诊断、血清学诊断等手段鉴定细菌。

(2)结合社会实际需求，能针对细菌感染提出有效的预防和治疗手段。

情感态度与价值观：

(1)培养严谨、科学的工作态度。

(2)正确认识防控细菌感染的重要性。

第一节 细菌的微生物学检查

细菌感染性疾病除应当根据临床症状、体征进行诊断外，一般还需采取合适的标本，以检测病原菌及其抗原、代谢产物或核酸等。必要时，可检测患者血清中特异性抗体，给出血清学诊断，以明确病原生物与感染的关系。同时，根据实验室检查结果，指导临床选择有效的治疗药物。

细菌的微生物学检查包括标本的采集、病原学诊断、血清学诊断、现代细菌学检测技术等内容。

一、标本的采集

细菌标本的采集与送检直接关系到检测结果的准确性，应遵循以下原则。

1. 根据病种、病程和感染部位采集不同的标本

实际操作中，应尽可能在病程早期、急性期或症状典型时以及使用抗菌药物治疗前采集标本。对于葡萄球菌、链球菌、铜绿假单胞菌等化脓性感染，可采集脓液、咽拭子、分泌物或痰液等；对于流行性脑膜炎患者，应采取其脑脊液、血液或出血瘀斑；对于伤寒患者，1~2周内可采取血液，2~3周可采取粪便，进行血清抗体检测时要采集病初和恢复期双份血清。此外，应尽量选取病变明显部位的材料，如对于细菌性痢疾患者，应采取沾有脓血或黏液的粪便；对于肺结核患者，应采取干酪样痰液。

2. 防止杂菌污染

采集标本时，必须严格进行无菌操作，避免杂菌污染；要选择感染部位或病变明显部位采集标本，避免周围组织或分泌物中的杂菌污染；采集的标本应用无菌容器盛放，且不能混有消毒剂。

3. 标本处理得当

对于采集后的标本，应做好标记，注明来源及检验项目；注意做好安全防护，切勿使标本污染容器的瓶口和外壁；对于烈性传染病标本，需要由专人运送，并严格按规定包装；对于厌氧性标本，应放在专门的运送瓶或试管内进行运送。

4. 及时送检

大多数标本应冷藏送检；某些细菌，如脑膜炎球菌，对低温和干燥敏感，则应在床边接种，于25℃保温送检；对于粪便标本，因含杂菌多，故常将其置于甘油缓冲液中送检。

二、病原学诊断

细菌感染的病原学诊断包括细菌形态学检查、细菌的分离培养和鉴定、细菌代谢产物和毒素的检查、抗原和核酸的检查等内容。进行细菌形态学检查，可了解细菌的形态、结构、动力及染色性，常用于细菌的分类和鉴定。

对细菌性疾病进行确诊，需以分离到病原菌作为依据。利用不同病原菌的特性，

将目标细菌与标本中的杂菌区分开，获得目标细菌后，再对细菌进行生化和血清学鉴定。

(一)形态学检查

细菌形态学检查方法是对细菌的菌体形态和菌群的形态进行观察，进而得出所检细菌生物种属的检查方法。对细菌的显微镜观察方法，可分为不染色标本检查法和染色标本检查法。

1. 不染色标本检查法

细菌标本不经染色，直接镜检，可用于观察活菌的形态及其运动情况，常用悬滴法或压滴法，将标本置于普通光学显微镜或暗视野显微镜下观察。

(1)悬滴法：取洁净凹玻片，在凹孔周围涂一层凡士林，将细菌标本滴于盖玻片的中央，将凹玻片的凹孔对准盖玻片中央的菌液并盖于其上，迅速翻转玻片。例如，对霍乱弧菌用悬滴法观察，可看到细菌呈"鱼群"样排列，运动活泼，由此可进行初步诊断。

(2)压滴法：取细菌标本，滴在载玻片上，夹起盖玻片，使其一端接触菌液边缘，然后缓慢放下，覆盖于菌液上。

(3)暗视野聚光法：采用特制的暗视野聚光器，使光线只能从聚光器四周斜射至载玻片的标本上，菌体在黑暗背景下呈发亮的小体。本方法多用于观察活的细菌、真菌、螺旋体及其动力，如进行钩端螺旋体的检查。

(4)相差显微镜检查法：使用相差显微镜能将光线在穿过透明标本细节时产生光强度的明暗对比，相对较清晰地看到标本内细菌的运动及细菌内的某些细微结构。

2. 染色标本检查法

因细菌体积微小且半透明，故染色标本检查法能更清楚地观察其形态、排列及染色性。常用的细菌染色法有两种。

(1)单染法：只用一种染料染色，如亚甲蓝或稀释复红染色法，可观察细菌的大小、形态和排列情况，不能显示细菌的不同染色性，无法鉴别细菌。

(2)复染法：用两种或两种以上的染料染色，可将细菌染成不同颜色，除可观察细菌的形态外，还能鉴别细菌，故又称其为鉴别染色法。最常用的复染法有革兰氏染色法和抗酸染色法，还有鉴别细菌各部分结构(如芽孢、荚膜、鞭毛等)的特殊染色法。

革兰氏染色法(Gram stain)是细菌学中最经典、最常用的染色法。该法由丹麦细菌学家革兰于1884年创建，至今仍在广泛应用。其具体方法是将细菌标本经制片、固定后，先用结晶紫初染，再加碘液媒染，使之生成结晶紫－碘复合物，此时不同细菌均被染成深紫色，然后用95%乙醇脱色，最后用稀释复红或沙黄复染。此法可将细菌分为两大类：被乙醇脱色仍保留紫色者为革兰氏阳性菌，被乙醇脱色后复染成红色者为革兰氏阴性菌。

革兰氏染色法的意义包括以下几个方面。①鉴别细菌：通过染色，将所有细菌分成两大类，可以初步鉴别细菌。②选择抗菌药物：革兰氏阳性菌和革兰氏阴性菌细胞壁结构的差异，使之对抗生素的敏感性不同，如大多数革兰氏阳性菌对青霉素、头孢霉素和红霉素等敏感，而革兰氏阴性菌对链霉素和卡那霉素等敏感。③与细菌致病性有关：大多数革兰氏阳性菌以外毒素致病，而革兰氏阴性菌以内毒素为主要致病物质，二者所引发疾病的临床表现也不相同。

抗酸染色法可鉴别抗酸菌和非抗酸菌，具体方法是将细菌标本经制片、固定后，先经苯酚复红加温染色，细菌被染成红色，再用 3% 盐酸乙醇脱色，最后用亚甲蓝复染。结核分枝杆菌、麻风分枝杆菌等菌体内含有大量脂质，能和苯酚复红牢固结合，难以被脱色，复染后仍显红色，此为抗酸染色阳性，这类细菌称为抗酸菌；一般细菌可被脱色后复染成蓝色，为抗酸染色阴性，称为非抗酸菌。

（二）分离培养

有些细菌在形态、排列方式和染色性上不能区分，需要进行分离、培养加以鉴别。原则上，所有标本均应做分离、培养，获得纯培养物，有助于选用抗菌药物和评价疗效；也可根据菌落形态、气味、色素及培养基的特性，结合标本类型和患者信息，为进一步鉴定病原菌提供线索或给出报告。

（三）生化反应

根据细菌对糖类或其他底物的分解能力以及产酸、产碱、产气的情况不同来鉴别纯化培养的细菌，也可用于细菌的生物学分型。

（四）血清学试验

用含已知特异性抗体的诊断血清去检测患者标本或培养物中未知细菌或细菌抗原，以确定病原菌的种或型，称为血清学鉴定。例如，对肠杆菌各属细菌的鉴定，临床常用志贺菌属、沙门菌属等的特异性多价血清、因子血清，与分离的待检细菌做玻片凝集试验，以鉴定细菌的种属和菌型。

（五）动物实验

动物实验主要用于疑难病原菌的分离或微生物学研究，也可测定某些细菌的毒力，常用的敏感动物有小鼠、豚鼠和家兔等，接种途径有皮内、皮下、腹腔、静脉、鼻腔等。

（六）药物敏感试验

药物敏感试验指在体外测定药物抑制或杀灭细菌能力的试验，可用于指导临床用药，也可鉴定某些细菌。依据药物纸片周围出现的抑菌圈大小，可判定药物对该细菌是否具有抑制作用。

（七）毒力检测

对分离获得的细菌，还需要进行毒力测定。检测内毒素常用鲎试验，定量检测可用动态浊度法。检测外毒素可采用体内毒力试验、体外毒力试验、酶联免疫吸附试验等方法。

三、血清学诊断

用已知细菌或其特异性抗原检测患者血清中有无相应抗体及其效价的动态变化，

可作为某些病原菌感染的辅助诊断，称为血清学诊断。通常采取患者急性期和恢复期双份血清，只有当后者抗体效价比前者升高4倍以上（含4倍）时，才有诊断价值。

常用于细菌感染的血清学诊断方法有以下几种。

（1）直接凝集试验：如诊断伤寒、副伤寒的肥达试验，诊断立克次体的外斐试验等。

（2）间接凝集试验：如检测流感嗜血杆菌、脑膜炎球菌等的间接凝集试验。

（3）沉淀试验：如非梅毒螺旋体的抗原血清试验。

（4）中和试验：如诊断风湿热或急性肾小球肾炎的抗链球菌溶血素O试验，以及酶联免疫吸附试验（ELISA）等免疫标记技术。ELISA技术因操作简便、操作程序规范化、自动化，已广泛应用于多种病原体的血清学诊断和流行病学调查之中。

四、现代细菌学检测

分子生物学技术的发展为细菌鉴定提供了新的检测手段。这些新的检测手段具有快速、微量、灵敏、准确和特异性强的优点，不但有助于感染性疾病的确诊，还能确定病原菌的基因型。

常用的现代细菌学检测方法有以下几种。

（1）核酸杂交技术：用于检测特异DNA或RNA序列片段，可直接检出临床标本中的病原菌，根据被测定的对象和方法不同，可分为检测DNA的Southern印迹杂交、检测RNA的Nouthern印迹杂交、斑点杂交、原位杂交等方法。

（2）聚合酶链反应：选择性体外扩增DNA或RNA，可用于不易培养的细菌或毒素的快速检测。

（3）生物芯片技术：利用微阵列技术，一次性可以完成大量DNA序列的检测和分析，具有高通量、微型化和自动化的特点，在病原学诊断和流行病学调查方面有着广阔的应用前景。

此外，酶免疫测定、放射免疫测定、免疫荧光测定、免疫胶体金等免疫学技术在临床诊断中也得到了越来越多的应用。

第二节　细菌感染的防治原则

一、细菌感染的预防

对于细菌感染的一般性预防，应当增强个人的身体免疫力，注意养成良好的卫生健康意识，注意防护从呼吸道、消化道、皮肤等途径引起的感染；对于细菌感染的特异性预防，则可采用人工免疫的方法进行。人工免疫是指用人工方法将含有抗原、抗体的制剂接种于人体，使机体获得特异性免疫力。人工免疫包括人工主动免疫和人工被动免疫两种方式。

1. 人工主动免疫

将疫苗或类毒素接种于人体，使机体主动产生免疫力的措施，称为人工主动免疫。

（1）死疫苗：常用的有伤寒、百日咳、鼠疫、流感疫苗，以及脊髓灰质炎 Salk 疫苗。死疫苗的优点是制造工艺简单，安全性好，储存及运输方便；其缺点是需多次接种，并且接种剂量较大，免疫效果较差。

（2）减毒活疫苗：常用的有卡介苗，以及鼠疫、炭疽、乙脑、口服脊髓灰质炎等活疫苗。减毒活疫苗可采用注射、口服、喷鼻或气雾等途径免疫，能诱发全面、稳定、持久的体液、细胞和黏膜免疫应答。其优点是用量小，副作用小，而且只需接种 1 次，免疫效果良好；其缺点是对保存要求较高，且有毒力恢复的可能。

（3）合成疫苗：根据病原体抗原的氨基酸序列合成的多肽疫苗，如人工合成的白喉毒素 14 肽疫苗、流感病毒血凝素 18 肽疫苗等。

（4）亚单位疫苗：利用微生物的某种表面结构成分制成不含病原体核酸且能诱发机体产生抗体的疫苗，称为亚单位疫苗，如将脑膜炎球菌和流感嗜血杆菌表面特异性多糖提纯后加吸附剂制成的多糖疫苗。

（5）核酸疫苗：又称基因疫苗或 DNA 疫苗，将编码某种或多种特定蛋白的基因克隆到一个真核质粒表达载体上，然后直接注射到体内，诱发特异性免疫应答。核酸疫苗具有构建容易、生产方便、表达稳定及可诱发全面免疫应答等特点，在抗细菌感染、抗肿瘤免疫，以及感染性或传染性疾病的预防等方面具有广阔的应用前景。

（6）治疗性疫苗：一种以治疗疾病为目的的新型疫苗，通常与预防性疫苗合用，可提高机体的特异性免疫应答水平，如葡萄球菌的自身菌苗。

（7）类毒素：指外毒素经 0.3%～0.4% 甲醛处理后，失去毒性但仍然保持抗原性的生物制品。一般将类毒素与死疫苗联合使用，如百白破三联疫苗，可同时预防白喉、百日咳、破伤风 3 种疾病。

2. 人工被动免疫

输入含有特异性抗体的免疫血清、纯化免疫球蛋白或细胞因子等免疫制剂，使机体立即获得特异性免疫力的过程，称为人工被动免疫。人工被动免疫可用于急性传染病、蛇咬伤等的紧急预防和治疗。

（1）抗毒素：一般用类毒素免疫马等动物制备的免疫血清经提取纯化而成，具有中和外毒素毒性的作用，可用于外毒素所致疾病的治疗和紧急预防。常用的抗毒素有破伤风抗毒素、白喉抗毒素、肉毒抗毒素及气性坏疽多价抗毒素等。

（2）胎盘丙种球蛋白、血清丙种球蛋白：从健康产妇的胎盘和正常人血浆中提取的丙种球蛋白制剂，含有抗多种微生物的特异性抗体，主要用于对某些疾病的应急预防以及烧伤患者预防细菌感染。

（3）抗菌血清：可用于由铜绿假单胞菌多重耐药菌株引起的严重烧伤疾病感染的治疗。

（4）其他免疫制剂：目前临床常用的有干扰素、白细胞介素、集落刺激因子以及淋巴因子激活的杀伤细胞（LAK 细胞）等。

二、细菌感染的治疗

对于细菌感染的治疗，主要采用抗菌药物，包括由微生物合成的抗生素以及人工合成的磺胺类、喹诺酮类化学药物。近年来，因为细菌变异和日益严重的抗生素耐药性问题，正确选择和合理使用抗菌药物尤为重要。抗菌药物按照化学结构和性质的不同，可分为以下几类。

(1)β-内酰胺类：如青霉素、头孢菌素等。

(2)大环内酯类：如红霉素、阿奇霉素及罗红霉素等。

(3)氨基糖苷类：如链霉素、庆大霉素、卡那霉素、阿米卡星等。

(4)四环类：如四环素、土霉素、多西环素及米诺环素等。

(5)多肽类：如多黏菌素、杆菌肽等。

(6)喹诺酮类：如诺氟沙星、氧氟沙星、左氧氟沙星、莫西沙星等。

(7)磺胺类：如磺胺嘧啶、磺胺甲噁唑等。

(8)氯霉素类：如氯霉素、甲砜霉素等。

(9)其他：如万古霉素、林可霉素、磷霉素，以及抗结核药物异烟肼、利福平等。

小 结

细菌的检查包括标本的采集、病原学诊断、血清学诊断等。随着免疫学诊断技术的优势越来越明显，其在临床诊断中也得到了越来越多的应用。目前，人工免疫作为特异性预防手段，在临床上已得到广泛应用，治疗主要采用具有杀菌或抑菌活性的抗菌药物。

复习思考题

(1)在细菌标本的采集中应注意哪些事项？

(2)常用的病原学诊断和血清学诊断方法有哪些？

(3)细菌感染性疾病的防治原则有哪些？

项目　细菌感染的治疗

任务　正确选择抗生素

引起化脓性感染的细菌种类有很多，在治疗过程中需要正确采集标本并查明感染菌，并根据药物敏感试验结果选择合理的抗生素进行治疗。

【任务目标】

(1)学懂药物敏感试验的方法和原理。

(2)学会细菌感染的治疗原则，会根据药物敏感试验结果选择合适的抗生素进行治疗。

【任务实施】

1. 制订方案

组织分工，收集资料，制订实施方案。

2. 试验准备

准备试验物品。

3. 实施过程

（1）选择目的菌，并将其密涂于合适的培养基表面。

（2）根据菌种，选择相应的抗生素做药物敏感试验。

（3）观察并记录试验结果，提出合适的抗生素作为治疗药物。

（4）整理试验结果，完成研究报告。

【成果展示】

以小组为单位提交报告，组织报告交流。

（尚丛珊）

第六章　化脓性球菌

知识导航

化脓性球菌 {
　葡萄球菌属
　链球菌属
　肺炎链球菌
　脑膜炎球菌
　淋病奈瑟球菌
} {
　生物学性状
　致病性
　微生物学检查法
　预防与治疗
}

学习目标

知识与技能：

(1)学懂化脓性球菌的主要生物学性状及致病性。

(2)学会常见病原性球菌所致的疾病及其实验室检查方法。

(3)知晓各种病原性球菌标本的采送、检验及防治原则。

方法与过程：

(1)通过对化脓性球菌生物学性状的学习，理解病原性球菌的致病性。

(2)通过案例教学，能阐述对化脓性球菌感染疾病的诊断及防治方法。

情感态度与价值观：

(1)意识到化脓性感染在临床上的重要性。

(2)从化脓性感染的治疗，意识到抗生素使用的重要性。

　　球菌(coccus)是细菌中的一个大类，种类繁多，大多数为非致病性球菌。少数球菌对人类有致病作用，称为病原性球菌(pathogenic coccus)。因病原性球菌主要引起化脓性炎症，故又称其为化脓性球菌(pyogenic coccus)。根据革兰氏染色的不同，可将球菌分成革兰氏阳性球菌和革兰氏阴性球菌两类。与临床关系较密切的革兰氏阳性球菌有葡萄球菌、链球菌、肺炎链球菌等，革兰氏阴性球菌有脑膜炎球菌、淋病奈瑟球菌等。

第一节　葡萄球菌属

葡萄球菌属(*Staphylococcus*)细菌是一群革兰氏阳性球菌,因常堆积聚集成葡萄串状,故而得名。葡萄球菌广泛分布于自然界(如空气、水、土壤、物品以及人和其他动物的皮肤及其与外界相通的腔道)中,其中的大部分不致病或致病力低。致病性葡萄球菌是引起多种组织器官化脓性炎症的常见细菌之一。医务人员的葡萄球菌带菌率可高达70%以上,是医院内交叉感染的重要传染源。此外,金黄色葡萄球菌耐药菌株高达90%以上,由该菌所致的败血症或脓毒血症仍居首位。葡萄球菌中有的菌株还可引起食物中毒、烫伤样皮肤综合征、毒性休克综合征等疾病。

一、生物学性状

1. 形态与染色

葡萄球菌呈球形或略呈椭圆形(图6-1),直径为0.5~1.5μm,平均为0.8μm。典型的葡萄球菌排列呈葡萄串状,无芽孢,无鞭毛,体外培养时一般不形成荚膜。衰老、死亡和被中性粒细胞吞噬后的菌体,革兰氏染色呈阴性。

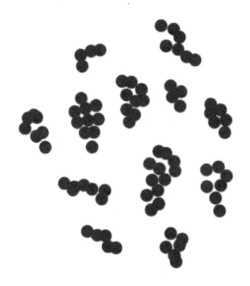

图6-1　葡萄球菌的形态

2. 培养特性

葡萄球菌对营养要求不高,在普通基础培养基上即生长良好,在含有血液或葡萄糖的培养基中生长更为繁茂。葡萄球菌兼性厌氧或需氧,最适生长温度为37℃,最适pH值为7.4~7.6。葡萄球菌在肉汤培养基中,经37℃孵育24小时,呈均匀混浊生长,管底稍有沉淀;在普通琼脂平板上孵育24~48小时后,可形成圆形、隆起,表面光滑、湿润,边缘整齐,不透明的菌落,直径为2mm左右。菌落可因种类不同而出现金黄色、白色或柠檬色等色系,有的菌株菌落周围可形成明显的全透明溶血环(β溶血环），溶血菌株大多有致病性。葡萄球菌的耐盐性强，因其能在含有 10% ~ 15% NaCl 溶液培养基中生长，故可用高盐培养基分离葡萄球菌。

3. 生化反应

葡萄球菌的触酶试验呈阳性；多数菌株能分解葡萄糖、麦芽糖和蔗糖，产酸不产气；致病株能分解甘露醇。

4. 抗原性

目前已发现的葡萄球菌抗原在 30 种以上，其中两种抗原与医学关系较大。

（1）葡萄球菌 A 蛋白（staphylococcal protein A，SPA）：存在于葡萄球菌细胞壁的一种表面蛋白。SPA 是一种单链多肽，与胞壁肽聚糖呈共价结合。90% 以上的金黄色葡萄球菌的菌株有此抗原，所有人源菌株均有，但不同菌株间含量相差悬殊。有人推算，Cowan Ⅰ株每个菌表面可有 80000 个 SPA 分子。SPA 可与人类 IgG_1、IgG_2 和 IgG_4 的 Fc 段非特异性结合，亦能同豚鼠、小鼠等多种哺乳动物的 IgG Fc 段结合；而 IgG 分子的 Fab 段仍能同相应抗原分子发生特异性结合。采用含 SPA 的葡萄球菌作为载体，结合特异性抗体后，可开展简易、快速的协同凝集试验（coagglutination），广泛应用于多种微生物抗原的检出。SPA 与 IgG 结合后的复合物具有抗吞噬，促细胞分裂，引起超敏反应，损伤血小板等多种生物学活性。

（2）多糖抗原：为型特异性半抗原，存在于细胞壁上，其化学组成是磷壁酸中的 N - 乙酰葡糖胺甘油残基。

5. 分类

根据 DNA 的相关性程度不同，葡萄球菌属可分为 32 种。若根据色素、生化反应等不同表型，葡萄球菌可分为金黄色葡萄球菌（*S. aureus*）、表皮葡萄球菌（*S. epidermidis*）和腐生葡萄球菌（*S. saprophyticus*）3 种。其中，金黄色葡萄球菌多为致病菌，表皮葡萄球菌偶可致病，腐生葡萄球菌一般不致病。此外，根据有无凝固酶，也可将葡萄球菌分为凝固酶阳性菌株和凝固酶阴性菌株两大类。过去认为，凝固酶阳性株有致病性，凝固酶阴性株不致病；近年来发现，凝固酶阴性株亦可致病，是医源性感染常见的细菌之一。3 种葡萄球菌的主要生物学性状见表 6 - 1。

表 6 - 1　3 种葡萄球菌的主要性状

性状	金黄色葡萄球菌	表皮葡萄球菌	腐生葡萄球菌
色素	金黄色	白色	白色或柠檬色
血浆凝固酶	+	-	-
α 溶血素	+	-	-
甘露醇	+	-	-
耐热核酸酶	+	-	-
A 蛋白	+		
磷壁酸类型	核糖醇型	甘油型	两者兼有
噬菌体分型	多数能	不能	不能
致病性	强	弱或无	无

随着分子生物学技术的发展，现已出现了分析 DNA 的遗传学方法。传统的金黄色葡萄球菌分析方法已逐步被 DNA 基因型方法取代，如染色体 DNA 的脉冲电泳分型法、随意引物 PCR 法等，特异性比表型分类法更高。

6. 免疫性

人体对于葡萄球菌有一定的天然免疫力。只有当皮肤黏膜受损后，或患有某些慢性消耗性疾病（如结核病、糖尿病、肿瘤等）以及其他病原体感染导致宿主免疫力降低时，才易引起葡萄球菌的感染。患者恢复后，虽能获得一定的免疫力，但免疫力不强，难以防止再感染。

7. 抵抗力

葡萄球菌对外界因素的抵抗力强于其他无芽孢菌，在干燥的脓汁和痰液中能存活 2 ~ 3 个月；60℃加热 1 小时或 80℃加热 30 分钟才被杀死；在 2% 石炭酸中 15 分钟或 1% 升汞水中 10 分钟会死亡。同其他革兰氏阳性菌一样，葡萄球菌对碱性染料敏感，如 1:(100000 ~ 200000) 甲紫溶液即可抑制其生长。近年来，由于广泛应用抗生素，因此导致葡萄球菌的耐药菌株迅速增多，尤其是耐甲氧西林金黄色葡萄球菌（methicillin - resistant *S. aureus*，MRSA），耐药性更为显著。

二、致病性

（一）致病物质

金黄色葡萄球菌产生的毒素及酶较多，故其毒力强；表皮葡萄球菌的毒力则较弱，在特殊情况下可成为条件致病菌。

葡萄球菌的毒力因子主要有以下几个方面。①酶：包括凝固酶、纤维蛋白溶酶、耐热核酸酶、透明质酸酶、脂酶等。②毒素：包括细胞毒素（如 α、β、γ、δ 四种葡萄球菌溶素以及杀白细胞素）、表皮剥脱毒素、毒性休克综合征毒素 - 1 和肠毒素等。③其他：包括黏附素、荚膜、胞壁肽聚糖等。

1. 凝固酶

凝固酶（coagulase）是能使含有枸橼酸钠或肝素抗凝剂的人或兔血浆发生凝固的酶类物质。因葡萄球菌的致病株大多能产生凝固酶，故凝固酶是鉴别葡萄球菌有无致病性的重要指标。

凝固酶有两种：一种凝固酶是分泌至菌体外的蛋白质，称为游离凝固酶（free coagulase），作用类似于凝血酶原物质，被人或兔血浆中的协同因子（cofactor）激活为凝血酶样物质后，可使液态的纤维蛋白原变成固态的纤维蛋白，从而发生血浆凝固；另一种凝固酶结合于菌体表面，并不释放，称为结合凝固酶（bound coagulase）或凝聚因子（clumping factor）。结合凝固酶的作用：在该菌株的表面有纤维蛋白原受体，当该菌混悬于人或兔血浆中时，纤维蛋白原可与细菌受体交联，从而使细菌凝聚。游离凝固酶采用试管法检测，结合凝固酶则以玻片法进行测定。

凝固酶耐热，其粗制品加热至 100℃经 30 分钟，或高压灭菌后仍能保持部分活性，易被蛋白酶分解破坏。

凝固酶和葡萄球菌的致病力关系密切。凝固酶阳性株进入机体后，可使周围血液或血浆中的纤维蛋白等沉积于菌体表面，阻碍体内吞噬细胞的吞噬，即使被吞噬，也不易被杀死。同时，凝固酶集聚在细菌四周，亦能保护病菌不受血清中杀菌物质的破坏。此外，葡萄球菌引起的感染易局限化和形成血栓，也与凝固酶的生成有关。

2. 葡萄球菌溶素

致病性葡萄球菌能产生多种溶素。葡萄球菌溶素（staphylolysin）是损伤细胞膜的毒素，按其抗原性不同，可分为 α、β、γ、δ 等种类，对人类有致病作用的主要是 α 溶素。α 溶素具有良好的抗原性，经甲醛液脱毒后可制成类毒素。

3. 杀白细胞素

大多致病性葡萄球菌能产生杀白细胞素。杀白细胞素能损伤多种动物的中性粒细胞和巨噬细胞，其作用部位主要在细胞膜，先是细胞膜中的三磷酸肌醇发生构型变化，膜穿孔后，可导致通透性增高，K^+ 丢失，表现为白细胞运动能力丧失，胞内颗粒排出，细胞死亡。杀白细胞素抗体对葡萄球菌感染可以起到重要的防御作用。

4. 肠毒素

约 1/3 临床分离的金黄色葡萄球菌可产生肠毒素（enterotoxin）。按其抗原性和等电点的不同，肠毒素可分为 A、B、C_1、C_2、C、D、E、G 这 8 个血清型，均能引起急性胃肠炎，即食物中毒。肠毒素通常以 A、D 型多见，B、C 型次之。同一菌株虽能产生两型或两型以上的肠毒素，但常以一种类型的肠毒素为主。因肠毒素耐热，100℃ 经 30 分钟仍可保持部分活性，故可抵抗胃肠液中蛋白酶的水解作用。葡萄球菌肠毒素致人中毒的剂量因人而异，最小剂量为 $1 \sim 7.2 \mu g/kg$ 体重。其作用机制可能是到达中枢、神经系统后会刺激呕吐中枢，从而导致以呕吐为主要症状的食物中毒。

5. 表皮剥脱毒素

表皮剥脱毒素（exfoliative toxin，exfoliatin）也称表皮溶解毒素（epidermolytic toxin），其性质为蛋白质，能分解皮肤表层细胞，使表皮与真皮脱离，引起葡萄球菌烫伤样皮肤综合征（staphylococcal scalded skin syndrome，SSSS），又称剥脱性皮炎。

6. 毒性休克综合征毒素 -1

毒性休克综合征毒素 -1（toxic shock syndrome toxin 1，TSST -1）主要是由噬菌体 I 群金黄色葡萄球菌产生的一类蛋白质。TSST -1 可引起机体发热，增加对内毒素的敏感性，使毛细血管通透性增加。人体感染产毒菌株后，可引起机体多个器官系统的功能紊乱或毒性休克综合征（TSS）。

7. 耐热核酸酶

致病性葡萄球菌能产生耐热核酸酶（heat - stable nuclease）。耐热核酸酶的特性是耐热，经 100℃ 15 分钟或 60℃ 2 小时仍不被破坏，能较强地降解 DNA 和 RNA。目前，临床上已将耐热核酸酶作为测定葡萄球菌有无致病性的重要指标之一。

（二）所致疾病

葡萄球菌所致的疾病有侵袭性疾病和毒素性疾病两种类型。

1. **侵袭性疾病**

葡萄球菌主要引起化脓性炎症，可通过多种途径侵入机体，致使皮肤或器官的感染，甚至导致败血症。

（1）局部感染：主要指由金黄色葡萄球菌引起的皮肤软组织感染，如毛囊炎、疖、痈、蜂窝织炎、伤口化脓等。此外，葡萄球菌还可引起气管炎、肺炎、脓胸、中耳炎等内脏器官感染。

（2）全身感染：如败血症、脓毒血症等，多由金黄色葡萄球菌引起，新生儿或少数免疫功能低下者可由表皮葡萄球菌引起。

2. **毒素性疾病**

毒素性疾病一般由葡萄球菌产生的外毒素引起。

（1）食物中毒：进食含有葡萄球菌肠毒素食物后 1～6 小时会出现症状，先有恶心、呕吐、上腹痛，继而出现腹泻。其中，以呕吐表现最为突出，大多数患者于 1～2 天内可恢复正常。

（2）假膜性肠炎：正常人肠道内有少数金黄色葡萄球菌寄居。当脆弱类杆菌、大肠埃希菌等优势菌因抗菌药物的应用而被抑制或杀灭后，耐药的葡萄球菌趁机繁殖并产生肠毒素，可引起以腹泻为主的临床症状。假膜性肠炎的本质是一种菌群失调性肠炎，其病理特点是肠黏膜被一层炎性假膜所覆盖，该假膜系由炎性渗出物、肠黏膜坏死块和细菌组成。

（3）烫伤样皮肤综合征：由表皮剥脱毒素引起，皮肤首先出现红斑，1～2 天表皮起皱，继而出现大疱，最后导致表皮上层脱落。

（4）毒性休克综合征：主要由 TSST-1 引起，主要表现为急性高热、血压降低、猩红热样皮疹伴脱屑，严重时可出现休克，病死率较高。

三、微生物学检查法

1. **标本采集**

不同病型应采取不同标本。对于化脓性病灶，可采取脓汁、渗出液；疑为败血症者，可采取血液；对于脑膜炎者，可采取脑脊液；对于食物中毒者，则分别采集剩余食物、患者呕吐物和粪便等。

2. **直接涂片镜检**

取标本涂片，进行革兰氏染色后镜检，一般根据细菌形态、排列和染色性可做出初步诊断。

3. **分离培养和鉴定**

将标本接种至血琼脂平板，37℃孵育 18～24 小时后，挑选可疑菌落进行涂片染色，镜检。对于血液标本，需先经肉汤培养基增菌后，再接种于血琼脂平板分离。致病性葡萄球菌的鉴定主要根据产生凝固酶和耐热核酸酶，致病性葡萄球菌产生金黄色色素、有溶血性，以及根据发酵甘露醇等作为主要临床参考指标。

4. **葡萄球菌肠毒素检查**

在取食物中毒患者的呕吐物、粪便或剩余食物做细菌分离培养和鉴定的同时，接种肉汤培养基，孵育后取滤液注射至 6~8 周龄的幼猫腹腔中。若幼猫在注射后 4 小时内出现呕吐、腹泻、体温升高或死亡等现象，则提示有肠毒素存在的可能性。

近年来，采用免疫学方法检测葡萄球菌肠毒素者较多，其中以 ELISA 法最为实用。ELISA 法具有方法简单、方便迅速、特异性强的优点，通常用于液体标本中微量物质的测定，可检出纳克水平的肠毒素，且能够在 30 分钟内完成。此外，也可用特异的 DNA 基因探针杂交技术来检测葡萄球菌是否为产肠毒素菌株。

四、预防与治疗

1. 预防

注意个人卫生和消毒隔离，可以防止葡萄球菌的医源性感染；皮肤有创伤时，应及时进行消毒处理，以防止感染；皮肤有化脓性感染，尤其是手部感染者，未治愈前不宜从事食品制作或饮食服务行业工作。

2. 治疗

目前，由于抗生素的广泛应用，导致葡萄球菌的耐药株日益增多，葡萄球菌耐青霉素 G 者高达 90% 以上，因此临床治疗实践中必须根据药物敏感试验结果，选用敏感抗菌药物。对反复感染的患者，用葡萄球菌外毒素制成的类毒素有一定的疗效。

第二节 链球菌属

链球菌属(*Streptococcus*)细菌是化脓性球菌中的另一大类常见细菌，为链状或成双排列的革兰氏阳性球菌。链球菌广泛分布于自然界、人及其他动物粪便和健康人的鼻咽部，大多数不致病，引起人类的疾病主要有各种化脓性感染、猩红热、丹毒、新生儿败血症、细菌性心内膜炎、风湿热以及急性肾小球肾炎等超敏反应性疾病。

一、生物学性状

1. 形态与染色

链球菌呈球形或椭圆形(图 6-2)，直径为 0.6~1.0μm，呈链状排列，长短不一，无芽孢，无鞭毛。链的长短与菌种和生长环境有关，在液体培养基中形成的链状排列常比取材于固体培养基上的长。链球菌大多为人体正常菌群，少数为致病性链球菌。其临床标本以成双或短链状多见，多数菌株在培养早期(2~4 小时)形成透明质酸的荚膜，随着培养时间的延长，因细菌自身产生的透明质酸酶而使荚膜消失，细胞壁外有菌毛样结构，含型特异的 M 蛋白。

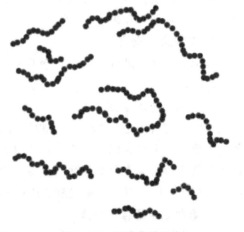

图 6-2 链球菌的形态

链球菌易被普通的碱性染料着色。来自病灶的新分离株为革兰氏染色阳性，若培养较久的老龄菌被中性粒细胞吞噬后，则可转变为革兰氏染色阴性。

2. 培养特性

链球菌大多兼性厌氧，少数菌株专性厌氧。链球菌对营养的要求较高，在普通培养基上生长不良，需补充血液、血清、葡萄糖等，最适生长温度为37℃，最适 pH 值为7.4~7.6。链球菌在血清肉汤中易形成长链，管底可呈现絮状沉淀；在血琼脂平板上可形成灰白色、表面光滑、边缘整齐、直径为0.5~0.75mm的细小菌落。不同菌株的溶血情况不一。

3. 生化反应

链球菌可分解葡萄糖，产酸不产气，对乳糖、甘露醇、水杨苷、山梨醇的分解随不同菌株而异。触酶阴性可区别葡萄球菌与链球菌。链球菌一般不分解菊糖，且不被胆汁溶解，这两种特性可用来鉴别甲型溶血性链球菌和肺炎链球菌。

4. 抗原性

链球菌的抗原构造较为复杂，主要有3种。

(1)蛋白质抗原：又称表面抗原，具有型特异性，位于多糖抗原外层。A 群链球菌有 M、T、R 和 S 不同性质的蛋白质抗原，与致病性有关的是 M 蛋白。T 蛋白是第2种流行病学标记蛋白，其蛋白结构、功能还不清楚。

(2)多糖抗原：又称 C 抗原，是细胞壁的多糖组分，除甲型链球菌外，所有链球菌的细胞壁中均有此抗原。该抗原的特异性是链球菌分群的物质基础。

(3)核蛋白抗原：又称 P 抗原，无特异性，各种链球菌均相同，并与葡萄球菌有交叉。

5. 分类

链球菌的分类通常采用下列两种方法。

(1)根据溶血现象分类：链球菌在血琼脂平板培养基上生长繁殖后，按产生溶血与否及其溶血现象分为3类。

1)甲型溶血性链球菌(α - hemolytic streptococcus)：菌落周围有1~2mm宽的草绿色溶血环。此草绿色物质可能是细菌产生的过氧化氢，使血红蛋白变成正铁血红蛋白所致。因此，甲型溶血性链球菌亦称草绿色链球菌，多为机会致病菌。

2)乙型溶血性链球菌(β - hemolytic streptococcus)：菌落周围形成一个2~4mm宽、界限分明、完全透明的无色溶血环，即乙型溶血或 β 溶血。β 溶血环中的红细胞完全溶解，是由该菌产生的溶血素所致，因而这类菌亦称为溶血性链球菌。这类链球菌致病力强，常常会导致很多疾病。

3)丙型链球菌(γ - streptococcus)：不产生溶血素，菌落周围无溶血环，因而亦称不溶血性链球菌。丙型链球菌一般不致病，常存在于粪便、粮食、乳品中，在乳制品、泡菜和粉丝的制作中起一定作用。

(2)根据抗原结构分类：链球菌按细胞壁中多糖抗原不同，可分成 A~H、L~V，共20群。对人致病的链球菌菌株，90%左右属 A 群，B、C、D、G 群偶见。同群链球菌间，因表面蛋白质抗原不同，故又分为若干型。例如，A群根据其M抗原不同，可分成约80个型；B群可分为4个型；C群可分为13个型等。链球菌的群别与溶血性间虽无平行关系，但对人类致病的A群链球菌多数呈现乙型溶血。此外，根据对氧的需要与否，可将链球菌分为3种，包括需氧性链球菌、兼性厌氧性链球菌和厌氧性链球菌，对人类致病的主要是前两类。厌氧性链球菌是口腔、消化道、泌尿生殖道的正常菌群，为条件致病菌。

6. 免疫性

A群链球菌感染人体后，血清中会出现多种抗体。抗M蛋白抗体于链球菌感染数周至数月内可在患者血清中测出，一般可存在1~2年。抗M蛋白抗体可增强吞噬细胞的吞噬作用。链球菌因其型别多，各型间无交叉免疫力，故可出现反复感染。比较特殊的是，患过猩红热的患者可产生同型的致热外毒素抗体，能够建立牢固的同型抗毒素免疫。

7. 抵抗力

链球菌耐热性不强，通常达到60℃，链球菌就可被杀灭。链球菌对常用消毒剂敏感，在干燥尘埃中可生存数月。乙型链球菌对青霉素、红霉素、四环素和磺胺药都很敏感。青霉素是链球菌感染的首选药物，极少有耐药株出现。

二、致病性

1. 致病物质

A群链球菌或溶血性链球菌是人类细菌感染常见的病原菌之一，有较强的侵袭力，可产生多种外毒素和胞外酶。

(1)链球菌溶素(streptolysin)：有溶解红细胞，破坏白细胞和血小板的作用。根据对O_2的稳定性，链球菌溶素可分为链球菌溶素O(streptolysin O，SLO)和链球菌溶素S(streptolysin S，SLS)两种。

SLO：绝大多数A群链球菌菌株和许多C、G群菌株能产生SLO。SLO为含有—SH(巯基)的蛋白质，相对分子量为50000~70000。SLO对O_2敏感，遇O_2时，—SH基被氧化为—S—S—(二硫键)，失去溶血活性；若加入亚硫酸钠或半胱氨酸等还原剂，其溶血能力则可恢复。SLO与细胞膜上的胆固醇结合后，可使细胞膜出现微孔，导致细胞溶解。SLO对红细胞溶解能力最强，对中性粒细胞、血小板、巨噬细胞、神经细胞等也有毒性作用。SLO对心肌有急性毒性作用，可引起心脏骤停。85%~90%链球菌感染的患者于感染后2~3周至病愈后数月到1年，均可检出SLO抗体。风湿热患者的血清SLO抗体显著增高，活动性病例升高更为显著，一般其效价在1:400以上即有临床意义。因此，测定SLO抗体含量可作为链球菌新近感染指标之一，也可作为风湿热及其活动性的辅助诊断方法。

SLS：为小分子糖肽，无抗原性，对O_2不敏感，对热和酸敏感。多数A、C、G群及其他群链球菌可产生SLS。链球菌在血琼脂平板上菌落周围的β溶血环就是由这种对O_2稳定的SLS所致的。SLS溶解红细胞的速度慢于SLO。

（2）致热外毒素（pyrogenic exotoxin）：曾称红疹毒素（erythrogenic toxin）或猩红热毒素（scarlet fever toxin），是人类猩红热的主要毒性物质。其由 A 群链球菌溶原菌菌株产生，化学性质为蛋白质，有 A、B、C 3 个血清型，较耐热，96℃经 45 分钟才能完全灭活。致热外毒素对机体具有致热作用和细胞毒性作用，抗原性强，可刺激机体产生抗毒素。抗毒素可中和外毒素的毒性作用。

（3）M 蛋白：此为 A 群链球菌细胞壁中的蛋白质组分。含 M 蛋白的链球菌有抗吞噬和抵抗吞噬细胞内的杀菌作用。此外，M 蛋白与心肌、肾小球基底膜有共同的抗原，可刺激机体产生特异性抗体，在特定条件下会损害人类心血管等组织。因 M 蛋白与相应抗体形成的免疫复合物可引起急性肾小球肾炎，故与某些超敏反应疾病有关。

（4）透明质酸酶：又称扩散因子，能分解细胞间质的透明质酸，使病菌易在组织中扩散，是致病性链球菌重要的侵袭性酶类之一。

（5）链激酶（streptokinase，SK）：亦称链球菌溶纤维蛋白酶（streptococcal fibrinolysin）。其作用机制是能使血液中的纤维蛋白酶原变成纤维蛋白酶，可溶解血块或阻止血浆凝固，有利于细菌在组织中的扩散。链激酶耐热，100℃经 50 分钟仍可保持活性。

（6）链道酶（streptodornase，SD）：亦称链球菌 DNA 酶（streptococcal deoxyribonuclease），能降解脓液中具有高度黏稠性的 DNA，使脓液稀薄，促进细菌扩散。

由于 SD 和 SK 均能致敏 T 细胞，因此已将其制成试剂做皮肤试验，用来测定受试者的细胞免疫功能，这项试验称为 SK - SD 皮试。此外，SK、SD 制成的酶制剂在临床上可用于液化脓性渗出液。

2. **所致疾病**

A 群链球菌引起的疾病约占人类链球菌感染的 90%。A 群链球菌的感染源为患者和带菌者，传播方式有空气飞沫传播、经皮肤伤口感染和经污染食品传播等途径。

（1）化脓性感染：属于化脓性感染的有淋巴管炎、淋巴结炎、蜂窝织炎、痈、脓疱疮等局部皮肤和皮下组织感染，还有扁桃体炎、咽炎、咽峡炎、鼻窦炎、产褥感染、中耳炎、乳突炎等其他系统的感染。

（2）中毒性疾病：如猩红热、链球菌毒素休克综合征等。

（3）超敏反应性疾病：如风湿热和急性肾小球肾炎。

三、微生物学检查法

1. **标本采集**

（1）取创伤性感染的脓汁。

（2）在咽喉、鼻腔等病灶处取棉拭子。

（3）对败血症、风湿热患者，可采集血液。

2. **直接涂片**

镜检脓汁标本，可直接涂片，于革兰氏染色后镜检，发现有典型的呈链状排列的革兰氏阳性球菌时，即可做出初步的临床诊断。

3. 培养与鉴定

将脓汁或棉拭子直接接种于血琼脂平板，经37℃孵育24小时后，观察有无链球菌菌落出现。如发现有β溶血菌菌落，应与葡萄球菌加以区别；若出现α溶血菌菌落，则要和肺炎球菌进行鉴别。针对疑似有败血症的血液标本，应先增菌后再划种血平板做分离培养。遇有心内膜炎的病例，因甲型溶血性链球菌生长缓慢，故至少应将孵育时间延长至3周，才能判定结果。

4. 血清学试验

抗链球菌溶血素O试验（antistreptolysin O test，ASO test），简称抗"O"试验，常用于风湿热的辅助诊断。风湿热患者血清中抗"O"抗体比正常人显著增高，活动性风湿热患者血清中抗"O"抗体一般会超过400U。

四、预防与治疗

1. 预防

链球菌主要通过飞沫传播，应对患者和带菌者及时进行治疗和隔离，以减少传染源。此外，还应注意对空气、器械和敷料等的消毒。

2. 治疗

针对A群链球菌感染，应以青霉素G为首选治疗药物。治疗A群链球菌感染对预防感冒、避免链球菌交叉感染、减少风湿热和肾小球肾炎等超敏反应性疾病的发生有较好效果。

第三节　肺炎链球菌

肺炎链球菌（*S. pneumoniae*）又称肺炎双球菌（diplococcus pneumoniae），广泛分布于自然界，常寄居于正常人的鼻咽腔中，多数不致病或致病力较弱，仅少数有致病力，是引起大叶性肺炎、中耳炎、鼻窦炎的常见病原菌。

一、生物学性状

1. 形态与染色

肺炎链球菌为革兰氏阳性球菌，菌体呈矛头状，多成双排列，宽端相对，尖端向外（图6-3），在痰液、脓汁、肺组织病变中，亦可呈单个或短链状，无鞭毛、芽孢。在机体内或含血清的培养基中，肺炎链球菌能够

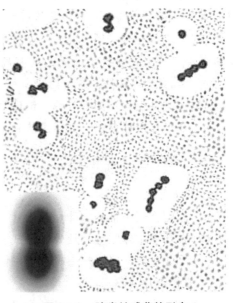

图6-3　肺炎链球菌的形态

形成荚膜，人工培养的荚膜可逐渐消失，荚膜需进行特殊染色才可见到。

2. 培养特性

肺炎链球菌对营养要求较高，在含有血液或血清的培养基中才能良好生长。其兼性厌氧，最适温度为 37℃，最适 pH 值为 7.4 ~ 7.8；在血平板上的菌落细小，呈灰白色、圆形略扁、半透明状，周围有草绿色 α 溶血环，与甲型溶血性链球菌很相似。肺炎链球菌 3 型的菌落较大，直径为 2 ~ 3mm，呈黏液状，因该型菌有大量荚膜物质形成所致。若孵育时间超过 48 小时，肺炎链球菌产生了足量的自溶酶，则可使菌体逐渐溶解，导致菌落中央下陷，呈脐状菌落。在血清肉汤中孵育，初期呈混浊生长，稍久因菌自溶而使培养液逐渐变澄清。自溶酶是一种 L - 丙氨酸 - N - 乙酰胞壁酰胺酶，能切断肽聚糖上 L - 丙氨酸与 N - 乙酰胞壁酸间的连接键，从而破坏细胞壁，使菌体溶解。自溶酶在细菌生长的稳定期被激活，也可被胆汁或胆盐等活性物质激活，从而促进培养物中的菌体溶解。

3. 生化反应

肺炎链球菌可分解葡萄糖、麦芽糖、乳糖、蔗糖等成分，产酸不产气，分解菊糖产酸，胆汁溶菌试验阳性，奥普托欣（Optochin）试验阳性。

4. 抗原性

（1）荚膜多糖抗原：存在于荚膜中，且具有型特异性，通常用于凝集反应、沉淀反应或荚膜肿胀试验。肺炎链球菌可分为 90 个血清型，分别以 1、2、3、4，……表示。其中，1 型、2 型、3 型致病力较强，个别型还可分成不同的亚型。在某些肺炎链球菌血清型之间或个别型与其他细菌之间，可有交叉反应出现。例如，肺炎链球菌 3 型和 8 型与大肠埃希菌 K87 型抗原间有共同抗原存在；肺炎链球菌 6 型、16 型、18 型、22 型与 N 群链球菌磷壁酸抗原间有共同抗原存在；肺炎链球菌 10 型与克雷伯菌的 K1 和 K2 型、K2 和 K4 型、K8 型间都有共同抗原存在。此外，肺炎链球菌 14 型与人类 A 型血型抗原亦有交叉反应。

（2）菌体抗原：包括以下两种。①C 多糖：一种特异性多糖，存在于肺炎链球菌胞壁中的磷壁酸内，为各型菌株所共有；与其他链球菌的群特异性 C 多糖结构类似，但抗原性不同；在 Ca^{2+} 存在时，肺炎链球菌 C 多糖可被血清中一种称为 C 反应蛋白（C reactive protein，CRP）的 β 球蛋白所沉淀。CRP 不是抗体，在正常人血清中只含有微量，急性炎症患者含量会剧增，故采用 C 多糖来测定 CRP 对活动性风湿热等诊断具有一定意义。②M 蛋白：为型特异抗原，类似于 A 群链球菌的 M 蛋白，但抗原性不同。肺炎链球菌的 M 蛋白与毒力无关。

5. 免疫性

由于肺炎链球菌感染人体后可以建立较为牢固的型特异性免疫，因此同型病菌的二次感染较少见。其免疫机制主要是可产生荚膜多糖型特异抗体，这种抗体在发病后 5 ~ 6 天就可形成，能起到调理作用，进而增强吞噬细胞的吞噬功能。

6. 抵抗力

肺炎链球菌对多数理化因素抵抗力较弱，对一般消毒剂敏感，在 3% 石炭酸或

0.1%升汞溶液中 1~2 分钟即可死亡。肺炎链球菌对肥皂也很敏感。对于有荚膜菌株的肺炎链球菌，其抗干燥力较强，在干痰中可存活 1~2 个月，对青霉素、红霉素、林可霉素等较为敏感。

二、致病性

1. 致病物质

肺炎链球菌产生的致病物质包括荚膜、肺炎链球菌溶素 O、脂磷壁酸和神经氨酸酶等。荚膜是肺炎链球菌的主要侵袭力，当有荚膜的光滑（S 型）菌株失去荚膜而成为粗糙（R 型）菌株时，其毒力会减低或消失。此外，肺炎链球菌溶素 O、脂磷壁酸和神经氨酸酶等物质均参与其致病。

2. 所致疾病

肺炎链球菌主要引起人类大叶性肺炎，之后可继发胸膜炎、脓胸，也可引起中耳炎、乳突炎、鼻窦炎、脑膜炎和败血症等。肺炎链球菌在正常人的口腔及鼻咽部经常存在，一般不致病，仅形成带菌状态，只有当机体免疫力下降时才可致病。在被呼吸道病毒感染后，婴幼儿、老年体弱者易发生肺炎链球菌性肺部感染。

三、微生物学检查法

1. 标本采集

根据病种，采取痰液、脓汁、血液或脑脊液等。

2. 直接涂片

将痰液、脓汁或脑脊液的沉淀物涂片，并于革兰氏染色后镜检，如发现典型的革兰氏阳性且有荚膜的双球菌存在，即可做出初步诊断。

3. 分离培养与鉴定

将痰液或脓汁直接划种于血琼脂平板上，经 37℃孵育 24 小时后，挑取 α 溶血的可疑菌落做鉴定。对于血液或脑脊液，须先经血清肉汤增菌，再在血平板上进行分离培养。肺炎链球菌主要应与甲型溶血性链球菌加以鉴别，其中以胆汁溶菌试验、菊糖发酵和奥普托欣试验最为常用，必要时可做小鼠毒力试验加以鉴别。在上述试验中，肺炎链球菌均为阳性，而甲型溶血性链球菌均为阴性。

4. Optochin 敏感试验

该方法类似于纸片琼脂扩散法药敏试验。将待试菌涂布于血琼脂平板表面，取直径为 6mm 的无菌滤纸圆片，在 1:2000 Optochin 溶液中浸湿，置于平板涂菌处，经 37℃ 48 小时后，观察抑菌圈的大小。肺炎链球菌的抑菌圈直径常在 20mm 以上，甲型溶血性链球菌（约 98%）的抑菌圈直径则小于 12mm。

5. 动物实验

小鼠对肺炎链球菌高度易感，将标本直接注入小鼠腹腔，待小鼠发病且死亡后，取其心血或腹腔液涂片，镜检。肺炎链球菌的实验结果呈阳性，甲型溶血性链球菌的实验结果呈阴性。

四、预防与治疗

1. 预防

目前我国推广使用的肺炎链球菌疫苗为"多价肺炎链球菌荚膜疫苗"，可预防或减轻85% ~90%的各型肺炎链球菌所致的感染。免疫接种3周后，可诱导机体产生多价抗体，有效浓度在体内可持续多年。疫苗主要在儿童和慢性感染者中使用，效果良好。

2. 治疗

肺炎链球菌感染的治疗首选用药为青霉素。

第四节　脑膜炎球菌

脑膜炎球菌又称脑膜炎奈瑟菌(*Neisseria. meningitidis*)，是流行性脑脊髓膜炎(简称流脑)的病原菌。

一、生物学性状

1. 形态与染色

脑膜炎球菌为肾形或豆形的革兰氏阴性双球菌，两菌接触面平坦或略向内陷，直径为0.6~0.8μm。经人工培养后，脑膜炎球菌可形成卵圆形或球状，排列较不规则，呈单个、成双或4个相连等样式(图6-4)。在孵育24小时后的培养物中，脑膜炎球菌常呈现衰退形态，菌体大小较不一致，着色深浅不匀。在患者的脑脊液中，脑膜炎球菌多位于中性粒细胞内，形态典型。新分离的脑膜炎球菌菌株大多有荚膜和菌毛，荚膜和菌毛与脑膜炎球菌的侵袭力有关。

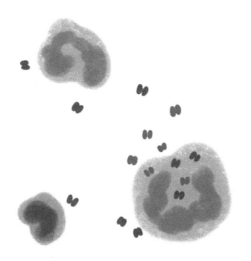

图6-4　脑膜炎球菌的形态

2. 培养特性

脑膜炎球菌对营养要求较高，必须在含有血清、血液等培养基中才能生长，最常用的培养基是经 80℃ 以上加温的血琼脂平板。因血液经加热后变为似巧克力的颜色，故加温的血琼脂平板又称巧克力（色）培养基。脑膜炎球菌专性需氧，初次分离培养应在 5% ~ 10% CO_2 的气体环境中；其最适生长温度为 37℃，低于 30℃ 时菌体则不生长；其最适 pH 值为 7.4 ~ 7.6。经 37℃ 孵育 24 小时后，脑膜炎球菌可形成直径为 1.0 ~ 1.5mm 的无色、圆形、光滑、透明、似露滴状的菌落。脑膜炎球菌在血琼脂平板上不溶血，在血清肉汤中呈现混浊生长，可产生自溶酶，人工培养物若不及时转种，超过 48 小时则会导致死亡。

3. 生化反应

大多数脑膜炎球菌可分解葡萄糖和麦芽糖，产酸不产气，不分解其他糖类和蛋白。

4. 抗原性

脑膜炎球菌主要有 4 种不同的抗原结构。

（1）荚膜多糖群特异性抗原：目前国外已将其分成 A、B、C、D、X、Y、Z、29E、W135、L 10 个血清群，我国又在此基础上建立了 H、I、K 3 个新血清群，总计 13 个血清群。其中，以 C 群致病力最强。以往我国脑膜炎球菌 95% 以上是 A 群，近年来又发现了 B 群和 C 群，多呈散发性。

（2）外膜蛋白型特异性抗原：根据菌外膜蛋白组分不同，脑膜炎球菌各血清群又可分为若干血清型和亚型。这些血清型和亚型在不同地域可以不同。

（3）脂多糖抗原：与大肠埃希菌间有交叉反应。

（4）核蛋白抗原：无特异性，与肺炎链球菌相同。

5. 免疫性

血液中的单核细胞、中性粒细胞具有吞噬病菌的作用，但对脑膜炎球菌的免疫性以体液免疫为主。群特异性多糖抗体和型特异外膜蛋白抗体在补体存在下能杀伤脑膜炎球菌，起到免疫调理作用。

6. 抵抗力

脑膜炎球菌对理化因素的抵抗力很弱，对干燥、热、寒冷等敏感，在室温中 3 小时即可死亡，在 55℃ 环境中 5 分钟内即被破坏，使用 1% 石炭酸、75% 乙醇或 0.1% 新洁尔灭均可迅速使之死亡，对磺胺、青霉素、氯霉素等敏感。

二、致病性

1. 致病物质

新分离的脑膜炎球菌具有荚膜和菌毛。荚膜有抗吞噬作用，菌毛可黏附至咽部黏膜上皮细胞表面，利于细菌的进一步侵入。脑膜炎球菌的主要致病物质是内毒素，病原菌侵入机体繁殖后，因自溶或死亡而释放出内毒素，内毒素作用于小血管和毛细血管，引起血管坏死、出血，故会出现皮肤瘀斑和微循环障碍。当发生严重败血症时，因有大量内毒素释放，故可造成 DIC 及中毒性休克。

2. 所致疾病

人类鼻咽部及上呼吸道黏膜表层是脑膜炎球菌适于生存的微环境。在流行性脑脊髓膜炎的非流行期间，成人鼻咽部的带菌率为 5% ~15% ，一般不会引起疾病。病菌主要经飞沫传播侵入人体的鼻咽部。因病菌毒力、数量和机体免疫力高低不同，故流行性脑脊髓膜炎的病情复杂多变、轻重不一，一般可表现为 3 种临床类型，即普通型、暴发型和慢性败血症型。流行性脑脊髓膜炎的潜伏期多为 2 ~3 天，长者可达 10 天。流行性脑脊髓膜炎普通型占 90% 左右，患者先出现上呼吸道炎症的表现，继而病菌从鼻咽部黏膜进入血流，到达脑脊髓膜，产生化脓性炎症；暴发型只见于少数患者，起病急剧且病情凶险，若不及时抢救，常于 24 小时内危及生命；慢性败血症型不多见，病程可迁延数日。流行性脑脊髓膜炎普通型和暴发型多见于儿童患者。

三、微生物学检查法

1. 标本采集

对于流行性脑脊髓膜炎患者，可采取其脑脊液、血液，或刺破出血瘀斑取渗出物。对于带菌者，可采取其鼻拭子或咽拭子。因脑膜炎球菌对低温和干燥极为敏感，故标本采取后应注意保暖、保湿，并立即送检；接种的培养基应先预温，以免因病菌死亡而影响检出率，最好在床边接种。

2. 直接涂片

脑脊液经离心沉淀后，取沉淀物涂片，经革兰氏染色或亚甲蓝染色后镜检，如在中性粒细胞内、外发现革兰氏阴性双球菌，即可做出初步诊断。对于有瘀斑病变的皮肤，经碘酊、乙醇消毒后，可用无菌针头挑破瘀斑，挤出少量血液或组织液制成印片，干燥后进行革兰氏染色，阳性检出率在 80% 左右。

3. 分离培养与鉴定

将血液或脑脊液先接种至血清肉汤培养基增菌后，再在巧克力(色)平板上行划线分离，并将平板置于含 5% CO_2 的环境中孵育；挑取可疑菌落，涂片后染色镜检，并做生化反应和玻片凝集试验进行鉴定。

4. 快速诊断法

因脑膜炎球菌易自溶，患者脑脊液和血清中可有其可溶性抗原存在，故根据血清学原理，可用已知群特异性抗体快速检测有无相应的抗原存在来进行快速诊断。

(1)对流免疫电泳：一般 1 小时内即可得知结果。本法较常规培养法敏感，特异性高，且经过治疗的患者也可用此来协助诊断。

(2)SPA 协同凝集试验：先用脑膜炎球菌 IgG 抗体标记 Cowan Ⅰ株葡萄球菌，然后加入待测血清或脑脊液，若标本中含有相应可溶性抗原，则可见葡萄球菌产生聚集在一起的凝集现象。

四、预防与治疗

1. 预防

对儿童注射流脑荚膜多糖疫苗进行特异性预防，常用 A、C 二价多糖菌苗或 A、C、Y 和 W135 四价混合多糖菌苗，并应注意隔离治疗流脑患者，控制传染源。在流脑流行期间，可给予儿童口服磺胺药进行预防。

2. 治疗

治疗流脑，首选青霉素。需要注意的是，青霉素的剂量要大，对青霉素过敏者可选用红霉素。

第五节　淋病奈瑟球菌

淋病奈瑟球菌(*Neisseria gonorrhoeae*)又称淋球菌，主要引起人类泌尿生殖系统黏膜的急性或慢性化脓性炎症，即淋病。淋病是危害性大的性传播疾病之一。

一、生物学性状

1. 形态与染色

淋病奈瑟球菌的形态与脑膜炎球菌相似，直径为 $0.6 \sim 0.8\mu m$，常成双排列，两菌接触面平坦。在脓汁标本中，大多数淋病奈瑟球菌位于中性粒细胞内。但应注意的是，慢性淋病患者的淋病奈瑟球菌多分布于细胞外。淋病奈瑟球菌无芽孢，无鞭毛，有荚膜和菌毛，革兰氏染色呈阴性，用碱性亚甲蓝液染色时，菌体呈深蓝色。

2. 培养特性

淋病奈瑟球菌专性需氧，初次分离培养时须供给 $5\% \ CO_2$。淋病奈瑟球菌对营养要求高，巧克力(色)血琼脂平板是其适宜培养基。淋病奈瑟球菌的最适生长温度为 $35 \sim 36℃$，低于 $30℃$ 或高于 $38.5℃$ 则生长停止；最适 pH 值为 7.5；经孵育 48 小时后，可形成凸起、圆形、灰白色、直径为 $0.5 \sim 1.0mm$ 的光滑型菌落。

3. 生化反应

淋病奈瑟球菌只分解葡萄糖，产酸不产气，不分解其他糖类，氧化酶试验呈阳性。

4. 抗原性

淋病奈瑟球菌的表层抗原可以分为 3 类。

(1)菌毛蛋白抗原：菌毛存在于有毒菌株中，直径约为 6nm。每根菌毛是由 10×10^3 个相同蛋白质单位组成的单丝状结构。由不同菌株提取的菌毛，其抗原性不同。

(2)脂多糖抗原：与其他革兰氏阴性菌的 LPS 相似，是淋病奈瑟球菌重要的致病物质。

(3)外膜蛋白抗原(outer membrane protein，OMP)：包括 PⅠ、PⅡ和PⅢ。PⅠ为主要外膜蛋白，占淋病奈瑟球菌外膜总重量的 60% 以上，是淋病奈瑟球菌分型的主要物质基础，可分成A、B、C、D、E、F、G、H、N、R、S、T、U、V、W 和 X 16 个不同血清型，有助于进行流行病学调查。不同血清型的致病性略有差异。

5. 免疫性

人类对淋病奈瑟球菌的感染无天然抵抗力，多数患者可以自愈，并出现特异性 IgM、IgG 和 SIgA 抗体，但免疫力不持久，再感染和慢性患者较为普遍。

6. 抵抗力

淋病奈瑟球菌对热、冷、干燥和消毒剂极度敏感，与脑膜炎球菌相似。

二、致病性

1. 致病物质

淋病奈瑟球菌进入尿道后，通过菌毛黏附到柱状上皮细胞表面，在局部形成小菌落后，再侵入细胞进行增殖。有菌毛的淋病奈瑟球菌可黏附至人类尿道黏膜，不易被尿液冲去，抗吞噬作用明显，即使被吞噬，仍可寄生在吞噬细胞内。外膜蛋白P I可直接插入中性粒细胞的细胞膜上，严重破坏膜结构的完整性，导致细胞膜损伤；P II分子参与淋病奈瑟球菌间以及细菌与一些宿主细胞间的黏附作用；P III则可阻抑杀菌抗体的活性。淋病奈瑟球菌脂多糖与补体、IgM 等共同作用，在局部可形成炎症反应。淋病奈瑟球菌尚可产生 IgA₁蛋白酶，能破坏黏膜表面存在的特异性 IgA₁抗体，使细菌仍能黏附至黏膜表面。

2. 所致疾病

人类是淋病奈瑟球菌的唯一宿主。通过性接触，淋病奈瑟球菌可侵入人体尿道和生殖道而发生感染，其潜伏期一般为 2~5 天。成人感染初期，男性一般会引起前尿道炎，女性则会引起尿道炎与子宫颈炎。患者身体可出现尿痛、尿频、尿道流脓，以及宫颈有脓性分泌物等。如病变进一步扩散到生殖系统，则会引起慢性感染，男性可发生前列腺炎、精囊精索炎和附睾炎，女性可发生前庭大腺炎和盆腔炎等。淋病是导致男性不育的原因之一，女性患者以无症状带菌情况常见。患有淋病的孕妇，可引起胎儿宫内感染，严重者可导致流产、早产等；孕妇生产时，新生儿在经过产道的过程中可被淋病奈瑟球菌感染，引起眼结膜炎，患儿的眼部可出现大量分泌物。

三、微生物学检查法

1. 标本采集

可用无菌棉拭子蘸取泌尿生殖道的脓性分泌物或子宫颈口的分泌物。

2. 直接涂片镜检

将脓性分泌物涂片，经革兰氏染色后镜检，如在中性粒细胞内、外发现有革兰氏阴性双球菌时，即有诊断价值。

3. 分离培养与鉴定

因淋病奈瑟球菌抵抗力弱，故标本采集后应注意保暖、保湿，并立即送检接种。将标本接种在预温的巧克力(色)血琼脂平板或 Thayer – Martin(T – M)培养基上，培养的最适温度为 35~36℃，在 5% CO₂中孵育 36~48 小时，将菌落涂片，并染色镜检，出现革兰氏阴性双球菌，挑取可疑菌落，可进一步做氧化酶试验、糖发酵试验或直接免疫荧光试验，加以鉴定。

四、预防与治疗

1. 预防

淋病奈瑟球菌引起的淋病是一种性传播疾病，成人淋病基本上是通过性接触传染的，污染的毛巾、衣裤、被褥等也会起到一定的传播作用。近年来，由于耐药菌株不断增加，特别是多重耐药的淋病奈瑟球菌，因此给淋病的防治带来了一定困难。为此，对于淋病患者，应做药物敏感试验，以指导合理选择药物。除了对淋病患者及时彻底治疗外，还应治疗与淋病患者的性接触者。目前，还尚无有效的疫苗供淋病的特异性预防。婴儿出生时，以1%硝酸银或其他银盐溶液滴眼，可预防新生儿淋菌性眼炎的发生。

2. 治疗

对于淋病奈瑟球菌感染的治疗，可选用青霉素、磺胺类药物。近年来，由于淋病奈瑟球菌耐药菌株不断增加，因此应做药敏试验，以指导用药。

知识 拓展

脓疱疮

脓疱疮是一种急性化脓性皮肤病，是常见的细菌性皮肤感染。其特征为可发生丘疹、水疱或脓胞，易破溃而结成脓痂。脓疱疮系接触传染，蔓延迅速，可发生在身体任何部位，抓挠后可引起细菌扩散，形成新的脓疱，伴有皮肤瘙痒、疼痛。其病因主要是金黄色葡萄球菌或乙型溶血性链球菌引起的皮肤感染，或两种细菌混合感染。脓疱疮具有很强的传染性，可在学校或幼儿园流行；其传染途径包括密切接触患者，共用毛巾、衣服、玩具等。脓疱疮一般多发生于夏秋炎热季节，应注意保持患处清洁，避免抓挠。

::::::::: 小 结 :::::::::

化脓性球菌主要引起化脓性炎症，包括革兰氏阳性球菌和革兰氏阴性球菌两类。革兰氏阳性球菌有葡萄球菌、链球菌（含肺炎链球菌）；革兰氏阴性球菌有脑膜炎球菌、淋病奈瑟球菌等。球菌形态及排列的不同具有鉴别意义。

致病性葡萄球菌呈葡萄状排列，可产生金黄色色素，并有完全溶血现象；致病菌株多产生血浆凝固酶、杀白细胞素等外毒素和侵袭性酶。葡萄球菌是引起化脓性感染最常见的病原菌，主要引起人类皮肤、黏膜化脓性炎症以及毒素性疾病。

链球菌属细菌为链状或成双排列的革兰氏阳性球菌，对营养要求较高，是化脓性球菌中的另一大类常见细菌。致病毒株链球菌主要引起各种化脓性感染、猩红热、丹毒、新生儿败血症、细菌性心内膜炎、风湿热以及急性肾小球肾炎等超敏反应性疾病。

链球菌属的肺炎链（双）球菌，用血平板培养时周围有草绿色α溶血环，与甲型溶血性链球菌很相似，鉴定时要注意与甲型溶血性链球菌加以区别。肺炎链球菌主要引起大叶性肺炎。

脑膜炎球菌和淋病奈瑟球菌均为革兰氏染色阴性，成双排列，培养营养要求高。两者可分别引起脑膜炎和淋病。

复习思考题

（1）简述金黄色葡萄球菌的致病物质及所致的疾病。

（2）致病性链球菌的致病物质有哪些？可引起哪些疾病？

（3）金黄色葡萄球菌与致病性链球菌引起的化脓性炎症特点有何不同？并说明其原因。

（4）简述肺炎链球菌、脑膜炎球菌和淋病奈瑟球菌的感染方式及所致疾病。

项目　葡萄球菌致病性的检测

任务　鉴别葡萄球菌有无致病性

血浆凝固酶是一种能使含有枸橼酸钠或肝素等抗凝剂的人或兔血浆发生凝固的酶类物质。因多数致病性葡萄球菌可产生此酶，而非致病菌一般不产生，故测定血浆凝固酶可作为鉴别葡萄球菌有无致病性的重要依据之一。

【任务目标】

（1）知晓血浆凝固酶实验的原理。

（2）学会如何运用血浆凝固酶实验来鉴定葡萄球菌。

【任务实施】

1. 制订方案

组织分工，查阅资料，制订实施方案。

2. 实验准备

准备实验物品。

3. 实施过程

（1）采用玻片法、试管法进行实验，并观察实验现象。

（2）根据诊断结果，确定实验结果。

（3）结合实验结果和文献资料，写出报告。

【成果展示】

提交报告，并组织报告交流。

（周旭江　王　培）

第七章 呼吸道感染细菌

知识导航

$$
呼吸道感染细菌
\begin{cases}
结核分枝杆菌 \\
棒状杆菌属 \\
嗜肺军团菌 \\
鲍特菌属 \\
麻风分枝杆菌 \\
流感嗜血杆菌
\end{cases}
\begin{cases}
生物学性状 \\
致病性 \\
微生物学检查法 \\
预防与治疗
\end{cases}
$$

学习目标

知识与技能：

(1)学懂结核分枝杆菌的微生物学性状、致病性和免疫性。

(2)知晓白喉棒状杆菌、嗜肺军团菌的生物学性状、致病性和免疫性。

(3)知晓百日咳鲍特菌、麻风分枝杆菌的致病性与免疫性。

方法与过程：

分析制订呼吸道感染疾病的防控措施，认识呼吸道感染细菌的致病性和免疫性。

情感态度与价值观：

对结核病形成正确的认识，关爱结核病患者。

第一节 结核分枝杆菌

结核分枝杆菌(*Mycobacterium tuberculosis*)简称结核杆菌(tubercle bacillus)。早在1882年，德国细菌学家 Robert Koch(1843—1910)就已证明结核分枝杆菌是结核病的病原菌。本菌可侵犯全身各组织器官，以肺部感染最多见。随着抗结核药物的不断发展和人类生活卫生状况的改善，结核病的发病率和死亡率曾一度大幅下降。20 世纪 80 年代后，由于艾滋病和结核分枝杆菌耐药菌株的出现、免疫抑制剂的应用、吸毒及人口流动等因素，结核病又成为威胁人类健康的全球性卫生问题，并成为某些发展中国家和地区，特别是艾滋病高发区人群的首要死因。

一、生物学性状

1. 形态染色

结核分枝杆菌为细长且略带弯曲、呈分枝状的杆菌(图7-1)，大小为(1~4)μm×0.4μm。分枝杆菌属的细菌细胞壁脂质含量较高，约占干重的60%，特别是有大量分枝菌酸包围在肽聚糖层的外面，可影响染料的穿入。分枝杆菌一般用齐-尼(Ziehl-Neelsen)抗酸染色法，以5%石炭酸复红加温染色后可以染上色，用3%盐酸乙醇不易脱色。若再加用亚甲蓝复染，则分枝杆菌呈红色，而其他细菌和背景中的物质为蓝色。由于结核分枝杆菌抗酸染色呈阳性，因此其又被称为抗酸杆菌。

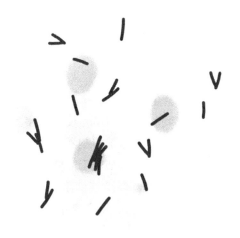

图7-1 结核分枝杆菌

2. 培养特性

结核分枝杆菌专性需氧，最适宜的温度为37℃，pH值为6.5~6.8，对营养要求高，常用罗氏培养基(蛋黄、甘油、天门冬酰胺、马铃薯、无机盐、孔雀绿等)进行培养，生长缓慢，18小时分裂1次，2~4周可形成R型"菜花样"菌落，呈乳白色，干燥不透明，表面呈颗粒结节，边缘不整。

3. 抵抗力

结核分枝杆菌可抗干燥、抗酸碱、抗化学消毒剂，对湿热和紫外线敏感，对抗结核药(如链霉素、异烟肼、利福平等)敏感，易产生耐药性。

4. 遗传变异

结核分枝杆菌多种性状可发生变异。

(1)形态变异：在异烟肼、溶菌酶等作用下，可形成L型(多形性)。

(2)菌落变异：R-S型变异，性状由典型转变为不典型，毒力减弱。

(3)毒力变异：1908年，两位科学家将有毒的牛型分枝杆菌接种在含甘油、胆汁、马铃薯的培养基中，经13年230代传代获得的减毒菌株(即卡介苗，BCG)用于结核病预防，一直沿用至今。

5. 免疫性

人类对结核分枝杆菌虽感染率高，但发病率低，说明人体对结核分枝杆菌的感染有较强而持久的免疫力，且以细胞免疫为主。现已发现，人体抗结核的免疫力有赖于结核分枝杆菌在体内的存在。一旦体内结核分枝杆菌消亡，抗结核免疫力也随之消失，这种特殊的免疫现象称为有菌免疫或传染性免疫。此外，抗结核分枝杆菌的细胞免疫与感染引起的迟发性超敏反应并存，像干酪样坏死和液化空洞的形成都与迟发性超敏反应有关。

二、致病性

结核分枝杆菌不产生侵袭性酶，不产生内、外毒素。其致病性主要靠菌体成分，特别是胞壁中所含的大量脂质。细菌繁殖可引起炎症，抗体可对菌体成分产生免疫应答反应，并导致免疫病理损伤。

(一)致病物质

(1)脂质：存在于细胞壁内，含量与毒力平行，含量愈高，毒力愈强，包括索状因子(即6,6－双分枝菌酸海藻糖)、磷脂、蜡质D(分枝菌酸和肽糖脂的复合物)以及硫酸脑苷脂等。这些脂质物质能破坏细胞线粒体膜，抑制吞噬细胞和中性粒细胞的游走和吞噬，引起迟发型超敏反应，导致结核结节、组织细胞干酪样坏死和慢性肉芽肿等病变。

(2)蛋白质：有抗原性，本身无毒，如结核菌素。结核菌素与蜡质D结合，能引起较强的迟发型超敏反应，导致组织坏死、出现全身中毒症状以及结核结节形成。

(二)所致疾病

结核分枝杆菌可通过呼吸道、消化道、皮肤黏膜等多种途径感染人体，引起多种组织、器官的结核病，以肺部感染最为常见。

1. 肺内感染

(1)原发感染：多发生于儿童，表现为低热、盗汗、少量咯血等。初次感染的机体因缺乏特异性免疫，结核分枝杆菌常经淋巴管到达肺门淋巴结，可引起肺门淋巴结肿大并导致淋巴管炎。原发感染、肺门淋巴结肿大、淋巴管炎合称为原发综合征。少数患者因免疫低下，细菌可经血和淋巴系统播散至骨、关节、肾、脑膜及其他部位，引起相应部位的结核病。90%以上的原发感染可形成纤维化或钙化，虽可不治而愈，但病灶内仍有一定量的结核分枝杆菌长期潜伏。

(2)继发性感染：本类型是成人结核病最常见的类型。病灶亦以肺部为多见，多为原发潜伏病灶来源的细菌导致，少数是外源性细菌感染所致。患者主要表现为低热、盗汗、咯血等，常呈慢性发病，少数可急性发作。因免疫及治疗的差别，故会导致出现多种不同类型的病灶。继发性结核病病灶虽趋于局限，但排菌较多，在流行病学上更为重要。

2. 肺外感染

部分患者结核分枝杆菌可进入血液循环，引起肺内、外播散，形成结核性脑膜炎、肾结核、骨/关节结核等；痰菌被吞入消化道，也可引起肠结核、结核性腹膜炎等。

三、微生物学检查法

结核病的诊断以检出结核分枝杆菌为主要依据。

1. 标本采集

可依据感染部位，分别采取痰液、支气管灌洗液、尿液、粪便等标本。菌数少时，需浓缩集菌。

2. 直接涂片染色镜检

将标本直接涂片，用抗酸染色镜检。如果找到抗酸阳性菌，可能是结核分枝杆菌，一般需要进一步分离培养鉴定才能确定。

3. 分离培养

将处理后的标本接种于固体培养基上，37℃恒温培养，每周观察生长情况，通常3~4周可长出典型菌落。菌群种类可根据细菌生长速度、菌落特点及抗酸染色结果等进行鉴定。

4. 结核菌素试验

结核菌素试验是应用结核菌素进行皮肤试验以测定机体对结核分枝杆菌有无免疫应答能力的一种试验。结核菌素制剂有两种，一种为旧结核菌素（old tuberculin，OT），是结核分枝杆菌甘油肉汤培养物的加热过滤液，主要成分是结核蛋白；另一种是纯蛋白衍生物（purified protein derivative，PPD），是从 BCG 培养物中制备的。

（1）方法和结果：操作时，用无菌生理盐水将试剂稀释成不同浓度（OT 1:2000 或 PPD 50U/mL），取 0.1mL 注射于前臂掌侧前 1/3 中央皮内，72（48~96）小时后观察结果。如果红肿硬结直径 <5mm，为阴性反应；红肿硬结直径在 5~9mm，为一般阳性反应；红肿硬结直径在 10~19mm，为中度阳性反应；红肿硬结直径 ≥20mm，或不足20mm 但有水疱或坏死，为强阳性反应。

（2）意义：结核菌素试验阳性反应表明机体已感染过结核分枝杆菌或卡介苗接种成功，对结核分枝杆菌有迟发型超敏反应和特异性免疫力。强阳性反应则表明可能有活动性结核病，尤其是婴儿。阴性反应表明受试者可能未感染过结核分枝杆菌或未接种过卡介苗，同时也应排除受试者是否处于感染早期，超敏反应尚未产生；或是正患严重的结核病（如全身粟粒性结核和结核性脑膜炎），机体无免疫应答能力；或是细胞免疫功能低下者出现的阴性反应。

（3）应用：结核菌素试验可用于诊断婴幼儿结核病，为测定接种卡介苗后免疫效果提供依据，为未接种卡介苗的人群做结核分枝杆菌感染的流行病学调查，测定肿瘤患者的细胞免疫功能。

四、预防与治疗

1. 预防

可通过接种卡介苗（BCG）进行结核病的预防，接种对象为新生儿和结核菌素试验阴性儿童。我国规定，婴儿出生当天即可接种卡介苗；接种后2~3个月，可通过结核菌素试验测定卡介苗是否接种成功，如不成功，则需再次接种。此外，亚单位疫苗、基因重组疫苗等正在研制中。

2. 治疗

结核病的治疗"十字"原则是早期、联合、规律、适量和全程，尤以联合和规律用药最为重要。结核病的一线药物包括异烟肼、利福平、吡嗪酰胺、乙胺丁醇和链霉素等。

第二节 棒状杆菌属

棒状杆菌属是其成员因一端或两端膨大呈棒状而得名，菌体呈多形态，排列不规则，常呈栅栏状或"V"字状等；为革兰氏染色阳性杆菌，染色不均匀，两端有着色较深的异染颗粒；无芽孢，大多数菌株无动力；需氧或兼性厌氧，对营养要求特殊。棒状杆菌属的胞壁多糖主要是阿拉伯糖和半乳糖，与分枝杆菌属、奴卡氏菌属和放线菌属相似，有交叉反应。本属有70余个种，可寄生于人体鼻腔、咽喉、眼结膜等处，一般不产生外毒素，多为条件致病菌，可引起咽部、结膜、泌尿生殖道部位的炎症；痤疮棒状杆菌还能引起痤疮和粉刺；对人类致病且具传染性的主要是白喉棒状杆菌（*Corynebacterium diphtheriae*）。本节主要介绍白喉棒状杆菌。

一、生物学性状

1. 形态染色

白喉棒状杆菌的一端或两端膨大，呈棒状（图7-2），菌体大小为$(0.3 \sim 0.8)\mu m \times (1 \sim 8)\mu m$，无动力，菌体粗细不匀，革兰氏染色阳性，着色不均，排列不规则（呈字母或栅栏状），有明显的异染颗粒，具有鉴定意义。

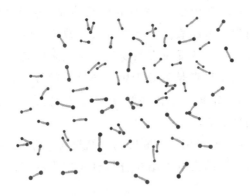

图7-2 白喉棒状杆菌

2. 培养特性

白喉棒状杆菌为需氧菌或兼性厌氧菌，最适温度为37℃，最适pH值为7.2~7.8，在含血液、血清或鸡蛋的培养基上生长良好。其菌落呈灰白色，光滑，有圆形凸起，在含有 0.033% 亚碲酸钾血清培养基上生长繁殖并吸收碲盐，将其还原为金属碲，使菌落呈黑色，此为本属细菌的共同特点。因亚碲酸钾能抑制标本中其他细菌的生长，故亚碲酸钾血琼脂平板可作为棒状杆菌属的选择培养基。

3. 变异性

白喉棒状杆菌的形态、菌落和毒力均可发生变异：菌落可由 S 型变为 R 型；无毒株当被带毒素基因的 β - 棒状杆菌噬菌体感染而成为溶原性细菌时，便可产生白喉毒素，并可随细胞分裂而遗传给子代细菌。

4. 抵抗力

白喉棒状杆菌对湿热的抵抗力不强，对干燥、寒冷抵抗力较强，对一般消毒剂敏感。

5. 免疫性

白喉病后、隐性感染及预防接种均可获得免疫力。

二、致病性

1. 致病物质

白喉棒状杆菌侵入机体，仅在鼻腔、咽腔等局部生长，产生的白喉毒素入血可引起症状。本菌的致病物质主要是白喉毒素。

（1）白喉毒素：由 β - 棒状杆菌噬菌体编码，毒素由 A、B 两个肽链亚单位经二硫键连接而成。A 亚单位有毒性，含 1 个催化功能域，可促使辅酶Ⅰ（NAD）上的腺苷二磷酸核糖与延长因子 2（EF2）结合，使 EF2 失活，从而抑制细胞蛋白质的合成。B 亚单位上则含有 1 个受体结合区和 1 个转位区。B 亚单位本身无毒性，但能与许多细胞（如心肌细胞、神经细胞等）表面受体结合。白喉毒素经 B 亚单位与结合细胞受体结合，协助 A 亚单位转入并释放到细胞质内，A 亚单位发挥毒性作用，抑制宿主细胞的蛋白质合成。

（2）索状因子：为毒性糖脂，可影响细胞呼吸。

（3）K 抗原：为不耐热糖蛋白，有抗吞噬作用。

2. 所致疾病

人对白喉棒状杆菌普遍易感，尤以儿童更为易感。由于白喉棒状杆菌存在于患者及带菌者的鼻咽腔，因此患者和带菌者是白喉的主要传染源。细菌经呼吸道飞沫传播，在人体鼻咽部黏膜上繁殖，产生毒素，引起局部炎症及全身中毒症状。白喉的典型体征是咽喉部出现灰白色点状或片状假膜，故而得名。假膜中含有纤维蛋白、白细胞坏死的黏膜细胞，与周围组织粘连较为紧密，如强行剥离，则会引起出血。假膜如果自然脱落，则可引起呼吸道阻塞，甚至导致窒息并死亡。此外，白喉外毒素进入血液，与心肌细胞、外周神经、肾上腺组织细胞等易感细胞结合，则可引起心肌炎、声音嘶哑、软腭麻痹、吞咽困难、膈肌麻痹以及肾上腺功能障碍等全身中毒症状。

三、微生物学检查法

1. 直接涂片染色

用咽拭子采集假膜边缘部渗出物涂片，用革兰氏染色、亚甲蓝染色或阿培特（Albert）

染色，镜检出典型形态和异染颗粒的细菌，结合临床症状，即可做出白喉的初步诊断。

2. 分离培养

将标本接种于吕氏培养基上培养 6～12 小时，取培养物进行镜检，可提高检出率；延长培养时间至 18 小时，可见灰白色小菌落，需进一步做生化反应和毒力试验。

3. 毒力试验

毒力试验是鉴别白喉棒状杆菌是否产生白喉毒素的重要方法。毒力试验可分为体内试验和体外试验。

（1）体内试验：通过豚鼠体内中和试验测定毒力。对照组于 12 小时前腹腔注射白喉抗毒素 500U，取待检菌培养物，分别注射于对照组和实验组的皮下（每只 2mg），若 2～4 天内实验组死亡而对照组存活，即可表明该菌可产生白喉毒素。

（2）体外试验：常用 Elek 平板毒力试验，在蛋白胨肉汤或牛肉消化液的琼脂平板上分别平行接种待检菌和阳性对照产毒菌，然后垂直铺一条浸有白喉抗毒素（1000U/mL）的无菌滤纸条，于 37℃ 培养 24～48 小时，若待检菌株产生白喉外毒素，则在纸条与菌苔交界处出现白色沉淀线，无毒菌株则不形成沉淀线。

四、预防与治疗

（一）预防

1. 人工自动免疫

白喉的人工自动免疫采用百白破混合疫苗（PDT），即百日咳菌苗、白喉类毒素、破伤风类毒素的混合制剂，分别于出生 3 个月、4 个月、5 个月各接种 1 针，然后在 18 个月和 6 岁时再各加强一针，能产生很好的抗体反应，起到预防作用。

2. 人工被动免疫疗法

对密切接触者，应观察 7 天；对于没有接受白喉类毒素全程免疫的幼儿，最好给予白喉类毒素与抗毒素同时注射。

（二）治疗

1. 抗毒素

对于白喉患者，应及时进行隔离，并早期注射足量白喉抗毒素血清，依据病情轻、中、重不同，剂量分别为 2U、6U 和 10U，肌内注射。使用白喉抗毒素血清前，应进行皮试，即用生理盐水 10 倍稀释抗毒素血清，取 0.1mL 注入前臂屈侧皮内，15～30 分钟后观察无过敏反应（红肿），方可应用；对于过敏者，须先做脱敏治疗。

2. 抗生素

对于白喉患者，可使用青霉素进行治疗，40～80 万 U，肌内注射，2 次/日；也可用红霉素、四环素单用或联用进行治疗。

第三节　嗜肺军团菌

军团菌属（*Legionella*）包括 46 个菌种，其中最重要的是嗜肺军团菌（*L. pneumophila*）。

1976 年，在美国费城的一次退伍军人大会期间，爆发了一种原因不明的肺炎，当时称为军团病，后从死亡者肺组织中分离出一种新的革兰氏阴性杆菌，被命名为嗜肺军团菌。

嗜肺军团菌广泛存在于自然界，特别是各种天然水源以及人工冷、热水管道中。

一、生物学性状

1. 形态与染色

嗜肺军团菌为革兰氏阴性杆菌，形态易变，在组织中呈短杆状，人工培养后呈多形性，常规染色不易着色，常用 Dieterle 镀银法（染成黑褐色）或吉姆萨（Giemsa）法（染成红色）。嗜肺军团菌有端生或侧生鞭毛，无芽孢，有菌毛和微荚膜。

2. 培养特性

嗜肺军团菌为专性需氧菌，且为胞内寄生菌，对营养要求高且生长缓慢，需要多种元素（如钙、镁、铁、锰等），以及半胱氨酸和甲硫氨酸等；在活性炭酵母浸出液琼脂培养基中，3～5 天可形成 1～2mm 灰白色、有光泽的 S 型菌落；若在 BCYE 培养基中加入 0.1g/L 溴甲酚紫，则菌落呈浅绿色。嗜肺军团菌不发酵糖类，可液化明胶，触酶阳性，氧化酶阳性或弱阳性，不分解尿素，硝酸盐还原试验阴性。

3. 抗原性

嗜肺军团菌有菌体 O 抗原和鞭毛 H 抗原。根据 O 抗原不同，嗜肺军团菌可分为 14 个血清型，其中 1 型即为 1976 年军团病的病原菌，在我国主要流行的为 1 型和 6 型。本菌的外膜蛋白具有良好的免疫原性。

4. 抵抗力

嗜肺军团菌能在 36～70℃ 热水中存活，普遍存在于天然淡水和人工水域（如自来水、热水淋浴器、中央空调、冷却塔水）中，能与原虫和微生物构成共生关系，可寄生于阿米巴变形虫内而保持致病活力。本菌对常用化学消毒剂、紫外线、干燥较敏感，对氯和酸有一定抵抗力，如在 pH2.0 的盐酸中可存活 30 分钟，可依此特点处理标本，以除去杂菌，提升分离培养的阳性率。

二、致病性

1. 致病物质

嗜肺军团菌的致病物质主要有微荚膜、菌毛、毒素和多种酶类。在宿主细胞内，细胞毒素可阻碍中性粒细胞氧化代谢，菌体内的磷酸酯酶可阻碍中性粒细胞超氧化物阴离子产物，使中性粒细胞内第二信使陷于混乱。这些物质可抑制吞噬体与溶酶体的融合，使吞噬体内的细菌在吞噬细胞内生长繁殖而间接导致宿主细胞死亡。此外，菌毛的黏附作用、微荚膜的抗吞噬作用及内毒素毒性作用也参与发病过程。

2. 所致疾病

嗜肺军团菌主要引起军团病，还能引起医院内感染，主要通过呼吸道吸入带菌飞沫、气溶胶而感染，临床表现为以肺为主的全身性感染。嗜肺军团菌有 3 种感染类型。

①流感样型：也称旁地亚克（Pontiac）热，为轻症感染，可出现发热、不适、头痛和肌肉酸痛等症状，预后良好。②肺炎型：也称军团病，起病骤然，以肺炎症状为主，可伴有多器官损害，出现高热、寒战、胸痛、剧烈肌痛，开始时干咳，继而出现脓痰、咯血，常伴有中枢神经系统和消化道症状；若治疗不及时，可致死亡，死亡率可达15%～20%。③肺外感染型：为继发性感染，临床可出现脑、肝、肾等多脏器感染的症状。

嗜肺军团菌为胞内寄生菌，细胞免疫在抗感染中起主要作用。

三、微生物学检查法

1. 直接涂片染色

病原体检查标本可采集下呼吸道分泌物、胸腔积液、活体肺组织或血液等。因痰中的正常菌群对军团菌有影响，故用痰标本涂片做革兰氏染色检查的意义不大。

2. 分离培养

本菌用 BCYE 培养基培养，可根据菌落特征、生化反应等做出鉴定。

3. 抗原抗体检查

用 ELISA 法检测标本中的抗原或特异性抗体，检测可取双份血清，抗体效价升高 4 倍以上，则有诊断学意义。

4. 核酸检查

用 PCR 和核酸杂交技术检测核酸，可进行快速诊断。

四、预防与治疗

1. 预防

对于嗜肺军团菌的感染预防，目前尚无疫苗，重点应加强水源管理、人工输水管道及其设施的消毒处理，以防止军团菌污染。

2. 治疗

对于嗜肺军团菌感染，首选红霉素进行治疗。

第四节　鲍特菌属

鲍特菌属（*Bordetella*）是一类革兰氏阴性小球杆菌，共有 8 个菌种，其中百日咳鲍特菌（*B. pertussis*）、副百日咳鲍特菌（*B. parapertussis*）和支气管败血症鲍特菌（*B. bronchiseptica*）是引起哺乳动物呼吸道感染的病原菌。百日咳鲍特菌（俗称百日咳杆菌）是本菌属的代表菌种，也是引起人类百日咳的病原菌。

一、生物学性状

1. 形态与染色

百日咳鲍特菌为革兰氏阴性短杆状或椭圆形菌，多单个分散排列，无芽孢，无鞭毛，光滑型菌株有荚膜和菌毛；用石炭酸甲苯胺蓝染色时，两端浓染。

2. 培养特性

百日咳鲍特菌专性需氧，对营养要求高，生长缓慢。初次分离培养时，需用含甘油、马铃薯、血液的鲍-金培养基。其生化反应弱，不发酵糖类，不产生吲哚、硫化氢，不分解枸橼酸、尿素等。百日咳鲍特菌易发生菌落变异，新分离菌株为 S 型菌落，称为Ⅰ相菌，有荚膜，毒力强；人工培养后，逐渐变成 R 型菌落，称为Ⅳ相菌，无荚膜，无毒力，其形态、溶血性、抗原构造、致病力等亦随之变异；Ⅱ、Ⅲ相为过渡相。

3. 抗原性

百日咳鲍特菌有菌体 O 抗原和表面 K 抗原。K 抗原又称凝集原（包括凝集因子 1 ～ 6），有不同组合的血清型，凝集因子 1 为种特异性抗原，是Ⅰ相菌的共同抗原。鉴于百日咳鲍特菌血清型的特异性，世界卫生组织（WHO）推荐百日咳的疫苗应含有 1、2、3 因子血清型的菌株。

4. 免疫性

本菌感染后，可获得较持久的免疫力，再感染少见，以局部黏膜免疫为主。

5. 抵抗力

百日咳鲍特菌抵抗力较弱，日光直射 1 小时或 56℃ 30 分钟均可将其杀死，在干燥尘埃中仅可存活 3 天。

二、致病性

1. 致病物质

百日咳鲍特菌的致病物质主要有荚膜、菌毛及多种毒素等。①百日咳毒素（pertussis toxin）是主要的毒性物质，与细菌附着于纤毛上皮细胞及阵发性咳嗽有关。②腺苷酸环化酶毒素（adenyleyelase toxin）可通过提高吞噬细胞内 cAMP 水平而抑制巨噬细胞的氧化活性，抑制中性粒细胞的趋化、吞噬及杀伤作用，以及 NK 细胞的溶细胞作用。③丝状红细胞凝集毒素（filamentous hemagglutinin）可促进细菌对纤毛上皮细胞的黏附。④气管细胞毒素（tracheal cytotoxin）对气管纤毛上皮细胞有特殊亲和力，低浓度时可抑制纤毛摆动，高浓度时可使细胞坏死、脱落。⑤皮肤坏死毒素（dermonecrotic toxin）能引起外周血管收缩、白细胞渗出或出血，导致局部组织缺血、坏死等。

2. 所致疾病

人是百日咳鲍特菌的唯一宿主。百日咳鲍特菌的传染源为早期患者和带菌者，经飞沫传播，主要侵犯婴幼儿呼吸道，引起百日咳。百日咳鲍特菌感染不进入血流，主要造成局部组织损伤，病菌首先附着于纤毛上皮细胞，在局部增殖并产生毒素，引起局部炎症、坏死，上皮细胞纤毛运动受到抑制或破坏，黏稠分泌物增多而不能及时排除，最终导致剧烈咳嗽。因整个病程较长，故称百日咳。若治疗不及时，少数患者可发生肺炎链球菌、金黄色葡萄球菌和溶血性链球菌等继发感染，出现肺炎、中耳炎等。

三、微生物学检查法

1. 分离培养

本菌采用鼻咽拭子法或咳碟法培养阳性率较高，发病第 1 周可达 90% 左右，以后逐渐降低，至第 4 周时阳性率只有 2%。

（1）鼻咽拭子法：用棉拭子经鼻腔进入，取鼻咽部分泌物，接种于培养皿中。

（2）咳碟法：当患者咳嗽时，用含血培养基平皿置于距患者口部 5～10cm 处，待飞沫进入平皿时，立即将咳碟送 37℃ 温箱培养。

目前普遍认为，对于培养效果，鼻咽拭子法优于咳碟法。

2. 抗原抗体检查

采用单克隆抗体菌落印迹试验、酶联免疫吸附试验以及免疫荧光抗体法检测菌体成分和体内特异性抗体，对细菌培养阴性者更有意义。

3. 核酸检查

用 PCR 检测患者鼻咽分泌物中的百日咳鲍特菌 DNA，具有快速、敏感、特异性高的诊断价值。

四、预防与治疗

1. 预防

对于百日咳鲍特菌的预防，以接种疫苗为主，我国采用 I 相百日咳鲍特菌死疫苗、白喉类毒素、破伤风类毒素混合的百白破（PDT）三联疫苗进行主动免疫，效果较好。

2. 治疗

对于百日咳的治疗，首选红霉素、氨苄西林等。

第五节　麻风分枝杆菌

麻风分枝杆菌俗称麻风杆菌，可引起麻风病。麻风病是一种慢性传染病，曾在我国广泛流行，经过多年积极的防治工作，其发病人数已大为减少。麻风分枝杆菌的形态、染色与结核分枝杆菌相似。

一、生物学性状

1. 形态与染色

麻风分枝杆菌的菌体细长，略带弯曲，常呈束状排列；抗酸染色阳性，革兰氏染色阳性，无鞭毛，无芽孢，有荚膜；经治疗后，可呈短杆状、颗粒状或念珠状等多形性，可能是 L 型变异。

2. 培养特性

麻风分枝杆菌对营养要求高，常用罗氏培养基（含蛋黄、甘油、马铃薯等）进行培养。本菌生长缓慢，18～24 小时繁殖一代，2～3 周可见菌落。麻风分枝杆菌的菌落为米黄色，表面干燥，可呈颗粒状或菜花状。麻风分枝杆菌为专性需氧菌，在液体培养基中呈现表面生长。

3. 免疫性

机体对麻风分枝杆菌的免疫与结核分枝杆菌的免疫相似。①由于本菌为胞内寄生菌，故以细胞免疫为主，抗体无保护性。②有菌免疫，体内有菌则有免疫力，无菌则免疫力消退。③免疫保护与变态反应并存，菌体不同成分可产生不同的效应。

二、致病性

1. 致病物质

麻风分枝杆菌不产生内毒素、外毒素和侵袭性酶。其传染源主要是患者，传播途径包括呼吸道、破损的皮肤、黏膜和密切接触等，以家庭内传播为主。其致病物质主要是荚膜、脂质和细菌蛋白质。

2. 所致疾病

麻风分枝杆菌主要侵犯皮肤和黏膜，严重时可累及神经、眼及内脏。本菌感染的潜伏期长，长者可达数十年。根据临床表现、机体的免疫状态和病理变化，可将大部分患者分为瘤型麻风和结核样型麻风。其中，瘤型麻风传染性强，且病情严重；结核样型麻风主要侵犯皮肤和外周神经，很少侵犯内脏。人对麻风分枝杆菌有较强的抵抗力，其特点与结核分枝杆菌的免疫相似。

三、微生物学检查法

1. 分离培养

根据感染部位采集不同的标本，如痰、尿、脑脊液、腹水等，直接涂片，抗酸染色，镜检。菌数少时，需浓缩集菌，分离培养。

2. 麻风菌素试验

测定机体对麻风分枝杆菌有无免疫应答反应，可以确定有无免疫力。

四、预防与治疗

1. 预防

对于麻风病，目前尚无特异性预防方法。

2. 治疗

麻风病的治疗药物主要有砜类（如氨苯砜等）、利福平、氯苯吩嗪及丙硫异烟胺，一般采用两种或三种药物联合治疗。

第六节　流感嗜血杆菌

嗜血杆菌属（*Haemophilus*）是一类革兰氏阴性小杆菌，常呈多形态性，无鞭毛，无芽孢。本菌属归属巴斯德菌科，有16个菌种，其中与人类密切相关的有8种，即流感嗜血杆菌、副流感嗜血杆菌、溶血嗜血杆菌、副溶血嗜血杆菌、杜克雷嗜血杆菌、埃及嗜血杆菌、嗜沫嗜血杆菌、副嗜沫嗜血杆菌。本菌属的代表菌为流感嗜血杆菌。

流感嗜血杆菌(*B. influenzae*)俗称流感杆菌,是引起流感继发感染的一种病原菌。

一、生物学性状

1. 形态与结构

从新鲜感染灶标本分离到的细菌为革兰氏阴性小杆菌或球杆菌,菌体大小为$(0.3 \sim 0.4)\mu m \times (1.0 \sim 1.5)\mu m$。多数菌株有菌毛,有毒菌株在含脑心浸液的血琼脂培养基上可形成明显的荚膜,但需注意上呼吸道正常菌群中的绝大多数流感嗜血杆菌无荚膜,无鞭毛,也不形成芽孢。

2. 培养特性

流感嗜血杆菌为需氧或兼性厌氧菌,培养较为困难,最适生长温度为$33 \sim 37℃$。流感嗜血杆菌能分解葡萄糖、蔗糖,不发酵乳糖、甘露糖,对半乳糖、果糖、麦芽糖的发酵不稳定,一般粗糙型菌株比有荚膜的菌株分解糖的能力强。该菌氧化还原酶系统不完善,人工培养时需要添加血液中的 X 和 V 两种生长辅助因子以辅助其生长。因子 X 是血液中的血红素及其衍生物,可耐高温,120℃ 30 分钟不被破坏,是细菌合成过氧化物酶、细胞色素氧化酶等呼吸酶的辅基;因子 V 是存在于血液中的辅酶 I 或辅酶 II,耐热性差,120℃ 15 分钟即被破坏,在细胞呼吸中起递氢作用,但血液中的因子 V 通常处于被抑制状态,加热 80 ~ 90℃ 10 分钟,破坏红细胞膜上的不耐热抑制物,可使因子 V 释放,故流感嗜血杆菌在加热血琼脂平板(即巧克力色平板)上生长较佳,在巧克力色平板上培养 18 ~ 24 小时,可形成无色透明似露珠状的微小菌落;培养 48 小时后,可形成灰白色透明、较大的圆形菌落,无溶血现象。若在血平板上,将流感嗜血杆菌与金黄色葡萄球菌共同培养,则可见金黄色葡萄球菌菌落周围的流感嗜血杆菌菌落较大,离金黄色葡萄球菌菌落越远的流感嗜血杆菌菌落越小,此现象称为"卫星现象"。这是由于金黄色葡萄球菌能合成较多的因子 V 并弥散到培养基里,促进了流感嗜血杆菌的生长。卫星现象有助于流感嗜血杆菌的鉴定。

3. 抗原性

流感嗜血杆菌主要有荚膜多糖抗原和菌体抗原。根据荚膜多糖抗原,可将流感嗜血杆菌分为 a、b、c、d、e、f 共 6 个血清型。其中,b 型致病力最强,也是引起儿童感染最常见的菌型。流感嗜血杆菌与肺炎链球菌的荚膜多糖有部分共同抗原性,如 b 型与肺炎链球菌 15A 型、35B 型、6 型、29 型之间有交叉反应。菌体抗原主要指外膜蛋白抗原,特异性不强。

4. 免疫性

抗流感嗜血杆菌的免疫以体液免疫为主;抗荚膜多糖抗体能增强吞噬作用,并能活化补体产生溶菌作用。

5. 抵抗力

流感嗜血杆菌抵抗力弱,对热和干燥敏感,56℃ 30 分钟即可被杀死,在干燥痰中

48 小时内死亡；对一般消毒剂敏感，对青霉素和氯霉素易产生耐药性。

二、致病性

1. 致病物质

流感嗜血杆菌的主要致病物质为荚膜、菌毛、内毒素和 IgA 蛋白酶等。荚膜具有抗吞噬作用，是本菌的主要毒力因子；菌毛具有黏附和定植于细胞的作用；IgA 蛋白酶能分解宿主黏膜表面的 SIgA，降低局部黏膜免疫力；内毒素的致病机制不清楚。

2. 所致疾病

流感嗜血杆菌中有荚膜 b 型菌株者为致病菌，所致疾病包括原发感染和继发感染。

(1)原发感染：有荚膜菌株可引起急性化脓性感染，如化脓性脑膜炎、鼻咽炎、咽喉会厌炎、化脓性关节炎、心包炎等。流感嗜血杆菌主要引起 4～18 月龄儿童的原发性化脓感染。

(2)继发感染：多由呼吸道寄居的无荚膜菌株引起，常继发于流感、麻疹、结核病等，临床表现有慢性支气管炎、鼻窦炎、中耳炎等，成人多见。

三、微生物学检查法

根据感染的不同，可分别采取血液、脑脊液、鼻咽分泌物、痰、脓液等标本。这些标本经过适当处理后，可行形态学检查。

1. 直接涂片染色

脓液或鼻咽分泌物标本可直接涂片染色镜检，脑脊液则需要离心后取沉淀物涂片染色镜检。若镜检见革兰氏阴性短小杆菌或多形态杆菌，结合临床症状，即可做出初步诊断。

2. 分离培养

流感嗜血杆菌的分离培养常用巧克力色血琼脂培养基或血琼脂培养基，接种后，置于 5%～10% CO_2 环境下，于 35℃ 18～24 小时后，观察其细小、无色透明的菌落。将流感嗜血杆菌与金黄色葡萄球菌共同培养，因金黄色葡萄球菌能合成因子 V 而释放于培养基中，可促进流感嗜血杆菌的生长，故流感嗜血杆菌的菌落在靠近金黄色葡萄球菌菌落时较大，而远离金黄色葡萄球菌菌落时较小，从而可对本菌进行鉴定。

3. 抗原抗体检查

采用胶乳凝集试验、免疫荧光试验、荚膜肿胀试验等可检测相应抗原。

4. 核酸检查

采用 PCR 和核酸杂交技术检测病菌核酸，有助于本菌的快速诊断。

四、预防与治疗

1. 预防

自 1990 年开始，人类已使用乙型流感嗜血杆菌(或 b 型流感嗜血杆菌，简称 Hib)结合型疫苗来预防流感嗜血杆菌的感染；也有人将 b 型荚膜多糖疫苗与白喉类毒素或脑膜炎球菌外膜蛋白制成联合菌苗,用于特异性预防。

2. 治疗

流感嗜血杆菌对磺胺、青霉素、链霉素、四环素、氨苄西林和氯霉素均敏感。对 b型荚膜流感嗜血杆菌的急性感染,尤其是脑膜炎、咽喉会厌炎,过去均以氨苄西林为首选,有的国家报告因耐氨苄西林的菌株逐年增加,故有人以氯霉素为首选。此外,静脉注射头孢菌素对流感嗜血杆菌感染的治疗也有较好的效果。

知识 拓展

基因组时代的科赫法则

美国医学微生物学与免疫学教授戴维·雷尔曼(David Relman)及其同事提出了基因组时代的科赫法则。

(1)属于假定病原体的核酸序列应该出现在特定传染病的大多数病例中。在已知的患病器官或明显的解剖学部位,应能发现该微生物的核酸,而在与相应疾病无关的器官中则不会发现。

(2)在未患病的宿主或组织中,与病原体相关的核酸序列拷贝数应当较少或完全检测不到。

(3)随着疾病的缓解,与病原体相关的核酸序列拷贝数应减少或检测不到。如果临床上有复发,则应该发生相反的情况。

(4)当序列检测预示疾病将发生或序列拷贝数与疾病的严重程度相关时,则序列与疾病的联系极可能构成因果关系。

(5)从现有序列推断出的微生物特性应符合该生物类群的已知生物学性状。

(6)应在细胞水平探求患病组织与微生物的关系:用原位杂交来显示发生了病理变化的特定区域,以证明微生物的存在,或显示微生物应该存在的区域。

(7)这些以序列分析为基础获得的上述证据应当是可重复获得的。

小 结

呼吸道感染细菌是指通过呼吸道侵入人体,引起呼吸道局部或呼吸道以外组织器官病变的细菌,主要包括结核分枝杆菌、白喉棒状杆菌、百日咳鲍特菌、流感嗜血杆菌、嗜肺军团菌等。

结核分枝杆菌因繁殖时有分枝生长趋势而得名。其细胞壁中含有大量的脂质,一般不易着色,经加温或延长染色时间而着色后,因能抵抗强脱色剂盐酸酒精的脱色,故又称抗酸杆菌,常用抗酸染色法鉴定。结核分枝杆菌经常发生形态、菌落、毒力和耐药性的变异,致病物质为脂质、蛋白质和多糖,导致肺部感染(如肺结核)与肺外感染(如脑、肾、骨、关节、生殖器官的结核以及肠结核、皮肤结核等)。机体通过细胞免疫进行防御,通过接种 BCG 进行预防。

百日咳鲍特菌为革兰氏阴性短杆状或椭圆形菌,无芽孢,无鞭毛,光滑型菌株有荚膜和菌毛；专性需氧，对营养要求高，生长缓慢；致病物质主要有荚膜、菌毛及多种毒素，可引起人类百日咳。其预防常采用百白破三联疫苗，治疗首选红霉素。

复习思考题

（1）简述结核分枝杆菌的致病性及所致疾病。

（2）简述白喉棒状杆菌的致病物质。

（3）简述结核分枝杆菌和白喉棒状杆菌的主要生物学性状（染色、培养特点、抵抗力、变异等）。

（4）简述结核分枝杆菌和白喉棒状杆菌的防治。

项目 寻找肺结核的元凶

任务一 痰中结核分枝杆菌的踪迹

结核分枝杆菌检查是确诊肺结核最特异性的方法。在痰中找到结核分枝杆菌是确诊肺结核的主要依据。因涂片抗酸染色法镜检快速简便，而我国非典型分枝杆菌少见，故若抗酸杆菌阳性，则肺结核的诊断基本就可以成立。除了痰液，还可采取咽喉部分泌物、胸腔积液、腹水、尿液、脑脊液、胃液、脓液、粪便等标本进行检测。

【任务目标】

（1）学会涂片抗酸染色法或细菌培养法。

（2）学懂确诊肺结核的判断依据。

【任务实施】

1. 制订方案

组织分工，查阅资料，制订实施方案。

2. 实验准备

准备实验物品。

3. 实施过程

（1）抗酸染色法：指检查抗酸细菌（如结核分枝杆菌、麻风分枝杆菌等）的一种特殊染色法。因分枝杆菌的细胞壁内含有大量的脂质，包围在肽聚糖的外面，故分枝杆菌一般不易着色，要经过加热和延长染色时间来促使分枝杆菌中的分枝菌酸与石炭酸复红牢固结合成复合物。因分枝菌酸与染料结合后很难被酸性脱色剂脱色，故名抗酸染色。抗酸染色法的一般步骤包括：①初染，用玻片夹夹持涂片标本，滴加石炭酸复红2滴或3滴，在火焰高处徐徐加热，切勿沸腾，出现蒸汽即暂时离开，若染液蒸发减少，应再加染液，以免干涸，加热3~5分钟，待标本冷却后用水冲洗。②脱色，先用3%盐酸酒精脱色30秒至1分钟，再用水冲洗。③复染，用碱性亚甲蓝溶液复染1分钟，水洗，用吸水纸吸干后，使用油镜观察。

（2）细菌培养法：将集菌材料接种于固体培养基，器皿口加橡皮塞，于37℃培养，每周观察1次。结核分枝杆菌生长缓慢，一般需2~4周才能长成肉眼可见的菌落。若使用液体培养基，将集菌材料滴加于含血清的培养液中，则可于1~2周在管底见到有颗粒生长，取沉淀物涂片，能快速获得结果。除了痰液外，尚可采取咽喉部分泌物、胸腔积液、腹水、尿液、脑脊液、胃液、脓液、粪便等标本进行检验。

（3）根据诊断结果，确定实验结果。

（4）结合实验结果和文献资料，写出报告。

【成果展示】

提交报告，并组织报告交流。

任务二　人群中结核菌素阳性率调查

结核菌素试验可用于：①诊断婴幼儿的结核病；②测定接种卡介苗后的免疫效果；③在未接种卡介苗的人群中做结核分枝杆菌感染的流行病学调查；④测定肿瘤患者的细胞免疫功能。

【任务目标】

（1）知晓结核菌素试验的原理及操作。

（2）学会观察结核菌素试验阳性结果。

【任务实施】

1. 制订方案

组织分工，查阅资料，制订实施方案。

2. 实验准备

准备实验物品。

3. 实施过程

（1）取OT（旧结核菌素）或PPD（纯化蛋白衍生物）5U（0.1mL），于前臂皮内注射，48~72小时后观察结果。注射局部出现红肿和硬结，且大于5mm者为阳性，表示机体细胞免疫功能正常，或曾感染过结核分枝杆菌；分别用1U、5U和100U皮试均为阴性者，若机体细胞免疫功能正常，则表示未感染过结核分枝杆菌。此法可用于检测可疑患者是否曾感染过结核分枝杆菌，接种卡介苗后是否阳转阴以及检测机体的细胞免疫功能。

结核菌素试剂有两种，一种为旧结核菌素（OT），为含有结核分枝杆菌的甘油肉汤培养物，加热过滤液，主要成分是结核蛋白，也含有结核分枝杆菌生长过程中产生的其他代谢产物和培养基成分；另一种为纯化蛋白衍生物（PPD），是OT经三氯醋酸沉淀后的纯化物。PPD有两种，即PPDC和BCGPPD。前者是由人结核分枝杆菌提取的；后者由卡介苗制成，每0.1mL中含5U。

目前，结核菌素试验多采用PPD法。规范的试验方法是取PPDC和BCGPPD各5U，分别注入两前臂皮内，48~72小时后，红肿硬结小于5mm者为阴性反应，超过5mm者为阳性反应，≥15mm者为强阳性反应。

（2）根据诊断结果，确定试验结果。阳性反应表明机体已感染过结核分枝杆菌或卡介苗接种成功，机体对结核分枝杆菌有迟发型超敏反应，并说明有特异性免疫力。强阳性反应则表明可能有活动性结核病，尤其是婴儿。阴性反应表明受试者可能未感染过结核分枝杆菌或未接种过卡介苗。但应注意的是，受试者处于感染早期时，超敏反应尚未产生，或正患严重的结核病（如全身粟粒性结核和结核性脑膜炎）时，机体无反应能力，或细胞免疫功能低下者，也可能出现阴性反应。

（3）结合试验结果和文献资料，写出报告。

【成果展示】

提交报告，并组织报告交流。

（孙　琳　磨　堃）

第八章　消化道感染细菌

:::::::::: **知识导航** ::::::::::

消化道感染细菌
├── 埃希菌属 ┐
│   志贺菌属 │── 生物学性状
│   沙门菌属 │── 致病性
│   幽门螺杆菌┘── 微生物学检查法
│   └ 预防与治疗
├── 弧菌属 ┬── 霍乱弧菌
│   └── 副溶血弧菌
└── 其他消化道感染细菌 ┬── 变形杆菌属
                        ├── 枸橼酸杆菌属
                        ├── 沙雷菌属
                        └── 克雷伯菌属

:::::::::: **学习目标** ::::::::::

知识与技能：

（1）学懂肠道感染细菌的生物学性状。

（2）知晓肠道感染性细菌的致病物质及所致疾病。

（3）能应用实验检查方法鉴定肠道感染性细菌。

方法与过程：

（1）结合肠道感染性细菌生化反应的特点，理解肠道细菌感染性疾病的鉴别。

（2）从肠道感染性细菌的致病物质，意识到其所致的疾病。

情感态度与价值观：

能够认识到养成良好的生活习惯，特别是良好的饮食习惯的重要性。

消化道感染细菌是指一群在胃肠道中增殖并引起胃肠道症状、食物中毒或正常定居于肠道但可引起肠外感染的病原菌。消化道感染细菌的传播途径以粪－口途径为主。消化道感染细菌主要包括肠杆菌科、螺杆菌属、弧菌属和弯曲菌属等细菌。其中，肠杆菌科中的细菌种类最为繁多，包括埃希菌属、志贺菌属、沙门菌属、克雷伯菌、变形杆菌属和肠杆菌等。本章重点介绍肠杆菌科细菌。

肠杆菌科细菌的共同特性包括：革兰氏染色呈阴性，为中等大小的杆菌，无芽孢，多数有鞭毛，致病菌大多有菌毛，少数有荚膜；对营养要求一般，需氧或兼性厌氧；可形成中等大小的灰白色光滑型菌落，部分致病菌在血平板上形成 β 溶血；生化反应活泼，有重要的鉴定意义。肠杆菌科细菌的致病菌一般不分解乳糖，而非致病菌多数能够分解乳糖。肠杆菌科细菌的抗原构造种类复杂，主要有菌体 O 抗原、鞭毛 H 抗原、荚膜抗原、菌毛抗原，抵抗力不强，易变异。

第一节　埃希菌属

埃希菌属(*Escherichia*)共包括 6 种埃希菌，临床上最常见、最重要的是大肠埃希菌。大肠埃希菌(*Escherichia coli*)俗称大肠杆菌，是人和其他动物肠道中的正常菌群，一般情况下对人体有益无害，当寄居部位发生变化时，可作为机会致病菌，引起肠道外感染；少数血清型大肠埃希菌具有致病性，可引起人类肠道感染。本节主要介绍大肠埃希菌。

一、生物学性状

1. 形态与染色

大肠埃希菌为革兰氏阴性短小杆菌(图 8 - 1)，多数细菌有周身鞭毛、普通菌毛和性菌毛。

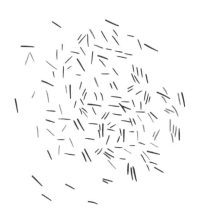

图 8 - 1　大肠埃希菌

2. 培养及生化反应

大肠埃希菌为兼性厌氧菌，对营养要求不高，普通琼脂平板 37℃ 培养 24 小时即可形成菌落。大肠埃希菌因能发酵乳糖，故在沙门 - 志贺氏琼脂(SS)等鉴别培养基中可形成红色菌落。大肠埃希菌还能发酵多种糖类，产酸产气，吲哚、甲基红、伏 - 波、柠檬酸盐试验(简称 IMViC 试验)的结果为 + 、 + 、 - 、 - 。

3. 抗原性

大肠埃希菌具有菌体 O 抗原、荚膜 K 抗原和鞭毛 H 抗原，是血清学分型的依据。

4. 抵抗力

大肠埃希菌抵抗力弱，60℃ 30 分钟即可死亡，对胆盐、煌绿有抵抗力。

二、致病性

1. 致病物质

大肠埃希菌的致病物质主要包括两种。①黏附素：使细菌紧贴在泌尿道和肠道细菌上，避免因排尿时尿液的冲刷和肠道蠕动作用而被排除。②外毒素：大肠埃希菌能产生多种外毒素，如志贺毒素、耐热肠毒素、不耐热肠毒素及溶血素等，可导致肠黏膜细胞分泌功能亢进，引起腹泻，还可产生内毒素、K 抗原、荚膜和载铁蛋白等。

2. 所致疾病

（1）肠道外感染：大多数大肠埃希菌在肠道内不致病，在肠外可引起以下疾病。①败血症：大肠埃希菌是败血症患者中最常见的革兰氏阴性菌。②新生儿脑膜炎：大肠埃希菌是小于 1 岁的婴儿中枢神经系统感染的主要致病因子。③泌尿系统感染：病原菌来自患者肠道，居泌尿系统感染的首位，以女性多见，如尿道炎、膀胱炎、肾盂肾炎等。

（2）肠内感染：具体见表 8 - 1。

表 8 - 1　常见大肠埃希菌的致病性

菌株	致病机制	疾病	血清型
肠产毒性大肠埃希菌（ETEC）	肠毒素（LT 和 ST）	旅游者腹泻和婴幼儿腹泻	O6：K15：H6
肠致病性大肠埃希菌（EPEC）	黏附	婴儿腹泻	2，55
肠侵袭性大肠埃希菌（EIEC）	侵袭破坏	痢疾样腹泻	28ac
肠出血性大肠埃希菌（EHEC）	菌毛、Vero 毒素	出血性结肠炎	O157：H7
肠黏附性大肠埃希菌（EAEC）	未明	急、慢性腹泻	O42

三、微生物学检查法

（一）临床细菌学检查

1. 采集标本

肠道内感染采集粪便；肠外感染则根据病情不同而采集中段尿、血液、脓液、脑脊液等。

2. 分离培养与鉴定

对于血液标本，应先进行增菌培养，然后接种于血平板及鉴别培养基上；对于粪便标本，可直接接种于鉴别培养基上；对于其他标本，可同时接种于血平板及鉴别培养基上。观察可疑菌落，并做涂片染色，镜检，然后做生化反应和血清学分型，必要时可做肠毒素测定。若为尿路感染，除了检测大肠埃希菌外，还应计数中段尿细菌总数，每毫升尿含菌≥10万时，才有诊断意义。

（二）卫生细菌学检查

卫生细菌学常以"大肠菌群数"和"细菌总数"作为饮水、食品等被粪便污染的指标。我国规定的卫生饮水标准是每毫升饮水、汽水和果汁中细菌总数不得超过100个，每1000mL饮水中大肠埃希菌菌群数不得超过3个，每100mL瓶装汽水及果汁中大肠菌群数不得超过5个。

四、预防与治疗

1. 预防

对于大肠埃希菌感染的预防，应加强粪便管理，切断粪－口传播途径，临床操作时应做好消毒灭菌，做尿道插管和膀胱镜等检查时应严格无菌操作，以减少医源性感染。目前，已有菌毛疫苗用于防止新生家禽腹泻，尚无可用于人群的疫苗。

2. 治疗

大肠埃希菌感染的治疗可选用庆大霉素、氯霉素、阿米卡星等。

第二节　志贺菌属

志贺菌属（*Shigella*）是人类细菌性痢疾的病原菌，又称痢疾杆菌。人类是痢疾杆菌的主要宿主，灵长类动物也是其天然宿主。

一、生物学性状

1. 形态

痢疾杆菌为革兰氏阴性短小杆菌，无鞭毛，有菌毛。

2. 培养特性

痢疾杆菌需氧或兼性厌氧，对营养要求不高，易培养，可分解葡萄糖，产酸不产气；伏－波试验（VP试验）阴性，不分解尿素，不形成硫化氢，不能利用枸橼酸盐作为碳源。绝大多数菌株不分解乳糖，故在SS等鉴别培养基上生长的菌落呈半透明的光滑型菌落。宋氏志贺菌能迟缓发酵乳糖（37℃ 3~4天）。

3. 抗原性

痢疾杆菌有菌体K抗原和O抗原，而无鞭毛H抗原。K抗原是自患者新分离的某些菌株的菌体表面抗原，不耐热，于100℃加热1小时即被破坏，在血清学分型上无意义。O抗原分为群特异性抗原和型特异性抗原，根据志贺菌抗原构造的不同，可分为四群48个血清型（包括亚型）。

（1）A群：又称痢疾志贺菌（*S. dysenteriae*），通称为志贺氏痢疾杆菌；不发酵甘露醇；有12个血清型，其中的8型又分为3个亚型。

（2）B群：又称福氏志贺菌（*S. flexneri*），通称为福氏痢疾杆菌；可发酵甘露醇；有

15 个血清型（含亚型及变种），抗原构造复杂，有群抗原和型抗原；根据型抗原的不同，分为 6 型，又根据群抗原的不同，将型分为亚型；X、Y 变种没有特异性抗原，仅有不同的群抗原。

（3）C 群：又称鲍氏志贺菌（*S. boydii*），通称为鲍氏痢疾杆菌；可发酵甘露醇；有 18 个血清型，各型间无交叉反应。

（4）D 群：又称宋氏志贺菌（*S. sonnei*），通称为宋氏痢疾杆菌；可发酵甘露醇，并迟缓发酵乳糖，一般需要 3～4 天；只有 1 个血清型；有 2 个变异相，即 Ⅰ 相和 Ⅱ 相，Ⅰ 相为 S 型，Ⅱ 相为 R 型。

根据志贺菌属的菌型分布调查，我国一些主要城市在过去二三十年中均以福氏志贺菌为主（其中又以 2a 亚型及 3 型多见），其次为宋氏志贺菌，痢疾志贺菌与鲍氏志贺菌则较少见。志贺菌 1 型引起的细菌性痢疾已发展为世界性流行，我国至少在 10 个省（市）或自治区发生了不同规模的流行。了解菌群分布与菌型变迁情况，对制备菌苗、预防细菌性痢疾具有重大意义。

4. 抵抗力

痢疾杆菌的抵抗力较弱，怕热，怕酸，易产生抗原、毒力及耐药性变异。

5. 免疫性

非特异性抗感染免疫主要依靠肠道局部的 SIgA 发挥作用，由于菌型众多，并且缺乏型间交叉免疫，因此病后免疫力不牢固。

二、致病性

1. 致病物质

痢疾杆菌的致病物质主要为内毒素，有的还能产生外毒素。细菌通过菌毛黏附于回肠末端和结肠的黏膜上皮细胞，继而侵入上皮细胞内生长繁殖，一般在黏膜固有层内形成感染灶，引起炎症反应。细菌较少侵入血流，但必须侵入肠壁才能致病。

（1）内毒素：为痢疾杆菌主要的致病物质，作用强烈，几乎所有痢疾杆菌都能产生内毒素。内毒素作用于肠黏膜，使其通透性增高，进一步促进了对内毒素的吸收，可引起患者发热、神志障碍，甚至中毒性休克等一系列症状。内毒素亦可破坏肠黏膜，促进炎症、溃疡、坏死和出血。内毒素作用于肠壁自主神经系统，使肠功能紊乱，肠蠕动失调，尤其以直肠括约肌痉挛最明显，因而可引起腹痛、里急后重等。

（2）外毒素：由痢疾志贺菌 1 型和 2 型产生，同时具有肠毒性、细胞毒性和神经毒性（神经毒性可损伤中枢神经系统，引起麻痹死亡）3 种生物学活性。

2. 所致疾病

痢疾杆菌感染几乎只限于肠道，一般不侵入血液。其传染源是患者和带菌者，主要通过粪－口途径传播。痢疾杆菌感染有急性和慢性两种，典型的急性细菌性痢疾经过 1～3 天潜伏期后突然发病，常有发热、腹痛和水样腹泻，持续 1 天左右，腹泻次数增多，并由水样腹泻转变为黏液脓血便，伴有里急后重、下腹疼痛等。若急性细菌性痢疾治疗不彻底，可转为慢性细菌性痢疾，尤其以体质较差者易患，病程可长达 2 个月以上。病愈后，有些人可转为健康带菌者，成为重要的传染源。中毒性菌痢常见于儿童，无消化道症状，表现为全身中毒症状，如高热、惊厥、昏迷、休克、弥散性血管内凝血（DIC）以及多器官功能衰竭等。

三、微生物学检查法

1. 标本采集

取患者的脓血便，迅速送检；如不能及时送检，可保存在30%甘油缓冲盐水中。若为中毒性菌痢，可取肛门拭子。

2. 分离培养与鉴定

将标本接种于肠道杆菌选择性培养基中，于37℃孵育18~24小时，挑取无色半透明的可疑菌落，做生化反应和血清学凝集试验，确定菌群和菌型。如遇非典型菌株，须做系统生化反应以确定菌属；必要时，用适量菌液接种于豚鼠结膜上，观察24小时，如有炎症，则为有毒菌株。

四、预防与治疗

1. 预防

细菌性痢疾的预防重在加强水源和粪便管理，以及食品卫生监督，切断传播途径。特异性预防主要采用口服减毒活菌苗，试用者有Sd株、宋氏2a变异株等。这些活菌苗虽有一定的预防作用，但因免疫力弱、维持时间短，加上服用量大、型间无交叉保护免疫，故大规模应用受到了一定限制。

2. 治疗

细菌性痢疾的治疗可选用庆大霉素、诺氟沙星、呋喃唑酮、磺胺类、氨苄青霉素、氯霉素、黄连素等。由于该菌容易产生多重耐药，因此用药前应先做药敏试验，以指导临床精准用药。此外，中药中的黄连、黄柏、白头翁、马齿苋等对细菌性痢疾也有一定疗效。

第三节　沙门菌属

沙门菌属（*Salmonella*）是一群寄生于人和其他动物肠道中，形态、生化反应和抗原构造相似的革兰氏阴性菌。目前，已知本菌属有2000多种血清型，但少数对人致病（如伤寒沙门菌、副伤寒沙门菌、鼠伤寒沙门菌、肠炎沙门菌和猪霍乱沙门菌等）。

一、生物学性状

1. 形态与染色

沙门菌为革兰氏阴性杆菌，绝大多数有鞭毛，能运动，多数有菌毛。

2. 培养特性

沙门菌兼性厌氧，对营养要求不高，易人工培养；在SS等鉴别培养基上不分解乳糖，可形成不同于大肠埃希菌的菌落；多数能产生硫化氢。

3. 抗原性

沙门菌属的抗原主要有菌体 O 抗原和鞭毛 H 抗原，少数菌株有表面（毒力 Vi）抗原。O 抗原为菌细胞壁上的脂多糖，性质稳定，可依此将本菌属分群，群与群之间存在共同抗原；H 抗原为细菌鞭毛蛋白质，性质不稳定，但抗原差异性大，为特异性抗原，是分型的依据；Vi 抗原是一种不耐热的酸性多糖复合体，有抗吞噬和阻凝作用。

4. 抵抗力

沙门菌对理化因素抵抗力较差，65℃ 15 ~ 30 分钟或 5% 苯酚溶液 5 分钟均可将其杀灭。

5. 免疫性

特异性细胞免疫是应对沙门菌感染的主要防御机制，特异性体液抗体有辅助杀菌作用，胃肠炎的恢复与肠道局部生成的 SIgA 有关。肠热症病愈后，机体可获得牢固免疫力。

二、致病性

1. 致病物质

沙门菌有较强的内毒素，有一定的侵袭力，能侵袭小肠黏膜；个别菌型能产生肠毒素。

（1）内毒素：沙门菌主要的致病物质。内毒素能引起体温升高、白细胞下降，大剂量时可导致中毒症状和休克，这些与内毒素激活补体及诱发免疫细胞释放细胞因子有关。

（2）肠毒素：个别沙门菌（如鼠伤寒沙门菌）可产生肠毒素，其性质与大肠埃希菌肠毒素类似。

2. 所致疾病

沙门菌可引起肠热症、食物中毒或败血症，疾病的传染源为人和带菌者。带菌者在沙门菌感染中的作用更为重要。

（1）肠热症：包括伤寒沙门菌引起的伤寒，以及甲型副伤寒沙门菌、肖氏沙门菌、希氏沙门菌引起的副伤寒。肠热症患者临床多出现持续发热、相对缓脉、脾大、玫瑰疹、白细胞减少等。

（2）肠胃炎（食物中毒）：此为最常见的沙门菌感染，临床表现为恶心、呕吐、腹痛、腹泻和发热等。

（3）败血症：细菌通过粪－口途径传播，经肠道入血，可引起败血症，临床表现为高热、寒战、厌食和贫血、黏液便等，患者肠道症状反而不明显，此点可与细菌性痢疾相鉴别。

三、微生物学检查法

1. 标本采集

若为肠热症患者，第 1 ~ 2 周取血液，第 2 ~ 3 周取粪便、尿，各期均可取血液与骨髓液；若为急性胃肠炎患者，则取粪便、呕吐物、可疑食物；若为败血症患者，可取血液标本。

2. 分离鉴定

血液、骨髓标本需先增菌，其他标本直接用伊红 – 亚甲蓝琼脂培养基（EMB 培养基）、SS 培养基分离，做生化反应后，行血清学鉴定。

3. 血清学诊断

可行肥达试验，用已知的伤寒沙门菌 O、H 抗原和引起副伤寒的沙门菌 H 抗原与不同稀释度的待检血清做定量凝集试验，检测待检血清中有无相应抗体及其效价，其含量可作为临床辅助诊断肠热症的依据。

四、预防与治疗

1. 预防

预防沙门菌感染，应做好水源和食品的卫生管理，防止被沙门菌感染的人和其他动物的粪便污染；食用被感染动物的肉、蛋等制品时，要彻底烹饪。目前，新一代疫苗为伤寒 Vi 荚膜多糖疫苗。

2. 治疗

对于肠热症，目前使用的有效治疗药物为环丙沙星。

第四节　幽门螺杆菌

幽门螺杆菌（*Helicobacter pylori*，Hp）于 1983 年首次从慢性活动性胃炎患者的胃黏膜活体组织中分离成功，是目前所知能够在人胃中生存的唯一微生物种类。2017 年 10 月 27 日，世界卫生组织国际癌症研究机构公布的致癌物清单，幽门螺杆菌（感染）就在一类致癌物中。幽门螺杆菌病的不良预后是胃癌。胃癌是全球常见的恶性肿瘤之一，在癌症死亡原因中位列第二。据统计，我国每年大约有 16 万人死于胃癌。

一、生物学性状

1. 形态与染色

幽门螺杆菌为革兰氏阴性杆菌，细长，有 1 或 2 个弯曲，常排列成 S 形或海鸥展翅状，有多根鞭毛（图 8 – 2）。

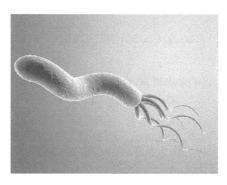

图 8 – 2　幽门螺杆菌

2. 培养特性

幽门螺杆菌对营养要求高，且需要一定湿度，可以形成细小、针尖状、半透明菌落，不分解糖类。

二、致病性

1. 致病物质

幽门螺杆菌的致病物质主要是细菌的鞭毛、黏附素、尿素酶、蛋白酶、空泡毒素以及内毒素等，具体致病机制尚不清楚。

2. 所致疾病

幽门螺杆菌的传染源是被病菌感染的人，经粪－口途径传播，主要引起消化不良、慢性胃炎、消化道溃疡及胃癌等疾病。

三、微生物学检查法

1. 直接镜检

胃镜下，取胃黏膜活体标本进行组织学检查，采用革兰氏染色法。

2. 分离培养

将活体组织直接或磨碎后接种于 Skirrow 鉴别培养基中，经 2～7 天培养后进行鉴定。

3. ^{13}C 或 ^{14}C 呼气试验

由于幽门螺杆菌是具有高度活性的尿素酶，可分解尿素，产生氨和含有 ^{13}C/^{14}C 标记的 CO_2，CO_2 在小肠上端吸收后进入血液循环，随呼气从肺排出。收集患者呼出的气体，通过分析呼气中 ^{13}C/^{14}C 标记的 CO_2 的含量，即可判断患者是否存在幽门螺杆菌感染。

4. 抗体测定法

检查患者血液和尿液中是否有抗体，明确患者是否被幽门螺杆菌感染。

5. 抗原测定法

检查患者粪便中是否有幽门螺杆菌抗原，明确患者是否被幽门螺杆菌感染。

四、预防与治疗

1. 预防

对于幽门螺杆菌感染，目前尚无特异性预防措施。

2. 治疗

根除幽门螺杆菌，需服用抑制胃酸的药物(如质子泵抑制剂)、2 种抗生素以及铋剂，共计 4 种药物，每天 2 次，连服 10 天或 14 天。

第五节　弧菌属

弧菌属(*Vibrio*)细菌是一大群菌体短小、弯曲成弧形的革兰氏阴性菌，广泛分布于自然界，尤以水的表面最多。本菌属目前有50余个种，与人类感染有关的至少有12个种，以霍乱弧菌、副溶血性弧菌最为重要。

一、霍乱弧菌

霍乱弧菌(*Vibrio cholerae*)是引起霍乱的病原体。

(一)生物学性状

1. 形态染色

霍乱弧菌为革兰氏阴性菌，大小为$(0.5 \sim 0.8)\mu m \times (1.5 \sim 3)\mu m$，呈弧形或逗点状(图8-3)，有菌毛，O139群有荚膜，无芽孢，一端有单鞭毛，常呈穿梭样运动、鱼群状排列。

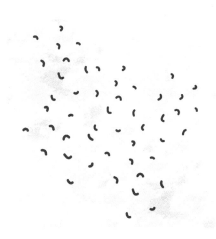

图8-3　霍乱弧菌

2. 培养特性

霍乱弧菌兼性厌氧，对营养要求不高，生长的温度范围广(18～37℃)，耐碱不耐酸，在pH值为8.8～9.0的碱性蛋白胨水或碱性琼脂平板(选择培养基)上会迅速生长，亦可在无盐环境中生长；菌落透明或半透明，无色扁平，可与其他肠道杆菌的灰白色凸起特点相区别。

3. 生化反应

霍乱弧菌的触酶、氧化酶、靛基质试验均为阳性，能还原硝酸盐。

4. 抗原性

根据O抗原的不同，霍乱弧菌可分成155个血清群，其中O1群、O139群可引起霍乱，其余不致病或仅引起胃肠炎等。O1群包括两个血清型，即古典生物型和E1 Tor生物型。

5. 抵抗力

霍乱弧菌不耐酸，在正常胃酸中仅能存活4分钟；在水中存活时间长，在河水、井水、海水中可生存1～3周；不耐热，100℃ 1～2分钟即可死亡；对消毒剂敏感，可用漂白粉处理患者的排泄物或呕吐物。

6. 免疫性

霍乱病后的免疫力牢固，再感染情况少见；保护性免疫的基础为肠道局部黏膜免疫，O1 群与 O139 群之间无交叉保护。

(二)致病性

1. 致病物质

霍乱弧菌的致病物质主要包括以下 3 种。①霍乱肠毒素：致病机制与肠产毒性大肠埃希菌的肠毒素相似，作用更强烈，是最强烈的致泻毒素。②菌毛：可使细菌定植于小肠。③鞭毛：鞭毛运动有利于细菌穿过黏膜表面黏液。

2. 所致疾病

感染霍乱弧菌后，可引起烈性肠道传染病——霍乱。霍乱的传染源是患者和无症状感染者；其传播主要通过污染的水源或食物经口摄入，人与人之间的直接传播不常见；感染菌量需达到 10^8 个(胃酸少时只需 $10^3 \sim 10^5$ 个)，感染限于肠道，细菌不入血。霍乱的临床表现是剧烈的腹泻和呕吐(米泔水样腹泻)，大量水分和电解质丧失，可引起低血容量性休克和肾衰竭(死亡率高达 60%)。

(三)微生物学检查法

1. 标本

取"米泔样"腹泻物及呕吐物，快速送至指定实验室。

2. 直接涂片镜检

采用悬滴法或暗视野显微镜，观察到穿梭样运动，则有助于诊断。

3. 分离培养鉴定

接种碱性蛋白胨水或琼脂平板，做生化反应和血清鉴定，或使用荧光菌球法、SPA 协同凝集试验等进行快速诊断。

(四)预防与治疗

1. 预防

霍乱的预防虽可接种 O1 灭活菌苗，但保护效率仅约为 50%，且维持时间较短(3 ~ 6 个月)。

2. 治疗

对霍乱患者，应采取严格的隔离治疗措施，加强水源与食品卫生管理，补充消耗的液体和电解质至关重要。

二、副溶血弧菌

副溶血弧菌(*Vibrio parahemolyticus*)是一种嗜盐性细菌，沿海地区常见，存在于近海海水、海泥、海产品中，主要引起食物中毒。

(一)生物学性状

1. 形态

副溶血弧菌为革兰氏阴性弧菌，在盐浓度不适宜的培养基中呈长杆状或球杆状等多形态，有鞭毛，无芽孢。

2. 培养特性

副溶血弧菌在含有 3.5% NaCl 培养基中生长良好，在无盐环境中不生长，在高盐（超过 8%）环境中也不生长。某些菌株在含高盐（7%）的人 O 型血或兔血以及以 D - 甘露醇为碳源的琼脂平板上可产生 β 溶血，称为神奈川现象（Kanagawa phenomenon，KP）。KP⁺ 菌株为致病性菌株。

副溶血弧菌的抵抗力弱，耐碱怕酸，不耐热。

（二）致病性

1. 致病物质

副溶血弧菌有耐热性溶血毒素、黏附素和黏液素酶。

2. 所致疾病

副溶血弧菌主要引起食物中毒，表现为急性胃肠炎，主要症状是从自限性到中度霍乱样腹泻，可伴有恶心、呕吐、腹痛和低热。疾病常为自限性，平均 2~3 天即可恢复；若发生伤口感染，还可引起蜂窝织炎和败血症。

（三）微生物学检查法

采集患者粪便、肛拭子或剩余食物标本，直接分离培养于 SS 琼脂平板或嗜盐菌选择平板上。

（四）预防与治疗

1. 预防

据统计，在加工海产品的案板上，副溶血弧菌的检出率约为 87.9%。因此，对加工海产品的器具，必须严格清洗、消毒；海产品一定要烧熟煮透；在加工过程中，生、熟用具要分开；烹调和调制海产品拼盘时，可加适量食醋；食品烧熟至食用的放置时间不宜超过 4 小时。

2. 治疗

对于副溶血弧菌引起的食物中毒，治疗时可选用庆大霉素或复方新诺明（SMZ - TMP），严重脱水病例需输液，以补充损失的水和电解质。

第六节　其他消化道感染细菌

一、变形杆菌属

变形杆菌属（*Proteus*）细菌为革兰氏阴性杆菌，大小为（0.4~0.6）μm ×（1~3）μm，无荚膜，有鞭毛、菌毛，属人体肠道正常菌群；在自然界分布很广，存在于土壤、污水和垃圾中；对营养要求不高，在固体培养基上呈扩散生长，形成以细菌接种部位为中心的厚薄交替、同心圆形的层层波状菌苔，即迁徙生长现象。奇异变形杆菌和普通变形杆菌虽可引起人的原发感染和继发感染，但须离开肠道后才能引起感染，是泌尿系统感染中仅次于大肠埃希菌的主要病原菌。其尿素酶可分解尿素产氨，可使尿液碱化，促进人体肾结石和膀胱结石的形成。此外，变形杆菌还可引起脑膜炎、腹膜炎、败血症和食物中毒等疾病。

二、枸橼酸杆菌属

枸橼酸杆菌属（*Citrobacter*）为革兰氏阴性菌，有 12 个种，有周鞭毛，无芽孢，能形成荚膜；对营养要求不高；菌落呈灰白色，湿润，隆起，边缘整齐；可发酵乳糖，产生硫化氢。

枸橼酸杆菌广泛存在于自然界，是人和其他动物肠道的正常菌群，也是机会致病菌。柯塞枸橼酸杆菌可引起新生儿脑膜炎和脑脓肿。有时，枸橼酸杆菌可与产黑色素类杆菌等革兰氏阴性无芽孢厌氧菌合并感染。

三、沙雷菌属

沙雷菌属（*Serratia*）为革兰氏阴性小杆菌，有 13 个种，有周鞭毛，无芽孢，一般不形成荚膜，但在通气好、低氮和磷的培养基上可形成荚膜；对营养要求不高，菌落不透明，呈白色、红色或粉红色。沙雷菌可从土壤、水，以及人的粪便（偶尔）中分离到。

沙雷菌主要引起医院内感染，如泌尿道感染、呼吸道感染、脑膜炎、败血症、心内膜炎及外科术后感染。

此外，黏质沙雷菌是细菌中最小的，常用于检查滤菌器的除菌效果。

四、克雷伯菌属

克雷伯菌属（*Klebsiella*）共有 7 个种，为革兰氏阴性球杆菌，无鞭毛；在普通培养基上生长良好；区别其他肠杆菌科细菌最显著的特征是其较厚的多糖荚膜。荚膜与其毒力有关。肺炎克雷伯菌亚种是常见的医院内感染细菌，易感者包括糖尿病患者、恶性肿瘤患者、全身麻醉者、抗生素长期应用者、年老体弱者和婴幼儿等免疫力低下人群，可引起肺炎、支气管肺炎、泌尿系统感染和创伤感染。克雷伯菌引发的肺炎病情严重，肺部常出现广泛的出血性、坏死性实变；引起的败血症后果较严重，死亡率较高。

知识拓展

消化道传染病的传播途径

消化道传染病有多种传播途径，主要通过粪-口途径传播。患者排出的含有病原体的粪便污染了周围的食物和水源，如果未经消毒即进食、饮用，就能够导致传染病的传播，如霍乱、伤寒等。还有一部分传染病是通过动物媒介传播的，如蚊子、苍蝇、老鼠、蟑螂等。部分病毒性肝炎可以通过母婴垂直传播，或者密切接触、血制品传播以及共进饮食感染。血吸虫病属肠道传染病！

::::::::::::::: 小 结 :::::::::::::::

　　经消化道感染的细菌种类主要有埃希菌属、志贺菌属、沙门菌属、幽门螺杆菌和霍乱弧菌等。大肠埃希菌是最为重要的肠道内正常菌群，主要引起肠道外感染，少数致病性血清型可引起人类胃肠炎。志贺菌属可引起细菌性痢疾，又称痢疾杆菌。沙门菌属是一群寄生于人和其他动物肠道中形态、生化反应和抗原构造相似的革兰氏阴性菌，在目前已知的 2000 多种血清型中仅少数对人致病，如伤寒沙门菌、副伤寒沙门菌、鼠伤寒沙门菌、肠炎沙门菌和猪霍乱沙门菌等。霍乱弧菌可引起霍乱。

📖 复习思考题

　　(1)如何鉴别肠道致病菌和非致病菌？

　　(2)肠道杆菌的抗原有哪些？

　　(3)引起腹泻的 5 种大肠埃希菌的区别是什么？

　　(4)大肠埃希菌的卫生学检测指标有哪些？

项目　谁是肠道致病菌(肠道菌生化反应)

任务　鉴别肠道细菌

　　肠道致病菌一般不分解乳糖，而非致病菌多能分解乳糖、葡萄糖产酸或产酸产气。用生物化学方法测定这些代谢产物，可用来鉴定肠道致病菌。这种生化反应测定的方法包括吲哚、甲基红、伏－波、柠檬酸盐试验，简称 IMViC 试验，常用于肠道致病菌的鉴定。

　　【任务目标】

　　(1)学懂肠道菌生化反应的原理。

　　(2)学会运用 IMViC 试验来鉴定肠道致病菌。

　　【任务实施】

　　1. 制订方案

　　组织分工，查阅资料，制订实施方案。

　　2. 实验准备

　　准备实验物品。

　　3. 实施过程

　　(1)IMViC 试验实施过程：具体如下。

　　1)吲哚试验：细菌具有色氨酸酶，能分解蛋白胨中的色氨酸产生吲哚，与对二甲基氨基苯甲醛结合，可生成红色的玫瑰吲哚。

2）甲基红试验：指根据肠杆菌科各菌属都能发酵葡萄糖，在分解葡萄糖过程中产生丙酮酸，进一步分解中由于糖代谢的途径不同，可产生乳酸、琥珀酸、醋酸和甲酸等大量酸性产物，导致培养基的 pH 值下降至 4.5 以下，使甲基红指示剂变红这个原理进行的测验。

3）VP 试验：由 Voges 和 Proskauer 两位学者创建，故有此学名。某些细菌能分解葡萄糖产生丙酮酸，并进一步将丙酮酸脱羧成为乙酰甲基甲醇，后面在碱性环境下被空气中的 O_2 氧化成为二乙酰，进而与培养基中的精氨酸等所含的胍基结合，形成红色的化合物，即 VP 试验阳性。

4）枸橼酸盐试验：以枸橼酸钠为唯一碳源，在 pH 值为 7.0 的培养基上，产气杆菌可分解枸橼酸钠产生碳酸盐，使培养基由中性变为碱性，培养基中指示剂溴麝香草酚蓝（BTB）由浅绿色变为深蓝色，此为枸橼酸盐试验阳性。大肠埃希菌因不能利用枸橼酸盐，故此试验为阴性反应。

（2）根据诊断结果，确定 IMViC 试验结果。肠道致病菌因能发酵乳糖，故在 SS 等鉴别培养基中可形成红色菌落；又因其能发酵多种糖类，产酸产气，故 IMViC 试验结果为 +、+、-、-。

（3）结合试验结果和文献资料，写出报告。

【成果展示】

提交报告，并组织报告交流。

（孙　琳　李宝侠）

第九章　厌氧性细菌

知识导航

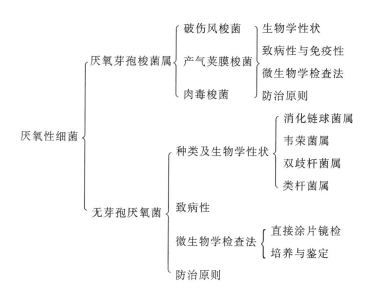

学习目标

知识与技能：

（1）能描述厌氧芽孢梭菌属与无芽孢厌氧菌的特点。

（2）学懂破伤风梭菌、产气荚膜梭菌和肉毒梭菌各自的致病物质及所致的疾病。

方法与过程：

以破伤风梭菌为重点，类比学习其他厌氧芽孢梭菌。

情感态度与价值观：

（1）清楚厌氧芽孢菌属的特点，意识到感染途径的危害性。

（2）形成正确的预防接种观念。

第一节 厌氧芽孢梭菌属

厌氧芽孢梭菌属呈革兰氏阳性,芽孢直径比菌体粗,且可使菌体膨大,呈梭状。该菌属大多为严格厌氧菌,主要分布于土壤、人和其他动物的肠道中;多数为腐生菌,少数为致病菌,在适宜条件下,芽孢形成繁殖体,生成外毒素,使人和其他动物致病。厌氧芽孢梭菌属对热、干燥和消毒剂均有强大的抵抗力;除产气荚膜梭菌等极少数细菌外,绝大多数厌氧芽孢梭菌均有周鞭毛,无荚膜。

一、破伤风梭菌

破伤风梭菌(*Clostridium tetani*)是引起破伤风的病原菌。破伤风梭菌感染为外源性感染。破伤风梭菌大量存在于人和其他动物肠道中,由粪便污染土壤后经伤口感染引起疾病。当机体受到外伤且创口被感染,或分娩过程中使用不洁器械剪断脐带时,破伤风梭菌可侵入机体,使芽孢萌发,细菌开始分裂繁殖,释放毒素,引起破伤风。据统计,全球每年约有 100 万破伤风病例发生,其死亡率在 30% ~ 50%,其中一半患者为新生儿。

(一)生物学性状

1. 形态与染色

破伤风梭菌为革兰氏阳性大杆菌,菌体细长,大小为(0.5 ~ 1.7)μm ×(2.1 ~ 18.1)μm;周身鞭毛,无荚膜;芽孢位于菌体顶端,呈正圆形,直径大于菌体,使细菌呈鼓槌状(图 9 - 1)。

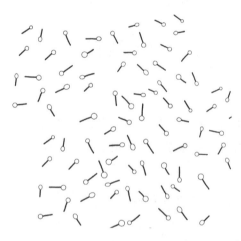

图 9 - 1 破伤风梭菌

2. 培养特性

破伤风梭菌专性厌氧;不发酵糖类,不分解蛋白质;菌落质地疏松,不规则,上有羽毛状花纹,边缘呈锯齿状;在血平板上呈扩散生长,有 β 溶血现象。

3. 抵抗力

破伤风梭菌的抵抗力强，在干燥的土壤和尘埃中可存活数年；芽孢于100℃加热1小时可被完全破坏；对青霉素敏感，磺胺类药物对其有抑菌作用。

（二）致病性与免疫性

1. 致病条件

破伤风梭菌芽孢污染伤口之后是否致病，取决于感染局部能否成为厌氧微环境。一般来说，伤口既深又窄且脏（如有泥土或异物），或者感染处有大面积创伤、烧伤、坏死组织多，局部组织缺血，或同时存在需氧菌或兼性厌氧菌的混合感染时，均可形成厌氧环境。当氧分压足够低时，芽孢便开始萌发，细菌在伤口局部厌氧环境中生长繁殖，死亡后菌体溶解，可释放出破伤风痉挛毒素。

2. 致病机制

破伤风外毒素可通过血流扩散，导致毒血症。破伤风梭菌能产生两种外毒素，一种是对氧敏感的破伤风溶血毒素，其作用和抗原性与链球菌溶血素O相似，在导致破伤风疾病中的致病作用尚不清楚；另一种是质粒编码的破伤风痉挛毒素，是目前已知引起破伤风的主要致病物质。破伤风痉挛毒素在细菌溶解时释放，其化学性质为蛋白质，毒性极强，不耐热，65℃ 30分钟可被破坏。该毒素对脊髓前角细胞和脑干神经细胞有高度的亲和力。毒素在局部产生后，由末梢神经沿轴突逆行至脊髓前角运动神经细胞，上达脑干；也可经淋巴吸收，通过血液到达中枢神经。该毒素能选择性地破坏神经递质囊泡上的膜蛋白，使脊髓运动神经无法释放抑制性神经介质，正常的负反馈机制失灵，导致肌肉活动的兴奋与抑制失调，屈肌、伸肌同时发生强烈的收缩，从而引起骨骼肌痉挛。

3. 所致疾病

细菌经创口感染，可引起破伤风。本病的潜伏期不定，平均为7~14天，潜伏期的长短与原发感染部位距离中枢神经系统的远近有关。疾病初期，患者伤口局部肌肉痉挛，出现流口水、出汗和易激动等现象，进而出现咀嚼肌痉挛所造成的苦笑面容、牙关紧闭，以及背部持续性痉挛引起的角弓反张。患者多因窒息或呼吸衰竭而死亡，因自主神经系统功能紊乱，故还可出现心律不齐、血压波动和脱水等现象。

4. 免疫性

抗破伤风免疫属于体液免疫，主要依赖于机体抗毒素发挥中和作用。因破伤风毒素毒性强（仅次于肉毒毒素，对人的致死量小于1μg），微量即可致病，而且毒素与组织结合后更不能有效刺激免疫系统产生抗毒素，故破伤风病后一般不会获得牢固的免疫力。

获得有效抗毒素的最佳途径是进行人工免疫。

（三）微生物学检查法

可从伤口处提取分泌物，直接涂片染色镜检，阳性率低；一般不需要做微生物学检查，根据创伤病史和临床典型症状，即可做出诊断。

(四)防治原则

1. 加强防护意识

破伤风一旦发病，则预后较差，故预防极为重要。实践中，应避免皮肤损伤，并避免不洁接生，以防止发生产妇或新生儿破伤风。

2. 正确处理伤口

当受伤时，要用过氧化氢清洗伤口，及时清创扩创，防止厌氧环境的形成。

3. 特异性预防措施

(1)人工主动免疫：破伤风可通过注射破伤风类毒素进行特异性预防。对于儿童，可接种百白破三联疫苗(DPT)建立基础免疫；对于易受外伤的特殊人群，可定期强化接种破伤风类毒素。

(2)人工被动免疫：对于伤口污染严重而又未经过基础免疫者，须立即同时注射破伤风抗毒素(TAT)和类毒素。

4. 特异性治疗

破伤风痉挛毒素一旦与神经细胞结合并入胞，抗毒素即失去中和作用，故对已发病者必须立即足量使用破伤风抗毒素(TAT)进行治疗。使用来源于马血清的 TAT，注射前须做皮试，以防发生过敏反应。如果皮试结果为阳性，则换用人抗破伤风免疫球蛋白，或采取脱敏方式注射马血清。抗菌治疗可使用红霉素、四环素等广谱抗生素，以控制创口局部可能存在的混合感染。

二、产气荚膜梭菌

产气荚膜梭菌(*Clostridium perfringens*)广泛分布于自然界以及人与其他动物的消化道中，其芽孢存在于土壤中，因能分解肌肉和结缔组织中的糖，产生大量气体，导致组织严重气肿，继而影响血液供应，造成组织大面积坏死(气性坏疽)，加之该菌在体内能形成荚膜，故名产气荚膜梭菌。

(一)生物学性状

1. 形态与染色

产气荚膜梭菌为革兰氏阳性粗大杆菌，大小为 $(0.6\sim2.4)\mu m \times (1.3\sim19.0)\mu m$，两端钝圆，在组织中可呈链状排列(图 9-2)；芽孢呈椭圆形，位于次极端，宽度小于菌体，无鞭毛，在体内可产生明显的荚膜。

2. 培养特性

产气荚膜梭菌虽属厌氧性细菌，但对厌氧程度的要求并不太严，营养要求也不高，生长适宜温度为 37~47℃，繁殖快，代时仅为 8 分钟；在血平板上可形成双层溶血环，

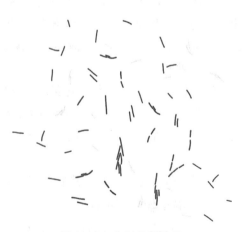

图 9-2 产气荚膜梭菌

内环是由 θ 毒素引起的完全溶血，外环是由 α 毒素引起的不完全溶血；在蛋黄琼脂板上，菌落周围会出现乳白色浑浊圈，是由细菌产生的卵磷脂酶(α 毒素)分解蛋黄中卵磷脂所致的。该菌生化代谢活跃，可分解多种糖，产酸产气，在牛奶培养基中可分解乳糖产酸，使其中的酪蛋白发生凝固，同时产生大量的气体(H_2 和 CO_2)，可将凝固的酪蛋白冲成蜂窝状，亦可将液面封固的凡士林上推，甚至冲走试管口棉塞，气势凶猛，因此称为"汹涌发酵"。

3. 分型

根据主要毒素的抗原性不同，产气荚膜梭菌可分为 A、B、C、D、E 共 5 个血清型。其中，对人致病的主要是 A 型；C 型是坏死性肠炎病的病原菌；B ~ E 型在土壤中不能存活，可寄生在动物肠道内。

(二)致病性

1. 致病物质

产气荚膜梭菌能产生十余种外毒素，既能产生强烈的外毒素，又有多种侵袭性酶，并有荚膜，构成其强大的侵袭力，引起感染而致病。毒素的种类较多，外毒素有 α、β、γ、δ、ε、η、θ、ι、κ、λ、μ、ν 共 12 种；侵袭性酶有卵磷脂酶、纤维蛋白酶、透明质酸酶、胶原酶和 DNA 酶等。在各种毒素和酶中，以 α 毒素最为重要。α 毒素是一种卵磷脂酶，能分解卵磷脂。人和其他动物的细胞膜是磷脂和蛋白质的复合物，可被卵磷脂酶破坏，故 α 毒素能损伤多种细胞的细胞膜，引起溶血、组织坏死，血管内皮细胞损伤，使血管通透性增加，造成水肿。此外，θ 毒素有溶血和破坏白细胞的作用；胶原酶能分解肌肉和皮下的胶原组织，使组织崩解；透明质酸酶能分解细胞间质透明质酸，有利于病变扩散。

2. 所致疾病

(1)气性坏疽：60% ~ 80% 的病例由 A 型引起，致病条件与破伤风梭菌相似，潜伏期短，一般仅需 8 ~ 48 小时。病菌通过多种毒素和侵袭性酶破坏组织细胞，发酵肌肉和组织中的糖类，产生大量气体，造成气肿；同时，血管通透性增加，水分渗出，局部水肿，进而挤压软组织和血管，影响血液供应，造成组织坏死；严重者可表现为组织胀痛剧烈，水气夹杂，触摸有捻发感，并伴有恶臭，最后大块肌肉坏死，引发毒血症、休克、死亡。

(2)食物中毒：临床表现为腹泻、腹胀、水样腹泻；患者不发热，无恶心呕吐；病情较轻，一般 1 ~ 2 天可自愈。

(三)微生物学检查法

1. 直接涂片镜检

由于气性坏疽发病急剧、后果严重，因此其病原学诊断十分重要。直接涂片镜检可见革兰氏阳性大杆菌，形态不典型，伴有杂菌，白细胞少。早期若能诊断明确，则可避免患者截肢或死亡。

2. 分离培养鉴定与动物试验

取坏死组织制成悬液，接种于血琼脂平板培养基上，厌氧培养，观察细菌生长情况；再转种牛乳培养基中，观察有无"汹涌发酵"现象。必要时，可取培养液 0.2 ~ 1.0mL 注射入小鼠腹腔，10 分钟后，断脊髓处死，置 35℃ 培养 5 ~ 8 小时，如小鼠躯体膨胀，取其肝或腹腔渗出液涂片镜检，并分离培养，可见有明显荚膜的革兰氏阳性粗大杆菌，即可做出诊断。

（四）防治原则

预防气性坏疽的措施主要是早期及时清创和扩创处理，局部用 3% 过氧化氢冲洗、湿敷，切除感染和坏死组织，必要时截肢，以防止病变扩散，保全生命；大剂量使用青霉素等抗生素；有条件者，可注射气性坏疽多价抗毒素，并给予高压氧舱治疗。

三、肉毒梭菌

肉毒梭菌（*Clostridium butulinum*）主要存在于土壤中，在厌氧环境中能产生毒性极强的肉毒毒素而引起疾病，最常见的为肉毒中毒和婴儿肉毒病。

（一）生物学性状

1. 形态与结构

肉毒梭菌为革兰氏阳性粗短杆菌，大小约为 $5\mu m \times 1.0\mu m$，有周鞭毛，无荚膜，产芽孢；芽孢呈椭圆形，比繁殖体宽，位于次极端，使细胞呈网球拍状（图 9-3）。

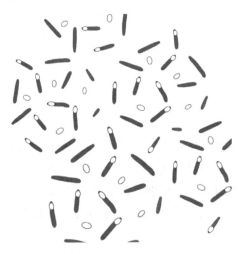

图 9-3　肉毒梭菌

2. 分型

根据所产毒素的抗原性差异，肉毒梭菌可分为 A、B、Cα、Cβ、D、E、F、G 共 8 个血清型，我国以 A 型为主。

3. 培养特性

肉毒梭菌严格厌氧，最适温度为 35℃，在普通固体培养基上，可形成不规则环形菌落，表面光滑，半透明，呈颗粒状，边缘不整齐，可向外扩散形成菌苔；在羊血平板上呈现与菌落几乎等大或更大的 β-溶血环。因肉毒梭菌能够产生脂酶，故在卵黄琼脂培养基上的菌落表面及周围可形成浑浊圈。肉毒毒素不耐热，煮沸 1 分钟即可被破坏。

（二）致病性

1. 致病机制

肉毒毒素是一种强烈的神经外毒素，是目前已知毒素中毒力最强者，毒性比氰化钾高 1 万倍。纯结晶的肉毒毒素 1mg 即可杀死 2 亿只小鼠，对人的致死剂量为 0.1μg。肉毒毒素的结构、功能和致病机制与破伤风外毒素相似。肉毒毒素经肠道吸收后入血，作用于外周神经肌肉接头处，阻止神经末梢释放乙酰胆碱，导致肌肉松弛性麻痹（软瘫）。

2. 所致疾病

（1）食源性肉毒中毒：食入被肉毒梭菌芽孢污染的食物，芽孢发芽、繁殖，产生毒素，可导致食物中毒。食物中毒的主要表现为神经末梢麻痹，一般潜伏期越短，病情越重。患者最先出现眼部小肌肉麻痹症状（如复视、斜视、眼睑下垂、瞳孔散大等），然后会出现舌肌及咽部肌肉麻痹症状（如吞咽和咀嚼困难、口干、口齿不清等），进而出现膈肌麻痹、呼吸困难，直至呼吸停止而死亡。

（2）婴儿肉毒中毒：多见于出生 2 周至 8 个月的婴儿，因其肠道的特殊环境与缺乏能拮抗肉毒梭菌的正常菌群，当食入被肉毒梭菌芽孢污染的食品后，芽孢发芽、繁殖，产生的毒素被吸收而致病。患儿的临床表现与肉毒中毒类似，更早出现的症状有便闭、吮乳无力和啼哭无力等，病死率为 1% ~2%。

（3）创伤性肉毒中毒：伤口被肉毒梭菌芽孢污染后，芽孢在局部厌氧环境中萌发、繁殖，产生的肉毒毒素吸收入血，可形成毒血症，从而导致创伤性肉毒中毒。此外，因美容或治疗而应用超量的肉毒毒素亦可致创伤肉毒中毒（医源性）。

（三）微生物学检查法

肉毒梭菌在自然界分布广泛，检出细菌并无诊断价值，主要应检测毒素活性。将疑似食物中毒、婴儿肉毒病患者的呕吐物、可疑食物、粪便等样本煮沸 1 小时，杀死无芽孢杂菌后，再进行厌氧培养分离本菌。毒素检查可将培养物滤液或食物悬液上清液分成两份，其中一份与抗毒素混合，然后分别注射于小鼠腹腔，如果经抗毒素处理的小鼠得到了保护，表明有毒素存在。

（四）防治原则

（1）应加强相关食品的卫生监督和管理。

（2）个人防护措施：包括低温保存食品，防止芽孢发芽，于 80℃ 加热食物 20 分钟可破坏毒素。

（3）对于肉毒中毒患者，应尽早注射肉毒多价抗毒素，同时加强护理和对症治疗，特别是维持呼吸功能，可以显著降低患者的死亡率。

（4）对于婴儿肉毒病，应以支持疗法为主。

第二节 无芽孢厌氧菌

无芽孢厌氧菌广泛分布于自然界、人和其他动物的体表以及与外界相通的腔道内，是人体正常菌群的重要组成部分。该菌种类繁多，在人体中占绝对优势，正常情况下对人体无害，在某些特定条件下可作为条件致病菌导致内源性感染。近年来的研究发现，临床上多种疾病均由无芽孢厌氧菌的感染所引发，包括阑尾炎、胆囊炎、肠道手术或创伤后伤口感染、盆腔炎以及菌血症等。随着厌氧培养技术的发展，无芽孢厌氧菌感染在临床上越来越受到重视。

一、种类及生物学性状

（一）消化链球菌属

消化链球菌属（*Peptostreptococcus*）为革兰氏阳性球菌，是人体口腔、上呼吸道、肠道和女性生殖道的正常菌群，常可引起女性生殖道感染。本属细菌包括厌氧消化链球菌（*P. anaerobius*）、大消化链球菌（*P. magnus*）、微小消化链球菌（*P. micros*）、不解糖消化链球菌（*P. asaccharolyticus*）、普氏消化链球菌（*P. prevotii*）、四链消化链球菌（*P. tetradius*）及延展消化链球菌（*P. productus*）。

（二）韦荣菌属

韦荣菌属（*Veillonella*）为革兰氏阴性球菌，常成对、成簇或呈短链状排列，是分布于口腔、咽部、呼吸道、消化道的正常菌群。本属细菌严格厌氧，缺乏酵解糖类和多元醇的能力；可产生内毒素，在各种混合感染中起作用，常从软组织脓肿及血液中检出。

（三）双歧杆菌属

双歧杆菌属（*Bifidobacterium*）是从母乳营养儿的粪便中分离出的一种革兰氏阳性厌氧杆菌，因其末端常出现分叉，故名双歧杆菌。菌体呈多形性，可单个排列，亦可成对或呈"V"字形排列，有时呈链状或平行排列成栅栏状。双歧杆菌无动力，严格厌氧，在肠道中起重要的生物屏障作用，可影响肠道酸碱度，从而拮抗外源性致病菌感染。

（四）类杆菌属

类杆菌属（*Bacteroides*）为阴性、无芽孢、专性厌氧的小杆菌，常寄居于人和其他动物的肠道、口腔、上呼吸道和生殖道中，有40余种。能引起人感染的主要有脆弱类杆菌、产黑色素类杆菌、口腔类杆菌，其中以脆弱类杆菌为主。脆弱类杆菌的菌体大小为 $(0.5 \sim 0.8)\mu m \times (1.5 \sim 4.5)\mu m$，常单个存在，或两端相连，主要存在于肠道中，可比肠内大肠埃希菌多 $100 \sim 1000$ 倍，为引起阑尾炎和败血症的常见菌之一。

二、致病性

（一）致病条件

无芽孢厌氧菌可在厌氧条件下致病，具体情况如下。

（1）组织损伤和坏死、局部血供障碍，或有需氧菌感染，造成局部缺氧。

（2）菌群失调，或细菌改变了寄居部位。

（3）机体免疫功能下降，或某些慢性病导致防御功能下降。

（二）细菌毒力

无芽孢厌氧菌导致的毒力主要表现在以下几个方面。

（1）通过菌毛、荚膜等表面结构吸附和侵入上皮细胞和各种组织。

（2）产生多种毒素、胞外酶和可溶性代谢物。

（3）改变细菌对氧的耐受性，如类杆菌属的部分细菌可以通过产生超氧化物歧化酶（SOD）而增强对局部微环境的耐受性。

（三）感染特性

无芽孢厌氧菌感染多属于内源性感染，部位广泛，多为慢性过程；无特定病型，可表现为局部或全身化脓性感染，脓性分泌物黏稠、有颜色（如乳白色、粉色或棕黑色）及恶臭；多为混合感染，包括需氧菌、兼性厌氧菌和厌氧菌的混合感染，少则2~3种细菌，多则可达10种以上。无芽孢厌氧菌在普通培养基上不生长，但涂片可见细菌。当发生无芽孢厌氧菌感染时，使用常规的氨基糖苷类抗生素治疗无效。

（四）所致疾病

无芽孢厌氧菌可导致全身各组织器官感染，包括腹腔、盆腔、口腔、呼吸道、脑部等的感染，以及败血症。

三、微生物学检查法

（一）标本采集

无芽孢厌氧菌大多是人体正常菌群，采集标本时应避免正常菌群的污染，最可靠的是切取或活检得到的组织标本，亦可从感染深部吸取渗出物或脓汁；采集到标本后，应保持无氧环境，并迅速送检。

（二）直接涂片镜检

对于脓汁标本，可直接涂片染色后观察细菌的形态特征、染色性及菌量多少，供初步判断结果时参考。

（三）培养与鉴定

细菌培养是鉴定无芽孢厌氧菌感染的重要步骤。将标本接种于厌氧培养基中，放置于37℃厌氧箱培养2~3天，如无菌生长，则继续培养至1周；获得纯培养后，可用生化反应进行鉴定。此外，利用气、液相色谱检测仪检测细菌代谢终末产物能迅速做出鉴定，需氧菌和兼性厌氧菌只能产生乙酸，而当检测出其他短链脂肪酸（如丁酸、丙酸）时，则为无芽孢厌氧菌。

四、防治原则

（1）外科清创及引流：此为预防无芽孢厌氧菌感染的一个重要措施。此外，还应注意清洗伤口，去除坏死组织和异物，维持局部良好的血液循环，预防局部出现厌氧环境。

（2）正确选用抗生素：大多数无芽孢厌氧菌对青霉素、氯霉素、氯林可霉素、头孢菌素敏感，而对氨基糖苷类抗生素不敏感，对四环素亦大多耐药。脆弱类杆菌能产生β-内酰胺酶，可破坏青霉素和头孢菌素，故而对此类药物耐药，此时可选用氯霉素和氯林可霉素。此外，甲硝唑（灭滴灵）对无芽孢厌氧菌感染有很好的疗效。由于无芽孢厌氧菌常与其他需氧菌或兼性厌氧菌混合感染，因此在选用药物时应全面考虑，二者兼顾。

知识拓展

艰难梭菌

艰难梭菌是梭菌属的一种专性厌氧菌，对氧十分敏感，很难分离培养，故而得名。艰难梭菌发现于1935年，但直到1977年才发现本菌与临床长期使用某些抗生素（如氨苄青霉素、头孢霉素、红霉素、氯林可霉素等）引起的伪膜性肠炎有关，方被重视。艰难梭菌广泛分布于自然生境，如土壤、干草、沙子、一些大型动物（牛、驴和马）的粪便，以及狗、猫、啮齿动物和人的粪便中。除此之外，艰难梭菌还大量存在于水中。婴儿的粪便中亦常含有艰难梭菌。艰难梭菌是新生儿肠道中的正常菌群，大约50%的12月龄婴儿的肠道中有艰难梭菌，2岁以上儿童的带菌率大约为3%，在健康成人中出现的频率较低。

小 结

厌氧性细菌是指在无氧条件下才能生长繁殖的细菌。根据能否形成芽孢，厌氧菌可分为厌氧芽孢梭菌和无芽孢厌氧菌两大类。厌氧芽孢梭菌包括破伤风梭菌、产气荚膜梭菌、肉毒梭菌等，广泛分布于环境中，能产生外毒素，有的对动物具有毒性，可因伤口感染或吸收毒素而致病。无芽孢厌氧菌包括消化链球菌属、韦荣菌属、双歧杆菌属、类杆菌属等，主要存在于人及其他动物体内，特别是肠道、口腔、上呼吸道和泌尿道等处，容易引发相关部位的内源性感染。

复习思考题

（1）试说出厌氧芽孢梭菌属包括的种类及其特征。

（2）破伤风梭菌的防治原则有哪些？

（3）简述无芽孢厌氧菌的致病机制。

（白 宏 刘佳琪）

第十章　动物疫源性细菌

:::::::::: 知识导航 ::::::::::

动物疫源性细菌 { 芽孢杆菌属 | 布鲁氏菌属 | 耶尔森菌属 } { 生物学性状 | 致病性 | 微生物学检查法 | 预防与治疗 }

:::::::::::: 学习目标 ::::::::::::

知识与技能：

（1）知晓动物疫源性细菌的种类。

（2）知晓炭疽芽孢杆菌的生物学性状。

（3）知晓炭疽芽孢杆菌、羊种布鲁氏菌、鼠疫耶尔森菌的致病物质及所致疾病。

方法与过程：

通过学习动物疫源性细菌的相关知识和图片，了解动物疫源性细菌的特性。

情感态度与价值观：

（1）认识到动物疫源性细菌在自然界存在的广泛性，其可引起人畜共患病，与人类密切相关。

（2）辩证地看待动物疫源性细菌引起动物与人类的共患病。

动物疫源性细菌是指以动物为传染源，能同时引起动物和人类发生人畜共患病的病原菌。动物疫源性细菌主要包括芽孢杆菌属、布鲁氏菌属、耶尔森菌属、柯克斯体属、巴通体菌属、弗朗西斯菌属、巴斯德菌属等。本章仅介绍芽孢杆菌属、布鲁氏菌属和耶尔森菌属。

第一节　芽孢杆菌属

芽孢杆菌属（*Bacillus*）共有 70 多个种和亚种，均为产生芽孢的革兰氏阳性杆菌。常见的芽孢杆菌属有炭疽芽孢杆菌、蜡状芽孢杆菌、蕈状芽孢杆菌、巨大芽孢杆菌、苏云金芽孢杆菌、枯草芽孢杆菌、短小芽孢杆菌、地衣芽孢杆菌、嗜热芽孢杆菌等。能引起人类和动物感染的主要为炭疽芽孢杆菌和蜡样芽孢杆菌。

炭疽芽孢杆菌(*B. anthracis*)可引起炭疽病,牛、羊等草食性动物发病率最高,且发病有明显的地区性和职业性。

一、生物学性状

1. 形态与染色

炭疽芽孢杆菌是致病性细菌中最大的革兰氏阳性杆菌,大小为$(5 \sim 10)\mu m \times (1 \sim 3)\mu m$,两端平截,无鞭毛;采集患者或病畜标本直接涂片时,常为单个或呈短链状;在人工培养基内,细菌形成长链,呈竹节状排列,于人工培养基和有氧条件下易形成芽孢;芽孢呈椭圆形,位于菌体中央,其直径小于菌体(图10-1A);有毒菌株可形成明显荚膜。

2. 培养特性

炭疽芽孢杆菌为兼性厌氧菌,对营养要求不高,最适生长温度为$30 \sim 35℃$;在普通平板上,可形成灰色、扁平、干燥、边缘不整齐的卷发型菌落;在血平板上,15小时内菌落不溶血,24小时后有轻度溶血;在肉汤中,因菌落形成长链而呈絮状沉淀生长;在明胶培养基中,于35℃培养$18 \sim 24$小时,细菌会扩散到穿刺线外生长,使明胶表面液化,呈漏斗状。有毒株在$NaHCO_3$血平板上,置5% CO_2、35℃培养$24 \sim 48$小时,可形成有荚膜的黏液型菌落,用接种针挑取时呈黏丝状;而无毒株则表现为粗糙型菌落(图10-1B)。

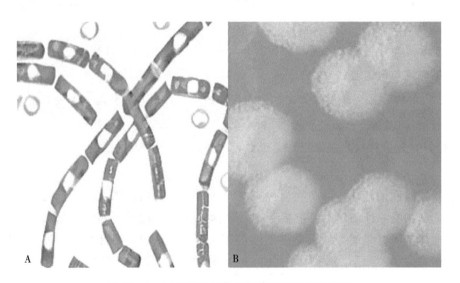

图10-1 炭疽芽孢杆菌的菌体形态和菌落特征

3. 抗原性

炭疽芽孢杆菌的抗原成分主要有荚膜、菌体和芽孢等成分组成的结构抗原和炭疽毒素复合物。

（1）荚膜抗原：也称荚膜多肽抗原，由 D - 谷氨酸多肽组成，与细菌毒力有关，具有抗吞噬作用，有助于细菌在体内定植和扩散。以高效价抗荚膜多肽血清做荚膜肿胀试验，有助于对该菌的鉴定。

（2）菌体抗原：也称菌体多糖抗原，由 N - 乙酰葡萄糖胺、D - 半乳糖组成，与毒力无关。菌体抗原耐热，在病畜毛发和腐败脏器中经长时间煮沸仍可与相应抗体发生沉淀反应。

（3）芽孢特异性抗原：这种抗原具有免疫原性和血清学诊断价值。

（4）炭疽毒素复合物：指由保护性抗原、致死因子和水肿因子 3 种蛋白质形成的外毒素复合物。将炭疽毒素复合物注射于实验动物体内，可出现炭疽病的典型中毒症状，但致死因子和水肿因子单独作用不会产生生物学活性，二者必须与保护性抗原结合后才能引起实验动物的水肿和死亡。

4. 抵抗力

炭疽芽孢杆菌的芽孢的抵抗力非常强，在干燥土壤或皮毛中可存活数十年，若牧场被污染，则传染性可持续数十年之久。芽孢对化学消毒剂的抵抗力不一，对碘及氧化剂较敏感，但要彻底杀死芽孢，需进行高压蒸汽灭菌（121℃ 15～30 分钟）。芽孢对磺胺类、青霉素、链霉素、红霉素、氯霉素和环丙沙星等抗生素均敏感。

二、致病性

1. 致病物质

炭疽芽孢杆菌的致病物质包括荚膜和炭疽毒素。荚膜具有抗吞噬作用，有利于该菌侵入组织并扩散生长。炭疽毒素可直接损伤微血管内皮细胞，因增加其通透性而形成水肿，引起微循环障碍及有效血流量不足，从而导致感染性休克和 DIC，甚至死亡。

2. 所致疾病

炭疽芽孢杆菌主要引起炭疽。牛、羊等食草动物是炭疽主要的传染源，主要经皮肤、呼吸道和胃肠道侵入，导致皮肤炭疽、肺炭疽和肠炭疽 3 种临床类型的疾病（人感染后以皮肤炭疽多见）。3 种类型的炭疽均可并发败血症，偶见炭疽性脑膜炎，死亡率高。

三、微生物学检查法

1. 直接涂片染色

取标本涂片，进行革兰氏染色，发现有荚膜或呈竹节状排列的革兰氏阳性大杆菌，或用特异性荧光抗体染色镜检，结合临床症状，即可做出初步诊断。

2. 分离培养与鉴定

将标本接种于血琼脂平板和碳酸氢钠琼脂平板上，孵育后观察菌落，采用青霉素串珠试验，可以进行鉴定。

3. 其他

可用免疫荧光法检查炭疽患者的荚膜抗体，亦可用 ELISA 法检查炭疽毒素，还可用 PCR 法扩增特异性荚膜多肽或炭疽毒素基因片段。

四、预防与治疗

1. 预防

炭疽的预防重点是控制家畜感染和牧场污染。对于病畜，应严格隔离，处死后烧毁或深埋，严禁宰杀或销售；对于易受感染的家畜，应进行预防接种；对于易感人群，应接种炭疽减毒活疫苗，免疫力可持续 1 年左右。

2. 治疗

炭疽的治疗以青霉素为首选，也可选用其他广谱抗生素。

第二节　布鲁氏菌属

布鲁氏菌属（*Brucella*）有 6 个生物种，其中使人致病的有羊种布鲁氏菌（*B. melitensis*）、牛种布鲁氏菌（*B. abortus*）、猪种布鲁氏菌（*B. suis*）和犬种布鲁氏菌（*B. canis*），我国流行最多的是羊种布鲁氏菌病，其次为牛种布鲁氏菌病。

一、生物学性状

1. 形态与染色

布鲁氏菌为革兰氏阴性短小球杆菌（图 10 – 2），大小为（0.4 ~ 0.8）μm ×（0.5 ~ 1.5）μm，无芽孢，无鞭毛，光滑型菌株有荚膜。

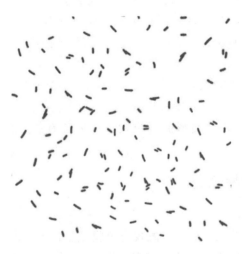

图 10 – 2　布鲁氏菌的菌体形态

2. 培养特性

布鲁氏菌为需氧菌（牛种布鲁氏菌在初分离时需 5% ~ 10% CO_2），对营养要求较高，在普通培养基上生长缓慢，若加入血清或肝浸液等，可促进细菌生长；最适温度为 35 ~ 37℃，pH 值为 6.6 ~ 6.8；经 37℃培养 48 小时，可长出微小、透明、无色的光滑型（S）菌落；经人工传代培养后，可转变成粗糙型（R）菌落。布鲁氏菌在血琼脂平板上不溶血，在液体培养基中可形成轻度混浊，并有沉淀，大多能分解尿素和产生 H_2S。根据产生 H_2S 的多少和细菌在碱性培养基中的生长情况，可鉴别羊种、牛种、猪种布鲁氏菌。

3. 抗原性

布鲁氏菌的抗原结构复杂，主要有两种抗原物质，即 A 抗原（牛种布鲁氏菌菌体抗原）和 M 抗原（羊种布鲁氏菌菌体抗原）。两种抗原在布鲁氏菌中的含量不同：羊种布鲁氏菌的 A:M = 1:20，牛种布鲁氏菌的 A:M = 20:1，猪种布鲁氏菌的 A:M = 2:1。此外，布鲁氏菌还含有其他种类的抗原，如 G 抗原、Vi 抗原、L 抗原、Y 抗原、C 抗原等。

4. 抵抗力

布鲁氏菌具有较强的抵抗力，在土壤、毛皮、病畜脏器和分泌物、乳制品及水中可生存数周至数月；在湿热（60℃）环境下，10 分钟可被灭活；在直射阳光下，10 ~ 20 分钟可死亡。甲酚皂素溶液几分钟即可杀死布鲁氏菌。牛奶中的布鲁氏菌可用巴氏消毒法灭菌。

5. 免疫性

机体感染布鲁氏菌后，可产生免疫力，以细胞免疫为主，病后产生的 IgM 和 IgG 可发挥免疫调理作用，各菌种和生物型之间可发生交叉免疫。过去认为，抗布鲁氏菌免疫为有菌免疫，但近来认为，随着病程的延续，机体免疫力不断增强，病菌不断被消灭，最终可变为无菌免疫。

二、致病性

1. 致病物质

布鲁氏菌的主要致病物质是内毒素，荚膜与侵袭性酶也增强了该菌的侵袭力，使细菌能突破完整的皮肤、黏膜屏障进入机体内，并在机体脏器内大量繁殖和快速扩散入血。此外，本菌还能引起Ⅳ型超敏反应，菌体抗原成分与相应抗体形成免疫复合物，可致急性炎症和坏死；病灶中有大量中性粒细胞浸润，可能是一种Ⅲ型超敏反应（Arthus 反应）。

2. 所致疾病

布鲁氏菌感染家畜后，可引起母畜流产，病畜还可表现为睾丸炎、附睾炎、乳腺炎、子宫炎等；隐性感染的动物也可经乳汁、粪、尿等长期排菌。

人类对布鲁氏菌易感，主要通过接触病畜及其分泌物或被污染的畜产品经皮肤、黏膜、眼结膜、消化道、呼吸道等多途径感染。布鲁氏菌侵入机体后，经 1 ~ 6 周的潜伏期，被中性粒细胞和巨噬细胞吞噬，但未被杀死，从而成为胞内寄生菌，随淋巴移至局部淋巴结继续生长、繁殖并形成感染灶。当细菌繁殖达到一定数量，突破淋巴结而侵入血流时，则形成菌血症，发热 2 ~ 3 周；随后，细菌进入肝、脾、骨髓和淋巴结等器官或组织中，菌血症消退，体温亦恢复正常；数日后，肝、脾等脏器内繁殖的细菌再度入血，又出现菌血症，导致体温升高。如此反复形成的菌血症使患者的热型呈波浪式，临床称为"波浪热"。布鲁氏菌感染易转为慢性，在全身各处引起迁徙性病变，伴有发热、关节痛和全身乏力等症状，体征为肝脾肿大，病程一般可持续数周至数月。

三、微生物学检查法

1. 直接涂片染色

常采集患者的血液标本，离心沉淀后，涂片镜检，若观察到革兰氏阴性小杆菌，则具有一定的参考意义。

2. 分离培养

在血平板上培养 5 ~ 7 天，可形成微小、灰色、不溶血的菌落；在固体培养基上，可形成无色、半透明、圆形、中央稍凸起、表面光滑、边缘整齐的直径为 2 ~ 3mm 的菌落，如果 30 天仍未见生长，则可报告为阴性。

3. 血清学试验

患者发病 1 ~ 7 天内，血中可出现 IgM 抗体，3 周后则出现 IgG 抗体，并可维持较长时间。因此，可以取患者早期血清做倍比稀释，与标准菌量(1×10^9/mL)行玻片凝集试验，若效价大于 1:200，则有早期诊断意义。对于发病时间较长的患者，可采血做补体结合试验，如效价在 1:10 以上，则对诊断慢性布鲁氏菌病有较大意义。

4. 皮肤试验

取布鲁氏菌素(brucellin)0.1mL 做皮内注射，24 ~ 48 小时后观察结果。若局部红肿直径大于 20 ~ 30mm，为阳性；若大于 30mm，则为强阳性；若红肿在 4 ~ 6 天内消退，为假阳性。布鲁氏菌素皮肤试验的特异性高，可诊断慢性布鲁氏菌病或曾经患过布鲁氏菌病。

四、预防与治疗

1. 预防

控制和消灭家畜布鲁氏菌病、切断传播途径、免疫接种是预防布鲁氏菌病的主要措施。免疫接种以畜群为主，疫区人群也应接种减毒活疫苗，有效保护期为一年左右。

2. 治疗

急性布鲁氏菌病患者可使用抗生素治疗，WHO 推荐的是利福平与强力霉素(四环素)联合使用。对于慢性患者，除继续用抗生素治疗外，还应采用综合疗法，以增强患者的机体免疫力，也可进行脱敏和对症治疗。

第三节　耶尔森菌属

耶尔森菌属(*Yersinia*)属于肠杆菌科，现有 11 个种，即鼠疫耶尔森菌、小肠结肠炎耶尔森菌、假结核耶尔森菌、弗氏耶尔森菌、中间耶尔森菌、克氏耶尔森菌、奥氏耶尔森菌、伯氏耶尔森菌、莫氏耶尔森菌、罗氏耶尔森菌和鲁氏耶尔森菌。与人类疾病相关的主要是鼠疫耶尔森菌和小肠结肠炎耶尔森菌。

鼠疫耶尔森菌(*Y. pestis*)俗称鼠疫杆菌，是鼠疫的病原菌，经人与带菌的啮齿类动物接触或经鼠蚤叮咬而引起感染。鼠疫是我国法定的甲类烈性传染病。

一、生物学性状

1. 形态与染色

鼠疫耶尔森菌为革兰氏染色阴性、两端钝圆、两极浓染的卵圆形短小杆菌(图10-3)，有荚膜，无鞭毛，无芽孢。新鲜标本的印片或涂片，形态典型，在腐败材料、陈旧培养物中或生长在高盐的培养基中时，则呈多形性(菌体膨大成球形、球杆形或哑铃形等)，或见到着色极浅的细菌轮廓，称为"菌影"。

2. 培养特性

鼠疫耶尔森菌为兼性厌氧菌，最适生长温度为27~30℃，pH值为6.9~7.2。在含血液或组织液的培养基上生长24~48小时后，可形成细小、黏稠的粗糙型菌落。在肉汤培养基中，底部有絮状沉淀物，48小时后可形成表面菌膜，稍加摇动后，菌膜呈"钟乳石"状下沉，此特征有一定鉴别意义。

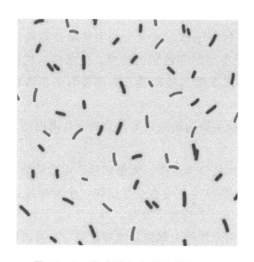

图10-3 鼠疫耶尔森菌的菌体形态

3. 抗原性

鼠疫耶尔森菌的抗原成分复杂，已证实的至少有18种，其中重要的是F1、V/W、外膜蛋白和鼠毒素4种抗原。F1是鼠疫耶尔森菌的荚膜糖蛋白抗原，具有抗吞噬的作用，与毒力相关。F1抗原性强，其相应抗体有免疫保护作用，但不耐热，于100℃加热15分钟即失去抗原性。V抗原为胞质中的可溶性蛋白，W抗原是菌体表面的一种脂蛋白，两种抗原总是同时存在，具有抗吞噬作用，可使细菌具有在细胞内存活的能力，与细菌毒力有关。外膜蛋白能使细菌突破宿主防御机制，在致病方面具有重要作用。鼠毒素(murine toxin，MT)即T抗原，为可溶性蛋白抗原，对小鼠和大鼠均有强烈毒性，1μg即可致死，主要作用在心血管系统，引起毒血症、休克；对人的致病作用尚不清楚。MT具有良好的抗原性，经0.2%甲醛脱毒后，可制成类毒素。

4. 抵抗力

鼠疫耶尔森菌在自然环境的痰液中能存活 36 天，在蚤粪和土壤中能存活约 1 年。鼠疫耶尔森菌对理化因素抵抗力较弱，在湿热（70～80℃）环境中 10 分钟，或 100℃ 1 分钟即可死亡；5% 来苏或 5% 石炭酸在 20 分钟内即可将痰液中的病菌杀死。

5. 免疫性

鼠疫耶尔森菌感染后能获得牢固免疫力，再感染者罕见，主要产生针对 F1 抗原、V/W 抗原等的抗体，具有调理、凝集细菌和中和毒素等作用。

二、致病性

1. 致病物质

鼠疫耶尔森菌可产生两种毒素，即内毒素和鼠毒素。内毒素虽毒力较低，但仍可引起典型的内毒素反应。鼠毒素在细胞裂解后释放，毒性强，鼠类静脉注射 1μg 即可引起死亡；可作用于心血管系统，抑制心肌细胞线粒体的呼吸作用，从而导致不可逆的休克和死亡。

2. 所致疾病

鼠疫耶尔森菌是鼠疫的病原体。人感染的主要途径是通过带菌鼠蚤的叮咬或与染疫动物（或人）的接触，没有年龄和性别的差异。病菌侵入机体后，患者可出现全身中毒症状，并在心血管、淋巴系统和实质器官引起特有的出血性炎症。鼠疫在临床上主要表现为 3 种类型。

（1）腺鼠疫：临床症状主要为腹股沟等严重的急性淋巴结炎，局部可出现肿胀、脓肿和坏死。

（2）败血症型鼠疫：病菌侵入血流，大量繁殖，可造成败血症；患者病情严重，可出现高热（39～40℃），皮肤黏膜有出血点及瘀斑，全身中毒症状和中枢神经系统症状明显，亦可发生休克和 DIC，若抢救不及时，可于 2～3 天内死亡。

（3）肺鼠疫：吸入带菌尘埃可引起原发性肺鼠疫，也可由腺鼠疫或败血症型鼠疫蔓延至肺而继发肺鼠疫。患者可出现寒战、高热，咳嗽、胸痛、咯血（痰中含有大量细菌），多因呼吸困难或心力衰竭而死亡。因患者皮肤常呈黑紫色，故肺鼠疫有"黑死病"之称。

鼠疫耶尔森菌可在人与人之间经呼吸道传播，引起人际间鼠疫大流行。鼠疫病愈后，可获得牢固的免疫力，再感染者罕见。

三、微生物学检查法

1. 直接涂片染色

涂片时，可见革兰氏阴性杆菌或球杆菌，两端钝圆，两极浓染；在慢性病灶或陈旧培养物内，本菌可呈多形态，在动物体内可形成荚膜。

2. 分离培养

鼠疫耶尔森菌在血平板和肠道培养基上生长良好，24 小时后仅形成针尖样大小的菌落，48 小时后可形成直径为 1～1.5mm 灰白色黏稠的 R 型菌落；在肉汤中培养 48 小时后可形成菌膜，稍加振摇即出现的"钟乳石"现象，有一定鉴别意义。

3. 抗原抗体检查

在不能获得病原菌的情况下，用鼠疫耶尔森菌抗原检测患者血清中有无相应特异性抗体，可进行诊断；也可以采用反向间接血凝试验、ELISA 等方法检查患者体内有无鼠疫耶尔森菌抗原的存在。

4. 核酸检查

用 PCR 和核酸杂交技术检测出标本中存在鼠疫耶尔森菌基因，则可以确诊。

四、预防与治疗

1. 预防

灭鼠、灭蚤是消灭鼠疫传染源、切断鼠疫传播途径的根本措施；若接种鼠疫弱毒菌（EV）活菌苗，可获得 8～10 个月的免疫力。

2. 治疗

常选用磺胺类加链霉素治疗腺鼠疫，链霉素或阿米卡星加四环素治疗肺鼠疫和败血症鼠疫；给予药物治疗时，应做到尽早、足量用药。

知识 拓展

炭疽毒素的超强致病力

2001 年发生在美国的恐怖袭击事件，使炭疽再次受到广泛的关注。该事件使 5 名受害者死于吸入性炭疽，并在全世界范围内造成了一定程度的恐慌，对炭疽的研究因而迅速升温，在炭疽芽孢杆菌及其毒素的特性、炭疽的早期发现、预防性疫苗和新型治疗措施的开发等方面都取得了不少的新进展。已知炭疽芽孢杆菌是炭疽的病原体，其芽孢通过皮肤创口、被污染的食物或空气进入体内而引起人或其他动物发病。导致炭疽患者死亡的主要原因是炭疽芽孢杆菌在血液中大量繁殖并产生毒素。实验证明，即使没有细菌存在，只是毒素本身，就可置动物于死地。炭疽毒素是 20 世纪 50 年代被发现的，该毒素在炭疽致死中的关键作用被证实之后，许多学者便对其毒性作用、致病机制等生物学性状进行了深入的研究。该毒素由 3 种成分构成，即保护性抗原（PA）、水肿因子（EF）和致死性因子（LF）。这些不同的分子各自单独存在时并没有致病作用，但它们可以相互协同，黏附并进入细胞，引起各种病理性损害。

小　结

炭疽芽孢杆菌为革兰氏阳性大杆菌，呈竹节状排列，芽孢位于菌体中央；在普通平板上可形成卷发型菌落，在肉汤中呈絮状沉淀生长。牛、羊等动物为炭疽的主要传染源。炭疽芽孢杆菌可经皮肤、呼吸道、胃肠道传播，引起皮肤炭疽、肺炭疽和肠炭疽。炭疽芽孢杆菌的微生物学检查法可采集心脏、肝脏、脾脏、脑等内脏组织标本，进行染色镜检；青霉素串珠试验可以进一步鉴定细菌；免疫荧光法、ELISA 法以及 PCR 法可分别检测相应抗体、特异荚膜多肽及炭疽毒素基因。

布鲁氏菌属为革兰氏阴性小杆菌，两端钝圆，专性需氧，生长缓慢，在血平板上培养 5~7 天，可出现微小、灰色、不溶血菌落。布鲁氏菌病的传染源为羊、牛、猪等病畜。布鲁氏菌可经皮肤、呼吸道、消化道进入人体，引起布鲁氏菌病，临床表现为典型的波浪热。布鲁氏菌的微生物学检查法有直接染色镜检、分离培养、血清学试验和布鲁氏菌素皮试等方法。

鼠疫耶尔森菌为革兰氏阴性杆菌或球杆菌，两极浓染，有荚膜，在血平板上可形成 R 型菌落，在肉汤中呈钟乳石样下垂菌膜。鼠疫主要通过带菌鼠蚤的叮咬或与染疫动物(或人)的接触而发病，临床可分为腺鼠疫、败血症型鼠疫、肺鼠疫。鼠疫耶尔森菌的微生物学检查法有直接涂片染色镜检、分离培养、血清学试验和 PCR 等方法。

复习思考题

(1)炭疽芽孢杆菌有什么样的生物学特征？如何对其进行微生物学检查？

(2)布鲁氏菌的致病物质有哪些？其所致疾病是什么？

(3)鼠疫耶尔森菌所致疾病的类型有几种？怎样对患者进行微生物学检查？

(张　露)

第十一章 其他病原性细菌

知识导航

其他病原性细菌 { 假单胞菌属 { 生物学性状

致病性

微生物学检查法

李斯特菌属 预防与治疗

学习目标

知识与技能：

知晓铜绿假单胞菌的生物学性状和鉴定方法。

方法与过程：

运用自学和提示的方法了解本章病原性细菌的特性。

情感态度与价值观：

通过对铜绿假单胞菌等的认识，知晓铜绿假单胞菌对人类危害的复杂性。

第一节 假单胞菌属

假单胞菌属（*Pseudomonas*）是一类革兰氏阴性杆菌，有荚膜和鞭毛，无芽孢，需氧，共有110个菌种，广泛分布于土壤、水和空气中，与人类关系密切的有铜绿假单胞菌、荧光假单胞菌和鼻疽假单胞菌等。假单胞菌属的代表菌为铜绿假单胞菌。

铜绿假单胞菌（*P. aeruginosa*）俗称绿脓杆菌，因在生长过程中可产生绿色水溶性色素，感染后使脓液或敷料出现绿色，故而得名。铜绿假单胞菌是人体正常菌群之一。

一、生物学性状

1. 形态与染色

铜绿假单胞菌为革兰氏阴性杆菌，长短不一，呈球杆或长丝状，常成双或呈短链状排列，一端有1~3根鞭毛，运动活泼，无芽孢，有荚膜。

2. 培养特性

铜绿假单胞菌对营养要求不高，为专性需氧菌，部分菌株在兼性厌氧条件下亦能生长；生长的温度范围为 25～42℃，最适生长温度为 25～30℃。本菌氧化酶阳性，能氧化分解葡萄糖，产酸不产气，不分解乳糖、麦芽糖和蔗糖等，能液化明胶，还原硝酸盐并生氨，靛基质试验阴性，枸橼酸盐试验阳性。

3. 抗原性

铜绿假单胞菌有 O 和 H 两类抗原。O 抗原由外膜蛋白（OMP）和脂多糖（LPS）两种成分组成。外膜蛋白为属特异的保护性抗原，脂多糖具有型特异性。根据 O 抗原的差异，铜绿假单胞菌可分为 4 群 20 个血清型。

4. 抵抗力

铜绿假单胞菌对某些外界因素的抵抗力比其他无芽孢菌强，在潮湿的环境中能长期生存；对干燥紫外线有抵抗力；对热抵抗力不强，56℃ 30 分钟即可被杀死；对某些消毒剂敏感，如在 1% 苯酚中 5 分钟即可被杀死；对多种抗生素不敏感。

5. 免疫性

在抗铜绿假单胞菌感染中，中性粒细胞的吞噬作用起着重要的作用；感染后产生的特异性抗体，尤其是 SIgA 的黏膜免疫作用，具有一定的抗感染作用。

二、致病性

1. 致病物质

铜绿假单胞菌的主要致病物质是内毒素，以及菌毛、荚膜、胞外酶（如胞外酶 S、弹性蛋白酶、碱性蛋白酶、磷脂酶 C）和外毒素（如外毒素 A、细胞溶解毒素）等多种致病因子。

2. 所致疾病

铜绿假单胞菌感染多见于皮肤黏膜受损部位，如烧伤、创伤或手术切口等，也见于因长期化疗或使用免疫抑制剂的患者，表现为局部化脓性炎症（脓液呈绿色），也可引起中耳炎、角膜炎、尿道炎、胃肠炎、心内膜炎、脓胸等，还可引起菌血症、败血症及婴儿严重的流行性腹泻。

三、微生物学检查法

1. 直接涂片染色

对于绿色脓液、分泌物，可直接涂片，进行革兰氏染色，镜检。

2. 分离培养

依据感染的部位不同，可采集不同的标本，如分泌物、脓液、血液、脑脊液等。将标本接种于血琼脂平板上，培养后，根据菌落特征、色素及生化反应等进行鉴定。血清学、绿脓菌素及菌体分型可供流行病学、医院内感染追踪调查等使用。

3. 血清学分型

根据细菌的菌体抗原及鞭毛抗原进行分型，是铜绿色假单胞菌分型的常用方法。

4. 核酸检查

脉冲场凝胶电泳(PFGE)是目前检测铜绿假单胞菌核酸较为理想的方法,可分析细菌的来源、基因突变及耐药性的改变。PFGE 分析是一种琼脂糖凝胶电泳的改良方法,将细菌完整的 DNA 经限制性内切酶处理后,用脉冲场凝胶电泳技术进行分析,可检测较大的细菌染色体 DNA 片段。此外,质粒指纹图谱分析、核酸杂交技术、基因芯片技术、PCR 技术等也可用于铜绿假单胞菌的鉴定和分型。

四、预防与治疗

1. 预防

对于铜绿假单胞菌感染的预防,目前已研制出多种铜绿假单胞菌疫苗,其中原内毒素蛋白(OEP)疫苗具有不受菌型限制、保护范围广、毒性低等优点。铜绿假单胞菌可经各种途径传播,主要通过污染医疗器具及带菌医护人员引起医源性感染(医院内感染),应予以重视。

2. 治疗

目前,对于铜绿假单胞菌感染的治疗,主要选用哌拉西林、头孢他啶、头孢吡肟、碳青酶烯类、阿米卡星、环丙沙星等。

第二节 李斯特菌属

李斯特菌属(*Listeria*)是一类革兰氏阳性无芽孢兼性厌氧杆菌,目前有 17 个菌种,广泛分布于自然界,对外界环境耐受性强,可在较高盐浓度(10% NaCl)、较宽 pH 范围(pH 4.5 ~9.0)和温度范围(0 ~45℃)内生长。其中,产单核细胞李斯特菌(*L. monocytogenes*)和伊氏李斯特菌(*L. ivanovii*)对人类致病,可引起李斯特菌病,主要表现为脑膜炎和败血症等。

一、生物学性状

产单核细胞李斯特菌的形态为球杆状,大小为(0.4 ~0.5)μm × (1 ~2)μm,常单个或成双出现;有周鞭毛,无芽孢,不产生荚膜;对营养要求不高,4 ~45℃均可生长(最适生长温度为 30 ~37℃),在普通琼脂平板上经 24 ~48 小时可形成圆形、半透明、直径为 0.5 ~1.5mm 的小菌落,表面光滑,边缘整齐,不产生色素;在血平板上培养,则有狭窄的 β - 溶血环,而且边界不清;室温下,翻滚运动活泼,37℃反而丧失活动能力,此特征可用于初步判定。现有证据表明,鞭毛蛋白结构基因(flaA)的表达受温度调控,在 37℃时被抑制,这一特性也与致病性相关。产单核细胞李斯特菌能发酵多种糖类,VP 试验阳性,硝酸盐还原试验阴性,与多种革兰氏阳性菌有共同抗原,故血清学诊断无意义。

二、致病性

产单核细胞李斯特菌广泛分布于自然界,可从土壤、植被、各种水体,以及动物饲料、冷冻禽肉、健康人和其他动物的粪便中分离出来。健康人群中的产单核细胞李斯特菌携带率为1%～5%。本菌为胞内寄生菌，几乎全部经粪-口途径感染新生儿、孕妇和免疫功能低下者，引起少见但严重的李斯特菌病，临床表现为败血症、流产、脑炎和脑膜脑炎。

产单核细胞李斯特菌的致病物质主要是李斯特菌溶素O，与链球菌溶素和肺炎链球菌溶素的基因具有同源性，在巨噬细胞和上皮细胞内寄生时释放，可导致成人胃肠炎、脑膜炎和败血症，高龄孕妇则可出现流产。新生儿产单核细胞李斯特菌感染可分为早发型和晚发型：早发型为宫内感染，常致胎儿败血症，病死率极高；晚发型常出现在出生后2～3天，可引起脑膜炎、脑膜脑炎和败血症等。

三、微生物学检查法

产单核细胞李斯特菌可取血液、脑脊液进行检查，也可采集宫颈、阴道、鼻咽部分泌物以及新生儿脐带残端、羊水等标本；对于引起肠道感染者，可取患者的可疑食物、粪便和血液等标本。根据细菌形态学、培养特性及生化反应，可做出初步判断。由于产单核细胞李斯特菌容易被认为是污染的杂菌而丢弃，幼龄培养呈革兰氏阳性，48小时后多转为革兰氏阴性。因此，当遇到25℃培养出有动力的杆菌，而按照革兰氏阴性杆菌鉴定不符时，应考虑产单核细胞李斯特菌的可能。

四、治疗

治疗李斯特菌病，可选用青霉素、氨苄西林、庆大霉素和红霉素等。

知识拓展

铜绿假单胞菌的耐药机制

铜绿假单胞菌为常见的条件致病菌，已经成为医院获得性感染的常见致病菌之一。随着抗生素的广泛应用，近年来，铜绿假单胞菌呈现敏感性下降而多重耐药逐年增多的趋势，成为临床治疗的难点问题。铜绿假单胞菌医院获得性感染的耐药率居高不下，除对多种药物存在天然耐药外，还容易发生获得性耐药。其耐药机制复杂，主要包括以下几种情况：①产生多种灭活酶，如超广谱β-内酰胺酶、金属β-内酰胺酶、DNA拓扑异构酶、氯霉素乙酰转移酶、氨基糖苷类修饰酶等。其中，超广谱β-内酰胺酶能分解第三代头孢菌素和氨曲南，产超广谱β-内酰胺酶菌株常表现为多重耐药；金属β-内酰胺酶可水解除单环类以外的几乎所有β-内酰胺类抗菌药物，从而使细菌对青霉素、头孢菌素和碳青霉烯类均耐药。②渗透性改变，如青霉素结合蛋白的结构功能改变、外膜孔蛋白OprD2缺失等。外膜孔蛋白OprD2缺失以及表达量下降是铜绿假单胞菌对亚胺培南耐药的机制之一，但对美罗培南无影响，这也导致美罗培南对铜绿假单胞菌的敏感率要高于亚胺培南。③外膜上存在着特异的药物主动外排系统，能有效清除多黏菌素外的几乎所有抗菌药物，从而导致铜绿假单胞菌多重耐药。④药物作用靶位的改变，包括拓扑异构酶突变和细菌16S核糖体RNA甲基化酶突变等。拓扑异构酶

Ⅱ、Ⅳ是导致喹诺酮类耐药的主要机制，16S核糖体RNA甲基酶是导致氨基糖苷类耐药的原因之一。⑤可通过质粒、整合子、噬菌体等获得外源性耐药基因，其中Ⅰ类整合子在多重耐药铜绿假单胞菌中最常见。⑥细菌生物被膜形成，使细菌能逃避机体免疫和抗菌药物的杀伤作用。

小　结

　　铜绿假单胞菌为革兰氏阴性杆菌，常有1～3根端鞭毛。铜绿假单胞菌为专性需氧菌，42℃可生长而4℃不生长，对某些外界因素的抵抗力比其他无芽孢菌强，对多种抗生素不敏感；为条件致病菌，是医院内感染的重要病原菌，有菌毛，可产生外毒素、内毒素、黏附素、绿脓菌素、弹性蛋白酶、磷脂酶C、多糖荚膜样物质等致病物质，引起多脏器感染及败血症等。铜绿假单胞菌感染的预防可用原内毒素蛋白（OEP）疫苗，治疗则主要使用哌拉西林、头孢他啶、头孢吡肟和碳青霉烯类抗生素。

　　产单核细胞李斯特菌为革兰氏阳性短小杆菌，无芽孢，无荚膜，有鞭毛；属于兼性厌氧菌，对营养要求不高，在普通培养基上即能生长；对理化因素抵抗力较强，对青霉素、氨苄青霉素、四环素、磺胺均敏感。产单核细胞李斯特菌的致病物质主要为李斯特菌溶素O，可引起人类李斯特菌病，表现为成人胃肠炎、脑膜炎、脑膜脑炎、流产和败血症等，新生儿败血症的病死率较高；目前尚无预防疫苗，治疗可选用青霉素类、氨基糖苷类和大环内酯类药物。

复习思考题

（1）简述铜绿假单胞菌的形态染色与培养特性。

（2）叙述铜绿假单胞菌的实验室鉴定思路。

（毕芳芳　苏明权）

第十二章　其他原核病原微生物

知识导航

其他原核病原微生物 ├ 支原体
　　　　　　　　　 ├ 衣原体　　　　　　├ 生物学性状
　　　　　　　　　 ├ 螺旋体　　　　　　├ 致病性
　　　　　　　　　 ├ 立克次体　　　　　├ 微生物学检查法
　　　　　　　　　 └ 放线菌 ├ 放线菌属　├ 预防与治疗
　　　　　　　　　　　　　　 └ 诺卡菌属

学习目标

知识与技能：

知晓肺炎支原体、解脲脲原体、沙眼衣原体、梅毒螺旋体、立克次体、放线菌的特点。

方法与过程：

通过自学和提示的方法，认识支原体、衣原体、螺旋体与疾病的关系。

情感态度与价值观：

(1)能正确对待钩体病及梅毒病患者，形成对这两种疾病正确的认识和采取正确的防治措施。

(2)理性看待解脲脲原体、沙眼衣原体，注意泌尿生殖系统卫生，认同正确的爱眼、护眼的习惯。

(3)建立起对肺炎等疾病的正确认识。

第一节　支原体

支原体是一类无细胞壁、有高度多形态性且能通过除菌滤器，并在人工培养基上生长繁殖的最小原核型微生物。支原体个体微小，大小为 $0.2 \sim 0.3\,\mu m$，呈高度多形态，有球形、杆形、分支丝状等。对支原体进行革兰氏染色时，结果显示为阴性，但不易着色；常用吉姆萨染色，呈淡紫色。支原体无细胞壁，仅有细胞膜，此为其与细菌区别的主要特点。支原体的细胞膜由外、中、内三层组成，内、外两层主要为蛋白质；中间层为脂质，其中的胆固醇类含量高。凡能作用于胆固醇的物质，如两性霉素 B、皂苷及毛地黄皂苷，均可破坏细胞膜而致其死亡。

支原体因没有细胞壁，故归属于柔膜体纲（Mollicute）的支原体目（Mycoplasmatales），分为 3 个科，即支原体科（Mycoplasmataceae）、无胆甾原体科（Acholeplasmataceae）和螺原体科（Spiroplasmataceae）；在支原体科中，又分为支原体（Mycoplasma）和脲原体（Ureaplama）2 个属。支原体属中对人致病的主要为肺炎支原体（M. pneumoniae）、人型支原体（M. hominis）、生殖道支原体（M. genitalium）、穿透支原体（M. penetrans）和解脲脲原体（U. urealyticum）。本节主要讲述肺炎支原体和解脲脲原体。

一、生物学性状

1. 形态与染色

肺炎支原体的菌体呈短细丝状，长 $2 \sim 5\,\mu m$，典型的形态类似酒瓶状，吉姆萨染色呈淡紫色，最适 pH 值为 $7.6 \sim 8.0$。解脲脲原体个体微小，一般在 $0.2 \sim 0.3\,\mu m$，因无细胞壁而呈高度多形性，如球形、杆形等。解脲脲原体革兰氏染色呈阴性，但不易着色，吉姆萨染色呈蓝紫色。

2. 培养特性

肺炎支原体大多数需氧或兼性厌氧，通常在含 95% N_2、5% CO_2 的环境中生长良好，对营养要求较一般细菌高，培养基中需加入 10% ~20% 人或动物血清，主要用于提供支原体自身不能合成的胆固醇及长链脂肪酸；初次分离时，尚须加入 10% 的酵母浸膏，以提供核苷前体和维生素等。肺炎支原体在 pH 值为 7.0 以下时容易死亡，最适培养温度为 $36 \sim 37\,℃$。肺炎支原体生长较慢，在液体培养基中常呈极浅淡的混浊，在固体培养基上于 $37\,℃$ 培养，一般 5 ~7 天后可出现菌落，菌落的直径为 $10 \sim 100\,\mu m$，初次分离时，菌落为细小的草莓状，多次传代后可呈典型的"油煎蛋"样菌落。

解脲脲原体能在人工培养基上生长，对营养要求高，需要供给胆固醇和酵母浸液，最适温度为 $37\,℃$，最适 pH 值为 $6.0 \sim 6.5$；在 5% CO_2 与 95% N_2 条件下，于 $37\,℃$ 培养 2 天后，可形成直径为 $10 \sim 40\,\mu m$ "油煎蛋"样的微小菌落，必须在显微镜下放大 200 倍才能观察到；能分解尿素产氨，不分解糖类和精氨酸，磷脂酶阴性；在液体培养基中，尿素分解生成的 NH_3 可使 pH 值升高、脲原体死亡，并可使培养液变为深红色且混浊。

3. 生化反应

依据代谢葡萄糖、精氨酸和尿素等的能力，可鉴别支原体。常见支原体的生化反应见表 12 – 1。

表 12 - 1　常见支原体的生化反应

支原体	葡萄糖	精氨酸	尿素	吸附红细胞
肺炎支原体	+	-	-	+
生殖道支原体	+	-	-	-
人型支原体	-	+	-	-
穿透支原体	+	+	-	+
解脲脲原体	-	-	+	-

4. 抗原性

所有肺炎支原体均具有相对分子质量为 170000 的 P1 外膜蛋白和 43000 的菌体蛋白，特异性强，可刺激机体产生持久的高效价抗体。部分肺炎支原体菌株在细胞膜外还有一层荚膜，主要成分是多糖，也具有一定的抗原性。膜蛋白质是解脲脲原体的主要抗原，具有种特异性，可分为 14 个血清型。尿素酶抗原为种特异性抗原，可与其他支原体鉴别。

5. 抵抗力

支原体无细胞壁，对理化因素的抵抗力比细菌弱，易被重金属盐类、石炭酸、来苏儿等化学消毒剂灭活；相对耐冷不耐热，45℃ 15～30 分钟或 55℃ 5～15 分钟即被灭活；对低渗透压敏感，对作用于细胞壁的抗生素（如青霉素、头孢菌素等）不敏感，而对抑制蛋白合成的抗生素（如四环素、红霉素等）敏感。

二、致病性

肺炎支原体的 P1 表面蛋白是主要的黏附因子。肺炎支原体经飞沫传播入肺，通过 P1 使肺炎支原体黏附于呼吸道上皮细胞表面，定植后，侵入细胞间隙，产生过氧化氢，从而使宿主细胞触酶失活，纤毛运动减弱、停止乃至脱落消失，可导致原发性非典型病原体肺炎。其病理学表现为间质性肺炎，临床症状较轻，以咳嗽、低热、头痛、咽喉痛和肌肉痛为主，持续 5～10 天后症状消失，有时可并发支气管肺炎和呼吸道外并发症（如皮疹、心血管和神经系统症状，可能与免疫复合物和自身抗体有关），多见于抵抗力较低者。患者感染后，可产生 SIgA、血清特异性 IgM 和 IgG，以及致敏淋巴细胞，但抗体的保护作用有限，防止再感染主要依赖呼吸道局部 SIgA。此外，肺炎支原体感染后还可出现 IgE 介导的 I 型超敏反应，诱发哮喘急性发作。P1 表面蛋白是肺炎支原体的主要特异性免疫原，是目前血清学诊断的主要抗原。

解脲脲原体可黏附于生殖泌尿道上皮细胞表面，以细胞膜中的脂质和胆固醇为营养物质，引起细胞膜损伤；尿素酶水解尿素产生大量氨，可损伤细胞，并可形成结石；磷脂酶分解上皮细胞膜中的卵磷脂，同样可造成细胞损伤；IgA 蛋白酶可降解 SIgA，破坏局部黏膜免疫功能，有利于病原体的定居、增殖；脂质相关膜蛋白（LAMP）通过多个路径刺激单核巨噬细胞分泌多种炎症因子，加重局部组织免疫病理损伤，还可激活 T 淋巴细胞和 B 淋巴细胞，并诱导机体产生自身抗体，引起自身免疫病。解脲脲原体为条件致病菌，主要通过性接触传播，在男性，可引起非淋菌性尿道炎，并可导致男性不育；在女性，可引起非淋菌性尿道炎、阴道炎、宫颈炎、盆腔炎、尿路结石，以及卵巢脓肿、不孕症和流产等。此外，解脲脲原体可通过胎盘感染胎儿，引起早产、死胎、低体重胎儿和新生儿呼吸道感染。

三、微生物学检查法

由于支原体无固定形态，染色结果不易与标本中的组织碎片等杂物区别，因此取患者标本直接镜检对各种支原体的诊断意义不大。支原体的微生物学检验方法主要依靠分离培养与血清学检查。

(一)肺炎支原体检查

肺炎支原体检查需采集相应标本，如咽分泌物、痰液、支气管分泌物、胸腔积液等。

1. 分离与鉴定

这是确诊肺炎支原体感染的可靠方法之一，常以牛心消化液为基础，另加 20% 小牛血清及新鲜酵母浸液制成液体或固体培养基；初次分离生长缓慢，通常先将标本接种于液体培养基中增菌，1 周后培养基指示剂颜色改变，液体清晰，可转种于固体平板培养基中，在 5% CO_2 环境中培养，初次分离肺炎支原体时需 1～2 周才能长出菌落，菌落常不出现"油煎蛋"样，需经数次传代后，菌落才开始变得典型。因肺炎支原体分离培养至少需要 20 天，故对快速诊断意义不大。支原体在固体培养基上长出典型菌落，以此可初步诊断，还需要进一步进行生化反应和血清学鉴定。生化反应的具体内容如下。

(1)葡萄糖、精氨酸、尿素分解试验：发酵葡萄糖产酸，不分解精氨酸、尿素。

(2)氯化三苯基四氮唑(TTC)还原试验：可使无色 TTC 还原为粉红色。

(3)生长抑制试验(GIT)和代谢抑制试验(MIT)：使用特异性抗血清，可抑制肺炎支原体的生长与代谢。

(4)红细胞吸附试验：肺炎支原体能使红细胞之间发生吸附。

2. 血清学试验

(1)特异性血清学试验：敏感性和特异性高，主要检测 IgM，用于快速诊断，初次感染时可出现阳性，再感染时常不出现阳性。

(2)非特异性血清学试验(辅助诊断)：将患者的稀释血清与 O 型 Rh 阴性红细胞在 4℃ 下做凝集试验(冷凝集试验)，血清效价 ≥1:64 即为阳性；病变过程中，双份血清效价如有 4 倍以上增长，则近期感染的可能性大。

3. 快速检查

快速检查的主要方法包括：①采用抗 P1 蛋白单克隆抗体的 ELISA 检测患者痰、鼻洗液或支气管灌洗液中的肺炎支原体抗原；②采用 PCR 检测患者痰液标本中肺炎支原体 16S rRNA 基因或 P1 基因，简便快速，特异性和敏感性高，适合大量临床标本检查。

(二)解脲脲原体检查

解脲脲原体检查需采集相应标本，如尿液、前列腺液、精液、阴道分泌物等。

1. 分离培养

取标本 0.1~0.2mL，接种于含酚红和尿素的液体培养基中(pH 值为 6.0±0.5)，置 5% CO_2 和 95% N_2 环境中，于 37℃ 孵育，1~2 天内，培养基由黄色变为红色，此为解脲脲原体生长的指征；再取 0.2mL 培养物转种于含有尿素 0.05mmol/L 的 HEPES 缓冲液和氨敏指示剂(硫酸亚锰或氯化钙)的琼脂培养基上，培养 2 天后，低倍镜观察，有典型"油煎蛋"状暗棕色菌落为阳性结果。

2. 核酸检查

PCR 法可选择脲酶、16S rRNA 基因序列设计不同引物。随引物选择不同，其灵敏度和特异性有所差异，采用的方法有直接 PCR 法、荧光定量 PCR 法及多重 PCR 法等。核酸杂交法通过 PCR 产物反向斑点杂交分析，可将解脲脲原体快速鉴定。如果使用不同基因型的特异引物或探针，可直接鉴定解脲脲原体的血清型。

解脲脲原体的血清学诊断意义不大，主要原因是有些无症状者也可有低效价的抗体。

四、预防与治疗

1. 预防

因支原体感染可以造成小流行，故应注意呼吸道隔离。在干燥、寒冷季节，应嘱患者多喝温水，加强锻炼，进行房间通风。支原体感染尚无可用的疫苗，重在注意公共卫生和个人卫生，以及预防经性传播途径的感染。

2. 治疗

支原体感染首选能抑制蛋白质合成的抗生素，如大环内酯类、四环素类及喹诺酮类抗菌药物。针对婴幼儿用药时，应尽量选择副作用较小的药物，如阿奇霉素。对于肺炎支原体感染，通常采用间歇疗法，即用药 5 天后停药 3~4 天，然后再使用 5 天，完成 1 个疗程。解脲脲原体的治疗以抗生素为主，较常用的药物主要有四环素类、大环内酯类和喹诺酮类，其中以四环素类药物为首选。

第二节　衣原体

衣原体是病毒向细菌进化过程中出现的一类独特的原核细胞型微生物，仍属于广义的细菌学范畴。其生物学共性包括：①个体极微小，可通过细菌滤器；②形态为圆形或椭圆形，有细胞壁，革兰氏染色呈阴性，对多种抗生素敏感；③具有独特的发育周期，以二分裂方式繁殖；④有 DNA 和 RNA 两种核酸；⑤有核糖体；⑥虽进化出独立的酶系统，但不能产生代谢所需的能量，必须依赖宿主细胞的三磷酸盐和中间代谢产物作为能量来源，行严格的细胞内寄生生活。

目前，依据 16S rRNA 和 23S rRNA 不同，衣原体科分为衣原体属(*Chlamydia*)和嗜衣原体属(*Chlamydophila*)两个属，与人类疾病相关的有沙眼衣原体、肺炎衣原体、鹦鹉热衣原体和兽类衣原体。本节只介绍沙眼衣原体。

一、生物学性状

1. 形态与染色

沙眼衣原体有独特的发育周期，在光学显微镜下可观察到两种形态。①原体(elementary body，EB)：一种小而致密的颗粒结构，直径为 $0.25 \sim 0.35\mu m$，呈卵圆形或梨形，吉姆萨染色呈紫色，Macchiavello 染色呈红色，是衣原体的细胞外存在形式，具有传染性。②网状体(reticulate body，RB)：也称始体，是一种大而疏松的结构，直径为 $0.5 \sim 0.7\mu m$，呈圆形或不规则形，Macchiavello 染色呈蓝色，是衣原体的繁殖体，只存在于细胞内，在细胞外则不能存活。

2. 培养特性

沙眼衣原体为专性活细胞内寄生菌。6～8 天龄鸡胚卵黄囊和原代或传代细胞均可用于沙眼衣原体的培养，细胞培养的敏感性较高，常用的细胞为 McCoy 和 HeLa299。在接种衣原体前，细胞先经离心或放射线照射等处理，可使细胞对衣原体的敏感性增加，并可提高分离率；培养 48～72 小时后，可于培养细胞内发现原体、始体或衣原体的包涵体。

3. 抗原性

沙眼衣原体主要有属、种和型特异性抗原。①属特异性抗原：为脂多糖成分，特异性低，为沙眼衣原体与其他衣原体的共有成分。②种、型特异性抗原：均存在于主要外膜蛋白上，借此可鉴别沙眼衣原体的种与型。

4. 抵抗力

沙眼衣原体耐冷不耐热。感染材料中的沙眼衣原体于 35～37℃ 48 小时即失去活力，56℃ 6 分钟便可灭活，－70℃ 可保存数年，液氮内可保存 10 年以上，冷冻干燥可保存活性 30 年以上。沙眼衣原体对常用消毒剂敏感，一般 0.1% 甲醛或 0.5% 苯酚溶液处理 24 小时可杀灭沙眼衣原体；而 2% 甲酚皂溶液仅需 5 分钟，1% NaOH 或 1% 盐酸仅需 2～3 分钟，75% 酒精溶液仅需 1 分钟，即可灭活沙眼衣原体。沙眼衣原体对紫外线照射也极为敏感。此外，四环素类和红霉素类等抗菌药物对沙眼衣原体的繁殖也有抑制作用。

二、致病性

1. 致病物质

沙眼衣原体能产生内毒素样的毒性物质，抑制宿主细胞的代谢，直接破坏细胞。沙眼衣原体的外膜蛋白能阻止吞噬体与溶酶体的融合，使其可在吞噬体内繁殖，进而破坏宿主细胞。沙眼衣原体也可诱导Ⅳ型超敏反应，导致病理损伤。沙眼衣原体的外膜蛋白成分还能刺激单核细胞产生 IL-1 等细胞因子，是导致炎症和瘢痕形成的重要因素。

2. 所致疾病

沙眼衣原体引起的人类疾病主要有沙眼、包涵体结膜炎、婴幼儿肺炎、泌尿生殖道感染、性病淋巴肉芽肿等。其中，泌尿生殖道感染和性病淋巴肉芽肿主要经性接触感染。

三、微生物学检查法

1. 直接涂片染色

根据感染部位不同，可采集患者眼结膜刮片、结膜分泌物、泌尿生殖道拭子或宫颈刮片进行涂片，若在细胞内发现典型的包涵体，吉姆萨染色后原体呈紫红色、网状体呈蓝色，即可做出初步诊断。

2. 分离培养

沙眼衣原体的分离培养常用 McCoy、HeLa 细胞。为提高培养的阳性率，可在接种后离心以促进吸附，或对细胞用 DEAE 葡聚糖做预处理；经 24～48 小时培养后，用特异性荧光单克隆抗体染色，观察细胞质内有无包涵体，如未发现包涵体，则可盲传一代。

3. 抗原抗体检查

使用沙眼衣原体单克隆抗体，采用免疫荧光法、ELISA 法和胶体金法等检查标本中的衣原体抗原，对沙眼衣原体感染诊断有意义。

4. 核酸检查

根据沙眼衣原体特异性基因序列设计引物，采用 PCR 法对沙眼衣原体基因进行扩增，既可定性，也可定量，具有快速、敏感与特异等优点。

四、预防与治疗

1. 预防

因目前尚无沙眼衣原体疫苗，故预防其感染的重点是注意个人卫生及性卫生，避免直接或间接接触感染。

2. 治疗

对于沙眼衣原体感染，可选用强力霉素、罗红霉素、阿奇霉素等药物进行治疗。

第三节　螺旋体

螺旋体（spirochete）是一类细长、柔软、弯曲、能够运动的原核细胞型微生物。螺旋体有着与细菌类似的原始核、细胞壁、二分裂繁殖方式以及对抗生素的敏感性等，生物学上仍属于广义的细菌学范畴，地位介于细菌与原虫之间。螺旋体广泛分布于自然界和动物体内，种类繁多，根据螺旋数目、螺旋间距与规则程度的不同，将其分为 8个属，其中可引起人类疾病的 3 个属分别是密螺旋体属、疏螺旋体属和钩端螺旋体属（图 12－1）。本节仅介绍密螺旋体属中的梅毒螺旋体。

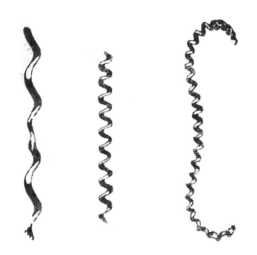

图 12 - 1　3 种螺旋体形态示意图

一、生物学性状

1. 形态与染色

梅毒螺旋体的菌体细长，两端尖直，大小为（0.1～0.2）μm×（6～15）μm，有 8～14 个致密而规则的螺旋，运动活泼；革兰氏染色呈阴性，但不易着色，常用 Fontana 银染色法，菌体被染成棕褐色，在光镜下易于查见。新鲜标本在暗视野显微镜下观察，可见其运动活泼，呈屈伸、移行或滚动状（图 12 - 2）。

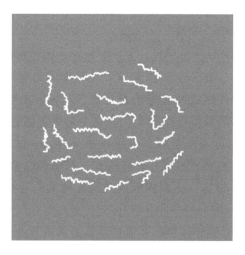

图 12 - 2　梅毒螺旋体在暗视野下的形态

2. 培养特性

梅毒螺旋体不能在无活细胞的人工培养基上培养；细胞或动物培养较为困难，易失去毒力，繁殖缓慢；棉尾兔单层上皮细胞在微需氧的环境下可培养梅毒螺旋体，并保持其毒力，但只能持续数代。

3. 抗原性

梅毒螺旋体的抗原成分主要是外膜蛋白和鞭毛蛋白，可分为表面特异性抗原和类属抗原。①表面特异性抗原：能刺激机体产生凝集抗体。②类属抗原：可刺激机体产生沉淀素或补体结合抗体，与非致病性螺旋体有交叉反应，其磷脂半抗原与宿主蛋白质结合，能刺激机体产生抗磷脂的自身抗体，即反应素。

4. 抵抗力

梅毒螺旋体的抵抗力较弱，对干燥、冷、热均敏感，在体外会迅速死亡，4℃ 3 天后即失去感染性，对常用化学消毒剂敏感，对砷制剂、青霉素、红霉素及庆大霉素等药物亦敏感。

二、致病性

1. 致病物质

梅毒螺旋体虽未被发现能产生内、外毒素，但其有很强的侵袭力，主要来自荚膜样多糖物质、外膜蛋白、透明质酸酶等代谢产物。荚膜样多糖可阻止或干扰抗体、补体作用和单核巨噬细胞吞噬，多种梅毒螺旋体外膜蛋白具有黏附靶细胞胞外基质的作用，透明质酸酶能分解组织、细胞外基质以及血管基底膜中的透明质酸和黏多糖，均有利于梅毒螺旋体在宿主内的定居、扩散和生存，并造成组织损伤、坏死和溃疡等梅毒特征性病变。

2. 所致疾病

梅毒螺旋体感染可引起梅毒。人是梅毒的唯一传染源。梅毒螺旋体可通过性行为感染引起获得性梅毒，也可通过垂直传播引起先天性梅毒，或经输血感染引起输血后梅毒。

（1）获得性梅毒：临床可分为 3 期。①一期梅毒：梅毒螺旋体通过皮肤、黏膜侵入后，经 3 周左右的潜伏期，在外生殖器等感染局部形成无痛性硬性下疳，下疳病灶中有大量梅毒螺旋体存在，用暗视野显微镜易检出。此期传染性强。②二期梅毒：全身皮肤、黏膜出现梅毒疹，周身淋巴结肿大，内有大量梅毒螺旋体，亦可侵犯骨、关节、眼及中枢神经系统。此期传染性虽强，但组织破坏性小。③三期梅毒：表现为皮肤、黏膜出现溃疡性坏死或内脏器官的肉芽肿样病变，严重者在感染 10～15 年后可引起心血管系统与中枢神经系统损害。此期病灶中的梅毒螺旋体很少，传染性虽弱，但组织破坏性大，可危及患者生命。

（2）先天性梅毒：梅毒螺旋体从母体通过胎盘进入胎儿血液循环，引起胎儿全身性感染，在肝、肺、脾和肾上腺中大量繁殖，可引起流产、早产或死胎，或于出生后表现为皮肤病变、马鞍鼻、锯齿形牙齿、间质性角膜炎、骨/软骨炎和神经性耳聋等特征性体征（俗称梅毒儿）。

（3）输血后梅毒：输入含有梅毒螺旋体的血液，可引起发热、皮疹等三期梅毒症状。因此，对于献血者，须排除其为梅毒螺旋体感染者，输血用的血液须放在 4℃ 环境中保存 72 小时以上方能使用。

梅毒的免疫为传染性免疫（有菌性免疫）。梅毒螺旋体感染人体后，机体可产生特异性细胞免疫和体液免疫（以迟发型超敏反应为主），虽可将体内的梅毒螺旋体清除，但很快免疫力也随之消失。机体产生的抗梅毒螺旋体抗体和抗心磷脂抗体能存在一段时间，可用于梅毒的血清学诊断。

三、微生物学检查法

1. 标本直接检查

暗视野显微镜检查法是诊断梅毒快速而直观的方法。在暗视野显微镜下观察涂有病损处分泌物或淋巴结穿刺液的压滴标本，若查见运动活泼、有规律沿其长轴旋转、屈伸或前后移动的螺旋体，即可诊断。

2. 抗原抗体检查

由于梅毒螺旋体培养无实际意义，因此血清学诊断非常重要。

（1）非特异性试验：检测梅毒患者血清中的反应素，对诊断梅毒的特异性较差，仅用于梅毒的初筛，或动态观察对梅毒疗效的评价。常用的非特异性试验有 WHO 推荐的性病研究实验室试验（VDRL）、不加热的血清反应素试验（USR）和快速血浆反应素试验（RPR）。

（2）特异性试验：应用梅毒螺旋体抗原检测患者血清中的特异性抗体，特异性高，为梅毒感染的确诊性试验，不适合用于梅毒疗效的评价。常用的特异性试验有荧光螺旋体抗体吸收试验（FTA－ABS）、梅毒螺旋体血凝试验（TPHA）、梅毒螺旋体制动试验（TPI）和酶免疫分析（EIA）。

3. 核酸检查

根据梅毒螺旋体编码外膜蛋白 47000、39000 的基因设计引物，采用巢式 PCR 技术扩增梅毒螺旋体特异性 DNA 片段，可用于梅毒的诊断。

四、预防与治疗

1. 预防

预防梅毒的根本举措是避免不洁性行为。梅毒的重组疫苗和 BCG 载体疫苗正在研究当中。

2. 治疗

梅毒确诊后，应尽早予以彻底治愈，目前多采用青霉素类药物治疗 3～12 个月，以血清抗体转阴为治愈指标。此外，梅毒患者在治疗结束后，应定期复查。

第四节　立克次体

立克次体（Rickettsia）是一类专性寄生在活细胞内的原核细胞型微生物，以节肢动物为传播媒介或储存宿主，可引起人类立克次体病。根据 Bergey 系统细菌学手册（2004年版）的分类，立克次体目（Rickettsiales）可分为立克次体科（Rickettsiaceae）和无形体科

（Anaplasmataceae）。对人致病的立克次体有 3 个属，即立克次体科的立克次体属（Rickettsia）、东方体属（Orientia）以及无形体科的埃里希体属（Ehrlichia）。

一、生物学性状

1. 形态与染色

立克次体呈多形态性，以球杆状或杆状为主，大小介于细菌与病毒之间，一般为 $(0.3\sim0.6)\mu m\times(0.8\sim2.0)\mu m$，可在光学显微镜下看到。立克次体有细胞壁，革兰氏染色呈阴性，不易着色；在血液涂片中，用吉姆萨染色法可染成蓝色，淋巴细胞内可见两极浓染的球杆状形态，在粒细胞内可见球状的特有形态。

2. 培养特性

立克次体缺少代谢酶系统和细胞器，只能专性寄生于活细胞内，以二分裂方式繁殖，生长缓慢，繁殖一代需 9~12 小时，最适温度为 32~35℃，可用细胞或接种鸡胚卵黄囊培养，也可接种于动物（如豚鼠、大鼠、小鼠或家兔等），繁殖情况良好。

3. 抗原性

大多数立克次体结构与革兰氏阴性菌相似，细胞壁有群、种或型特异性：群特异性主要由脂多糖构成，种或型特异性主要为外膜蛋白。斑疹伤寒立克次体、恙虫病东方体与变形杆菌 X_{19}、X_2 和 X_k 菌株的菌体 O 抗原有交叉反应性，故可用这些菌株的抗原（OX_{19}、OX_2 和 OX_k）替代立克次体抗原，检测患者血清中有无相应的抗立克次体抗体，这种交叉凝集反应被称为外斐反应（Weil - Felix reaction）。外斐反应可辅助诊断立克次体病，但因特异性和敏感性较低，目前已较少应用。

4. 抵抗力

大多数立克次体对理化因素的抵抗力都较弱，56℃ 30 分钟即被灭活；对低温及干燥的抵抗力较强，在节肢动物的粪便中能存活 1 年以上；对四环素类或氯霉素敏感。

二、致病性

1. 致病物质

立克次体的致病物质主要是脂多糖和磷脂酶 A。脂多糖具有致热性，能损伤内皮细胞甚至导致微循环障碍和休克；磷脂酶 A 可直接溶解细胞膜或细胞内的吞噬体膜，帮助立克次体进入细胞，并在细胞内进行大量繁殖。此外，多数立克次体表面还有微荚膜样的外膜蛋白，具有黏附宿主细胞和抗吞噬作用。

2. 所致疾病

立克次体可引起人畜共患的立克次体病。立克次体病绝大多数为自然疫源性疾病，具有明显的地区流行性，节肢动物（如虱、蜱、螨等）作为其传播媒介或储存宿主，啮齿类动物亦为其常见的寄生宿主和储存宿主。人类感染立克次体主要通过节肢动物叮咬或其排泄物污染伤口所致，常见的有普氏立克次体引起的流行性斑疹伤寒（虱传斑疹伤寒）、莫氏立克次体引起的地方性斑疹伤寒（鼠型斑疹伤寒）以及恙虫病立克次体引起的恙虫病等。

三、微生物学检查法

1. 分离培养

立克次体可用细胞培养或鸡胚卵囊接种培养，也可接种于动物(如豚鼠、大鼠、小鼠或家兔等)，分离病原体。

2. 抗原抗体检查

可检测立克次体患者的外斐反应，如患者单份血清效价≥1:160，或早、晚期双份血清效价有 4 倍以上增高，则有辅助诊断意义。

3. 核酸检查

运用 PCR 技术和核酸杂交技术检测立克次体基因，可以确诊立克次体病并分型。

四、预防与治疗

1. 预防

灭虱、灭蚤和灭鼠是预防斑疹伤寒的重要措施；接种鼠肺灭活疫苗、鸡胚疫苗等，免疫力可维持 1 年左右。

2. 治疗

对于立克次体病，应用氯霉素、四环素、强力霉素等抗生素治疗有效，但病原体的最后清除有赖于机体的免疫应答(主要是细胞免疫)。

第五节 放线菌属

放线菌是一个原核生物类群，因菌落呈放线状而的得名。放线菌在自然界中分布很广，在形态上可分化为菌丝和孢子，在培养特征上与真菌相似，主要以孢子繁殖，其次是断裂生殖。然而，近代分子生物学研究结果表明，放线菌是一类具有分枝状菌丝体的细菌，与一般细菌一样，多数为腐生菌，少数为寄生菌。放线菌与人类的生产和生活关系极为密切，如广泛应用的约 70% 的抗生素是由各种放线菌产生的。放线菌可划分成 14 个科、50 余个属，本节主要介绍放线菌属及诺卡菌属。

一、放线菌属

放线菌属(*Actinomyces*)有 35 个种，广泛存在于自然界，主要存在于人和其他动物的口腔、上呼吸道、胃肠道和泌尿生殖道等与外界相通的腔道，属于正常菌群。但应注意的是，在易位定居或机体抵抗力下降时，放线菌可引起内源性感染。常见放线菌的菌种有衣氏放线菌(*A. israelii*)、内氏放线菌(*A. naeslundii*)、黏液放线菌(*A. viscous*)、龋齿放线菌(*A. odontolyticus*)、丙酸蛛网菌(*A. propionica*)及牛型放线菌(*A. bovis*)等，对人类致病性较强的为内氏放线菌。

(一)生物学性状

1. 形态与染色

放线菌为革兰氏阳性、无芽孢、无荚膜、无鞭毛的非抗酸性丝状菌；菌丝直径为 $0.5 \sim 0.8\mu m$，菌丝末端膨大，呈棒状，以裂殖方式繁殖；常形成分枝状无隔菌丝，不形成气中菌丝，有时菌丝断裂成链球或链杆状，形态与类白喉杆菌相似。

2. 培养特性

放线菌的培养比较困难，生长缓慢，厌氧或微需氧，初次分离时应加 5% CO_2；在葡萄糖肉汤培养基中培养 3~6 天，培养基底部可形成灰白色球形小颗粒沉淀物；在血琼脂平板上培养 4~6 天，可长出灰白色或淡黄色粗糙、不溶血的微小圆形菌落，镜下可见菌落由长短不一的蛛网状菌丝构成。如果是患者病灶组织标本或瘘管中流出的脓汁，则可在其中找到肉眼可见的黄色小颗粒，即硫磺样颗粒(sulfur granule)。这种特征性颗粒是放线菌在组织中形成的菌落。将硫磺样颗粒制成压片或组织切片镜检，可见放射状排列的菌丝，菌丝末端膨大，呈棒状，形似菊花。放线菌能分解葡萄糖，产酸不产气，过氧化氢试验阴性。

3. 抗原性

放线菌是单细胞丝状体，菌丝中无横隔，整个细胞质都是贯通的。细胞质主要是由蛋白质、核酸、糖类、脂类、无机盐和大量的水所组成的半透明胶状物，其中水的含量为 60%~80%，尤其是基内菌丝的含水量更高。最重要的颗粒状内含物是核糖体，此外还有多聚磷酸盐、类脂及多糖等内含物。放线菌细胞质中的糖和其他细胞壁中的糖合称为全细胞糖。

(二)致病性

1. 致病物质

放线菌的致病物质尚不明确。内氏放线菌和黏液放线菌能产生一种黏性很强的多糖物质(6-脱氧太洛糖)，使口腔中的放线菌和其他细菌黏附在牙釉质上，形成菌斑，可导致龋齿，其他细菌还能进一步引起齿龈炎和牙周炎。

2. 所致疾病

放线菌是人体消化道的正常菌群，在机体抵抗力下降，以及口腔卫生不良、拔牙或黏膜受损时，可致内源性感染，引起放线菌病，表现为软组织的化脓性炎症，可出现在面颈部(约占60%)、胸部、腹部、盆腔和中枢神经系统；若无继发感染，则多呈慢性肉芽肿，常伴有多发性瘘管形成，在排出的脓汁中可找到特征性的硫磺样颗粒。此外，放线菌还与龋齿和牙周炎的发病有关。

(三)微生物学检查法

1. 直接涂片染色

直接在脓液、痰液和组织标本中寻找硫磺样颗粒，将可疑颗粒制成压片，革兰氏染色后镜检，可观察到特征性的菊花状菌丝。

2. 分离培养

放线菌可用沙保弱(Sabouraud)培养基和血平板进行分离、培养，于37℃ 5% CO_2

孵箱中培养 1 ~ 2 周后，可形成白色、干燥、边缘不规则的粗糙型菌落。对于培养所得的菌落，可用涂片、革兰氏染色、镜检进行鉴定，也可通过抗酸染色进一步区分放线菌属和诺卡菌属。

（四）预防与治疗

1. 预防

对于放线菌病的预防，应注意口腔卫生，并及时治疗牙病和牙周炎等。

2. 治疗

对脓肿及瘘管，须进行外科清创处理，同时大剂量、长期使用抗生素（口服 6 ~ 12 个月）治疗，首选青霉素，也可用甲氧苄氨嘧啶、磺胺甲基异恶唑（复方新诺明）、克林达霉素、红霉素、林可霉素和四环素类等。

二、诺卡菌属

诺卡菌属（*Nocardia*）属于诺卡菌科，有 42 个菌种，在自然界中广泛存在，多数为腐生性非病原菌，不属于人体正常菌群，主要引起外源性感染。引起人类疾病的诺卡菌属主要是星形诺卡菌（*N. asteroides*），其次为巴西诺卡菌（*N. brasiliens*），我国以星形诺卡菌为主。

（一）生物学性状

1. 形态与染色

诺卡菌的形态与放线菌相似，但菌丝末端不膨大，能形成气中菌丝，有时可见杆状和球状同时存在。诺卡菌为革兰氏染色阳性菌，染色时着色不均，部分诺卡菌呈弱抗酸性，仅用 1% 盐酸乙醇延长脱色时间呈抗酸染色阴性，依此可与分枝杆菌进行区别。

2. 培养特性

诺卡菌属大多数为专性需氧菌，对营养要求不高，在沙保弱培养基或血琼脂培养基上经 22℃ 或 37℃ 培养后生长良好，但生长缓慢，一般 1 周左右可形成表面干燥或呈蜡样的菌落。不同菌株可产生不同颜色，如星形诺卡菌所形成的菌落呈黄色或橙色，表面无白色菌丝；巴西诺卡菌则表面有白色菌丝。

（二）致病性

诺卡菌属的毒力因子至今尚不清楚。作为土壤中的腐生菌，诺卡菌（约 90% 是星形诺卡菌）主要由呼吸道或创口侵入机体，引起外源性化脓感染，特别是免疫力低下的人群（如艾滋病和肿瘤患者以及器官移植者），感染后可引起肺炎、肺脓肿，临床表现类似于肺结核和肺真菌病。星形诺卡菌还可通过血行播散引起脑膜炎与脑脓肿；若经皮肤创伤感染，则可侵入皮下组织，引起慢性化脓性肉芽肿并形成瘘管，在病变组织或脓液中可见黄、红、黑等色素颗粒（诺卡菌的菌落）。巴西诺卡菌经皮肤创口侵入皮下组织，可引起慢性化脓性肉芽肿，表现为肿胀、脓肿及多发性瘘管排脓，因好发于腿部和足部，故又被称为足分枝菌病。

人体对诺卡菌的免疫主要是T细胞介导的免疫应答，细胞因子激活的巨噬细胞能够更好地杀伤被吞噬的诺卡菌。因此，细胞免疫受损的人群易被诺卡菌感染。

(三)微生物学检查法

1. 直接涂片染色

在脓液、痰液和病变组织中寻找黄色或黑色颗粒状的诺卡菌菌落，并将可疑颗粒制成涂片或进行压片，染色，镜检，可见革兰氏阳性和部分弱抗酸性分枝菌丝。

2. 分离培养

诺卡菌可用沙保弱培养基和血平板进行分离培养，培养温度可选30℃、37℃或45℃。星形诺卡菌可在45℃时生长，有鉴别诊断意义。对菌落做涂片镜检，可见革兰氏阳性的纤细分枝菌丝，陈旧培养物中的菌丝可部分断裂成链杆状或球状。因诺卡菌侵入肺组织可出现L型变异，故需反复检查才能证实。

(四)预防与治疗

诺卡菌的感染无特异性预防方法。对于脓肿和瘘管，须手术清创，去除坏死组织。

治疗诺卡菌病首选磺胺类，对磺胺药过敏者可选用四环素、红霉素、米诺环素、多西环素等，治疗时间一般不少于6周。

知识拓展

我国引起性病的常见病原体

性病是在世界范围内广泛流行的一组常见传染病，并呈现流行范围扩大、发病年龄降低、耐药菌株增多的趋势，尤其是艾滋病的大幅增加，已成为严重的公共健康问题。

目前，我国常见性病的病原体有以下种类。①病毒类：如单纯疱疹病毒、人类乳头瘤病毒、传染性软疣病毒、艾滋病病毒等，可引起尖锐湿疣、生殖器疱疹、艾滋病等。②衣原体：如沙眼衣原体，可引起性病性淋巴肉芽肿、衣原体性尿道炎/宫颈炎。③支原体：如解脲脲原体，可引起非淋菌性尿道炎。④螺旋体：如梅毒螺旋体，可引起梅毒。⑤细菌类：如淋病双球菌、杜克雷嗜血杆菌、肉芽肿荚膜杆菌、加特纳菌、厌氧菌等，可引起淋病、软下疳等。⑥真菌类：如白假丝酵母菌，可引起生殖器念珠菌病。⑦寄生虫和节肢动物：如阴道毛滴虫、疥螨、阴虱等，可引起阴道毛滴虫病、疥疮、阴虱病等。

小 结

肺炎支原体的菌体呈短细丝状，典型的形态类似于酒瓶状，吉姆萨染色呈淡紫色。肺炎支原体主要通过飞沫传播，是人类原发性非典型病原体肺炎的主要病原体之一。儿童和青年人为原发性非典型病原体肺炎的易感人群。原发性非典型病原体肺炎的病理变化主要是间质性肺炎、急性细支气管炎，还可引起肺外并发症。

解脲脲原体因无细胞壁而呈高度多形性，吉姆萨染色呈蓝紫色，在含胆固醇和酵母培养基上呈油煎蛋样菌落。解脲脲原体可引起非淋菌性尿道炎；在男性，可引起前列腺炎和附睾炎，并可导致不育；在女性，可引起阴道炎、宫颈炎，并可导致流产。

沙眼衣原体的原体为卵圆形、球形，吉姆萨染色呈紫色，Macchiavello 染色呈红色；其始体为圆形或不规则形态，Macchiavello 染色呈蓝色。沙眼衣原体所致的疾病除沙眼和包涵体结膜炎外，还可经性接触而感染，引起泌尿生殖道炎症和性病淋巴肉芽肿。

梅毒螺旋体细长，两短尖直，呈螺旋样，致密而规则，运动活泼，不能在无活细胞的人工培养基上生长繁殖；Fontana 镀银染色呈棕褐色。梅毒为梅毒螺旋体所致的疾病，人是其唯一传染源，主要通过性行为接触传播，临床可分为获得性梅毒（Ⅰ、Ⅱ、Ⅲ期）、先天性梅毒和输血后梅毒。

立克次体呈杆状或球杆状，吉姆萨染色或 Gimenez 染色呈紫红或红色，只能在活细胞内生长。立克次体以节肢动物为传播媒介或储存宿主，可引起流行性斑疹伤寒、地方性斑疹伤寒和恙虫病等。

放线菌是介于细菌与真菌之间而又接近于细菌的单细胞分枝状微生物，基本结构与细菌相似。放线菌在医药上主要用于生产抗生素、维生素和酶类等，少数寄生性的放线菌对人和其他动植物具有致病性。对人类致病性较强的放线菌属主要为内氏放线菌，其致病后常伴有多发性瘘管形成，脓汁中可找到特征性的硫磺样颗粒。可引起人类疾病的诺卡菌属主要是星形诺卡菌（*N. asteroides*），其次为巴西诺卡菌（*N. brasiliens*）。

复习思考题

（1）简述解脲脲原体、沙眼衣原体、梅毒螺旋体的形态染色及培养特性。

（2）简述解脲脲原体与沙眼衣原体的鉴别要点。

（3）叙述解脲脲原体、沙眼衣原体、梅毒螺旋体的实验室鉴定思路。

（4）叙述梅毒螺旋体的致病物质与所致疾病。

项目 其他原核细胞型微生物的检测

任务一 肺炎支原体 DNA 定量检测

根据肺炎支原体全基因组序列中的高保守区域，设计一对肺炎支原体特异性引物和一条特异性荧光探针，采用 PCR 技术定量检测患者标本中肺炎支原体 DNA，从而对肺炎支原体感染做出快速的早期诊断。

【任务目标】

知晓肺炎支原体 DNA 定量检测的方法与步骤。

【任务实施】

1. 制订方案

组织分工，收集资料，制订实施方案。

2. 实验准备

收集标本（如痰液）。

3. 实施过程

（1）标本处理与 DNA 提取：取痰液，经液化处理，离心后弃去上清，于沉淀中加入 DNA 提取液裂解，离心，取上清，作为 DNA 模板。

（2）PCR 扩增：反应体积共 50μL，包括引物、探针、dNTP、PCR 缓冲液、TqDNA 聚合酶、DNA 模板，用无菌蒸馏水补足至 50μL，进入 PCR 循环。在 PCR 扩增仪上设置循环参数：93℃ 2 分钟，93℃ 45 秒，55℃ 60 秒，55℃ 45 秒，进行 30 个循环。

（3）基线和阈值设定：基线调整取 6～15 个循环的荧光信号，阈值设定原则以阈值线刚好超过阴性对照检测荧光曲线的最高点为宜。

（4）质量控制：阴性对照无扩增，阳性对照 Ct 值≤30，否则实验无效。

【成果展示】

提交报告，并组织报告交流。

任务二　肺炎支原体 IgM 抗体检测（胶体金法）

应用层析式捕获法的原理定性检测人血清或全血中肺炎支原体抗体（IgM）。标本中的抗肺炎支原体抗体（IgM）会和复溶后金标记肺炎支原体抗原结合，依靠层析作用向上迁移，当迁移到检测线时，就会形成肉眼可见的金标记肺炎支原体抗原－抗肺炎支原体 IgM 抗体－抗人 IgM 抗体复合物。抗肺炎支原体 IgM 抗体阴性标本则不会形成金标记复合物。

【任务目标】

学会应用胶体金法检测肺炎支原体 IgM 抗体。

【任务实施】

1. 制订方案

组织分工，收集资料，制订实施方案。

2. 实验准备

收集标本（人全血或血清）。

3. 实施过程

（1）将测试卡平衡至室温，撕开铝箔袋，取出测试卡，将其平放于操作台上。

（2）在测试卡的加样孔中加入待检血清 10μL（全血 20μL），缓慢加入 1 滴标本稀释液。

（3）在 15～20 分钟内判断结果，超过 20 分钟判断结果无效。

【成果展示】

提交报告，并组织报告交流。

任务三 血清抗梅毒特异性抗体试验(ELISA)

TP-ELISA测定可采用双抗原夹心法，将高纯度梅毒螺旋体(TP)特异抗原包被于微孔反应板中，加入待测血清标本，标本中如存在抗TP抗体，即可与之结合；再加入酶标抗原，可在固相载体上形成"TP抗原-抗TP抗体-酶标记TP抗原"双抗原夹心复合物；加入酶底物/色原液时，即可产生显色反应，显色强度与抗TP抗体水平成正比。

【任务目标】

知晓梅毒不加热血清反应素试验(USR)的方法学原理、步骤及其检测结果的意义。

【任务实施】

1. **制订方案**

组织分工，收集资料，制订实施方案。

2. **实验准备**

收集标本(人血清或血浆)。

3. **实施过程**

(1)将浓缩洗涤液用蒸馏水或去离子水做20倍稀释，将酶标板条固定于板架上，按顺序编号(每板设空白对照孔、阴性对照孔和阳性对照孔)。

(2)每孔加100μL酶标试剂(空白对照孔不加)，然后每孔再加入待检样品20μL，阴性、阳性对照孔分别加入阴性对照和阳性对照各20μL，充分混匀，封板，置37℃温育60分钟，弃去微孔条中的液体，用洗涤液洗涤6遍，最后一次尽量拍干。

(3)每孔加入显色剂A和显色剂B各1滴(50μL)，轻拍混匀，封板，于37℃避光显色15分钟，每孔加终止液1滴(50μL)，轻拍混匀。

(4)用酶标仪450nm波长(建议用双波长450nm/630nm)检测光吸收A值。

【成果展示】

提交报告，并组织报告交流。

(苏明权　毕芳芳)

第十三章　病毒的基本性状

:::::::::: 知识导航 ::::::::::

病毒的基本性状
- 病毒的形态与结构
  - 病毒的大小与形态
  - 病毒的结构
  - 病毒的化学组成及其功能
- 病毒的增殖
  - 病毒的增殖周期
  - 病毒的异常增殖和干扰现象
- 病毒的遗传与变异
  - 基因突变
  - 基因重组、重配与整合
  - 病毒间和病毒与宿主细胞间的相互作用
- 理化因素对病毒的影响
  - 物理因素对病毒的影响
  - 化学因素对病毒的影响
- 病毒的分类

:::::::::: 学习目标 ::::::::::

知识与技能：

(1)学懂病毒的形态大小与结构组成，病毒的化学组成及功能，病毒的增殖。

(2)说出病毒的遗传与变异，理化因素对病毒的影响，病毒的结构特征分类。

方法与过程：

(1)从学习病毒的基本形态结构入手，认识病毒感染宿主的范围。

(2)从目前对于病毒性疾病缺乏特效药物治疗，意识到病毒感染预防的重要性。

情感态度与价值观：

(1)认识病毒的危害性，树立预防病毒传播的责任意识，勇于探索病毒性疾病的防控。

(2)辩证地看待病毒与人类共存的问题。

病毒(virus)在自然界分布非常广泛,可在人、动物、植物、昆虫、真菌和细菌中寄居并引起感染。据统计,人类的传染病约有75%是由病毒引起的。有些病毒传播能力强,能引起世界大流行(如流感病毒);有些病毒引起的疾病病情严重,病死率高(如艾滋病病毒);有些病毒能引起持续性感染(如乙肝病毒),有些病毒与肿瘤、先天畸形和自身免疫病的发生关系密切。

第一节 病毒的形态与结构

病毒为非细胞型微生物,没有典型的细胞形态和结构,是形态最微小、结构最简单的微生物,只含有一种类型的核酸(DNA或RNA),严格寄生于活细胞内,只能在一定种类的活细胞中以复制方式进行增殖,对抗生素不敏感,对干扰素敏感。

一、病毒的大小与形态

1. 病毒的大小

病毒的大小以纳米(nm)作为计量单位,测量病毒大小的标准是病毒体的直径。病毒体是指成熟的、具有传染性的病毒个体。不同病毒的大小悬殊,最大的病毒可达300nm,如痘类病毒;最小的病毒只有20nm,如微小RNA病毒;大多数人类病毒的大小在100nm左右(图13-1)。

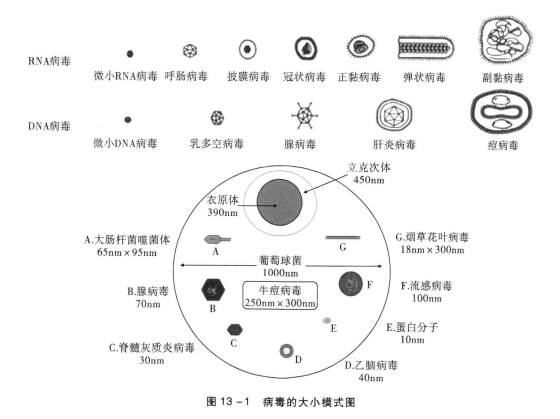

图 13-1 病毒的大小模式图

2. 病毒的形态

病毒的形态多样，主要有 5 种形态，即多数病毒呈球形或近似球形，少数呈杆状、丝状、砖块状、子弹状和蝌蚪状(图 13－2)。大部分病毒的形态较为固定，有些则具有多形性。病毒的大小和形态可通过电子显微镜、超速离心、分级超过滤和 X 线晶体衍射等技术进行观察。

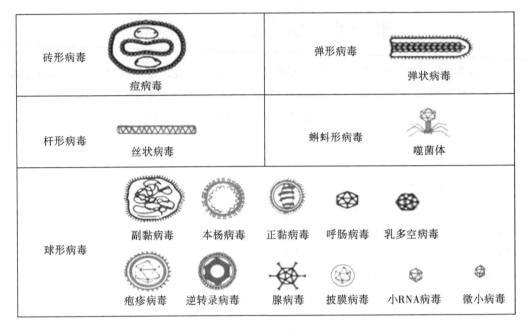

砖形病毒 痘病毒	弹形病毒 弹状病毒
杆形病毒 丝状病毒	蝌蚪形病毒 噬菌体
球形病毒	副黏病毒　本杨病毒　正黏病毒　呼肠病毒　乳多空病毒 疱疹病毒　逆转录病毒　腺病毒　披膜病毒　小RNA病毒　微小病毒

图 13－2　病毒的形态模式图

二、病毒的结构

病毒体(或称病毒粒子)是指成熟的、有感染性的病毒个体。其基本结构由核心、衣壳、包膜、刺突等组成(图 13－3)。

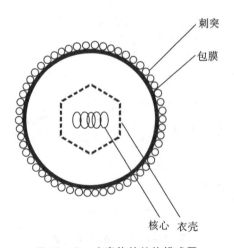

　　　　　　刺突

　　　　　　包膜

核心　衣壳

图 13－3　病毒体的结构模式图

1. 核心

病毒的核心（core）位于病毒体内部，主要成分为核酸，构成病毒基因组。核心除由一种核酸（DNA 或 RNA）组成外，还由少量的非结构（功能性）蛋白质组成，如病毒自己编码的一些酶类（如核酸多聚酶等）。

根据病毒核酸类型不同，可将病毒分为 DNA 病毒和 RNA 病毒。DNA 病毒的 DNA 大多为双链（dsDNA）结构（微小病毒和环状病毒除外），可呈线状或环状；RNA 病毒的 RNA 大多为单链（ssRNA）结构。单链 RNA 有正链（＋ssRNA）和负链（－ssRNA）之分，正链 RNA 可直接作为 mRNA 进行生物合成；负链 RNA 则须先合成其互补正链，然后以正链 RNA 展开生物合成。RNA 病毒的 RNA 呈线状，没有环状结构。基因组的核酸多为单一分子，有些则是分节段的，如正黏病毒 RNA 由 7～8 个片段组成，每一个片段均是独特的核苷酸序列（常是单一基因）。不同种的病毒，其核酸含量差异较大，如流感病毒的核酸量仅占病毒成分的 1%，而某些病毒的核酸含量可高达 50%。

病毒核酸是主导病毒遗传、变异、增殖和感染的物质基础，具有编码病毒蛋白、决定病毒性状、控制病毒复制及增殖的功能。某些核酸本身即具有感染性。除去衣壳的病毒核酸进入细胞后才能增殖，产生子代病毒，被称为感染性核酸。感染性核酸不受细胞表面病毒受体的限制，感染细胞的范围虽较广泛，但易被机体内的核酸酶等因素破坏，故其感染性较完整病毒的感染性低。病毒核心还可含有少量病毒的非结构蛋白，如核酸聚合酶、转录酶等。

2. 衣壳

衣壳（capsid）是包围在病毒核心外面的一层蛋白结构，与病毒核酸一起构成核衣壳。衣壳的主要功能是保护核心内的核酸免受破坏，并能介导病毒核酸进入宿主细胞。衣壳是病毒的主要抗原成分，由一定数量的壳粒组成。每个壳粒由一个或多个多肽分子（形态亚单位）组成，其排列呈现对称性。不同病毒体的衣壳所含壳粒数目和排列方式不同，病毒衣壳的形状和空间结构取决于壳粒的特征。病毒壳粒根据特征可分为以下 3 种对称类型。

（1）二十面体立体对称型：核酸浓集成球形或近似球形结构，外周壳粒排列成二十面体对称型，构成 20 个面、12 个顶、30 个棱的立体结构。二十面体每个面呈等边三角形，由许多壳粒镶嵌组成。多数顶角由 5 个相同壳粒组成，称为五邻体。多数病毒三角形面上的壳粒周围环绕 6 个壳粒，称为六邻体，球状病毒多数呈这种对称型。衣壳所含的壳粒数目和对称方式不同，可作为鉴别病毒的依据之一。

（2）螺旋对称型：壳粒沿着螺旋形的病毒核酸链对称排列，大多数杆状病毒、弹状病毒为这种对称型。

（3）复合对称型：壳粒排列既有立体对称，又有螺旋对称形式，如噬菌体的头部是立体对称，而尾部是螺旋对称。

3. 包膜（囊膜）

包膜（envelope）是包绕在病毒衣壳外面的一层类脂双分子膜，有包膜的病毒称为包膜病毒，无包膜的病毒称为裸露病毒。包膜是病毒在细胞中核衣壳装配完成后，以出芽方式释放时所获得的宿主细胞膜或核膜成分，包括脂质、多糖和少量蛋白质。病毒在宿主细胞内的生物合成过程中可使宿主细胞表达病毒基因编码的病毒蛋白。因此，病毒包膜上既含有病毒基因编码的病毒蛋白成分，也含有由宿主基因编码的宿主细胞成分。

4. 刺突

刺突（spike）是包膜表面突起的糖蛋白，又称为刺突糖蛋白或包膜子粒。刺突多是病毒与易感细胞受体结合的糖蛋白或辅助病毒感染的糖蛋白，如流感病毒表面的血凝素（与宿主细胞病毒受体结合）和神经氨酸酶（促进病毒进入细胞与释放）。包膜病毒对脂溶剂、胆盐等敏感，此点有助于鉴别包膜病毒和裸露病毒。

三、病毒的化学组成及其功能

1. 病毒核酸及其功能

病毒只含有一种核酸（DNA 或 RNA），形状上可为线形或环形，构成上则有双链、单链和分节段核酸。单链 RNA 病毒依据核酸是否具有 mRNA 的作用，又分为正链 RNA 和负链 RNA。病毒核酸大小相差悬殊，如乙肝病毒 DNA 的大小约为 3kb，而痘病毒 DNA 的大小约为 400kb。病毒基因常以互相重叠的形式存在，即不同的基因共用一段相同的 DNA 序列，由于开放读码框架的不同，因此表达的蛋白质氨基酸序列往往不同。

基因重叠的意义在于使较小的病毒基因组能够携带较多的遗传信息。病毒核酸决定病毒的遗传、变异、增殖和感染性。某些病毒（如逆转录病毒、腺病毒等）改造后可作为基因载体，用于基因工程。

2. 病毒蛋白质及其功能

病毒蛋白约占病毒总重量的 70%。其中，参与组成病毒体结构的蛋白称为结构蛋白，包括衣壳蛋白、刺突糖蛋白和基质蛋白等。结构蛋白的功能包括以下几个方面。①保护病毒核酸：衣壳蛋白包绕着核酸，可使其免受核酸酶或其他因素的破坏。②启动感染过程：刺突糖蛋白可与宿主细胞膜上的特异受体结合，介导病毒核酸进入宿主细胞，启动病毒感染细胞的过程。③具有抗原性：刺突糖蛋白、衣壳蛋白具有良好的抗原性，能够刺激机体产生免疫应答。

由病毒基因组编码但不作为结构蛋白参与病毒体构成的蛋白称为非结构蛋白，包括病毒复制所需的多种酶（如蛋白水解酶、DNA/RNA 聚合酶、逆转录酶以及胸腺嘧啶核苷激酶等）和具有某些特殊功能的蛋白（如抑制宿主细胞生物合成的蛋白、具有毒素样作用的蛋白等）。

3. 脂类和糖

大部分脂类和糖来自宿主细胞膜，主要构成包膜病毒的包膜成分。

第二节　病毒的增殖

病毒结构简单，不具备独立增殖所需要的完整酶系统。病毒进入宿主活细胞后，必须借助于宿主细胞为其提供原料、能量和酶等必要条件，以自我复制的方式进行增殖。这种以病毒基因组核酸为模板、复制病毒基因、合成病毒蛋白并组装成完整病毒体的增殖方式，称为自我复制。病毒从进入细胞开始，经过自我复制，到最后释放出子代病毒的过程，称为一个病毒复制周期。

一、病毒的增殖周期

病毒增殖过程是一个连续的过程，分为吸附、穿入、脱壳、生物合成，以及装配、成熟和释放几个相互联系的过程。

1. 吸附

吸附（adsorption）是指病毒附着于敏感细胞的表面，是感染的起始期，也是决定感染成败的关键环节。吸附可分为以下两个阶段。①非特异性吸附：细胞与病毒相互作用最初是靠偶然碰撞和静电结合，这种结合是非特异的、可逆的。②特异性吸附：病毒表面吸附蛋白（VAP）与细胞表面病毒受体特异结合，是不可逆的、真正的吸附。病毒受体具有种系和组织特异性，决定了病毒的组织亲嗜性和宿主范围。

2. 穿入

穿入（penetration）是指病毒核酸或核衣壳穿过细胞膜进入细胞质的过程。病毒吸附于宿主细胞膜以后，可采用不同方式穿入细胞。穿入的主要方式有以下几种。①融合：有包膜的病毒多数通过包膜与宿主细胞膜融合，病毒的核衣壳直接进入细胞质中。②胞饮：无包膜病毒经细胞膜内陷，整个病毒被包入细胞内，形成囊泡，这一过程称为胞饮。③直接进入：有的病毒（如噬菌体）表面蛋白与细胞受体结合后，细胞表面的酶类可协助病毒脱壳，病毒核酸可直接穿越细胞膜进入细胞质中。

3. 脱壳

脱壳（uncoating）是指病毒感染性核酸从衣壳内释放出来的过程。有包膜病毒脱壳包括脱包膜和脱衣壳两个步骤，无包膜病毒只需脱衣壳，方式随不同病毒而异。病毒体进入细胞后，必须脱去衣壳，其核酸才能发挥指令作用。多数病毒在穿入时，已在宿主细胞的溶酶体酶作用下脱壳，释放出核酸。经胞饮进入细胞的病毒，衣壳可被吞噬体中的溶酶体酶降解而去除。痘病毒的脱壳过程比较复杂，当其核心结构进入细胞质后，病毒聚合酶被活化，合成病毒脱壳所需要的酶，从而完成脱壳。

4. 生物合成

生物合成（biosynthesis）是病毒基因组从衣壳中释放，利用宿主细胞提供的酶等合成病毒核酸和蛋白质的过程。病毒生物大分子的合成包含基因组的复制和基因表达两个部分，病毒基因组的复制是指大量子代核酸遗传物质的合成；病毒基因表达（转录和翻译）是指病毒蛋白质的合成。DNA 病毒和 RNA 病毒的复制过程虽有区别，但复制的结果都是合成核酸分子，表达结构蛋白和非结构蛋白。病毒基因组有不同类型，按核酸类型不同，可将病毒的生物合成分为 6 个类型，即双链 DNA 病毒、单链 DNA 病毒、单正链 RNA 病毒、单负链 RNA 病毒、双链 RNA 病毒及逆转录病毒；近年来，有人将嗜肝病毒科复制方式单列出来，扩展为 7 个类型。DNA 病毒（除痘病毒科外）都在核内进行基因组复制，RNA 病毒（除逆转录病毒外）都在细胞质中进行基因组复制。

5. 装配和释放

装配（assembly）是指新合成的病毒核酸和病毒结构蛋白在感染细胞内组装成子代核衣壳的过程。病毒核衣壳装配完成，病毒发育为具有感染性的病毒体的过程，称为成熟。释放（release）是指成熟病毒体以不同的方式由细胞内转移到细胞外的过程。大多数 DNA 病毒在细胞核内复制 DNA，在细胞质内合成蛋白质，再转入细胞核内装配、成熟；而痘病毒虽为 DNA 病毒，但其全部成分的合成及病毒的装配均在细胞质内完成。RNA 病毒多在细胞质内复制核酸及合成蛋白质。无包膜病毒组装成的核衣壳即为成熟的病毒体。包膜病毒装配成核衣壳后，以出芽方式释放时获得细胞膜或核膜而成为成熟的病毒体。病毒装配、成熟后，释放的方式包括感染细胞裂解释放、以出芽方式释放及病毒从感染细胞直接进入正常细胞。

二、病毒的异常增殖和干扰现象

1. 病毒的异常增殖

病毒对易感细胞的感染并不一定都能增殖并产生有感染性的子代病毒。由于病毒或宿主细胞的原因，病毒的复制在病毒进入易感细胞后的某一阶段若受阻，出现异常增殖，则不能产生有感染性的子代病毒。

（1）顿挫感染（abortive infection）：病毒进入宿主细胞后，如果宿主细胞不能充分提供病毒复制所需的酶、能量或必要的成分，致使病毒不能合成自身成分，或虽能合成病毒成分却不能组装并释放出有感染性的病毒体，这种现象称为顿挫感染或流产感染。这类不能为病毒复制提供必要条件的细胞，称为非容纳细胞；而能支持病毒完成正常增殖的细胞，称为该病毒的容纳细胞。容纳细胞和非容纳细胞是相对的，一种病毒的容纳细胞可能是另一种病毒的非容纳细胞，反之亦然。

（2）缺陷病毒（defective virus）：有些病毒因基因组不完整或发生变异，单独感染细胞时不能复制出完整的、具有感染性的病毒颗粒，需要其他病毒基因组或病毒基因的辅助才能产生子代病毒，这种病毒被称为缺陷病毒。当缺陷病毒与另一个能提供给其所需因子的病毒共同感染细胞时，就能增殖出完整的病毒体，这种起辅助作用的病毒称为辅助病毒。例如，丁型肝炎病毒即为缺陷病毒，当与乙型肝炎病毒共存时，丁型肝炎病毒才能复制，则乙型肝炎病毒就是丁型肝炎病毒的辅助病毒。

2. 病毒的干扰现象

两种病毒感染同一细胞或机体时，可发生一种病毒抑制另一种病毒复制的现象，称为干扰现象（interference）。干扰现象既可发生在异种病毒之间，也可发生于同种、同型、同株病毒之间，甚至发生于死病毒与活病毒之间。如果同一毒株中存在缺陷病毒，成熟病毒的增殖也会受到缺陷病毒的抑制，此现象称为自身干扰现象，发挥干扰作用的缺陷病毒便被称为缺陷干扰颗粒（defective interfering particle，DIP）。

病毒之间的干扰现象是病毒与宿主之间长期共存、共同演进的结果，可以使病毒感染终止，使宿主康复。发生干扰的原因可能是病毒诱生宿主细胞表达干扰素，也可能是病毒的吸附受到干扰或者宿主细胞代谢途径因病毒感染而改变，阻止了另一种病毒的吸附、穿入以及生物合成等过程。

第三节　病毒的遗传与变异

病毒基因组小，从两三个千碱基对至几百个千碱基对不等，但由于构造简单，又缺乏自身独立的酶系统，因此更易受到周围环境因素，尤其是宿主细胞内环境的影响而发生变异。

一、基因突变

病毒基因组在增殖过程中发生核苷酸序列的改变，称为基因突变。因基因突变而发生表型改变的病毒株，称为突变株。在某些条件下，突变株可能发生回复突变，重新成为野毒株。若人工改变细胞培养条件或给予特定理化因素处理（如温度、紫外线和5-氟尿嘧啶等），则可增加病毒的突变率。

突变株可呈多种表型，如病毒空斑的大小、病毒颗粒的形态、抗原性、宿主范围、营养要求、细胞病变、增殖周期以及致病性的改变等。常见并具有实际医学意义的突变株有以下几种。

1. 条件致死性突变株

条件致死性突变株是指在某种条件下病毒能够增殖而在另一种条件下却不能增殖的突变株，如温度敏感性突变株可在28～35℃（容许性温度）条件下增殖，而在37～40℃（非容许性温度）条件下不能增殖。温度敏感性突变株可来源于基因任何部位的改变，从而产生各种各样的温度敏感性突变株。典型温度敏感性突变株的基因编码酶或结构蛋白在较高温度下可失去功能，故病毒不能增殖。温度敏感性突变株是制备减毒活疫苗较为理想的突变株，如脊髓灰质炎减毒活疫苗，就是这种温度敏感性变异株。

2. 缺陷型干扰突变株

缺陷型干扰突变株是指病毒基因组因碱基缺失突变并发生基因结构重排而形成的变异株。多数病毒在复制过程中可自然发生缺失突变，产生缺陷病毒。缺陷病毒借助周边正常病毒可完成其复制过程，产生更多的缺陷病毒（DIP），同时又干扰了正常病毒的增殖，使正常子代病毒的产生越来越少，最终形成缺陷型干扰突变株。

3. 宿主范围突变株

宿主范围突变株是指因病毒基因组突变而改变了宿主细胞感染范围的变异株，这主要是由编码病毒表面蛋白的基因变异所致的。变异的病毒表面蛋白可与新的宿主细胞受体结合，感染新的易感细胞类型，这是动物病毒变异成新的人类病毒的机制之一。

4. 耐药突变株

临床上应用针对病毒酶类的药物后，有时病毒被短暂抑制后又重新复制，其原因是编码病毒酶的基因发生变异，导致了药物对靶酶的亲和力或作用改变，从而使病毒产生耐药性。

二、基因重组、重配与整合

两种或两种以上病毒感染同一细胞时，病毒之间可发生基因的交换，产生具有两个亲代特征的子代病毒，并能继续增殖，这种现象称为基因重组，其子代病毒称为重组体。基因分节段的 RNA 病毒（如流感病毒），通过交换 RNA 节段而发生的基因重组，称为重配。基因重组与重配不仅能发生于同一细胞内的两种或两种以上有活性的病毒之间，引发活病毒间的基因重组，也可发生于一种活病毒和另一种灭活病毒之间，甚至发生在两种或两种以上灭活病毒之间，分别引起交叉复活和多重复活，灭活病毒可经基因交换、重组而复活。

在病毒感染宿主细胞的过程中，有些病毒基因组中的 DNA 片段可插入宿主细胞染色体 DNA 中，这种病毒基因组与细胞基因组的重组过程称为基因整合。最早发现的整合现象是溶源性细菌携带的前噬菌体。现已证实，多种 DNA 病毒（如疱疹病毒、腺病毒和多瘤病毒等）和逆转录病毒均有整合宿主细胞染色体 DNA 的特性。整合既可引起病毒基因变异，也可引起宿主细胞染色体基因改变（如出现 V-onc），导致细胞转化及发生肿瘤。

三、病毒间和病毒与宿主细胞间的相互作用

两种或两种以上病毒感染同一细胞时，除可发生基因重组或重配外，也可发生病毒基因产物的相互作用，包括互补、表型混合与核壳转移等，产生子代病毒的表型变异。病毒感染宿主细胞除可能发生基因整合外，也可发生病毒与宿主细胞基因产物的相互作用，产生的子代病毒可携带宿主细胞成分。

1. 互补

在两种病毒感染同一细胞时，其中一种病毒的基因产物（如病毒酶、结构蛋白等）促使另一种病毒增殖，称为互补作用。这种现象可发生于感染性病毒与灭活病毒、辅助病毒与缺陷病毒，甚至缺陷病毒与缺陷病毒或两种灭活病毒之间。其原因并非缺陷病毒之间的基因重组，而是两种病毒能相互提供彼此缺少的基因产物，如衣壳、复制酶等。

2. 表型混合与核壳转移

当两种病毒（或同种病毒不同株）感染同一细胞时，一种病毒复制的核酸被另一种病毒的衣壳或包膜包裹，导致该病毒的表型改变，称为表型混合。无包膜病毒发生的表型混合称为核壳转移。

表型混合不是基因的交换，而是基因产物的交换，因而获得的新性状并不稳定，经反复细胞传代后，又可恢复为亲代表型。所以，在获得新表型病毒株时，应通过传代来确定新性状的稳定性，以区别是基因重组还是表型混合。

3. 携带宿主细胞成分

包膜病毒以出芽方式释放时会获得宿主细胞质膜，病毒包膜上可以携带宿主细胞基因编码的蛋白质。例如，宿主细胞的亲环蛋白能与艾滋病病毒（HIV）的 gag 蛋白结

合，在装配时即被带入 HIV 子代颗粒，出芽成熟后，包膜上就含有大量亲环蛋白，而没有亲环蛋白的病毒颗粒几乎不能接近并感染靶细胞。因此，携带宿主细胞成分有助于病毒的吸附、增殖、感染与传播。

第四节　理化因素对病毒的影响

病毒的化学组成主要是核酸和蛋白质，一部分病毒还具有脂质包膜。凡能破坏病毒成分和结构的理化因素，均可使病毒失去感染性，该作用称为灭活。灭活的病毒仍可保留部分特性，如免疫性、红细胞吸附能力、凝血及细胞融合等。了解理化因素对病毒的影响，在分离病毒、疫苗制备和预防病毒感染等方面有重要的指导意义。

一、物理因素对病毒的影响

1. 温度

病毒耐冷不耐热，特别是在干冰温度（−78.5℃）和液氮温度（−196℃）下可长期保持感染性，故低温常用于病毒保种。对于病毒标本，也应尽快低温送检；保藏的毒株要避免不必要的反复冻融，因为病毒包膜的完整性在反复冻融时易被破坏，从而使病毒灭活。大多数病毒在 56~60℃ 环境中 30 分钟即被灭活，主要原因是衣壳蛋白变性、包膜糖蛋白或病毒复制酶类变性，从而不能吸附宿主细胞、穿入或脱壳。

2. pH

大多数病毒在 pH 5.0~9.0 环境中较为稳定，而在 pH 5.0 以下或 pH 9.0 以上则迅速灭活，故实验室常用酸性或碱性消毒剂对病毒污染的器具进行消毒，如用 1%~3% 盐酸溶液浸泡染毒器材。但需注意的是，不同病毒对 pH 的耐受能力差别很大，如肠道病毒在 pH 2.2 的环境中感染性可保持 24 小时，而鼻病毒在 pH 5.3 的环境中会迅速灭活，故可利用病毒对 pH 的稳定性差异对其进行鉴定。对于大多数病毒而言，以中性或偏碱性条件保存较好，如常用 50% 中性甘油盐水保存含病毒的组织块。

二、化学因素对病毒的影响

1. 脂溶剂

包膜病毒的包膜含有脂质成分，可迅速被脂溶剂（如乙醚、氯仿、去氧胆酸盐等）溶解。这类病毒通常不能在肠道中引起感染。在脂溶剂中，由于乙醚对病毒包膜破坏作用最大，因此乙醚灭活试验可用于鉴别病毒有无包膜。病毒对脂溶剂的敏感性是病毒分类的依据之一。

2. 化学消毒剂

一般病毒对高锰酸钾、次氯酸盐等氧化剂都很敏感。氯化汞（升汞）、酒精、强酸及强碱均能迅速灭活病毒，而 0.5%~1% 苯酚（石炭酸）仅对少数病毒有效。自来水中的次氯酸钙（漂白粉）对乙型肝炎病毒、肠道病毒无效。β-丙内酯及环氧乙烷易挥发，可通过对病毒核酸与蛋白质的烷化作用而灭活病毒，多采用熏蒸方式，用于密闭容器中的器械等消毒。醛类消毒剂虽可破坏病毒的感染性，却可保持其抗原性，故常用来制备灭活病毒疫苗。

3. 抗生素

抗生素及人工合成的抗生药（如磺胺类、喹诺酮类等）均对病毒无效。在分离病毒时，在标本或细胞培养液中加入抗生素，可抑制样品中细菌的生长，有利于病毒分离。

4. 中草药

某些中草药，如板蓝根、大青叶、柴胡、大黄、贯众等，对某些病毒的增殖有一定的抑制作用。

5. 其他化学品

许多病毒在有盐存在的条件下较稳定，不易失活，如 Mg^{2+} 对脊髓灰质炎病毒、$MgSO_4$ 对正黏病毒和副黏病毒、Na_2SO_4 对疱疹病毒具有稳定作用，因此在减毒活疫苗中须加入这类稳定剂。

第五节　病毒的分类

目前，病毒的分类与命名采用的是一种非系统、多原则、分等级的分类方法。病毒名具体由国际病毒分类委员会（ICTV）确定，公众可在其官网上直接查询，最新一次更新是在 2021 年 7 月，共有 10434 种病毒，归入 6 个域、10 个界、17 个门及 2 个亚门、39 个纲、65 个目及 8 个亚目、233 个科及 168 个亚科、2606 个属和 84 个亚属。

病毒分类是一个较为复杂的问题，现代生物学技术的发展使人们对病毒本质的认识更加全面、深入，电镜技术的应用可从形态、大小方面为病毒分类提供相关资料，血清学方法可以鉴定病毒蛋白质抗原性的特性，高通量基因测序技术可以更容易地测定核酸类型及其核苷酸序列。

目前，病毒分类的原则主要是以病毒颗粒特性、抗原性和病毒的生物学性状等作为分类依据。具体指标包括：①核酸的类型与结构（DNA 或 RNA、单链或双链、分子量、基因数及全基因组信息）；②病毒体的形状和大小；③衣壳对称性和壳粒数目；④有无包膜；⑤对理化因素的敏感性；⑥抗原性；⑦生物学性状（增殖方式、宿主范围、传播途径和致病性）。

自然界中还存在一类比病毒还小、结构更简单的微生物，被称为亚病毒。亚病毒包括侵害植物的类病毒和卫星病毒。

知识拓展

电镜的研发历程

1924 年，法国物理学家德布罗意提出了波粒二相性理论，指出一切接近于光速运动的粒子均具有波的特性。由此，人们联想到是否可以利用波长更短的电子代替可见光成像。

1926 年，德国学者 H. Busch 提出了运动电子在磁场中的运动理论，指出具有对称轴的磁场对电子束具有聚焦作用，这为电子显微镜的发明提供了重要理论依据。

1931 年，德国学者 Knoll 和 Ruska 首次获得了放大 12 倍铜网的电子图像，证明了可用电子束和磁透镜进行成像，但这一装置还不是真正的显微镜，没有样品台。

1931—1933 年，鲁斯卡等人对之前的装置进行了改进，做出了世界上第一台透射电子显微镜。

1939 年，德国西门子公司造出了世界上第一台商品透射电镜。

1935 年，在透射电镜的基础上，德国学者 Knoll 首次提出了扫描电镜的概念。

1952 年，剑桥大学 Oatley 等制作了第一台扫描电镜。

1965 年，剑桥大学推出了第一台商品扫描电镜。

小 结

人类病毒是一类体积微小，结构简单，只含有一种核酸（DNA 或 RNA），严格寄生于活细胞内，以复制方式进行增殖的非细胞型微生物。病毒的主要特征有：①体积微小，大多在光学显微镜下观察不到，需要用电子显微镜才能观察到；②结构简单，不具有细胞结构；③严格寄生，只有在合适的活细胞内才能进行增殖，在无生命的培养基中不生长；④以复制方式增殖，其复制周期包括吸附、穿入、脱壳，以及生物合成、装配和释放。

病毒的计量单位为纳米（nm），基本结构为核衣壳，有些病毒还有包膜。病毒根据结构特征分为典型病毒和亚病毒。典型病毒具有病毒的基本结构，按有无包膜可分为裸病毒和包膜病毒；亚病毒不具有病毒的基本结构，包括类病毒和卫星病毒等。

病毒感染宿主的范围取决于宿主细胞表面是否有合适的病毒受体。根据宿主不同，可将病毒分为噬菌体（感染细胞型微生物的病毒）、植物病毒、无脊椎动物病毒和脊椎动物病毒。其中，引起人类感染的病毒又称人类病毒，能够同时感染人类和其他脊椎动物的病毒称为人畜共患病病毒。病毒的抵抗力较弱，耐冷怕热，易受到周围环境因素（尤其是宿主细胞内环境）的影响而发生变异。病毒引起的人类疾病远远超过其他微生物所致的疾病，约占传染病的 75%。

复习思考题

（1）阐述病毒的基本形态与结构。

（2）叙述病毒的增殖、化学组成及功能。

（3）叙述理化因素对病毒的影响。

项目 病毒感染的干预

任务 生活中如何预防新冠病毒感染

【任务目标】

通过了解新冠病毒感染途径来增强病毒的预防措施，提高防范意识。

【任务实施】

（1）了解新冠病毒的感染途径：新冠病毒可通过呼吸道飞沫传播和密切接触传播。其中，经呼吸道飞沫传播是新冠病毒的主要传播途径。新冠病毒的感染者在咳嗽或打喷嚏时，喷出的飞沫中含有大量的病毒，如果其他人近距离接触感染者，会通过吸入带有病毒的飞沫经呼吸道感染而发病。密切接触传播主要是通过带有新冠病毒的飞沫沉降在物体表面，或者是已被污染的双手接触物体表面，当其他人再次接触该物体时，会引起双手的污染，并通过接触自身的黏膜（如眼结膜、鼻黏膜等途径）而引起感染。此外，在相对密闭的环境下，长时间暴露在高浓度气溶胶的环境中，也有通过气溶胶感染的可能。

（2）新冠病毒的预防措施：勤洗手，戴好口罩，做好呼吸道礼仪；减少密集接触，将社交距离保持在1m以上；要使用含有酒精的肥皂或者洗手液，并用流动的清水洗手；做好手部卫生；召开会议时，须有效通风换气；在咳嗽和打喷嚏时，要用纸巾或屈肘遮住口鼻，防止飞沫往外喷溅，这样能够有效防范病毒的扩散及感染。

在生活中，要避免与有感冒或者类似流感症状的人密切接触，平时外出时要佩戴口罩；做饭时，要将肉和蛋类彻底煮熟；在接触野生或养殖动物前，要佩戴手套等个人卫生防护用品。此外，要密切观察自己的身体状况，当发现身体出现发热、乏力、呼吸困难等症状时，要及时去专业医院就医。

【成果展示】

（1）交流：以班组为单位，畅谈预防病毒感染的方法及手段。

（2）成果：以漫画的形式，展示加强个人卫生安全的防护措施。

（史　敏）

第十四章　病毒的感染与免疫

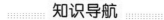
知识导航

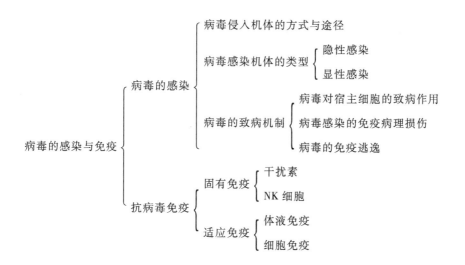

学习目标

知识与技能：

（1）能描述病毒的传播途径。

（2）学懂病毒感染的类型。

（3）能阐述抗病毒免疫的类型。

方法与过程：

通过学习病毒致病的原理，正确认识病毒的致病性。

情感态度与价值观：

（1）认识到病毒传播的各种途径，做好日常预防措施。

（2）通过学习病毒致病的原理，正确认识病毒的致病性；树立正确防护病毒感染性疾病的意识。

第一节 病毒的感染

一、病毒侵入机体的方式与途径

病毒在机体间的传播方式可分为水平传播与垂直传播两种。

水平传播是指病毒在人群中不同个体之间或受染动物与人群个体之间的传播，是病毒主要的传播方式。病毒可通过眼、呼吸道、消化道、泌尿生殖道黏膜及受损的皮肤侵入机体，也可在特定条件下通过输血、注射、机械损伤、昆虫叮咬等方式直接进入血液循环而感染机体。机体防止病毒水平传播的屏障主要依靠皮肤、黏膜，还包括黏液、泪液、胃酸、胆汁、纤毛上皮等。

垂直传播是指病毒由亲代传播给子代的方式，主要是通过胎盘或产道传播，也可经哺乳、密切接触（如亲吻）等方式传播，但尚未证实病毒的基因可以经生殖细胞遗传至下一代。垂直传播是病毒感染的特点之一，多种病毒可经垂直传播引起子代病毒感染，常见的有疱疹病毒、风疹病毒、巨细胞病毒、乙型和丙型肝炎病毒以及人类免疫缺陷病毒等。垂直传播引起的感染称为垂直感染，病毒的垂直感染可导致先天性畸形、流产、早产、死胎等，出生的婴儿也可以成为无症状的病毒携带者。

人类病毒的感染途径详见表 14－1。

表 14－1　人类病毒的感染途径

主要感染途径	传播方式或途径	病毒举例
呼吸道	空气、飞沫、痰、唾液或皮屑	流感病毒、麻疹病毒、水痘－带状疱疹病毒、腮腺炎病毒
消化道	经污染的饮料或食物	肠道病毒、轮状病毒、甲型和戊型肝炎病毒
眼及泌尿生殖道	接触、毛巾、游泳池、性交	腺病毒、单纯疱疹病毒、人乳头瘤病毒
破损皮肤	吸血昆虫叮咬、动物咬伤或抓伤	多种脑炎病毒、狂犬病病毒
血源感染	注射、输血	乙型肝炎病毒、丙型肝炎病毒、人类免疫缺陷病毒
胎盘、产道	—	单纯疱疹病毒、风疹病毒、巨细胞病毒、乙型肝炎病毒、人类免疫缺陷病毒

二、病毒感染机体的类型

病毒侵入机体后，可因病毒种类、毒力及机体免疫力的不同，表现出不同的感染类型。根据有无临床症状，病毒的感染类型可分为隐性感染和显性感染；根据病毒在机体内播散程度不同，病毒的感染类型又可分为只入侵局部组织细胞的局部感染和经由循环系统或神经系统向全身或远离入侵部位器官播散的全身感染。病毒进入血液，称为病毒血症。

（一）隐性感染

病毒侵入机体后不引起临床症状的感染，称为隐性感染或亚临床感染。一方面，机体通过隐性感染获得免疫力而终止感染；另一方面，部分隐性感染的机体仍有病毒增殖和子代病毒产生而成为病毒携带者，是重要的传染源，在流行病学上具有重要意义。

（二）显性感染

病毒侵入机体后在靶细胞内大量复制、增殖，引起细胞结构破坏和组织损伤，机体出现明显临床症状和体征，称为显性感染或临床感染。显性感染既可以是局部感染（如腮腺炎、单纯疱疹等），也可以是全身感染（如麻疹、日本脑炎等）。

（1）显性感染根据潜伏期长短、发病缓急、病程长短又可分为急性感染和持续性感染。

急性感染：一般潜伏期短，发病急，病程数日至数周，病后常获得足够强大的特异性免疫力（死亡病例除外）。康复后的机体内不再有病毒存在，但特异性抗体仍能持续存在较长时间，因此可以作为既往感染的证据，如麻疹、甲型肝炎等。

持续性感染：病毒可在机体内持续存在数月至数年甚至数十年，可出现症状，也可不出现症状，即机体免疫力不足以完全清除体内的病毒而长期携带病毒，成为重要的传染源。

（2）显性感染按病程可分为3种不同类型。

慢性感染：指感染后病毒未能完全清除，持续存在于血液或器官中并不断向外排毒。感染者临床多表现为症状轻微或无症状，常反复发作，迁延不愈，如乙型肝炎病毒、丙型肝炎病毒引起的慢性肝炎。

潜伏感染：指感染后未清除的病毒长期潜伏于特定的组织细胞内不复制，与机体保持相对平衡状态，不出现临床症状，当机体免疫功能低下时，病毒增殖，使感染复发，且仅在急性发作期可检测出病毒。如水痘－带状疱疹病毒可潜伏在脊髓后根神经节或颅神经的感觉神经节内，潜伏的病毒可在机体免疫力（主要是细胞免疫）低下时被激活，沿着感觉神经纤维到达胸、腹和面部皮肤，在细胞内增殖，引起水疱，形成带状疱疹。由于病毒始终潜伏于感觉神经节内，因此潜伏感染可在同一部位反复发作。

慢发病毒感染：指病毒感染机体后，潜伏期长达数月、数年甚至数十年，潜伏期不出现临床症状，一旦出现症状即呈亚急性、进行性进展，直至死亡，如人类免疫缺陷病毒引起的艾滋病、麻疹病毒引起的罕见的亚急性硬化性全脑炎（SSPE）以及朊粒引起的新型变异型克－雅病等。

三、病毒的致病机制

（一）病毒对宿主细胞的致病作用

1. 杀细胞效应

杀细胞效应（cytocidal effect）多见于裸病毒，如脊髓灰质炎病毒、腺病毒等。病毒在宿主细胞内复制，阻止宿主细胞核酸与蛋白质的合成，转而大量复制病毒核酸，表达病毒蛋白，细胞核、内质网和线粒体等细胞器均可被损伤，装配好的子代病毒在短时间内一次性大量释放，导致细胞裂解、死亡，这种作用称为杀细胞效应。杀细胞效应在体外细胞培养时可见到细胞变圆、坏死及脱落等现象，即致细胞病变效应（CPE）。杀细胞效应若发生在重要器官（如中枢神经系统），超出一定范围和程度，可引起严重后果，甚至危及患者生命或给患者造成严重后遗症。

2. 稳定性感染

不具有杀细胞效应的病毒所引起的感染称为稳定性感染（steady state infection），多见于有包膜病毒。发生稳定性感染时，病毒蛋白常常表达过剩，会出现在宿主细胞膜表面（如流感病毒的血凝素）甚至血液中（如 HBV 的表面抗原）。易感细胞表面出现血凝素，使这些细胞获得了吸附某些动物红细胞的能力，这就是红细胞吸附现象的原理。如果细胞膜上出现的病毒蛋白具有融合活性，会导致受染细胞与邻近正常细胞膜融合而形成多核巨细胞或合胞体，有助于病毒扩散到未感染的细胞，如麻疹病毒、副流感病毒、疱疹病毒等感染均会出现多核巨细胞的病变，而多核巨细胞的出现则具有诊断学价值。

如果病毒核酸整合到细胞染色体上，细胞表面也会表达出新的病毒特异性抗原，使宿主细胞成为免疫系统的靶细胞，最终受攻击而死亡。此外，感染病毒还能引起细胞表面抗原构型变化，暴露出在正常情况下隐蔽的抗原决定簇。

3. 形成包涵体

某些病毒感染细胞后，用光学显微镜即可看到与正常细胞结构和着色不同的团块状结构，称为包涵体（inclusion body）。包涵体呈圆形或椭圆形，嗜酸或嗜碱，有的在细胞质内（如痘病毒），有的在细胞核中（如疱疹病毒），或者两者都有（如麻疹病毒），因病毒种类而异。包涵体是细胞被病毒感染的标志，其组成来源是：①病毒颗粒的聚集体；②病毒增殖留下的痕迹；③病毒感染引起的细胞反应产物。包涵体也是细胞病变的一种形式，对宿主细胞的结构与功能具有破坏作用。此外，包涵体还有助于病毒感染的辅助诊断。

4. 细胞凋亡

细胞凋亡（cell apoptosis）是一种由基因控制的程序性细胞死亡，属正常的生物学现象。宿主细胞凋亡一方面使病毒的复制提前终止，产生的子代病毒量较少，还能避免邻近正常细胞进一步受染，限制了病毒的扩散；另一方面，在凋亡过程中形成的凋亡小体也装进了不少病毒颗粒，大大减少了病毒接触免疫系统的机会，实际上增加了对病毒的保护，有利于病毒的免疫逃避和子代病毒的扩散。另外，不少病毒还能直接诱导免疫细胞的凋亡，明显有利于病毒免疫逃逸、促进子代病毒传播或建立持续性感染。

事实上，病毒在与宿主长期相互作用的过程中进化出多种调节细胞凋亡的机制，最大限度地实现了病毒的增殖与传播。例如，疱疹病毒可在感染早期抑制细胞凋亡，保证能够在细胞凋亡前生产足够数量的子代病毒或者逃避宿主的免疫系统监视；到了感染晚期则诱导宿主细胞凋亡，促进大量子代病毒的释放。

5. 基因整合与细胞转化

某些 DNA 病毒和逆转录病毒在复制过程中可将病毒基因或基因组整合到宿主细胞染色体 DNA 中，导致宿主细胞转化(亦有人称其为永生化)，增殖加快，失去细胞间接触抑制，与肿瘤的形成密切相关。细胞转化也可由病毒蛋白诱导发生。全基因组整合的病毒见于逆转录病毒(如 HIV)，先以病毒基因组 RNA 为模板逆转录合成 cDNA，再以 cDNA 为模板合成双链 DNA，此双链 DNA 再全部整合于宿主细胞染色体 DNA 中；部分病毒基因整合多见于疱疹病毒、腺病毒等 DNA 病毒，在复制过程中偶然将病毒 DNA 片段随机带入宿主细胞基因组。

整合有病毒基因的细胞照常表达，因此细胞膜表面会出现病毒基因编码的新抗原。

6. 免疫抑制

不少病毒感染后可短暂地抑制机体免疫功能，因此临床常见继发于病毒感染后的细菌感染。抑制免疫功能的具体机制包括：病毒蛋白下调干扰素和/或干扰素受体表达，或通过编码微小 RNA 等机制，抑制机体固有免疫，如流感病毒、肠道病毒、轮状病毒、乙型肝炎病毒等；破坏抗原提呈细胞，增加清除高亲和力 T 细胞，抑制效应细胞功能，诱导免疫耐受，降低适应性免疫功能，此类病毒有麻疹病毒、风疹病毒、巨细胞病毒及 HIV 等。

免疫抑制还可激活体内潜伏的病毒，或者促进某些肿瘤的生长，使疾病复杂化。

(二)病毒感染的免疫病理损伤

病毒侵入人体后，通过与免疫系统的接触、相互作用，可诱发产生相应的免疫应答，适度的免疫应答虽对保护机体至关重要，但过低或过高的免疫应答都会给宿主带来损伤，即免疫病理损伤。虽然目前仍有不少病毒的致病作用及其致病机制尚未完全明了，但已有的众多研究结果显示，免疫病理损伤在病毒感染性疾病中的作用越发显得重要，尤其是持续性病毒感染以及与病毒感染有关的自身免疫性疾病。

1. 抗体介导的免疫病理作用

病毒的包膜糖蛋白、衣壳蛋白都是良好的抗原，能刺激机体产生相应抗体，中和抗体与包膜糖蛋白结合，可阻止病毒吸附宿主细胞，通过激活补体以及抗体依赖细胞介导的细胞毒作用(ADCC)效应杀伤、清除病毒，表现出保护性免疫。然而，感染后的许多病毒抗原可出现于宿主细胞表面，非中和抗体与之结合后会激活补体，破坏的反而是宿主细胞。

抗体介导损伤的另一机制是抗原－抗体复合物引起的Ⅲ型超敏反应。病毒抗原与抗体形成的免疫复合物(IC)可出现于血液循环中，沉积在任何部位均可导致损伤。例如，慢性病毒性肝炎患者常出现关节炎症状，与免疫复合物沉积于关节滑膜有关；儿童呼吸道合胞病毒感染，免疫复合物可沉积于肺，引起细支气管炎和肺炎；登革病毒免疫复合物沉积于血管壁，激活补体，损伤血管内皮，使血管通透性增高，可引起出血甚至休克。

2. 细胞介导的免疫病理作用

鉴于病毒是活细胞的专性寄生物，因此特异性细胞免疫是宿主清除胞内病毒的重要机制。细胞毒性 T 细胞（CTL）识别病毒感染细胞膜上的病毒抗原，然后杀伤感染细胞，病毒的复制被终止，但同时宿主细胞已被杀伤，造成细胞、器官功能紊乱，这也病毒致病机制中的一个重要方面。例如，乙型肝炎病毒感染者中多数表现为慢性肝炎，但有少数则表现为暴发型肝炎，与细胞毒性 T 细胞过度杀伤肝细胞直接相关。

3. 促炎细胞因子的病理作用

病毒感染机体后，INF - γ、TNF - α、IL - 1 等促炎细胞因子的过度产生将导致机体代谢紊乱，血管活化因子激活，血管大量渗出，可引起休克、DIC 等严重病理过程，甚至危及患者的生命。

（三）病毒的免疫逃逸

除了病毒的直接致病作用以及免疫病理损伤，病毒性疾病还与病毒免疫逃逸有关，通过逃避免疫监视、防止免疫系统激活或阻止免疫反应发生等方式，逃脱免疫应答的清除。有些病毒可表达抑制免疫反应的病毒蛋白实现逃逸，有些病毒形成合胞体使病毒在细胞间传播以躲避抗体的作用，还有的病毒通过编码微小 RNA 靶向调节机体免疫应答蛋白，从而抑制宿主的固有免疫。

第二节　抗病毒免疫

作为外源性病原体，病毒具有显著的免疫原性，能诱导机体产生抗病毒免疫应答；同时，病毒又具有专性活细胞内寄生的特性，与宿主细胞关系极为密切。因此，抗病毒免疫除具有抗菌免疫的共性外，还有其特殊性。

机体抗病毒免疫可分为固有免疫及适应性免疫，两方面的作用相互协同、不可分割。

一、固有免疫

人体的固有免疫是针对病毒感染的第一道防线。其中，干扰素、巨噬细胞和 NK 细胞起主要作用。

（一）干扰素

干扰素（interferon，IFN）是由病毒或者其他干扰素诱生剂（如细菌脂多糖、原虫等双链核苷酸分子）刺激细胞所产生的一类糖蛋白细胞因子，具有抗病毒、抗肿瘤和免疫调节等多种生物学活性。干扰素具有广谱抗病毒作用，但只能抑制病毒复制，而无直接灭活病毒的作用，同时其作用有相对的种属特异性，即一般在同种细胞中活性最高，对异种细胞无活性。

目前，IFN - α、IFN - γ 已分别用于临床上一些病毒性疾病（如带状疱疹、慢性乙型肝炎及丙型肝炎等）、恶性肿瘤（如卡波西肉瘤）以及结核病的治疗，IFN - β 则可用于多发性硬化症的治疗。

干扰素的种类及其特点见表 14 - 2。

表 14 - 2　主要的干扰素种类及其特点

性质	干扰素		
	α	β	γ
主要来源细胞	白细胞、上皮细胞	成纤维细胞	淋巴细胞
亚型数	14	1	1
基因位置	第 9 对染色体	第 9 对染色体	第 12 对染色体
分子量	16000 ~ 23000	23000	25000
糖基化	多数型无	有	有
pH2 下的稳定性	多数型稳定	稳定	不稳定
诱导物	病毒	病毒	有丝分裂原
内含子	无	无	有
抗病毒活性	+ + +	+ + +	+
免疫调节	+	+	+ + +

1. 抗病毒活性

干扰素不能直接灭活病毒，而是通过诱导细胞合成抗病毒蛋白（AVP）发挥抗病毒效应（抑制病毒复制）。抗病毒蛋白只影响病毒复制，对宿主细胞的蛋白质合成没有影响。

2. 作用机制

病毒感染细胞后，激活细胞基因组中干扰素相关基因的转录并表达干扰素，干扰素再与其他细胞上的干扰素膜受体结合，主要通过 2′-5′腺嘌呤核苷合成酶（2′-5′A 合成酶）和蛋白激酶 R（PKR）两个途径产生抗病毒蛋白发挥抗病毒作用（图 14 - 1）。

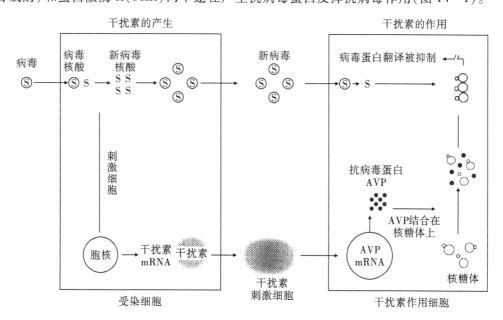

图 14 - 1　干扰素的作用机制

（1）2′-5′A 合成酶途径：此酶能降解病毒 mRNA，阻断转录，合成的 2′-5′A 只与 RNA 的复制复合物结合，限制 2′-5′A 在病毒 RNA 复制的局部作用，故对细胞没有毒性。

（2）PKR 途径：PKR 可使蛋白翻译起始因子 eIF2α 磷酸化而失去活性，抑制病毒蛋白的合成，使病毒复制终止。

3. 抗病毒作用的特点

（1）间接性：干扰素不直接杀伤病毒，而是通过诱导正常细胞产生 AVP 发挥抗病毒作用。

（2）广谱性：AVP 本身是酶，其作用无特异性。一般来说，IFN 对多种病毒都有作用，但不同病毒对 IFN 敏感性有差异，不同细胞对干扰素的敏感性也不相同。

（3）种属特异性：受种属特异性的限制，一般在同种细胞中活性高，对异种细胞无活性。此外，干扰素诱导产生的抗病毒蛋白只作用于病毒，对宿主细胞的蛋白质合成没有影响。

（4）作用迅速：感染后几小时内就能起作用，抗病毒状态可持续 2~3 天，既能中断受染细胞的病毒复制，又能限制病毒扩散，在病毒感染的起始阶段（即特异性体液免疫和细胞免疫尚未产生之前），IFN 发挥着重要的抗病毒作用。

（二）NK 细胞

NK 细胞能非特异杀伤受病毒感染的靶细胞，其杀伤作用既不受主要组织相容性复合体（MHC）限制，也不依赖抗体，在感染早期发挥重要作用。NK 细胞识别靶细胞的具体机制尚未阐明，但已知 NK 细胞可通过多种途径被活化（如膜表面的 CD2、CD3 分子和多种细胞因子），其中 IFN-γ 对 NK 细胞的激活作用尤为重要。NK 细胞杀伤靶细胞主要是直接与靶细胞接触，通过穿孔素裂解靶细胞。此外，活化的 NK 细胞还可通过释放 TNF-α、IFN-γ 等细胞因子发挥抗病毒效应。

IFN 和 NK 细胞是最重要的早期、非特异抗病毒免疫因素。

二、适应性免疫

适应性免疫是宿主清除病毒感染或防止再感染的最好方式，体液免疫和细胞免疫的抗病毒作用均很重要。一般而言，体液免疫主要是指血液中的中和抗体（如 IgM、IgG）或分泌于黏膜表面的中和抗体（如 SIgA）可中和游离的病毒并防止再感染；而细胞免疫则主要指 CD4$^+$ 的辅助性 T 细胞（Th）和 CD8$^+$ 的细胞毒性 T 淋巴细胞，通过激活、协调体液免疫和对靶细胞的杀伤，促进机体从初次感染中恢复。另外，活化的 T 细胞能分泌多种细胞因子（如 IFN-γ、TNF-α 等），也对清除病毒有利。更重要的是，适应性免疫应答将产生记忆性淋巴细胞，这样宿主就能对随后的再感染做出快速而有效的反应。免疫反应的持久性和记忆性是适应性免疫区别于固有免疫的决定性特征。

病毒刺激适应性免疫应答的抗原是病毒基因组编码的各种蛋白，经抗原提呈细胞（如树突状细胞、巨噬细胞等）加工与递呈，活化 T 细胞及 B 细胞，诱生体液及细胞免疫，阻断病毒在胞内的复制而终止病毒感染。

（一）体液免疫

机体在受到病毒感染或接种后会产生特异性抗体，包括中和抗体与非中和抗体。中和抗体可中和细胞外游离的病毒，有效抑制病毒通过病毒血症向靶组织扩散，主要对再次入侵的病毒有预防作用；非中和抗体虽无中和作用，但也同中和抗体一样，可通过调理作用增强巨噬细胞杀伤病毒的能力。

病毒诱生的特异性抗体（包括中和抗体与非中和抗体）均可用于病毒性疾病的血清学诊断。依据这些抗体生物学效应的不同，特异性抗体又可分为以下几类。

1. 病毒中和抗体

能与病毒结合并消除病毒感染性的抗体，称为中和抗体。中和抗体通常是针对某些病毒表面抗原的抗体，只能与细胞外的游离病毒结合，直接封闭病毒与细胞受体结合的抗原表位，或者结合后改变了病毒表面构型，从而阻止了病毒吸附、侵入易感细胞。因此，中和抗体只能清除细胞外病毒，对已进入细胞的病毒无效。

另外，病毒与中和抗体结合形成的免疫复合物还可借由巨噬细胞膜上的 Fc 段受体被巨噬细胞吞噬、清除（调理作用）。有包膜的病毒与中和抗体结合后，也可通过激活补体导致包膜破裂、病毒裂解。

2. 血凝抑制抗体

表面含有血凝素的病毒可刺激机体产生针对血凝素的抗体，该抗体能够抑制血细胞的凝集，故称血凝抑制抗体（HIAb）。如果病毒血凝素中含有 VAP 抗原表位（如日本脑炎病毒、流感病毒等），则其血凝抑制抗体既有血凝抑制活性，也具有中和抗体活性。

HIAb 还可用于病毒感染的血清学诊断。

3. 补体结合抗体

补体结合抗体一般由病毒内部抗原或病毒表面非中和抗原所诱导，没有中和保护作用，但其与病毒抗原形成的免疫复合物能够激活补体，并通过补体 C3b 的调理作用增强巨噬细胞对病毒及病毒成分的吞噬。

检测补体结合抗体可用补体结合试验，其结果可协助诊断某些病毒性疾病。

（二）细胞免疫

细胞内病毒清除主要依赖细胞免疫，主要效应细胞是 CD8$^+$ 细胞毒性 T 细胞和 CD4$^+$ 辅助性 T 细胞。

1. CD8$^+$ 细胞毒性 T 细胞

CD8$^+$ 细胞毒性 T 细胞通过其抗原受体识别病毒感染的靶细胞，通过细胞裂解或细胞凋亡直接杀伤靶细胞，病毒无法继续复制，释放至细胞外的病毒在抗体中和作用下被清除，这是多数病毒感染被终止的主要机制。CD8$^+$ 细胞毒性 T 细胞的细胞毒作用受 MHC Ⅰ类分子限制。此外，细胞毒性 T 细胞还可通过分泌多种细胞因子（如 IFN - γ、TNF 等）而发挥抗病毒作用。

2. CD4$^+$ 辅助性 T 细胞

CD4$^+$ 辅助性 T 细胞受到 MHC Ⅱ类分子的限制，在接触病毒抗原后分化为 Th1 和

Th2 两个亚类。Th1 细胞释放 IL-2、IFN-γ 和 TNF-α 等细胞因子，激活 CD8$^+$ 细胞毒性 T 细胞，杀伤病毒感染的靶细胞，同时也能增强巨噬细胞和 NK 细胞针对病毒的非特异性损伤；Th2 细胞则通过分泌 IL-4、IL-6 等细胞因子促进 B 细胞活化、分泌大量抗病毒抗体。两类 Th 细胞均可产生免疫记忆细胞克隆。

对于某一特定病毒的感染而言，适应性免疫对细胞毒性 T 细胞或 Th 的偏好是不一致的。

知识拓展

HPV 疫苗

人乳头瘤病毒（HPV）属于乳多空病毒科乳头瘤空泡病毒 A 属，是球形 DNA 病毒，目前已发现 200 余种亚型，最常见的与宫颈疾病相关的亚型有 30 余种，其中有 15 种高危型 HPV 亚型。研究发现，90% 以上的宫颈癌与这 15 种高危型 HPV 密切相关，特别是 HPV16、HPV18，几乎有 70% 以上的宫颈癌与这两个亚型密切相关。

HPV 疫苗又称宫颈癌疫苗，是全球第一个肿瘤疫苗，共接种 3 针，有二价、四价、九价疫苗之分。二价疫苗可预防 HPV16、HPV18 亚型，同时对 HPV31、HPV33、HPV45 亚型具有交叉保护力，能够预防 70% 以上的宫颈癌。四价疫苗可预防 HPV6、HPV11、HPV16、HPV18 亚型，同时对 HPV31、HPV33、HPV45 亚型具有交叉保护力，能预防 70% 以上的宫颈癌及 90% 以上的生殖器疣。九价疫苗可预防 HPV6、HPV11、HPV16、HPV18、HPV31、HPV33、HPV45、HPV52、HPV58 亚型，能够预防 90% 以上的宫颈癌及 90% 以上的生殖器疣。根据我国批准的 HPV 疫苗产品说明书，二价疫苗的适宜年龄为 9~45 岁，四价疫苗的适宜年龄为 20~45 岁，九价疫苗的适宜年龄为 16~26 岁。

我国每年约有 13.15 万新发现的宫颈癌患者，报告中其发病率和死亡率有增加趋势，且宫颈癌发病呈现年轻化趋势，因此加大 HPV 疫苗接种的宣传引导和组织动员，提高适龄人群的接种率尤为重要。

小 结

病毒传播主要有水平传播和垂直传播两种方式，具体途径包括消化道、呼吸道、血液、泌尿生殖道、胎盘、破损皮肤等。

病毒感染机体的类型分为隐性感染和显性感染。显性感染根据潜伏期长短、发病缓急、病程长短又可分为急性感染和持续性感染，持续型感染还可细分为慢性感染、潜伏感染与慢发病毒感染。

病毒对宿主细胞的致病作用主要有杀细胞效应、稳定状态感染、基因整合与细胞转化、细胞凋亡以及包涵体形成等。

在抗病毒免疫中，固有免疫主要是干扰素（IFN）和自然杀伤细胞（NK），适应性免疫包括体液免疫（主要是中和抗体）和细胞免疫（细胞毒性 T 细胞和 Th1 细胞）。

📖 复习思考题

（1）病毒持续性感染的类型有哪些？试举例说明。慢性感染和慢发病毒感染有何不同？隐性感染与潜伏感染有何不同？

（2）试述细胞水平的病毒感染。

（3）简述机体抗病毒因子在抗病毒感染中的作用及其方式。

项目　病毒致病机制的观察

任务　观察病毒致细胞病变

【任务目标】

了解病毒感染易感细胞后引起的细胞变化。

【任务实施】

1. 制订方案

组织分工，收集资料，制订实施方案。

2. 实验准备

准备实验物品。

3. 实施任务

（1）收集标本或资料，包括未被病毒感染的正常细胞和病毒感染细胞。

（2）通过观察，对照两组宿主细胞的变化。

（3）数据整理，总结结果，写出报告。

【成果展示】

提交报告，并组织报告交流。

（刘利兵　王雅茹）

第十五章 病毒感染的诊断和防治

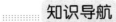
知识导航

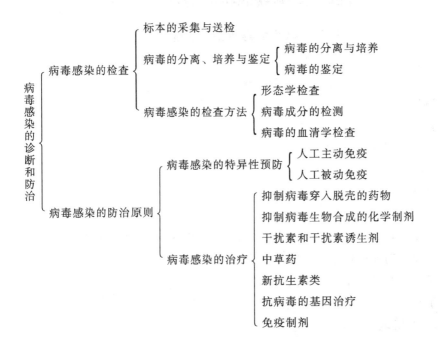

学习目标

知识与技能：

(1)学会病毒标本的采集，学懂病毒的分离培养与鉴定，知晓病毒感染的诊断方法。

(2)学懂病毒感染的防治原则。

方法与过程：

(1)通过对病毒标本的采集与送检的学习，理解标本的正确采集原则。

(2)通过应用举例，理解病毒疾病的防治原则。

情感态度与价值观：

(1)认识到病毒感染诊断的重要性。

(2)认同常用的病毒感染的防治原则，树立正确进行病毒感染性疾病防治的意识。

随着对病毒感染从生物学及分子生物学水平的研究进展，病毒的诊断技术已由传统方法扩展至新的快速诊断技术。病毒感染的快速诊断有利于对病毒感染者的治疗；早期诊断及早期治疗对控制病毒感染十分重要。

第一节 病毒感染的检查

病毒感染的检查是从临床标本中检出病毒并准确鉴定，为临床诊断、治疗、预防提供可靠的依据。此外，从群体感染角度分析，确诊病毒感染的病原在监测病毒的流行病学（如新型流感病毒、肺出血型汉坦病毒的发现等）方面也有重要的现实意义。检查的流程包括标本的采集与送检，病毒分离、培养与鉴定，病毒成分或血清学诊断。

一、标本的采集与送检

正确采集并处理标本是提高病毒阳性检出率的关键。病毒标本采集与送检的原则与细菌基本相似，应遵循以下原则。

1. 尽早采集

一般在发病早期或急性期采集，特别是在抗病毒治疗前采集，以提高阳性检出率。

2. 部位适宜

根据病毒的组织亲嗜性采集不同的标本，包括鼻咽分泌物、痰液、粪便、血液和脑脊液等。

3. 抑制杂菌

对污染的标本（如鼻咽拭子、呼吸道抽取物、支气管灌洗液或痰液、皮肤病灶组织、脑脊液、血液、粪便或直肠拭子等）或易受污染的标本，在进行病毒分离前，应先使用抗生素或者抗真菌药物，以抑制标本中杂菌的生长繁殖。

4. 保冷速送

因病毒在常温下易失活，故标本采集后应低温保存并迅速送检。如不能立即送检，24 小时内能进行接种，可将标本置于 4℃ 保存；如不能接种，可将标本置于 −70℃ 冰箱或液氮罐内保存；如需较长时间运送，应将标本放入装有冰块、冰袋或干冰的保温容器内冷藏运输。为了避免污染，病变组织可置入含有抗生素（或抗真菌药物）的 50% 甘油缓冲盐水中低温保存。

5. 双份血清

应分别采集急性期和恢复期双份血清，即在发病初期和病后 2~3 周内各取 1 份血清，以便对比双份血清抗体效价的动态变化；或者采集单份血清检查 IgM 抗体来辅助诊断。

二、病毒的分离、培养与鉴定

目前，病毒的分离虽仍是病毒性疾病病原学诊断的金标准，但分离、培养与鉴定方法复杂、费时费力、要求严格，仅适用于发现新病毒、实验室研究或流行病学调查，一般不用于常规临床诊断。分离培养时，应根据不同病毒选择鸡胚、适宜的易感细胞或动物，并根据培养特征进行进一步鉴定。

（一）病毒的分离与培养

1. 动物接种

动物接种是应用最早的病毒分离方法。根据不同病毒，选择敏感动物及适宜接种部位（如皮内、皮下、肌肉、腹腔、静脉和脑内等），嗜神经性病毒（如狂犬病病毒）可接种于小鼠脑内，痘病毒可接种于家兔角膜或皮内；接种后，可通过观察动物的发病情况、解剖并观察脏器病变、采集血液进行血清学检测等鉴定有无病毒。接种动物分离病毒的方法目前虽已很少应用，但对狂犬病病毒及乙型脑炎病毒的分离与鉴定，还需应用动物接种，并需结合使用特异抗体做中和试验或做免疫荧光染色，以鉴定病毒种类。

2. 鸡胚培养

一般采用孵化9～14天的鸡胚，将病毒标本接种于鸡胚的不同位置（如羊膜腔、尿囊腔、绒毛尿囊膜和卵黄囊等）。在流感病毒的分离培养中，最敏感而特异的方法是鸡胚接种，并用血凝和血凝抑制试验来鉴定病毒，其他病毒的分离已不采用鸡胚接种，多被细胞培养所取代。

3. 细胞培养

细胞培养法是目前病毒分离鉴定中最常用的方法。根据细胞生长的方式不同，细胞培养可分为单层细胞培养和悬浮细胞培养。根据细胞来源、染色体特征及传代次数等不同，细胞培养可分为以下3种：①原代细胞，即直接采自动物、鸡胚或引产的人体胚胎组织（如人胚肾、人胚肺等），对多种病毒敏感，但来源受限。②二倍体细胞，指在体外分裂50代后仍能保持原始双倍染色体的单层细胞，但经多次传代，细胞也会出现老化甚至停止分裂；常用的二倍体细胞有来自人胚肺的成纤维细胞WI－26、WI－38等，可用于腺病毒、小RNA病毒、单纯疱疹病毒、巨细胞病毒以及水痘－带状疱疹病毒等的分离，还可用于疫苗生产，如WI－38用于狂犬病病毒疫苗。③传代细胞系，通常由肿瘤细胞或二倍体细胞突变而来，能在体外持续传代，对病毒的敏感性持久而稳定，因而被广泛用于病毒分离和疫苗生产（来源自肿瘤的传代细胞除外），如HeLa细胞（人宫颈癌细胞）、Vero（非洲绿猴肾细胞）和BHK－21（幼仓鼠肾细胞）等。

（二）病毒的鉴定

1. 病毒在培养细胞中增殖的指征

（1）细胞病变：部分病毒在易感细胞内增殖时可引起细胞发生特殊的病变，称为致细胞病变效应，可作为病毒增殖的指标。常见的细胞病变效应有细胞变圆，细胞内颗粒增多，细胞聚集、融合、坏死与脱落，有的还可形成包涵体。不同病毒引起的致细胞病变效应特征不同，比如腺病毒可引起细胞圆缩、团聚成葡萄状；脊髓灰质炎病毒可使细胞变圆，颗粒增加，折光性增强，最后贴壁细胞脱落、溶解；巨细胞病毒、呼吸道合胞病毒等可引起细胞融合，形成多核巨细胞。

（2）红细胞吸附：细胞膜上带有血凝素的病毒感染细胞后，宿主细胞膜上会出现病毒血凝素，因而能够吸附加入的脊椎动物（如鸡、豚鼠）红细胞，此现象称为红细胞吸附，常用作正黏病毒和副黏病毒在细胞内增殖的指标。若预先加入相应抗血凝素抗体，则能阻断细胞膜上血凝素与红细胞的结合，称为红细胞吸附抑制试验。

（3）干扰现象：某些病毒感染细胞后虽不出现致细胞病变效应，但能抑制后接种病毒的增殖，进而阻抑后者所特有的致细胞病变效应，借此检测病毒的存在。如风疹病毒感染 Vero 细胞时致细胞病变不明显，但能干扰其后感染的埃可病毒 11 型增殖，接种埃可病毒后细胞并不出现特有的致细胞病变效应。此方法因缺乏特异性，故现已被免疫学等方法所取代。

（4）细胞代谢改变：病毒感染细胞后，可使培养液 pH 改变，表明细胞代谢在病毒感染后发生了变化。这种培养环境的生化改变，也可作为病毒增殖的指标。

2. 病毒数量与感染性测定

对于已增殖的病毒，必须进行感染性和数量的测定，常用的方法有以下 3 种。

（1）50% 组织细胞感染量（$TCID_{50}$）测定：本法是测定病毒感染细胞后能引起 50% 细胞病变的最小病毒量。方法是将待测病毒样本做 10 倍连续稀释，分别接种易感细胞，连续观察致细胞病变效应等病毒增殖指标，并用统计学方法计算感染 50% 细胞所对应的病毒稀释度，可借此判断病毒的感染性和毒力。

（2）红细胞凝集试验（血凝试验）：将含有血凝素的病毒接种于鸡胚或易感细胞后，收集鸡胚腔/囊或细胞培养液，加入动物红细胞后，出现红细胞凝集。如将病毒悬液做连续稀释，以血凝反应的最高稀释度作为血凝效价，可半定量计算病毒颗粒含量。

（3）空斑形成试验：将适量稀释的病毒悬液定量接种于长成单层的易感细胞，待病毒完成吸附后（一般 37℃ 放置 1 小时）覆盖固体或半固体培养基，继续培养。由于病变的细胞经染色后不着色，因此培养板形成肉眼可见的空斑（亦称蚀斑）。一个空斑是由一个病毒增殖所致，计数空斑即可推算出样品中活病毒的数量，通常以每毫升病毒液的空斑形成单位（PFU）表示，即 PFU/mL。

三、病毒感染的检查方法

病毒感染的微生物学诊断较为复杂，常用方法可分为形态学检查、病毒成分检查和血清学诊断。

（一）形态学检查

1. 电镜和免疫电镜检查

电子显微镜可直接观察到病毒颗粒的形态、大小以及病毒引起的细胞病理变化。含有高浓度病毒颗粒的样本可直接用电镜观察，低浓度样本可先与特异性抗血清混合，使病毒颗粒聚集后再行免疫电镜观察，可提高阳性检出率和特异性。病毒悬液经高度浓缩和纯化后，借助电子显微镜直接观察到病毒颗粒，结合形态、大小，可初步判断病毒归属，如肠道病毒、登革病毒、疱疹病毒等为球形，狂犬病病毒为子弹形。不同病毒的大小差异也很悬殊，如小 RNA 直径仅 20～30nm，较大的病毒（如痘病毒、狂犬病病毒和疱疹病毒等)直径在 200～400nm 不等,丝状的埃博拉病毒更可长达 800～1400nm,直径也有 80nm。电镜技术已成为检测、分类和鉴定病毒的重要手段之一。

2. 光学显微镜检查

光学显微镜仅用于病毒包涵体及某些大颗粒病毒(如痘类病毒)的检查,根据包涵体的特点可做出辅助诊断。如在病犬的大脑海马回发现胞质嗜酸性包涵体(内基小体),即可确诊为狂犬病。本法快速、简便、价廉,但敏感性不高。

(二)病毒成分的检测

1. 病毒抗原检测

一般采用免疫学标记技术直接检测标本中的病毒抗原进行早期诊断。常用的技术有酶联免疫吸附试验(enzyme linked immunosorbent assay,ELISA)和免疫荧光测定(immunofluorescence assay,IFA),以及免疫荧光、免疫组织化学等技术。这些技术操作简便、特异性强、敏感性高,特别是用酶标记的单克隆抗体可检测到 $ng(10^{-9}g)$ 甚至 $pg(10^{-12}g)$ 水平的病毒抗原。应用蛋白印迹技术检出病毒抗原(如 HIV 的 p24 蛋白),则具有确诊意义。

2. 病毒核酸检测

目前绝大多数病毒基因组已被成功克隆并测序,使病毒核酸检测成为病毒感染快速诊断的重要方法,在诊断中应用越来越广泛。常用的技术有聚合酶链反应(polymerase chain reaction,PCR)、核酸杂交技术、基因测序以及免疫印渍、免疫荧光、免疫组织化学、ELISA 等。

对于新分离出的未知病毒,还需要增加下列鉴定内容。①确定核酸类型:分别用 RNA 酶及 DNA 酶可鉴别出病毒核酸类型,另外 5－氟尿嘧啶能抑制 DNA 病毒复制,而 RNA 病毒不受影响,此法亦可鉴定 DNA 和 RNA 病毒。②确定重要理化性状:包括病毒颗粒的大小及结构、衣壳对称类型、有无包膜等。③病毒基因组测序以及基因组比对、基因芯片技术等,如对新冠病毒核酸进行 RT－PCR 扩增,可快速筛出病毒感染者。

(三)病毒的血清学检查

(1)用已知病毒抗原检测受试者有无相应抗体,可辅助诊断病毒性疾病。具体实验方法包括免疫荧光试验、酶联免疫吸附试验等。如果在患者急性期血清中检出抗病毒的特异性 IgM 或双份血清中 IgG 有升高,则具有诊断价值。

(2)病毒血清学鉴定,即用已知的诊断血清对分离到的病毒进行种属、型和亚型的鉴定。常用方法有中和试验、血凝抑制试验、补体结合试验等。

第二节　病毒感染的防治原则

病毒感染的特异性预防是使用适应性免疫的原理,以病毒抗原刺激机体,或给予抗病毒特异性免疫产物(如免疫球蛋白、细胞因子等),使机体主动或被动获得抗病毒的特异性免疫，从而达到预防和治疗病毒性疾病的目的。由于病毒感染机体引起疾病是病毒与机体相互作用的结果，因此抗病毒治疗应采取既针对病毒，又针对机体的综合措施，即一方面选用抑制病毒复制的药物或制剂，另一方面需提高机体的免疫应答，促进消灭病毒感染细胞。

一、病毒感染的特异性预防

病毒感染的预防如同细菌感染的预防一样，一般性预防应该增强个人的身体免疫力，注意养成良好的卫生健康意识，注意防护从呼吸道、消化道、皮肤等途径引起的感染。特异性预防可采用人工免疫的方法进行，包括人工主动免疫和人工被动免疫两种方式。

（一）人工主动免疫

人工主动免疫指接种各种疫苗，使机体产生特异性免疫，以预防病毒性传染病。疫苗是病原微生物或其代谢产物经理化因素处理后，使之失去致病性而仍保留抗原性的生物制品。

1. 传统疫苗

常用的传统病毒疫苗类型有以下几种。

（1）灭活疫苗(死疫苗)：通过理化方法将具有毒力的病毒灭活，病毒失去了感染性，但仍保留原病毒的抗原性，常用的有肾综合征出血热疫苗、狂犬病疫苗、甲型肝炎疫苗、流感疫苗等。由于灭活的病毒不能进入宿主细胞内增殖，不能通过内源性抗原提呈途径诱导产生细胞毒性 T 细胞，因此灭活疫苗主要诱导特异性抗体，免疫效果有一定局限性。为了维持血清抗体水平，常需多次接种。

（2）减毒活疫苗：通过人工培养，选择性地将有毒株变异为减毒株或无毒株，常用的有脊髓灰质炎疫苗、麻疹－腮腺炎－风疹三联疫苗（MMR）等。与灭活疫苗（死疫苗）相比，这类疫苗免疫力强、免疫保护时间长，一般只需接种一次。

（3）亚单位疫苗：指用化学试剂裂解病毒，除去其核酸，提取病毒包膜或衣壳的蛋白亚单位制成的疫苗，如流感病毒血凝素 18 个氨基酸肽、狂犬病病毒刺突糖蛋白、乙型肝炎病毒表面抗原等。由于亚单位疫苗在应用过程中效果不一，因此应当依据不同的情况进一步探讨研究。

2. 新型疫苗

（1）基因工程疫苗：采用 DNA 重组技术，只提取编码病毒保护性抗原的基因，将其插入载体并导入细菌、真菌或哺乳动物细胞中表达、纯化后制成的疫苗，如目前已广泛使用的重组乙肝病毒表面抗原疫苗（rHBsAg）。由于疫苗不含活病毒或病毒核酸，因此安全性极高。

（2）重组载体疫苗：将编码病毒保护性抗原的基因转入到减毒的病毒或细菌载体中再表达、纯化而制成的疫苗，目前载体多用痘苗病毒、腺病毒和腺病毒相关病毒等，已被用于甲肝病毒、乙肝病毒、单纯疱疹病毒、麻疹病毒等重组载体疫苗的研制。

（3）核酸疫苗：即将病毒编码保护性抗原的核酸（DNA 或 mRNA）克隆入载体，然后直接注入机体，病毒抗原的核酸在细胞内表达，触发免疫应答。核酸疫苗可分为DNA疫苗和RNA疫苗两种。以往研究较多的是DNA疫苗，只进行过动物实验（多为小鼠），但从未许可用于人体。2019年底，新型冠状病毒肺炎开始流行，针对新冠病毒的mRNA疫苗成为第一个被允许用于人体的核酸疫苗，取得了一定的免疫效果。

（二）人工被动免疫

人工被动免疫是指将含有特异性抗体的血清、纯化的免疫球蛋白或细胞因子等制剂直接注入人体，使机体即刻、被动地获得特异性免疫力而受到保护。其特点是产生作用快，免疫效果维持时间短暂（一般2～3周），主要用于某些病毒性疾病的紧急预防或治疗，常用的生物制品有以下两种。

1. 免疫球蛋白

免疫球蛋白制剂是从大量混合血浆或胎盘血中分离制成的免疫球蛋白浓缩剂，其主要成分是血清中的丙种球蛋白，用于麻疹、甲型肝炎等的紧急预防。另外，还有专门针对某一特定病毒的高效价特异性免疫球蛋白，如抗狂犬病病毒的免疫球蛋白。

2. 细胞因子制剂

细胞因子主要是指由白细胞合成、分泌的可溶性糖蛋白，可增强机体的细胞免疫功能。目前，临床用于病毒性疾病治疗的细胞因子主要有干扰素（IFN）、白细胞介素、肿瘤坏死因子（TNF）和集落刺激因子（CSF）等。

二、病毒感染的治疗

病毒严格活细胞内寄生的特性决定了抗病毒药物必须进入宿主细胞才能发挥作用，虽然从理论上讲，病毒复制周期中的任一环节都可作为抗病毒药物作用的靶点，如阻止病毒的吸附和穿入、抑制病毒的脱壳、干扰病毒的核酸和蛋白合成、抑制病毒的装配和释放等，但是病毒复制过程与宿主细胞的生物合成高度重叠，要筛选出选择性抑制病毒复制的药靶而不损伤宿主细胞或机体并非易事，因此临床上可用的高效、安全、特异抗病毒药物并不多。与此同时，抗病毒药物的应用亦存在较大的局限性，一是对潜伏状态的病毒（如疱疹病毒）无效，二是某些突变率高的病毒（如人类免疫缺陷病毒、甲型流感病毒）易产生耐药性毒株。

目前，临床常用的抗病毒药物有以下几类。

（一）抑制病毒穿入脱壳的药物

金刚烷胺可阻碍病毒包膜与溶酶体的融合，阻止病毒脱壳，主要用于甲型流感的防治。

（二）抑制病毒生物合成的化学制剂

1. 核苷类药物

此类化合物是人工合成的异常嘌呤或嘧啶核苷类似物，在病毒复制过程中被掺入子代病毒基因组中，却没有相应的核酸功能，从而可终止病毒的复制；或者药物自身就是病毒复制酶的竞争抑制物，可以抑制病毒的复制。核苷类药物对DNA病毒和RNA

病毒均有效，目前临床常用的有治疗 DNA 病毒（如疱疹病毒、巨细胞病毒、乙型肝炎病毒等）感染的碘苷（IDU）、阿昔洛韦（ACV）、更昔洛韦（GCV）、阿糖腺苷（Ara-A）、拉米夫定、阿德福韦、恩替卡韦等，治疗 RNA 病毒（如 HIV、流感病毒和呼吸道合胞病毒等）感染的齐多夫定（AZT）、双脱氧肌苷（DDI）、双脱氧胞苷（DDC）和利巴韦林等。此外，治疗丙型肝炎的索非布韦亦是核苷类药物。

2. 针对病毒特殊酶类的抑制剂

此类制剂即针对某些病毒特有的蛋白质或酶类设计、合成的抑制剂。比如，针对 HIV 逆转录酶合成的小分子抑制剂奈韦拉平能结合在逆转录酶活性中心附近，改变酶的构象，从而抑制其活性；针对 HIV 晚期蛋白酶使用电脑模拟得到的抑制剂有沙奎那韦、茚地那韦和利托那韦等，均能显著抑制蛋白酶活性，从而阻断 HIV 的装配。类似地，HIV 整合酶抑制剂有拉替拉韦、艾维雷韦。另外，丙型肝炎治疗药物特拉匹韦、博赛匹韦是抗 HCV NS3/4A 蛋白酶的抑制剂；奥司他韦和扎那米韦是流感病毒神经氨酸酶的抑制剂，可减少病毒的释放。

（三）干扰素和干扰素诱生剂

干扰素（IFN）具有广谱抗病毒作用，毒性小，目前临床所用均为重组人干扰素，无抗原性，可重复使用，主要用于疱疹病毒、HBV、HCV 以及 HPV 等感染的治疗。干扰素最常见的不良反应是流感样综合征。

干扰素诱生剂能够诱导、刺激细胞本身产生干扰素，促进机体免疫功能（主要是细胞免疫），增强抗病毒和抗肿瘤的作用。干扰素诱生剂的主要种类有多聚肌苷酸和多聚胞啶酸、甘草甜素和芸芝多糖等。

（四）中草药

多种中草药对病毒性疾病具有一定的预防和治疗作用。此外，中草药中的黄芪、板蓝根、大青叶、金银花、大黄、贯众、甘草及大蒜提取物等均有抑制病毒的作用，但作用机制尚不明确。

（五）新抗生素类

近年来，药物研究的进展表明，一些来自真菌、放线菌等微生物的抗生素也具有抗病毒感染的作用。例如，新霉素 B 可作用于病毒复制中的调控因子，阻断 RNA 与蛋白质的结合，干扰病毒 RNA 复制；放线菌产物 Chloropeptin Ⅰ 和 Chloropeptin Ⅱ 能有效抑制 HIV gp120 与 T 细胞 CD4 分子结合，阻止病毒吸附和穿入细胞。

（六）抗病毒的基因治疗

抗病毒的基因治疗目前尚处于探索阶段。

（1）反义核苷酸（asON）：根据病毒的基因组，人类设计了部分能特异性地与其互补的寡核苷酸序列片段，称为反义核苷酸。人工构建的反义核苷酸片段及反义表达质粒导入细胞后，可抑制相应病毒的增殖。一般设计的反义核苷酸都是针对病毒基因组中的关键序列。

（2）小干扰 RNA（siRNA）：长度小于 26 个核苷酸的双链 RNA，能使有相同序列的病毒基因沉默和同源 mRNA 的降解。siRNA 不仅可在注射部位的细胞内发生基因沉默作用，还可以转移到其他部位的组织及细胞，并可传代，具有放大效应。

（3）核酶：能通过碱基配对识别特异的靶 RNA 序列，可与之互补结合并将其裂解，抑制靶基因的表达。目前已研究设计了针对病毒基因 mRNA 的核酶，为病毒性疾病基因治疗开辟了新的途径，但因核酶的本质是 RNA，容易被组织中的 RNA 酶降解，故在实际应用中有一定的困难。

（七）免疫制剂

纵观病毒性疾病的治疗历史与现状，一些特异性免疫球蛋白发挥了重要作用，如麻疹、甲型肝炎、狂犬病、呼吸道合胞病毒感染、巨细胞病毒感染以及水痘－带状疱疹病毒感染等。近年来，单抗制剂特别是治疗性抗体药物在生物技术药物市场中所占份额不断扩大，数十种单抗药物被批准用于临床治疗，但其中大多数为用于肿瘤的制剂，用于病毒感染性疾病治疗的尚属少数。全球第一个获准用于病毒性感染临床治疗的单抗药物是具有中和活性的人源化单抗呼吸道合胞病毒制剂（靶抗原为该病毒的 F 糖蛋白）。

知识 拓展

mRNA 疫苗

mRNA 疫苗是继传统疫苗、重组疫苗之后的第三代疫苗技术，在新型冠状病毒肺炎全球大流行之际，第一次获得紧急授权用于人体，对阻止疫情迅速蔓延起到了积极的作用。

一个功能性的 mRNA 疫苗完全模拟一个真核转录子的结构，需要 5′端甲基化帽、5′端非编码区（UTR）、开放读框（ORF）、3′端 UTR 以及 3′端 PolyA 尾等基本元素。在开发时，5′甲基化帽经常被修改，以确保不发生反向结合，但又可能会降低疫苗进入宿主后的翻译效率。两端的 UTR 和 PolyA 尾也都要优化增加 mRNA 序列的稳定性。ORF 的密码子同样需要优化，以保证有效的翻译和蛋白质表达的质量。具体就新冠病毒而言，ORF 选择含有中和抗原表位的刺突糖蛋白 S。

由于 mRNA 带负电荷，因此需要将它们装入可离子化的脂质纳米颗粒中。这种纳米颗粒主要由脂质、胆固醇、磷脂和聚乙二醇等组成，在低 pH 值下是带正电，易于同带负电的 mRNA 组成复合物，在生理 pH 值下是中性，可以与细胞膜融合，通过细胞的内吞作用高效、安全地将 mRNA 送入细胞。

疫苗制备完成后，经三角肌注射进入体内，纳米颗粒与细胞膜融合，将 mRNA 送入细胞进行翻译。S 蛋白表达后，经淋巴系统被送至淋巴结，被抗原提呈细胞识别，提呈给整个免疫系统，T 细胞活化，CD8[+] T 细胞和 CD4[+] T 细胞均升高，即同时诱发了细胞免疫和体液免疫。因此，mRNA 疫苗的免疫保护效果好，有效率在 95% 左右。

使用 mRNA 疫苗的另一个好处是可以直接改变核苷酸序列，很快制备出针对病毒新变异的疫苗。其缺点是疫苗必须在冷冻温度（－20℃以下）运输和储存，如果是冷藏温度(2~8℃),则只能保存5~30天。

小 结

病毒感染的诊断流程包括标本的采集与送检,病毒的分离与培养,病毒感染的诊断等。病毒标本的正确采集和处理是病毒阳性检出率及获得准确可靠结果的关键。病毒分离是病毒性疾病病原学诊断的金标准,根据不同病毒可选择动物接种、鸡胚培养、细胞培养等分离培养方法,依据病毒在细胞中增殖的指征(细胞病变、红细胞吸附、干扰现象、细胞代谢改变),病毒数量与感染性测定(50%组织细胞感染量测定、红细胞凝集试验、空斑形成试验)等方法来检查鉴定。病毒感染的微生物学诊断较为复杂,常用方法可分为形态学检查、病毒成分检查和血清学诊断。

病毒感染的特异性预防是使应用适应性免疫的原理使机体主动或被动获得抗病毒的特异性免疫,从而达到预防和治疗病毒性疾病的目的。特异性预防包括人工主动免疫和人工被动免疫。人工主动免疫是预防某些病毒感染性疾病的主导措施,常用的生物制剂有灭活疫苗、减毒活疫苗、亚单位疫苗、基因工程疫苗、重组载体疫苗、核酸疫苗。人工被动免疫主要用于某些病毒性疾病的紧急预防或治疗,常用的生物制品有免疫球蛋白、细胞因子制剂等。病毒感染的治疗常用的抗病毒药物有抑制病毒穿入脱壳的药物、抑制病毒生物合成的化学制剂、针对病毒特殊酶类的抑制剂、干扰素和干扰素诱生剂、中草药、新抗生素类等。

复习思考题

(1)简述病毒标本的采集原则。

(2)简述病毒分离培养的方法。

(3)比较病毒活疫苗和死疫苗的区别。

(4)简述病毒感染的治疗方法。

(刘利兵　冯会平)

第十六章　呼吸道病毒

知识导航

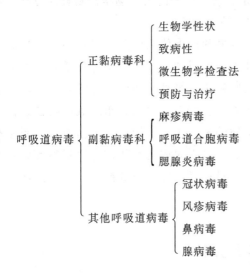

学习目标

知识与技能：

(1)学懂呼吸道感染病毒的种类和共同特性。

(2)学会流行性感冒病毒、冠状病毒的生物学性状、致病性和预防要点。

(3)知晓麻疹病毒、腮腺炎病毒、风疹病毒和鼻病毒的致病性。

方法与过程：

通过学习呼吸道感染病毒的特性和预防原则，提升对突发性呼吸道病毒传播事件的应对能力。

情感态度与和价值观：

(1)养成良好的卫生习惯，注意对呼吸道病毒的防护。

(2)理论联系实际，利用所学的知识来防治呼吸道病毒传染性疾病。

　　呼吸道病毒是指以呼吸道为侵入门户，在呼吸道黏膜上皮细胞中增殖，主要引起呼吸道局部感染或呼吸道以外器官病变的一群病毒。呼吸道病毒引起的上呼吸道感染为儿童常见病、多发病，一年四季均可发病，一般每人每年可发病数次。病毒主要侵犯鼻、咽、扁桃体及喉而引起炎症，当发生上呼吸道感染时，常合并细菌感染，使病情加重。对人致病的常见呼吸道病毒有正黏病毒科、副黏病毒科、鼻病毒、冠状病毒、腺病毒和风疹病毒等。

第一节　正黏病毒科

　　正黏病毒科(*Orthomyxoviridae*)是对人或某些动物红细胞表面黏蛋白有亲和性的包膜病毒，其基因组为分节段的单股负链 RNA，目前包含 9 个属，其中流行性感冒病毒(influenza virus)有 4 个属，可感染人、禽类及其他哺乳动物，对人致病的流感病毒是包含在流感病毒甲(α)、乙(β)和丙(γ)3 个属中的 3 个种，其中 α 属流感病毒致病性最强，也最易发生抗原性变异，历史上曾引起多次世界性大流行，如 1918—1919 年的流感大流行，曾造成约 4000 万人死亡。

　　流感病毒 α 属下只有 α 流感病毒 1 个种，但有众多血清型，是流行性感冒(流感)的病原体。α 流感病毒除可感染人外，还可感染禽、猪、马和蝙蝠等多种脊椎动物，维持其在自然界中的长期存在。由于 β 和 γ 属流感病毒致病性甚低，很少造成感染或流行，因此本节仅介绍 α 流感病毒。

一、生物学性状

(一)形态与结构

　　流感病毒为单股负链 RNA 病毒，核衣壳呈螺旋对称，外被包膜。病毒颗粒一般呈球形，直径为 80~120nm，新分离株中偶见丝状，长度可达 20μm。

　　1. **核心**

　　流感病毒的 RNA 分节段，α 流感病毒和 β 流感病毒有 8 个节段，γ 流感病毒则有 7 个节段，各片段的长度在 890~2341bp。由于病毒分节段复制，病毒成熟时再重新装配于子代病毒体中，因此病毒在复制过程中极容易发生基因重配而导致新的型别出现，这也是流感病毒易发生变异的主要原因。每个基因节段分别编码不同的蛋白质：片段 1~3 分别编码聚合酶碱性蛋白(PB2、PB1)和聚合酶酸性蛋白(PA)，片段 4~6 分别编码血凝素(HA)、核蛋白(NP)和神经氨酸酶(NA)蛋白，第 7 片段编码基质蛋白 M1 和 M2，第 8 片段编码非结构蛋白 NS1 和 NS2。

　　2. **包膜**

　　流感病毒的包膜有两层结构，内层为基质蛋白 M1，它的存在增加了包膜的硬度和厚度，并可促进病毒装配。基质蛋白 M 的抗原性稳定，具有属特异性。包膜外层为来自宿主细胞的脂质双层，膜上镶嵌着病毒基因编码的两种糖蛋白刺突，即血凝素和神经氨酸酶(图 16-1)，两者数量之比为(4~5):1。它们极易变异，是划分流感病毒血清型的依据。

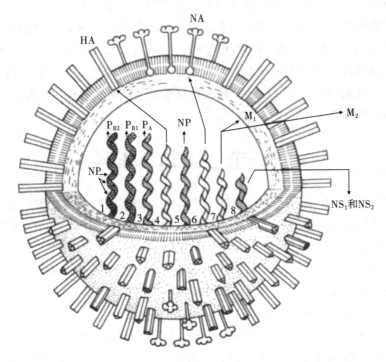

图 16 - 1　流行性感冒病毒模式图

（1）血凝素（hemagglutinin，HA）：为糖蛋白三聚体，约占病毒蛋白的25%。每个单体的前体（HA0）由血凝素1（HA1）和血凝素2（HA2）通过精氨酸和二硫键连接而成。HA0经细胞蛋白酶水解精氨酸后变为仅由二硫键连接的HA1和HA2的活化形式时，病毒方有感染性。

HA1是同红细胞、宿主细胞受体（唾液酸）相连接的部位，因而与流感病毒的吸附和感染有关；HA2具有膜融合活性，使病毒包膜与细胞膜融合并释放核衣壳。HA具有抗原性，刺激机体产生的抗体既可以抑制流感病毒引起的红细胞吸附现象，还能中和病毒的感染性。HA抗原结构易发生改变，一个氨基酸的置换就可能改变其抗原性，是划分流感病毒血清型的主要依据。

（2）神经氨酸酶（neuraminidase，NA）：也是糖蛋白，约占病毒蛋白的5%，由4个立体亚单位组成四聚体。四聚体连接成纤维状，其末端为扁球形结构，另一末端镶嵌于包膜中。NA的抗原性也易发生变异，也是划分流感病毒血清型的主要依据。

NA的主要功能：①参与病毒释放。NA可水解受感染细胞表面糖蛋白末端的N乙酰神经氨酸，使成熟的病毒从宿主细胞膜上出芽释放。②促进病毒扩散：NA可破坏病毒与细胞膜上病毒特异受体的结合，液化细胞表面黏液，使病毒从细胞上解离，有利于病毒的扩散。③NA诱发的相应抗体虽能抑制神经氨酸的水解活性，但不能中和病毒的感染性。

3. 血清分型、命名与变异

对人有致病性的流感病毒根据RNA和基质蛋白M分为甲（α）、乙（β）和丙（γ）3个属，每个属各有 1 个种。α 流感病毒又根据 HA 和 NA 抗原性不同，再区分为若干血清型，目前已鉴定出 16 个 HA 型（H1 ~ H16）、9 个 NA 型（N1 ~ N9），近一个世纪以来，在人间流行的只有 H1、H2、H3 和 N1、N2 几个亚型，H5、H7、H9 和 N7、N9 等仅形成了局部扩散。流感病毒乙属和丙属只有一个血清型。

（1）抗原性漂移（antigenic drift）：变异幅度较小（< 1%）或连续变异，属于量变，即型内变异。一般认为，这种变异是由病毒基因点突变和人群免疫力选择所造成的，引起的是流感小规模流行。

（2）抗原性转变（antigenic shift）：变异幅度较大（20% ~ 50%），属于质变，是指在自然流行条件下，流感病毒表面的一种或两种抗原结构发生大幅度变异，或者由于两种以上型别的病毒感染同一细胞时发生基因重配而形成与前次流行株抗原结构不同的新型。由于人群缺少对变异病毒株的免疫力，因此可以引起人间流感大流行。

（二）培养特性

流感病毒可在鸡胚和培养细胞中增殖。初次分离接种鸡胚羊膜腔，阳性率较高，传代适应后可移种于尿囊腔。细胞培养一般可用原代猴肾细胞或狗肾传代细胞。病毒在鸡胚和细胞中均不引起明显致细胞病变效应，需用红细胞吸附试验、血凝试验以及免疫学方法等证实病毒的存在。

（三）抵抗力

流感病毒不耐热，56℃ 30 分钟即被灭活，0 ~ 4℃ 能存活数周，-70℃ 以下可长期保存；对干燥、紫外线、乙醚、甲醛、乳酸等敏感。

二、致病性与免疫性

人群对流感病毒普遍易感。流感的传染源主要是急性感染者，主要通过飞沫、气溶胶经呼吸道传播。病毒在呼吸道黏膜上皮细胞内增殖，并最终导致细胞变性、坏死、脱落，引起黏膜充血、水肿等；经 1 ~ 2 天潜伏期，患者在数小时内可相继出现畏寒、发热、鼻塞、流涕、干咳、咽痛等局部症状，6 ~ 12 小时达到高峰；病毒随分泌物大量排出，随着流涕等症状好转，排毒量迅速减少，故流感在发病初期（2 ~ 3 天）传染性最强；病毒一般不入血，但可释放毒素样物质入血，因此常伴有全身乏力、肌肉和关节疼痛等。流感发病率高，但病死率低，死亡病例多见于伴有细菌性感染等并发症的婴幼儿以及老人等免疫力低下人群。

病后对同型病毒有短暂免疫力，免疫主要以呼吸道局部 SIgA 为主，但型间无交叉免疫，这是流感易暴发流行的另一个重要原因。

三、微生物学检查法

1. 病毒的分离与鉴定

通常取急性期患者的咽漱液或咽拭子，经抗生素处理后接种于 9 ~ 11 天龄鸡胚羊膜腔或尿囊腔中，于 33 ~ 35℃ 孵育 3 ~ 4 天后，收集羊水或尿囊液进行血凝试验。如血凝试验阳性,再用已知免疫血清进行血凝抑制试验鉴定型别。血凝试验阴性者,需再经3次盲目传代,仍无血凝者则判为阴性。此外,也可用组织培养细胞(如人胚肾或猴肾)分离病毒,因致细胞病变效应不明显,常用红细胞吸附方法或荧光抗体方法判定有无病毒增殖。

2. 血清学诊断

如恢复期抗体效价较急性期增高4倍或以上,即有诊断价值。血清学试验包括血凝抑制试验(HI)、中和试验(NT)以及补体结合试验(CF)等,其中以HI最为常用,CF因能检出抗NP、MP抗体,可作为新近感染的指标。

四、预防与治疗

1. 预防

流感流行期间,应尽量避免人群聚集,必要时应戴口罩,公共场所可用乳酸蒸气进行空气消毒。接种疫苗是预防流感的有效方法,但必须与当前流行株的型别基本相同。目前使用的流感疫苗有全病毒灭活疫苗、裂解疫苗和亚单位疫苗3种。在流行季节之前对易感人群进行接种,可有效减少感染机会或减轻感染后症状。

2. 治疗

流感的治疗应以对症治疗和预防继发性细菌感染为主。金刚烷胺可抑制流感病毒的穿入与脱壳过程,是目前最常用的治疗药物。另外,奥司他韦和扎那米韦可选择性抑制病毒的NA活性,是预防和治疗流感的特异性药物。利巴韦林、干扰素具有广谱的抗病毒作用,中草药(如板蓝根、大青叶等)也有一定疗效。

第二节 副黏病毒科

副黏病毒科(*Paramyxoviridae*)为单股负链RNA病毒,病毒核酸不分节段,包括麻疹病毒属(*Morbillivirus*)、呼吸道合胞病毒、腮腺炎病毒等。副黏病毒核衣壳呈螺旋对称,有包膜,病毒颗粒直径为150~300nm。病毒包膜上有刺突,F刺突为本病毒科所共有,与膜融合有关;麻疹病毒有HA刺突,腮腺炎病毒则有HN刺突,兼具血凝活性和神经氨酸酶活性;呼吸道合胞病毒有G和F两种糖蛋白刺突,既无血凝活性,又无神经氨酸酶活性。

一、麻疹病毒

麻疹病毒(*measles virus*)属于麻疹病毒属,是麻疹的病原体。麻疹是一种传染性很强的急性传染病,常见于儿童,以发热、全身皮肤斑丘疹及呼吸道症状为特征,如无并发症,则预后良好。我国自1965年应用减毒活疫苗以来,麻疹的发病率显著下降,已连续多年未出现死亡病例,但麻疹仍是其他发展中国家儿童死亡的主要原因之一。此外,麻疹病毒感染还与亚急性硬化性全脑炎(SSPE)的发生有关。因人是麻疹病毒的唯一宿主,故在根除天花后,WHO已将麻疹列为计划消除的传染病之一。

（一）生物学性状

麻疹病毒呈球形，中等大小，为单股负链 RNA 病毒，自带 RNA 依赖 RNA 聚合酶；有包膜，包膜上有 HA 和 F 蛋白两种糖蛋白刺突，但没有 NA。HA 具有红细胞凝集活性，还能吸附宿主细胞受体（CD46），启动病毒感染细胞的过程。F 蛋白（fusion protein，F）具有溶血和细胞融合功能，参与病毒穿入，促进感染细胞融合，形成多核巨细胞。包膜下是基质蛋白 M，在病毒装配中起重要作用。

麻疹病毒的抗原性稳定，只有一个血清型，但近年来已有多国报告麻疹病毒存在基因漂移和抗原性温和变异。

麻疹病毒可在多种细胞（如人胚肾、Vero、HeLa 等细胞）中增殖，产生细胞融合和/或形成多核巨细胞，细胞质及细胞核内可见嗜酸性包涵体。

麻疹病毒的抵抗力较弱，对日光及紫外线敏感，56℃ 30 分钟和常用消毒剂均可将其灭活。

（二）致病性

人是麻疹病毒的唯一天然储存宿主。麻疹的传染源为急性期患者，发病前 2 天至出疹后 5 天均具有传染性，病毒主要存在于患者唾液、鼻咽分泌物、泪液和尿液中。麻疹的传染性极强，易感者初次接触几乎 100% 发病，隐性感染少见，冬、春季发病率最高，病毒主要通过飞沫经呼吸道传播，平均潜伏期为 9~11 天。麻疹病毒先在呼吸道黏膜上皮细胞内增殖并扩散至邻近淋巴结，然后入血，形成第一次病毒血症，播散至全身淋巴组织大量增殖后再次入血，此时患儿开始发热（发病），出现病毒感染结膜（畏光、流泪、结膜充血）、鼻咽及呼吸道黏膜的卡他症状；病毒还可在皮肤真皮层内增殖，在口腔两颊内侧黏膜表面形成特征性的中心灰白、外绕红晕的科氏斑，可持续 1~2 天，有助于早期临床诊断。科氏斑显现当天，典型的半透明斑丘疹皮肤（麻疹）即可出现，先是在头颈部，然后是躯干，最后是四肢，持续 3~5 天。皮疹出齐后，24 小时内体温快速下降，1 周左右呼吸道症状渐轻，皮疹消退、变暗，并伴有色素沉着。抵抗力弱的患儿，易继发细菌性感染（如急性中耳炎、乳突炎、鼻窦炎、肺炎、支气管炎和败血症等），是导致患儿死亡的主要原因。如果免疫缺陷儿童感染麻疹病毒，常无皮疹，但可发生严重的致死性麻疹巨细胞肺炎。

麻疹病毒感染后，约有 1‰患儿可发生迟发型超敏反应，表现为脑脊髓炎，常于病愈 1 周后发生，呈现典型的神经元脱髓鞘和明显的淋巴细胞浸润，病死率约为 15%，25% 的幸存者中会遗留永久神经系统后遗症。另外，约有百万分之一的麻疹感染者恢复后会发生晚期中枢神经系统并发症，即亚急性硬化性全脑炎（subacute sclerosing panencephalitis，SSPE）。从麻疹发展到亚急性硬化性全脑炎平均需要 7 年，表现为进行性大脑功能衰退，一般在 1~2 年内死亡。亚急性硬化性全脑炎患者血液和脑脊液中有异常高水平的抗麻疹病毒抗体，但病毒分离极为困难。如果将亚急性硬化性全脑炎尸检脑组织与易感细胞共同培养，则可分离出麻疹病毒，故推测患者脑组织中的麻疹病毒为缺陷病毒，特别是 M 基因突变，导致 M 蛋白功能异常，使病毒不能正常装配、出芽与释放。

麻疹病后可获得牢固而持久的免疫力，产生的抗 H 抗体和抗 F 抗体均具有中和活性，在抵抗再感染中起重要作用，但麻疹的恢复主要依靠细胞免疫，细胞免疫缺陷者预后很差。对于 6 个月内的婴儿，因哺乳可从母亲初乳中获得 IgG 抗体，故不易感染。随着年龄增长，幼儿的抗体逐渐代谢，易感性也随之增加，故麻疹多见于 6 个月至 5 岁的婴幼儿。

(三)微生物学检查法

典型的麻疹病例根据流行季节和临床症状不难诊断，但对轻症和不典型病例，需要进行微生物学检查以确诊。病毒分离可采取呼吸道和血液标本接种于人胚肾、猴肾等易感细胞，但因实验复杂、费时，故不作为常规诊断方法，一般使用血清学方法诊断即可。取患者急性期和恢复期双份血清，进行 HI、NT 或 CF 试验等，若抗体滴度有 4 倍以上增高，亦可辅助诊断。其他快速诊断方法还包括间接荧光抗体法检查病毒抗原、ELISA 捕捉法检测 IgM 抗体以及核酸杂交、RT - PCR 等检测病毒核酸。

(四)预防与治疗

1. 预防

麻疹的主要预防措施是隔离患者。此外，接种麻疹减毒活疫苗可获得极好的预防效果，目前我国主要使用的是麻疹 - 腮腺炎 - 风疹三联疫苗(MMR)，初次免疫为 8 月龄，18 ~ 24 月龄再加强免疫，抗体阳转率可达 90% 以上，免疫力可维持 10 ~ 15 年。

2. 治疗

对接触麻疹的易感者，可紧急使用丙种球蛋白或胎盘球蛋白进行人工被动免疫，可有效阻止发病或减轻症状。

二、呼吸道合胞病毒

呼吸道合胞病毒(*respiratory syncytial virus*，RSV)简称合胞病毒，属于副黏病毒科肺病毒属，只有一个血清型，是引起小儿细支气管炎、肺炎等下呼吸道感染最常见的病原体，也可引起较大儿童和成人鼻炎和感冒等。呼吸道合胞病毒为不分节段的单股负链 RNA 病毒，病毒颗粒呈球形，直径约为 150nm，有包膜，对乙醚敏感，刺突为糖蛋白 G 和 F，无 HA 和 NA。糖蛋白 G 介导与细胞受体的结合，糖蛋白 F 介导包膜与细胞膜融合，有助于病毒穿入，并导致多核巨细胞(合胞体)的形成，故而得名。呼吸道合胞病毒不能在鸡胚中生长，但可在多种培养细胞的胞质内缓慢增殖，2 ~ 3 周出现致细胞病变效应和多核巨细胞，胞质内可见嗜酸性包涵体。

呼吸道合胞病毒的抵抗力较弱，对热、酸及脂溶剂敏感。

呼吸道合胞病毒感染流行于冬春季，传染性较强，主要经空气飞沫和密切接触传播。病毒首先在鼻咽上皮细胞中增殖，随后扩散至下呼吸道，不形成病毒血症；潜伏期一般为 4 ~ 5 天，呼吸道分泌物排毒可持续 5 ~ 7 天，婴幼儿感染者排毒时间可达 9 ~ 20 天甚至更久。虽然呼吸道合胞病毒感染仅引起轻微呼吸道上皮细胞损伤，但在 6 月内的婴幼儿患者症状较重，可有高热、鼻炎、咽炎及喉炎，随后可进展为细支气管炎和肺炎等严重疾病，少数患儿可并发中耳炎、胸膜炎及心肌炎等。据统计，全球每年约有 6400 万儿童感染呼吸道合胞病毒，死亡者约有 16 万人，几乎所有幼儿均在 2 岁之前感染过呼吸道合胞病毒；成人和较大儿童感染后则主要表现为上呼吸道感染，可能与呼吸道结构及免疫系统功能发育更加完善有关。

呼吸道合胞病毒感染在临床上难以同其他病毒或细菌感染所致类似疾病区别，因此需要进行病毒分离和抗体检查，但其操作复杂、费时，常用免疫荧光试验等直接检查咽部脱落上皮细胞内有无呼吸道合胞病毒抗原，以及使用 RT-PCR 检测病毒核酸等进行辅助诊断。

呼吸道合胞病毒感染的治疗以支持和对症疗法为主，如有继发细菌感染，可用抗菌药物治疗；目前尚无特异性抗病毒治疗药物和预防疫苗。

三、腮腺炎病毒

腮腺炎病毒（*mumps virus*）是流行性腮腺炎的病原体。病毒呈球形，直径为 100~200nm，核衣壳呈螺旋对称，基因组为不分节段的单股负链 RNA，包膜上的刺突为 HN。病毒可在鸡胚羊膜腔内增殖，用猴肾细胞培养可见细胞融合与多核巨细胞。

腮腺炎病毒仅有一个血清型。人是腮腺炎病毒的唯一储存宿主。病毒主要通过直接接触与飞沫传播，排毒期为发病前 6 天至发病后 1 周。流行性腮腺炎呈全球性分布，全年均可发病，以冬、春季为主，患者主要为学龄儿童；潜伏期为 8~30 天，病毒侵入呼吸道上皮细胞和面部局部淋巴结内增殖，然后入血，首先侵犯腮腺，引起腮腺炎，表现为一侧或双侧腮腺明显肿胀、疼痛，进食时加重，可伴有发热、食欲减退和乏力等症状；随着病毒进一步增殖、入血并扩散至其他器官（如睾丸、卵巢、胰腺、肾脏和中枢神经系统等），可引起相应器官的炎症。腮腺肿大在发病 2~3 天时达高峰，持续 4~5 天后逐渐消退。大多数患者预后良好，感染后可获持久免疫力。常见并发症有睾丸炎、卵巢炎、脑膜炎等。对症治疗即可，一般不会留下后遗症。

对于典型病例，依据临床表现不难诊断，无须进行实验室检查；对于不典型病例，需取患者唾液、尿液、脑脊液或血液做病毒分离或血清学诊断，也可用 RT-PCR 或核酸序列测定方法进行病原学诊断。

接种麻腮风联合疫苗（MMR）对流行性腮腺炎有较好的预防效果。流行性腮腺炎目前尚无有效药物治疗，部分中草药有一定效果。

第三节　其他呼吸道病毒

一、冠状病毒

冠状病毒属于冠状病毒科（*Coronaviridae*）冠状病毒属（*Coronavirus*），因包膜上的刺突糖蛋白在电镜下形如花冠而得名。冠状病毒可以感染鸟类、人和其他哺乳动物（如犬、猫、猪、牛、鼠、雪貂和蝙蝠等）。从人分离的冠状病毒有普通冠状病毒 229E、NL63（α 属）、OC43、HKU1 以及 SARS 冠状病毒（SARS-CoV）、中东呼吸综合征冠状病毒（MERS-CoV）和 2019 年底暴发流行至今的新型冠状病毒（SARS-CoV-2）（β 属）等 7 种。冠状病毒除引起人呼吸道疾病外，还能感染消化道、中枢神经系统、免疫系统以及泌尿生殖系统。

（一）生物学性状

1. 形态与结构

冠状病毒呈球形，直径为 80~160nm，是有包膜的单股正链 RNA 病毒，基因组为 26~32kb，是目前已知最大的 RNA 病毒基因组。冠状病毒的 3′末端有 polyA，裸 RNA 即有感染性。冠状病毒感染细胞后，基因组先翻译成一个多聚蛋白前体，经细胞蛋白酶剪切成 RNA 依赖的 RNA 聚合酶（L）、核蛋白（N）、包含基质蛋白的膜蛋白（M）、包膜蛋白（E）以及包膜表面的刺突糖蛋白（S）、小包膜糖蛋白等，然后在细胞质内进行病毒核酸的复制和病毒蛋白的翻译，包膜表面的长钉状刺突糖蛋白伸出病毒包膜，形似花冠。某些病毒包膜上存在血凝素-酯酶蛋白（HE），既有 HA 的血凝活性，又有类似 NA 的酯酶活性。

2. 培养特性

冠状病毒可在人胚肾、肠、肺的原代细胞中生长，最适生长温度为 33~35℃，SARS-CoV 和 MERS-CoV 可在 37℃增殖。感染初期，细胞病变不明显；连续传代后，细胞病变明显加强，SARS-CoV 可很快引起 Vero 细胞致细胞病变效应，但 SARS-CoV-2 用 Vero E6（非洲绿猴肾）和 Huh-7（人肝癌）细胞系分离、培养需 4~6 天。SARS-CoV 和 SARS-CoV-2 识别的受体均为血管紧张素酶 2（ACE2），MERS-CoV 利用二肽基肽酶 4（CD26）侵入细胞，229E 的受体则是氨基肽酶 N（APN）。

3. 抗原性

由于 RNA 依赖的 RNA 聚合酶不具有校读功能，因此变异时常发生。抗原性变异是冠状病毒免疫逃逸的常见机制。

4. 抵抗力

冠状病毒对乙醚、三氯甲烷、酯类和紫外线等较敏感，37℃数小时便失去感染性。现已证实，SARS-CoV-2 对紫外线和热敏感，乙醚、75% 乙醇、含氯消毒剂、过氧乙酸和氯仿等脂溶剂均可有效将其灭活。

（二）致病性与免疫性

冠状病毒在世界各地普遍存在，每年春季和冬季为散发高峰期，人群普遍易感，主要侵犯成人或较大儿童，潜伏期为 2~5 天，可引起普通感冒、咽喉炎或成人腹泻，占上呼吸道感染的 10%~30%；病程为 6~7 天，多为自限性。病毒主要经飞沫和人-人直接接触传播，在普通感冒的病因中排名第二位，仅次于鼻病毒。病后免疫力不强，可发生再感染。

与普通冠状病毒不同，SARS-CoV、MERS-CoV 和 SARS-CoV-2 可引起肺炎，

主要症状有发热、干咳和乏力，也可有鼻塞、流涕、咽痛、嗅觉及味觉减退、结膜炎、肌痛和腹泻，重症者可快速进展为严重的急性呼吸窘迫综合征（ARDS），病死率为1%～10%（MERS-CoV的病死率可高达50%），死亡病例多见于老年人、有慢性基础疾病者（如高血压、冠心病、糖尿病、慢性肺病等）以及肥胖等高危人群。除了病毒的直接杀细胞效应外，还与免疫病理损伤有关，死亡患者多数有"细胞因子风暴"。此外，这些新发现的病毒可在自然界找到多种动物宿主（如蒙面果子狸、骆驼和蝙蝠等）。

刺突糖蛋白S是主要保护性抗原，感染后产生的特异性抗体具有中和作用，病后免疫力不强，可以发生再感染。

（三）微生物学检查法

常见冠状病毒的检查，一般采用鼻分泌物、咽漱液标本，接种于人胚气管、鼻黏膜、人胚肾、肺或肠等细胞培养。血清学诊断可用双份血清做中和试验、ELISA等。快速诊断可用荧光抗体技术、酶免疫技术和RT-PCR检测病毒抗原或核酸。用针对开放读码框1ab和N蛋白基因合成的引物做RT-PCR，阳性结果可确认新冠病毒感染。SARS-CoV等相关样品处理、病毒培养和动物试验需要在生物安全三级（BSL-3）实验室进行。

（四）预防与治疗

1. 预防

倡导个人戴口罩、勤洗手、不聚集以及接种疫苗等，可有效控制冠状病毒的传播。我国已研制出新冠病毒灭活疫苗和腺病毒重组疫苗，有效率接近80%，重症或死亡保护率在90%以上。

2. 治疗

冠状病毒引起的普通感冒一般对症处理即可；SARS-CoV和SARS-CoV-2感染主要采用支持疗法，如早期氧疗、适量糖皮质激素疗法等，特异性治疗有针对SARS-CoV-2刺突糖蛋白的单克隆抗体（如安巴韦单抗/罗米司韦单抗）以及蛋白酶抑制剂（如奈玛特韦片/利托那韦片），中医药对其亦有一定疗效。

二、风疹病毒

风疹病毒（rubella virus）属披膜病毒科，是风疹的病原体。风疹病毒为单股正链RNA病毒，呈球形，直径约为60nm，核衣壳为二十面体对称，有包膜，包膜刺突有血凝性。风疹病毒只有一个血清型，人是病毒唯一的自然宿主。

风疹病毒经呼吸道传播，潜伏期为2～3周，在上呼吸道黏膜上皮细胞增殖后，进入血液，形成病毒血症，临床表现类似麻疹，但症状较轻，主要有发热、咽痛和咳嗽等，耳后及枕下淋巴结肿大，随之面部出现浅红色斑丘疹，并迅速遍及全身，病程短，并发症少。人群对风疹病毒普遍易感，但有25%的人不出现症状。孕妇如在妊娠4个月内感染风疹病毒，可通过垂直传播影响胎儿细胞的正常生长、有丝分裂和染色体结构等，引起流产或死胎，还可以导致先天性风疹综合征，如先天性白内障、先天性心脏病、先天性耳聋等畸形，以及黄疸性肝炎、肺炎、脑膜脑炎等。研究还发现，早年因风疹病毒感染入院的患儿日后更易发作哮喘。风疹病毒自然感染后可获得牢固而持久的免疫力，95%以上的正常人血清中具有保护性抗体，孕妇血清中的抗体可以保护胎儿免受风疹病毒感染。

对风疹抗体阴性的育龄妇女，接种麻疹－腮腺炎－风疹三联疫苗可获良好的预防效果；而抗体阴性的孕妇若接触了风疹患者，则应立即注射大剂量丙种球蛋白进行紧急预防。

三、鼻病毒

鼻病毒(rhinovirus)属于小RNA病毒科鼻病毒属，是引起普通感冒的主要病原体，目前已鉴定出的有110余个血清型。

鼻病毒颗粒为球形，直径为15～30nm，无包膜，核衣壳呈二十面体立体对称，由单股正链RNA与病毒蛋白VP1～VP4组成，基因组约为7kb。鼻病毒与同科的肠道病毒属有相似的结构、组成与生物学性状，但明显不同之处在于鼻病毒的最适细胞培养温度为33℃，在正常体温下反而不增殖；不耐酸，在pH 3.0时迅速失活。细胞间黏附分子(ICAM-1，即CD54)是鼻病毒感染细胞的受体。

鼻病毒可感染上呼吸道上皮细胞，主要经气溶胶和直接接触传播，在成人，主要引起普通感冒等上呼吸道感染；在婴幼儿和慢性呼吸道疾病患者，除上呼吸道感染外，还能引起支气管炎和支气管肺炎。鼻病毒感染的潜伏期为1～2天，感染持续时间约为7天，临床常表现为鼻塞、流涕、喷嚏、咳嗽、咽痛等，体温升高不明显，多为自限性疾病，1周左右可自愈。部分感染者可无任何临床症状，婴幼儿、老年人和免疫低下者则病情相对较重，可发展为下呼吸道感染(如支气管炎、肺炎)。鼻病毒感染还能诱发慢性阻塞性肺疾病、哮喘等的急性发作。

鼻病毒感染后，可产生呼吸道局部SIgA，对同型病毒有免疫力，持续时间较短。此外，多个型别的鼻病毒可发生抗原性漂移，因而可引起反复再感染。微生物学检查临床诊断意义不大。干扰素对鼻病毒感染有一定疗效。

四、腺病毒

腺病毒(adenovirus)属于腺病毒科哺乳动物腺病毒属的呼吸道病毒，主要通过呼吸道和接触传播，可引起咽炎、扁桃体炎、咽结膜热、流行性角结膜炎、肺炎、肝炎、胃肠炎、急性出血性膀胱炎及尿道炎等。

腺病毒呈球形，无包膜，核衣壳呈二十面体立体对称，直径为70～90nm，核酸为双股线状DNA。已知的人类腺病毒血清型有88种，分为A、B、C、D、E、F、G共7个亚群，呼吸道疾病主要由B型与C型引起，结膜炎主要由B型与D型引起，胃肠炎主要由F型与G型引起。腺病毒感染后，可产生同血清型的保护性抗体，免疫力比较持久。

腺病毒的生活周期可以分为两个阶段，第一阶段是腺病毒颗粒黏附、进入宿主细胞，将基因组释放到宿主细胞核中，并有选择性地转录和翻译早期基因；第二个阶段是细胞为病毒基因组复制和晚期基因表达、释放出成熟的感染颗粒做好准备。第一阶段将在 6~8 小时内完成，第二阶段只需 4~6 小时。

减毒活疫苗及灭活疫苗可有效预防腺病毒感染，但由于腺病毒具有致癌性，且与猴病毒 SV40 联合可产生致癌性更强的杂交体病毒，因此难以推广应用。目前，对于腺病毒感染的治疗仍无有效药物。腺病毒感染主要在冬春季流行，容易在幼儿园、学校和军营新兵中暴发流行。其预防措施主要是勤洗手、勤消毒、避免接触患者及其呼吸道飞沫；平常多饮水，多吃蔬菜和水果，注意锻炼身体；室内多通风，保持室内环境清洁；冬春流行季节尽量少去人员密集的公共场所，外出时戴口罩，避免接触患者，以防感染。

知识拓展

禽流感病毒

近年来，引起禽类流感的禽流感病毒目前认为就是正黏病毒科流感病毒甲属的 α 流感病毒，只是与引起人类流感的病毒型别不同而已。病毒表面同样存在极易变异的血凝素和神经氨酸酶，主要是由 H5、H7、H9 和 N1、N2、N7 等构成的型别，而引起人流感的则主要是由 H1、H2、H3 和 N1、N2 等构成的型别。在各地分离到的禽流感病毒株型别不同，而且毒力差异也很大，一般认为 H7、H5 毒株为高致病性。我国已分离的禽流感病毒株有 H9N3、H5N1、H9N2、H7N1 和 H4N6 等，高、低和无致病性的毒株均存在。

禽流感病毒以空气传播为主，随着病鸡的游走，可迅速感染健康鸡群，引起暴发流行，可在 48 小时内导致 90%~100% 的病鸡死亡，对家禽养殖业危害甚大。除家禽外，禽流感病毒也可感染鸟类、野生水禽和候鸟等，偶尔感染人类，并可致人死亡。

原本只感染禽类的禽流感病毒为什么能够感染人？其原因现已基本查清。原来，流感病毒识别禽类和人类的细胞受体不是同一个分子，因而彼此互不感染，但在感染猪时，却识别的是同一个受体，当感染禽和人的不同病毒株同时感染猪时（尽管这样的机会不大），病毒的 RNA 片段便发生了基因重配，某些子代禽流感病毒便具备了识别人类细胞受体的能力，从而可以感染人类。

小 结

呼吸道病毒是指以呼吸道为侵入门户，经飞沫或直接接触传播，在呼吸道黏膜上皮细胞中增殖，引起呼吸道局部感染或呼吸道以外组织器官病变的一群病毒。

流行性感冒病毒已归入正黏病毒科 α 流感病毒属，是呈球形、有包膜的单股负链 RNA 病毒，其基因组由 8 个节段组成，可感染人和多种动物。因病毒基因片段不断发生重配与核苷酸突变，导致包膜糖蛋白血凝素和神经氨酸酶易发生变异，故可形成众多血清型，造成流感流行。病后对同型病毒有短暂免疫力，但亚型间无交叉免疫。对易感人群，接种流感病毒流行株疫苗可有效减少感染的机会与症状。治疗药物有金刚烷胺、奥司他韦和扎那米韦等。

副黏病毒科为单股负链 RNA 病毒，病毒核酸不分节段，包括麻疹病毒、呼吸道合胞病毒、腮腺炎病毒等。其核衣壳呈螺旋对称，有包膜，包膜上的 F 糖蛋白刺突为本科病毒所共有，与细胞膜融合有关。

麻疹病毒是麻疹的病原体，人是其唯一天然储存宿主。麻疹是一种传染性极强的急性传染病，常见于儿童，以发热、全身皮肤斑丘疹及呼吸道症状为特征，如无并发症，则预后良好。接种麻疹减毒活疫苗已使其发病率显著下降，是 WHO 计划根除的传染病之一。

呼吸道合胞病毒（RSV）是引起小儿下呼吸道感染最常见的病原体，感染率较高，有一定致死率，也可引起成人和较大儿童鼻炎和感冒。由于 RSV 感染临床上难以同其他病毒或细菌感染鉴别，因此需要进行病毒分离或抗体检查予以确诊。

腮腺炎病毒是流行性腮腺炎的病原体，人是其唯一自然宿主。其包膜上的刺突为 HN。流行性腮腺炎好发于学龄儿童，以一侧或双侧腮腺明显肿胀、疼痛为特征，绝大多数患者预后良好，感染后可获持久免疫力。接种麻腮风联合疫苗（MMR）效果良好。

冠状病毒属于冠状病毒科冠状病毒属，是有包膜的单股正链 RNA 病毒，基因组全长为 26～32kb，是目前已知最大的 RNA 病毒基因组。冠状病毒是上呼吸道感染的常见病毒之一，可引起普通感冒、咽喉炎或成人腹泻，一般为自限性。SARS－CoV、MERS－CoV 和 SARS－CoV－2 是新近发现的病毒，可引起严重的急性呼吸窘迫综合征（ARDS），并造成暴发流行。RT－PCR 检测冠状病毒特异性核酸片段可确诊感染，相关疫苗和特异性治疗药物已研发成功，可用于新冠肺炎的预防和治疗。

风疹病毒属于披膜病毒科风疹病毒属，为有包膜的单股正链 RNA 病毒，是风疹的病原体。风疹病毒只有一个血清型，人是其唯一的自然宿主。风疹的临床表现类似麻疹，浅红色斑丘疹迅速遍及全身，病程短，并发症少。风疹病毒可通过垂直传播感染胎儿，引起流产、死胎及先天性风疹综合征，危害较大。风疹病毒自然感染后可获得牢固而持久的免疫力。育龄妇女接种麻疹－腮腺炎－风疹三联疫苗可获得良好的预防效果。

鼻病毒属于小 RNA 病毒科鼻病毒属，无包膜，是引起普通感冒的主要病毒，型别众多，主要引起普通感冒等上呼吸道感染，多为自限性，在免疫力低下者，则可发展为下呼吸道感染。感染后，可产生呼吸道局部 SIgA，对同型病毒有免疫力，持续时间较短，可反复再感染。

复习思考题

（1）什么是呼吸道病毒？

（2）引起上呼吸道感染和下呼吸道感染的病毒分别有哪些？

（3）为什么流感病毒容易引起大流行？

（李 元）

第十七章　消化道病毒

::::::::: 知识导航 :::::::::

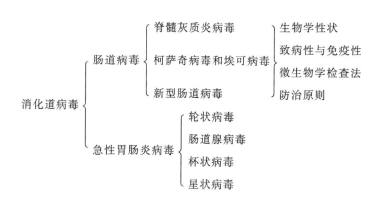

::::::::: 学习目标 :::::::::

知识与技能：

（1）能说出消化道病毒的种类和共同特性。

（2）学懂脊髓灰质炎病毒的生物学性状、致病性和预防要点。

（3）知晓柯萨奇病毒、埃可病毒的生物学性状和致病性。

（4）学懂轮状病毒的生物学性状和致病性。

方法与过程：

通过文献调研等方法，分析讨论消化道病毒的防治。

情感态度和价值观：

认同"病从口入"观点，养成良好的饮食卫生习惯。

消化道病毒是指主要经粪－口途径传播的病毒，包括肠道病毒和急性肠胃炎病毒。

第一节　肠道病毒

肠道病毒是一种通过胃肠道传播的病毒，属于小 RNA 病毒科（*Picornaviridae*）下的肠道病毒属（Enterovirus，EV），是一类生物学特点相似的单股正链 RNA 病毒，包括脊髓灰质炎病毒、柯萨奇病毒、人肠道致细胞病变孤儿病毒（简称埃可病毒）1～34 型及新肠道病毒 68～71 型等。

肠道病毒具有下列共同的特性：①病毒呈球形，直径为 24～30nm，是个体最小的病毒之一；核衣壳呈二十面体对称，无包膜。②基因组为单股正链 RNA。③病毒衣壳由 60 个壳粒组成，每个壳粒又由 VP1、VP2、VP3 和 VP4 四种不同的病毒多肽组成。④耐酸，在 pH 3～5 条件下稳定，不易被胃酸和胆汁灭活；耐乙醚、三氯甲烷等脂溶剂，在污水和粪便中可存活数月。⑤主要经粪－口途径传播，病毒进入机体后多表现为隐性感染，肠道病毒虽然可在消化道增殖并传播，但引起的主要疾病却在肠道外，包括脊髓灰质炎、无菌性脑膜炎、心肌炎、手足口病等。

一、脊髓灰质炎病毒

脊髓灰质炎是一种经粪－口传播的急性传染病，其病原体是脊髓灰质炎病毒，主要通过被污染的手、物品、食物和水经口传播。该病好发于儿童，大多数感染后没有症状，有症状者主要表现为发热、上呼吸道症状、肢体疼痛，部分患者可发生弛缓性神经麻痹，并遗留后遗症，俗称"小儿麻痹症"。

（一）生物学性状

1. 形态与结构

脊髓灰质炎病毒（poliovirus）呈球形，直径为 20～30nm，核心为单股正链 RNA，核酸具有感染性，核衣壳为二十面体立体对称，无包膜。病毒衣壳由 60 个相同的壳粒组成，排列为 12 个五聚体，每个壳粒由 VP1、VP2、VP3 和 VP4 四种病毒蛋白质组成。其中，VP1、VP2 和 VP3 暴露在核衣壳的表面，是与宿主细胞表面受体及中和抗体 Fab 段结合的部位；VP4 位于核衣壳内部，在维持病毒的结构上可能起一定作用。一旦 VP1 与受体结合后，VP4 即被释放，衣壳松动，病毒基因组脱壳，穿入宿主细胞。

2. 培养特性

脊髓灰质炎病毒能在人胚肾、人羊膜、HeLa 及 Vero 等灵长类动物细胞中增殖，可用于病毒分离和制备疫苗。病毒在细胞质内增殖，出现典型的溶细胞性病变，导致细胞固缩、坏死、脱落，最终以裂解细胞的方式释放。

3. 抗原性与型别

脊髓灰质炎病毒根据其免疫原性的不同，可分为 3 个血清型，即 I 型、II 型和 III 型，三型间无交叉免疫反应。

4. 抵抗力

脊髓灰质炎病毒对外界环境的抵抗力较强，在污水和粪便中可存活数月，在 -70℃ 可长期保存，能耐受胃酸、蛋白酶和胆汁的作用，耐乙醚；加热 56℃ 30 分钟，紫外线照射 1 小时，或在含氯 0.05mg/L 的水中 10 分钟，以及甲醛、2% 碘酊、各种氧化剂（如过氧化氢溶液、高锰酸钾等）均能将其灭活。

（二）致病性与免疫性

1. 致病性

（1）传染源：人是脊髓灰质炎病毒的唯一自然宿主，隐性感染者和轻症患者是脊髓灰质炎的主要传染源，其中隐性感染者（即无症状带毒者）占90%以上。

（2）传播途径：人是脊髓灰质炎病毒主要通过粪-口途径传播，感染初期主要通过鼻咽排毒，随着病程进展，病毒随之由粪便排出，排毒时间可长达数月，通过污染的水、食物以及日常用品播散。脊髓灰质炎的流行季节主要在夏季。

（3）致病机制与主要临床表现：脊髓灰质炎病毒具有嗜神经属性，利用 CD155 作为细胞受体侵入易感细胞，潜伏期一般为 1～2 周。病毒首先在口咽、消化道局部淋巴组织及淋巴结内增殖，此时多无症状，但可刺激人体产生特异性抗体，形成隐性感染。如果患者抵抗力低下，病毒入血，形成较轻的病毒血症（即第一次病毒血症），若病毒未侵犯神经系统，特异性抗体又能清除病毒，则感染可不出现神经系统症状，转为顿挫感染（约占 5%）；少部分感染者因病毒毒力强或血中抗体保护性不足，病毒随血流扩散至全身淋巴组织继续增殖，大量复制后再度入血，形成较为严重的第二次病毒血症。此时，病毒可穿过血脑屏障（1%～2%），侵入中枢神经系统，引起中枢神经系统广泛受损，表现为脊髓灰质炎和无菌性脑膜炎；尤其是在脊髓前角运动神经细胞中杀细胞性增殖，引起神经细胞坏死，严重者可发生不对称的迟缓性肢体麻痹，以下肢多见，此即小儿麻痹症，约占感染总数 2%；极少数感染者可发生延髓麻痹，可因呼吸、循环衰竭而死亡。除中枢神经系统病变之外，肠壁及其他淋巴组织亦可发生退行性或增生性病变，偶见局灶性心肌炎、间质性肺炎以及肝、肾等其他脏器病变。

2. 免疫性

患者感染后可获得长期而牢固的型特异性免疫，以中和抗体为主。

（三）微生物学检查法

1. 病毒分离与鉴定

取感染者早期咽洗液、粪便、血液或脑脊液标本，接种于原代猴肾细胞或人源性传代细胞，培养 7～10 天后，可出现典型的致细胞病变效应，再用中和试验鉴定病毒血清型。

2. 血清学诊断

取发病早期和恢复期患者双份血清进行中和试验，若血清抗体滴度有 4 倍以上增高，则有诊断意义。

3. 快速诊断

可行核酸杂交、PCR 等方法检测感染者咽拭子、粪便等标本中的病毒核酸，序列测定可区别疫苗株与野毒株。

（四）防治原则

疫苗接种是预防脊髓灰质炎最有效的措施。常用的疫苗有脊髓灰质炎灭活三价疫苗（IPV）和口服减毒活疫苗（OPV）两种，免疫后均可获得对抗 3 个血清型的免疫力。

OPV 只在咽部和肠道细胞中增殖，不感染神经细胞，口服 OPV 类似自然感染，既可诱发血清中和抗体，预防麻痹型脊髓灰质炎的产生，又能有效刺激肠道局部 SIgA 生成，并在密接者中传播而实现间接免疫。但近年来有个别国家和地区报告，口服 OPV 有发生疫苗相关麻痹型脊髓灰质炎（VAPP）的远期风险（发生率约为 1/400 万），因此我国最新版（2021 年）免疫规划疫苗接种程序更新为 2 月龄、3 月龄连续 2 次肌内注射三价 IPV，4 月龄和 4 岁时各口服 1 次二价 bOPV（Ⅰ型和Ⅲ型），完成共计 4 剂次的全程免疫。经过多年努力，我国已根除了本土病例；2000 年，我国经 WHO 认证为第二批无脊髓灰质炎区域国家之一。与此同时，还不能忽视外防输入工作，毕竟全球仍有野毒株流行的 4 个国家中就有 3 个与我国接壤。只有所有国家共同努力，强化免疫接种率，才能尽早实现 WHO 提出的全球消灭脊髓灰质炎目标。

二、柯萨奇病毒和埃可病毒

柯萨奇病毒是从脊髓灰质炎的患儿粪便中分离到的一组病毒，因在纽约柯萨奇小镇发现而得名。埃可病毒亦称人肠道致细胞病变孤儿（ECHO）病毒，是于 1951 年脊髓灰质炎流行期间偶然从健康儿童粪便中分离出来的一种病毒，刚分离出病毒时，不知其可引起何种疾病，后来才知道它可引起无菌性脑膜炎、红疹、普通感冒等。

柯萨奇病毒和埃可病毒均为肠道病毒属成员，二者的生物学性状、感染过程与免疫特性等均与脊髓灰质炎病毒相似。

（一）生物学性状

柯萨奇病毒和埃可病毒的形态、大小与脊髓灰质炎病毒相似。

柯萨奇病毒和埃可病毒血清型别多。柯萨奇病毒根据乳鼠致病性和细胞培养敏感性的不同，可分为 A、B 两组：A 组有 23 个血清型，感染乳鼠产生广泛性骨骼肌炎，引起弛缓性麻痹，多数不能在培养细胞中生长；B 组则有 6 个血清型，感染乳鼠后可造成肌肉痉挛性麻痹，能在多种培养细胞中生长。埃可病毒则有 31 个血清型。

（二）致病性与免疫性

柯萨奇病毒和埃可病毒感染与免疫特点与脊髓灰质炎病毒相似。由于型别多，柯萨奇病毒和埃可病毒识别的细胞受体不同，如整合素 $\alpha_v b_3$、柯萨奇病毒 - 腺病毒受体（CAR）、衰变加速因子（DAF）以及细胞内黏附分子 -1（ICAM - 1），因此可感染多种器官（如中枢神经系统、心、肺、胰及皮肤等）。病毒扩散入血后，除引起局部症状外，还可产生一系列临床综合征，临床疾病谱复杂（表 17 - 1）。

柯萨奇病毒和埃可病毒主要通过粪 - 口途径传播，但也可经呼吸道或眼部黏膜感染，大多数感染无症状。病毒主要在肠道中增殖，却多引起肠道外疾病（如心肌炎、扩张型心肌病、无菌性脑膜炎、脑炎、轻型上呼吸道感染、手足口病等），这是其致病性的显著特点。不同的肠道病毒可引起相同的临床疾病，同一型病毒也可引起几种不同的临床疾病。

柯萨奇病毒和埃可病毒感染人体后，可刺激机体产生型特异性保护性抗体，防止同型病毒再感染。

表 17-1　柯萨奇病毒、埃可病毒引起的临床综合征及相关的病毒血清型

临床综合征	柯萨奇病毒		埃可病毒
	A 组	B 组	
无菌性脑膜炎	2, 4, 7, 9, 10	1, 2, 3, 4, 5	4, 6, 9, 11, 16, 30
肌无力和麻痹	7, 9	2, 3, 4, 5	2, 4, 6, 9, 11, 30
皮疹、黏膜疹	4, 5, 6, 9, 10, 16	2, 3, 4, 5	2, 4, 5, 6, 9, 11, 16, 18, 25
手足口病	5, 10, 16	—	—
心肌炎、扩张型心肌病	4, 16	1, 2, 3, 4, 5	1, 6, 8, 9, 19
流行性肌痛、睾丸炎	9	1, 2, 3, 4, 5	1, 6, 9
呼吸道疾病	9, 16, 21, 24	1, 3, 4, 5	4, 9, 11, 20, 25
结膜炎	24	1, 5	7
全身性感染（婴儿）	—	1, 2, 3, 4, 5	3, 6, 9, 11, 14, 17, 19
疱疹性咽峡炎	2, 6, 8, 10, 16	—	

（三）微生物学检查法

由于此两类病毒型别众多，临床表现亦多样化，因此确诊必须依赖于微生物学检查。标本可采取患者咽拭子、粪便、脑脊液、心包液等。除了柯萨奇 A 组少数几个型别必须在乳鼠中增殖外，其余病毒均可在易感细胞中增殖，产生典型的致细胞病变效应。对埃可病毒敏感的细胞是恒河猴细胞，分离到病毒后，再用中和试验进行型别鉴定，采用单克隆抗体间接免疫荧光法检测病毒抗原、RT - PCR 技术检测病毒核酸可进行快速诊断。

（四）防治原则

对于柯萨奇病毒和埃可病毒感染，目前尚无有效疫苗可用于预防，也无特效的治疗药物。

三、新型肠道病毒

新型肠道病毒（new enterovirus）是 1969 年以来分离、鉴定的几种小 RNA 病毒，因符合肠道病毒的特性，故按照发现顺序依次命名，但其抗原性与脊髓灰质炎病毒、柯萨奇病毒和埃可病毒有着明显的不同。新型肠道病毒也主要经粪 - 口途径传播，可引起多种神经系统疾病以及机体其他部位的疾病，目前发现的比较重要的是肠道病毒 EV68 型、EV69 型、EV70 型和 EV71 型 4 种。

EV68 型分离自呼吸道感染患儿标本，主要与儿童毛细支气管炎和肺炎有关。

EV69 型分离自健康儿童直肠，其致病性目前尚不清楚。

EV70 型是人类急性出血性结膜炎（俗称"红眼病"）的主要病原体。与其他肠道病毒不同，EV70 型不能感染肠道细胞，但可直接感染眼结膜，最适增殖温度为 33 ~

35℃，主要通过接触传播，传染性强，潜伏期为 1~2 天，以突发性点状或片状结膜下出血为特征，成人多见，临床病程为 1~2 周，预后良好；治疗以对症处理为主，干扰素滴眼液有较好疗效。

EV71 型分离自中枢神经系统感染的婴儿粪便，在世界范围内多次引起婴幼儿手足口病流行。EV71 型感染者多表现为隐性感染，有症状的显性感染者主要是 6 月龄至 5 岁的儿童。目前已明确，EV71 型可利用不同细胞表面分子侵入不同细胞，如清道夫受体 B2（SCARB2）、CD162 和唾液酸多聚糖等。这些受体广泛分布于白细胞、内皮细胞和神经细胞表面，轻者可引起手足口病、疱疹性咽峡炎和心肌炎等，重者则可引起无菌性脑膜炎、脑干脑炎和急性弛缓性脊髓炎（AFM）等中枢神经系统感染，具有较高的重症率和病死率。常用快速诊断方法包括 RT - PCR 和 ELISA，可分别检测标本中有无病毒核酸和特异性抗 - EV71 IgM 型抗体。目前，EV71 型灭活疫苗已上市，有较好的预防作用，尚无特异性抗病毒疗法，一般采用常规抗病毒和支持对症处理，多数患儿在 1 周左右可痊愈。

第二节　急性肠胃炎病毒

急性肠胃炎病毒特指经消化道感染和传播，主要引起急性胃肠炎的病毒，包括轮状病毒、杯状病毒、星状病毒和肠道腺病毒等不同种属的病毒。急性肠胃炎病毒感染所致的急性胃肠炎均以腹泻和呕吐为主要症状。

一、轮状病毒

轮状病毒（rotavirus，RV）属于呼肠病毒科轮状病毒属，有 9 个种，是引起人类及其他哺乳动物、鸟类腹泻的主要病原体。据统计，全世界因急性肠胃炎而住院的儿童中，有 40%~50% 由轮状病毒引起。1974 年，汤玛斯·亨利·费留特在通过电子显微镜观察轮状病毒时，发现该病毒的颗粒看起来很像轮子，因此将其命名为轮状病毒。1983 年，我国学者洪涛发现了成人腹泻轮状病毒（adult diarrhea rotavirus，ADRV）。

（一）生物学性状

轮状病毒呈球形，直径为 60~80nm，无包膜，衣壳为二十面体立体对称，病毒基因组由 11 个双链 RNA 节段组成，编码 6 个结构蛋白（VP1~VP4、VP6 和 VP7）和 6 个非结构蛋白（NSP1~NSP6）。衣壳分为两层，外层由病毒糖蛋白 VP4 和 VP7 组成，VP4 为顶点上的刺突，具有血凝和吸附功能，同时对蛋白酶易感，被切割成 VP5 和 VP8 后，便于病毒穿入；VP7 是外层衣壳的主要成分，具有辅助吸附与穿入的功能；VP4 和 VP7 含有种特异性中和抗原表位，是机体中和抗体的作用位点。内层衣壳由 VP6 组成，与 VP1（RNA 聚合酶）、VP2（转录酶）和 VP3（5'端甲基化酶）构成轮状病毒的核心，包裹着 11 节双链 RNA 片段。根据 VP6 的抗原性，可将轮状病毒分为 7 个组（A~G）。

培养轮状病毒时，常选用非洲绿猴肾细胞 MA - 104，培养液中宜加低浓度胰蛋白酶（0.5~1.0μg/mL），逐日观察致细胞病变效应。

轮状病毒对理化因素的抵抗力相对较强，耐乙醚、酸、碱和反复冻融，在 pH 3.5 ~ 10 范围内稳定，在粪便中可存活数天到数周，56℃ 30 分钟可将其灭活。

(二)致病性与免疫性

1. 致病性

轮状病毒感染呈世界性分布，能引起人类腹泻的是 A ~ C 组，其中以 A 组轮状病毒感染最为常见，是引起 6 ~ 24 月龄婴幼儿严重胃肠炎的主要病原体，5 岁之前感染的比例高达 95%；B 组主要引起较大儿童和成人腹泻，多为自限性；C 组发病率极低。

患者和无症状带毒者是主要传染源，急性期患者粪便中含有大量病毒颗粒，病后可持续排毒 4 ~ 8 天，患儿母亲的带毒率高达 70%；病毒主要经粪 - 口途径传播，也可通过呼吸道、家庭成员密接传播。较大儿童和成人感染后常无症状。轮状病毒感染多发于深秋初冬时节，在我国常称之为秋季腹泻。

病毒侵入人体后，可在十二指肠和空肠黏膜绒毛细胞内增殖，破坏微绒毛结构和功能，使小肠吸收功能发生障碍；同时，病毒的非结构蛋白 NSP4 具有肠毒素样作用，可刺激细胞内钙离子升高，引发肠液过度分泌，使重吸收减少，出现霍乱样的严重腹泻。

婴幼儿感染轮状病毒后的潜伏期为 1 ~ 3 天，其中 6 ~ 24 月龄患儿症状较重，大龄儿童或成人多为轻型，临床多表现为急性起病，可有恶心、呕吐和低热，继而出现腹泻，多为水样或蛋花样黄绿色稀便，无黏液及脓血，每日腹泻十次至数十次不等，严重者可出现脱水、代谢性酸中毒和电解质紊乱，若治疗不及时，可导致患儿死亡。据统计，全球每年约有 50 万 5 岁以下儿童因轮状病毒感染而死亡。

轮状病毒感染呈自限性，一般呕吐与发热持续 2 天消失，腹泻多持续 3 ~ 5 天，总病程约为 1 周，无后遗症。对于免疫功能低下的患儿，可出现肠道外症状及慢性腹泻，甚至可引起呼吸道感染、坏死性肠炎、肝脓肿等。

2. 免疫性

病毒感染后，机体可产生型特异性 IgM、IgG 和 SIgA，其中肠道局部以 SIgA 最为重要。抗体对同型病毒有持久的保护作用，但对异型病毒只有部分交叉免疫保护作用，还可发生再感染。

(三)微生物学检查法

由于不同病毒引起的腹泻表现十分相似，难以鉴别，因此需要做微生物学检查予以确定。

急性期患者粪便中存在大量病毒颗粒，可取粪便直接做电镜或免疫电镜检查，诊断快速而可靠；也可取粪便上清液做免疫荧光、ELISA 和 RT - PCR，检查有无轮状病毒抗原与病毒核酸，这些方法敏感、特异而且快速、便宜，还能对轮状病毒进行分型。

(四)防治原则

本病的预防采取以切断传播途径为主的综合措施；治疗以对症和支持疗法为主，及时补充水和电解质，纠正酸中毒。对于 6 ~ 24 月龄的婴幼儿，可口服减毒活疫苗进行免疫，有效率约为 80%。

二、肠道腺病毒

肠道腺病毒(enteric adenovirus)是指可引起急性胃肠炎的腺病毒 40 型、41 型和 42 型，是引起婴幼儿病毒性腹泻的第二位病原体，世界各地均有小儿腺病毒胃肠炎的散发报告。病毒主要经粪－口传播，四季均可发病，以夏季多见，主要侵犯 5 岁以下的小儿，可引起水样腹泻，伴有咽炎、咳嗽等呼吸道症状，发热和呕吐较轻，通过检查病毒抗原、核酸及血清抗体可以进行微生物学诊断。目前，肠道腺病毒感染尚无有效疫苗和抗病毒治疗方法，主要采取对症治疗。

三、杯状病毒

杯状病毒科(Caliciviridae)是一科无包膜的单股正链 RNA 病毒，基因组为 6.4 ~ 8.5kb，包含 2 ~ 4 个开放读框(ORF)，其中 ORF1 编码一个多聚蛋白前体，再由病毒编码的蛋白酶 NS6 切割成 6 个非结构蛋白。杯状病毒的颗粒呈球形，直径为 27 ~ 38nm，衣壳呈二十面体立体对称，类似于细小病毒和甲肝病毒。杯状病毒科包括 11 个属，每属有 1 ~ 2 个病毒种，其中 7 个属可感染哺乳动物，引起人类急性胃肠炎的是诺如病毒(诺如病毒属)和沙坡病毒(沙坡病毒属)。病毒的抵抗力较强，可耐受酸与醚，60℃需要 30 分钟方可将其灭活，而且目前尚无可供杯状病毒复制增殖的组织与细胞。

诺如病毒是全球急性胃肠炎暴发流行最主要的病原体之一，高发于秋冬季，病毒传染性强，可感染任何年龄组，主要还是较大儿童和成人(明显区别于轮状病毒感染)，特别易在人员密集的学校、幼儿园、医院等场所暴发。患者、隐性感染者及无症状带毒者均是诺如病毒的传染源。诺如病毒的传播途径主要是粪－口途径，病毒感染后可引起空肠绒毛轻度萎缩和黏膜上皮细胞的破坏，潜伏期为 0.5 ~ 2 天，患者常突然起病，临床表现为恶心、呕吐、腹痛和水样腹泻，呈自限性，预后良好，无后遗症。感染后，患者可产生相应抗体，但抗体没有明显的保护作用。

沙波病毒旧称札幌病毒，在电镜下可见病毒颗粒表面有典型的杯状凹陷，主要引起 5 岁以下儿童腹泻，临床表现类似轻型轮状病毒感染，发病率很低。

杯状病毒科的微生物学检查法包括电镜、免疫电镜以及核酸杂交、RT－PCR 等，目前尚无有效疫苗。

四、星状病毒

星状病毒科(Astroviridae)包括哺乳动物星状病毒属(Mamastrovirus)和禽星状病毒属(Avastrovirus)，主要引起哺乳动物和禽类腹泻。人星状病毒分离自腹泻婴儿的粪便。病毒颗粒呈球形，直径为 28 ~ 38nm，无包膜，电镜下表面结构呈五角星形或六角星形，基因组为单股正链 RNA，长约 7.0kb，两端为非编码区，5′端无甲基化帽子，3′端含 Poly－A 尾，中间是 3 个重叠的开放读框，分别编码 3 个非结构蛋白(丝氨酸蛋白酶、RNA 依赖的 RNA 聚合酶和病毒基因组联接蛋白)以及 1 个结构蛋白(衣壳蛋白)。人星状病毒可在 BHK - 21 和某些结直肠上皮肿瘤细胞(如 Caco - 2、HTC - 15 细胞)中生长并产生致细胞病变效应。

星状病毒感染呈全球性分布,经粪 - 口途径传播,人群感染极其普遍,绝大多数为隐性感染,少数免疫功能低下者(如婴幼儿和老年人)可致腹泻,只占病毒性腹泻的2.8% 左右。病毒侵犯十二指肠黏膜上皮细胞,病毒增殖可严重破坏上皮细胞间的紧密连接,导致肠道通透性增加,大量病毒泄入肠腔,并随粪便排除。星状病毒感染的潜伏期为 3 ~ 4 天,临床表现类似于轮状病毒感染,但症状轻,可有恶心、低热等其他症状,全年散发,以冬季多见;感染后可产生一定保护作用的抗体;目前尚无特异治疗和有效疫苗。

知识拓展

手足口病

手足口病(hand food mouth disease,HFMD)因患者表现为手、足、口腔等部位出现小疱疹或小溃疡以及口痛、厌食、发热等症状,故而得名。该病是由肠道病毒引起的急性发热出疹性传染病,常见的致病病毒有两种,除了由新型肠道病毒71 型感染致病外,还有柯萨奇病毒 A16 型。手足口病常于婴幼儿期发病,多发生于 5 岁以下儿童,尤其是 1 ~ 3 岁的儿童感染风险最高,也容易恶化成为重症,需要重点预防;6 岁以后感染风险较低,10 岁以后较为少见。该病主要是通过密切接触感染者的粪便、口腔分泌物、皮肤疱疹液中的病毒而经粪 - 口途径或呼吸道飞沫途径传播;大多数患者 1 周以后会自愈,少部分患者会引发心肌炎、肺水肿、无菌性脑膜炎等严重疾病,个别患者甚至会出现死亡。

手足口病属于全球性传染病,高发于夏秋季节,传染性比较强,易感儿童的传染率高达90% 以上,特别是在幼托机构等儿童聚集场所,容易出现聚集性发病,因此要注意预防。目前,该病还缺乏有效的治疗药物,以采取接触隔离措施、注意卫生、切断传播途径、预防为主。

小 结

消化道病毒是指主要经粪 - 口途径传播的病毒,主要包括肠道病毒属成员和多种可引起急性肠胃炎的病毒。

肠道病毒属包括脊髓灰质炎病毒、柯萨奇病毒、埃可病毒和新肠道病毒,均为无包膜的单股正链 RNA 病毒。脊髓灰质炎病毒因严重损害脊髓前角运动神经细胞,故可导致终生肢体肌肉迟缓性麻痹(小儿麻痹症)。接种灭活和减毒活疫苗可有效预防脊髓灰质炎的发生。

柯萨奇病毒、埃可病毒的生物学性状与脊髓灰质炎病毒类似,但型别(种)很多,除在肠道增殖外,还能侵入多种组织与器官,所致疾病也以肠外表现为显著特征,如心肌炎、扩张型心肌病、无菌性脑膜炎、脑炎、轻型上呼吸道感染、手足口病等,疾病谱复杂。

新型肠道病毒主要包括 68～71 型：68 型主要引起儿童细支气管炎和肺炎；70 型是人类急性出血性结膜炎的主要病原体，干扰素滴眼液对其有较好疗效；71 型可引起手足口病、疱疹性咽峡炎和心肌炎等，如出现中枢神经系统感染症状，则重症率和病死率较高，目前已有灭活疫苗可供接种。

急性肠胃炎病毒主要包括轮状病毒、杯状病毒、星状病毒和肠道腺病毒。这些病毒虽然分属于不同种属，但临床表现均以腹泻为主。其中，轮状病毒感染 2 岁以下婴幼儿的病死率较高，需要及时补充水和电解质，口服轮状病毒减毒活疫苗有较好的预防效果。

复习思考题

（1）简述消化道病毒的种类及其共同特性。

（2）简述脊髓灰质炎的致病性与特异性预防。

（3）患儿，女，1 岁 3 个月，以突然发病、恶心呕吐、发热、腹泻等症状急诊入院。询问病史：患儿早产 1 个月，人工喂养。查体：黏膜干燥，双眼凹陷，脱水症状明显，肠鸣音活跃，腹部触诊有痛感。粪便性质为蛋花汤样大便，体温 39.2℃。请问：该患儿可能患了什么病？该病的好发季节和传播途径是什么？应该采取怎样的治疗措施？

（王　青）

第十八章　肝炎病毒

知识导航

肝炎病毒 {
甲型肝炎病毒
乙型肝炎病毒
丙型肝炎病毒
丁型肝炎病毒
戊型肝炎病毒
} {
生物学性状
致病性与免疫性
微生物学检查法
防治原则
}

学习目标

知识与技能：

（1）学懂肝炎病毒的生物学性状。

（2）学会乙型肝炎病毒的致病性、检查方法与防治的原则。

方法与过程：

通过对乙肝"两对半"的结果分析，认识乙型肝炎病毒感染的特点。

情感态度与价值观：

掌握常见肝炎病毒的种类及各自特点，形成正确的防治观念；以正确的态度对待患者，不歧视患者，关爱患者。

　　肝炎病毒是指一类以肝脏为主要靶器官，引起肝脏炎症（肝炎）的病毒。目前公认的人类肝炎病毒至少有甲型肝炎病毒、乙型肝炎病毒、丙型肝炎病毒、丁型肝炎病毒及戊型肝炎病毒5种，其主要特点见表18-1。需要注意的是，另有一些病毒（如巨细胞病毒、EB病毒、单纯疱疹病毒、风疹病毒及黄热病毒等）感染亦可引起肝炎，但这些肝炎只是病毒全身感染的一部分，因此不包括在"肝炎病毒"的范畴之内。

　　病毒性肝炎严重威胁着人类健康。据统计，全世界每30秒就有1人死于乙型或丙型肝炎，WHO已将每年的7月28日定为"世界肝炎日"，以期提高人们对病毒性肝炎的认识。

表 18 - 1　肝炎病毒特点对照表

特点	甲型肝炎病毒	乙型肝炎病毒	丙型肝炎病毒	丁型肝炎病毒	戊型肝炎病毒
常用名称	"传染性"	"血清性"	"非甲非乙输血性"	"δ因子"	"非甲非乙肠道性"
病毒结构	小 RNA 病毒科肝炎病毒属；有衣壳，ssRNA(+)	嗜肝病毒科正嗜肝病毒属；有包膜，dsDNA	黄病毒科丙型肝炎病毒属；有包膜，ssRNA(+)	类病毒样颗粒；有包膜，呈环状，ssRNA(-)	小 RNA 病毒科肝炎病毒属；有衣壳，ssRNA(+)
传播途径	粪 - 口传播	垂直传播，性传播	垂直传播，性传播	垂直传播，性传播	粪 - 口传播
发病	急骤	隐匿	隐匿	急骤	急骤
潜伏期	15~50 天	45~160 天	14~180 天	15~64 天	15~50 天
严重程度	轻微	偶尔严重	常隐性感染，70% 为慢性	重叠感染 HBV 严重	一般轻微；孕妇严重
病死率	<0.5%	1%~2%	≈4%	高	1%~2%，孕妇 20%
慢性	否	10%	85%	50%~70%	罕见
携带状态	无	是	是	是	无
其他相关疾病	无	原发性肝细胞癌、肝硬化	原发性肝细胞癌、肝硬化	肝硬化、急性重型肝炎	无
实验室检查	抗 - HAV IgM	HBsAg - 抗 - HBs，HBeAg - 抗 HBe，抗 - HBc IgM	抗 - HCV，RT - PCR	抗 - HDV	RT - PCR
疫苗	灭活	亚单位	无	亚单位	无

第一节　甲型肝炎病毒

甲型肝炎病毒(hepatitis A virus，HAV)属于小 RNA 病毒科肝炎病毒属(*Hepatovirus*)，是引起甲型肝炎的病原体。甲型肝炎一般为自限性疾病，预后良好，不发展成慢性肝炎和慢性病毒携带者。

一、生物学性状

1. 形态与结构

病毒颗粒呈球形，直径为 27~32nm，无包膜，呈二十面体立体对称的衣壳由 4 种病毒蛋白(VP1~VP4)构成，内部是单股正链 RNA 基因组，长约 7.5kb，5′ 端结合有病毒基因组蛋白(VPg)。VP1 是刺突蛋白，能识别肝细胞和 T 细胞膜上的糖蛋白受体 1

（HAVCR－1），亦称 T 细胞免疫球蛋白与黏液素结构域蛋白 1（TIM－1）。HAV 的抗原性稳定，只有一个血清型。

2. 抵抗力

HAV 对理化因素有极强的抵抗力，可耐受乙醚和氯仿等有机溶剂，在 pH 1 的酸性环境中依然稳定，60℃条件下可存活 4 小时，在淡水、海水、泥沙和毛蚶等水生贝类中可存活数天至数月；对紫外线、甲醛和含氯消毒剂敏感。

3. 动物模型与细胞培养

HAV 的主要宿主为人类及灵长类动物。黑猩猩和狨猴对 HAV 易感，且能传代，经口服或静脉注射可使动物发生肝炎。在潜伏期和急性期早期，HAV 可随粪便排出；恢复期血清中能检出 HAV 的相应抗体。

HAV 可在多种原代及传代细胞中增殖，如原代狨猴肝细胞、传代恒河猴胚肾细胞（FRhK4）、非洲绿猴肾细胞（Vero）等。与其他小 RNA 病毒不同，HAV 进入细胞后不产生杀细胞效应，不引起致细胞病变效应，增殖缓慢，并且以胞吐的形式释放子代病毒，因此需要采用免疫荧光、免疫电镜及放射免疫等方法方可检出病毒。

二、致病性与免疫性

1. 传染源与传播途径

HAV 的传染源为急性期患者和隐形感染者，潜伏期为 15～50 天，在潜伏期末就有大量病毒从粪便中排出。HAV 主要侵犯儿童和青少年，感染后多为隐性感染，但粪便可排毒，是重要的潜在传染源。

HAV 主要通过粪－口途径传播，传染性极强，可污染水源、食物/食具/手等，造成散发流行或暴发流行。由于贝类（特别是蛤蜊、牡蛎和贻贝）能够富集污水中的病毒，从而成为重要的传染源。例如，1988 年春，上海就曾发生过因食用 HAV 污染的毛蚶而导致的甲肝暴发流行，患者多达 30 余万例。

2. 致病机制与免疫性

HAV 被摄入后，可通过口咽或肠道上皮细胞进入血液，最后到达肝脏，在实质细胞（肝细胞和 Kupffe 细胞）中复制，再经胆汁排入肠道，并随粪便排出。由于病毒在肝细胞中缓慢增殖，并不直接损害肝细胞，因此肝炎的产生主要与免疫病理反应有关。病毒血症可有效刺激机体产生中和抗体，及时中和游离的病毒，而肝细胞内病毒的清除则主要由 NK 细胞和细胞毒性 T 细胞直接杀伤感染细胞，分泌细胞因子（如 γ－干扰素等），使肝细胞发生变性、坏死，导致肝炎症状。在感染后期，体液免疫亦参与免疫病理损伤。

甲型肝炎通常发病急骤，临床可分为急性无黄疸型肝炎和急性黄疸型肝炎。前者发病率远高于后者，且症状较轻，主要表现为全身乏力、厌食、恶心、腹胀，可有肝区疼痛、轻压痛及叩痛等，恢复较快，病程多在 3 个月以内。急性黄疸型肝炎患者约 80% 发热伴畏寒，除前述无黄疸主要症状外，有明显恶心、呕吐、厌油、腹胀，肝区有压痛及叩痛，肝功能改变主要为转氨酶升高；尿黄，巩膜和皮肤出现黄疸，1～3 周内达到高峰，部分患者可有梗阻性黄疸表现及轻度脾大，症状持续 3～7 周，然后进入恢复期，症状逐渐消失，黄疸消退，肝、脾回缩，肝功能逐渐恢复正常，总病程为 2～4 个月。HAV 的显性感染或隐性感染均可诱导机体产生持久的免疫力。抗－HAV IgM 在感染早期即可出现，发病后 1 周左右达高峰，维持 2 个月左右逐渐下降。抗－HAV IgG 在急性期末或恢复初期产生，可维持多年，对 HAV 的再感染有免疫保护作用，是获得免疫力的标志。成人多因隐性感染而获得免疫力，我国成人血清中抗－HAV IgG 阳性率可达 70%～90%。

三、微生物学检查法

HAV 的微生物学检查以血清学检查和病原学检查为主，一般不做病原体的分离培养。血清学检测主要采用 ELISA，检测抗－HAV IgM 作为新近感染的指标；检测抗－HAV IgG 有助于流行病学调查。病原学检测方法，如免疫电镜观察和鉴定病毒颗粒、cDNA－RNA 分子杂交、RT－PCR 检测病毒 RNA 等，临床少用，只用于实验研究。

四、防治原则

及时隔离、治疗甲型肝炎患者，加强粪便、水源管理，做好食品卫生以及食具、玩具等的消毒工作，防止病从口入；患者的排泄物、餐具、床单、衣物等要严格消毒处理；凡现症感染者，不得从事餐饮加工、服务、托幼等工作，并禁止献血。

目前，已有减毒活疫苗和灭活疫苗用于甲型肝炎的特异性预防，效果良好。我国已将甲肝疫苗纳入计划免疫，接种对象为抗－HAV IgG 阴性者。在接种程序上，减毒活疫苗只需在 18 月龄时皮下注射一针即可，而灭活疫苗需要接种两针（18 月龄和 2 岁），于上臂外侧三角肌处肌内注射。

急性甲型肝炎一般为自限性，多可完全康复，以一般治疗及对症支持治疗为主，无须抗病毒治疗；急性期应隔离，症状明显及有黄疸者应卧床休息；饮食宜清淡、易消化，适当补充维生素，避免饮酒、过劳；对症治疗的药物，要求不能损害肝功能，数量也不宜过多，以免加重肝脏负担。

第二节　乙型肝炎病毒

一、生物学性状

1. 形态与结构

乙型肝炎病毒（hepatitis B virus，HBV）属于嗜肝 DNA 病毒科正嗜肝 DNA 病毒属（*Orthohepadravirus*），是乙型肝炎的病原体。电镜下，检查 HBV 感染者的血清，可见到 3 种颗粒（图 18－1）。

（1）大球形颗粒：即 Dane 颗粒，直径为 42nm，是完整、有感染性的病毒。Dane 颗粒具有双层衣壳结构，外层相当于包膜，由脂质双层和病毒编码的包膜蛋白组成，包膜蛋白由基因组 S 区基因编码,用去垢剂处理 Dane 颗粒,破坏外层衣壳,则暴露出由核心蛋白(HBcAg)构成的内层衣壳,直径为 27nm,呈二十面体立体对称,相当于病毒的核衣壳;核心颗粒内部则是环状双链 DNA、DNA 聚合酶(P 蛋白)和蛋白激酶。

（2）小球形颗粒:一种直径为 22nm 的中空颗粒,成分主要为 HBsAg,不含 HBV 的 DNA 和 DNA 聚合酶。

（3）管形颗粒:由小球形颗粒连接而成的管形结构,直径为 22nm。小球形颗粒和管形颗粒均非完整、成熟的 HBV 颗粒,而是由 HBV 在肝细胞内增殖合成过剩的 HBsAg 自组装形成的。

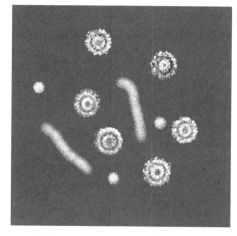

图 18-1 乙型肝炎病毒颗粒示意图

2. **基因组结构与病毒蛋白**

HBV 的基因组结构特殊而紧凑,是一个环状、部分双链 DNA(图 18-2),是已知最小的 DNA 病毒基因组。长链(负链)长约 3.2kb,短链(正链)长度不固定,相当于长链的 50% ~ 80%。两条 DNA 链的 5′ 端各有约 250 个可相互配对的核苷酸,构成黏性末端。黏性末端两侧各有一段 11 个核苷酸(5′-TTCACCTCTGC)的直接重复序列,分别称为 DR1 和 DR2,是 DNA 链成环、复制以及整合宿主染色体的关键序列。此外,DNA 聚合酶共价联接在正链 DNA 的 5′ 端。

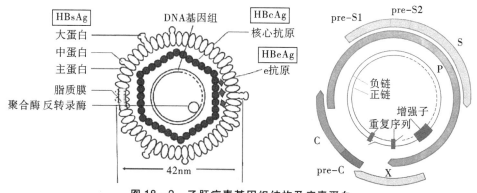

图 18-2 乙肝病毒基因组结构及病毒蛋白

HBV 基因组中的 4 个开放读框均位于长链(负链),分别称为 S 区、C 区、P 区和 X 区,其中 S 区完全包含在 P 区内,C 区和 X 区分别有 23% 和 39% 与 P 区重叠,C 区和 X 区有 4% ~5% 重叠,可读框的重叠可以明显提高基因组的利用率。

S 区基因通过使用不同的起始密码子翻译成 3 种糖蛋白 L(pre-S1)、M(pre-S2)和 S(HBsAg),其 C 端氨基酸序列完全相同。小球形颗粒与管型颗粒的主要成分是 S 蛋白,也含有少量的 M 和 L 糖蛋白以及其他蛋白质和脂质。

C 区基因由前 C 基因和 C 基因组成(C 基因包含在前 C 基因内),分别编码 HBeAg

和 HBcAg。前 C 基因编码的蛋白质 HBe 蛋白保留了一个信号序列，将其定向到内质网和分泌途径，经加工后分泌到细胞外即为 HBeAg。C 基因（仅含 C 基因）编码的蛋白质即为 HBcAg，是构成病毒核心的结构蛋白。

P 区基因是最长的开放读框，约占基因组的 75%，编码病毒 DNA 聚合酶。该酶同时具备 DNA 的依赖 DNA 聚合酶、RNA 依赖的 DNA 聚合酶（逆转录酶）以及 RNA 酶 H 活性，在 HBV 复制过程中的不同阶段均发挥关键作用。P 蛋白也是特异性化疗药物选择的重要靶点，其变异与 HBV 耐药相关。

X 区基因编码 X 蛋白（HBx）。HBx 是一种 RNA 转录激活因子（蛋白激酶），可反式激活 HBV 自身及其他病毒或细胞的 RNA 转录，促进 HBV 或其他病毒（如 HIV）的复制。另外，HBx 还可拮抗抑癌因子 p53 蛋白的活性，与原发性肝细胞癌（HCC）的发生关系密切。

3. 抗原组成

乙型肝炎病毒的抗原组成（图 18 - 2）较为复杂，主要抗原组成如下。

（1）表面抗原（HBsAg）：化学成分是糖蛋白，存在于 HBV 的 3 种颗粒表面。HBsAg 大量存在于感染者的血液中，是机体受到 HBV 感染的主要指标。HBsAg 是吸附肝细胞的糖蛋白刺突，含有中和表位，且具有很好的免疫原性，可刺激机体产生具有中和作用的抗 - HBs，该抗体即乙肝疫苗的活性成分。

（2）核心抗原（HBcAg）：HBcAg 为 Dane 颗粒的内层衣壳成分，由 HBsAg 所覆盖，一般不游离于血液循环中，只存在于受 HBV 感染的肝细胞表面，是细胞免疫（细胞毒性 T 细胞）识别和清除感染肝细胞的靶抗原之一，故在血清中很难检出 HBcAg。HBcAg 的抗原性较强，可刺激机体产生抗 - HBc，该抗体无保护性。血中检出抗 - HBc IgM，提示 HBV 在体内复制；若抗 - HBc IgM 阴性，可排除急性乙型肝炎。抗 - HBc IgG 可持续存在于血清中，无保护作用。

（3）e 抗原（HBeAg）：HBeAg 是 *preC* 基因表达产物酶切后的可溶性蛋白，HBe 蛋白保留了一个信号序列，将其定向到内质网和分泌途径，可存在于肝细胞的细胞质和细胞膜上，也可分泌到血液中，其消长与病毒载量、DNA 聚合酶一致，可作为 HBV 复制及血液具有强传染性的标志。HBeAg 可刺激机体产生抗 - HBe，该抗体能与受染肝细胞表面的 HBeAg 结合，通过补体介导的杀伤作用破坏受染的肝细胞，从而有助于病毒的清除。进入肝炎恢复期后，HBeAg 消失，抗 - HBe 抗体阳性，表明传染的可能性较低。

4. HBV 的复制

HBV 的复制包含一个逆转录过程，在 DNA 病毒中极其特别。其详细的复制机制尚未完全清楚，大致过程如下：

（1）HBV 通过 HBsAg 吸附肝细胞表面受体（可能包括转铁蛋白受体、唾液酸糖蛋白受体和 Annexin V 等）进入肝细胞，在细胞质中脱去衣壳，释放出基因组 DNA，并进入细胞核开始复制。

（2）在肝细胞核内，HBV 的 DNA 聚合酶发挥 DNA 依赖的 DNA 聚合酶作用，将两条 DNA 链的缺口补齐，形成超螺旋的共价、闭合、环状 DNA（cccDNA）。cccDNA 是 HBV 复制的原始模板，虽然数量较少（每个肝细胞 5～50 拷贝），但对病毒复制、建立感染至关重要。若 cccDNA 从核内消失，则意味着 HBV 感染状态的中止。

（3）在细胞 DNA 依赖的 RNA 聚合酶作用下，以 cccDNA 中的负链 DNA 作为模板，转录成 4 种 mRNA 转录子，然后穿出核膜在细胞质中进行表达：0.8kb 编码 HBx，2.1kb 编码 pre－S2 和 HBsAg，2.4kb 编码 pre－S1、pre－S2 和 HBsAg，3.5kb 编码 HBcAg、HBeAg 前体蛋白、P 蛋白以及一个用于病毒 DNA 复制的蛋白引物。此外，3.5kb mRNA 还可作为病毒前基因组 RNA 通过逆转录作用复制出子代病毒基因组 DNA。

（4）病毒的前基因组 RNA、P 蛋白（DNA 聚合酶）和 HBcAg 在细胞质中装配成病毒核心颗粒。

（5）DNA 聚合酶发挥逆转录酶活性，将病毒前基因组 RNA 作为模板，逆转录出全长的 HBV 负链 DNA，然后 DNA 聚合酶再利用 P 基因上的一段序列作为引物，以刚合成的负链 DNA 作为模板，一边合成互补正链 DNA，一边降解前基因组 RNA，因此 DNA 聚合酶始终共价连接在正链 DNA 的 5′端。

（6）同时，S 基因在细胞质表达，产物进入内质网，进行翻译后加工，糖基化的 HBsAg 出现在内质网膜上。

（7）核心颗粒穿过内质网，获得内质网膜，形成完整、成熟的病毒颗粒，经芽生方式释放到肝细胞外。

5. 细胞培养与动物模型

体外培养 HBV 尚未取得满意效果，目前主要通过转染的方法将 HBV DNA 导入肝癌细胞系中，病毒基因组与细胞染色体整合，可支持完整病毒的复制以及病毒蛋白的分泌，如 HepG2 细胞。用 S 基因成功转染中国仓鼠卵巢细胞（CHO）后可分泌 HBsAg 而不含其他病毒蛋白，可用于疫苗的制备。灵长类动物（如黑猩猩）是较理想的动物模型，细胞主要用于筛选抗 HBV 药物。

6. 抵抗力

HBV 对外界环境抵抗力很强，能耐受低温、干燥、紫外线和一般消毒剂的作用，70% 乙醇对病毒无效。高压蒸汽灭菌，160℃ 烘烤 1 小时，100℃ 煮沸 10 分钟，以及 0.5% 过氧乙酸、5% 次氯酸钠、3% 漂白粉溶液和环氧乙烷等可灭活 HBV。

二、致病性与免疫性

1. 传染源

HBV 的传染源是急、慢性乙型肝炎患者和 HBV 携带者，无论是潜伏期末、急性期或慢性活动期的患者，其体液均有传染性，且其传染性与体液中的 HBV DNA 含量成正比。无症状的 HBV 携带者常不易被觉察，其传染的危险性比患者更大。

2. 传播途径

HBV 经体液或血液进入人体而感染，具体的传播途径有 3 条。①母婴传播：包括宫内感染、围生期（分娩）传播和分娩后传播。围生期（分娩）传播是母婴传播的主要方式，新生儿可因破损皮肤或黏膜接触母血、羊水或阴道分泌物而感染；分娩后传播主要指母婴密切接触。在我国，母婴传播尤为常见。②血液、血制品传播：血液中 HBV

含量高(可高达 $10^{10}/mL$),微量污染血进入人体即可造成感染,如输血(含各种血液制品)、注射、拔牙、手术、血液透析、器官移植,以及共用剃须刀和牙刷等。随着一次性医疗器材的普及,医源性传播已显著减少。虽对献血员有严格筛查,但仍不能排除HBsAg 阴性的 HBV 携带者。③性传播:HBV 亦可经阴道分泌物或经血、精液和唾液等传染,特别是与 HBV 阳性者发生无防护的性接触,感染 HBV 的危险性很高,精子或卵子的传播尚未被证实。

3. 致病机制及免疫性

乙型肝炎的潜伏期为 30～160 天,主要症状与甲型肝炎类似,可临床诊断为无症状HBV 携带者、急性肝炎、慢性肝炎及重症肝炎等。HBV 的致病机制迄今尚未完全清楚,大量研究显示,HBV 并不直接损伤肝细胞,而是机体针对 HBV 产生的免疫病理反应造成了肝细胞的破坏。在感染早期,活化的 NK 细胞、单核巨噬细胞和浆细胞样树突状细胞(pDC)等发挥固有免疫的抗病毒作用;随后,病毒抗原成分诱导的适应性体液免疫和细胞免疫均参与了免疫病理损伤。免疫反应的强弱与疾病的临床过程及其转归密切相关。

(1)细胞免疫介导的免疫病理反应:HBV 感染肝细胞可诱导凋亡,有利于更多子代病毒释放,并不产生杀细胞效应,因此机体清除 HBV 主要依赖活化的 $CD4^+$ T 细胞(如 NK 细胞、树突状细胞等)和 $CD8^+$ T 细胞,通过分泌细胞因子以及穿孔素、颗粒酶等杀伤肝细胞,病毒失去复制场所,感染终止,但代价是肝细胞的死亡。如果特异性细胞免疫反应过度,可引起大量肝细胞破坏,导致重型肝炎(肝衰竭);如果特异性细胞免疫功能低下,则病毒在体内持续存在,从而转为慢性肝炎。

(2)体液免疫介导的免疫病理反应:HBV 感染诱导产生的抗 - HBs 和抗 - preS1 等抗体可直接与血液中的游离病毒结合,阻断 HBV 对肝细胞吸附而起免疫保护作用。与此同时,血中的 HBsAg、HBeAg 亦可与相应抗体形成抗原 - 抗体复合物,随血液循环沉积在肾小球基底膜、关节滑液囊等处,激活补体,导致Ⅲ型超敏反应,因此乙型肝炎患者亦可伴有肾小球肾炎、关节炎等肝外损害。如果免疫复合物大量沉积于肝内,使毛细血管栓塞,可致暴发性肝衰竭。

此外,肝细胞膜上出现的 HBV 抗原也能结合相应抗体,继而通过激活补体、抗体依赖细胞介导的细胞毒作用等效应,溶解肝细胞。

(3)病毒免疫逃逸:HBV DNA 可发生变异,导致病毒抗原性和机体的适应性免疫应答随之改变,从而影响疾病的发生、发展与转归。例如,pre - S2 区 5′端缺失变异株,使病毒形态发生明显改变,S 基因突变可引起 HBsAg 亚型改变,或 HBsAg 阴性乙型肝炎("诊断逃逸"),对疫苗的预防效果也有一定影响;C 区突变可致抗 - HBc 阴性乙型肝炎("免疫逃逸");P 区突变可导致复制缺陷或复制水平的降低,同时对核苷类药物的敏感性降低。

(4)HBV 与原发性肝癌:大量研究证据表明,HBV 感染与原发性肝细胞癌(HCC)有密切关系。人群流行病学研究显示,我国 90% 以上的 HCC 患者感染过 HBV,HBsAg携带者发生 HCC 的危险比正常人高 217 倍左右。肝癌细胞染色体中整合有 HBV 的 X 基因片段。

抗 – HBs 是 HBV 感染诱导的特异性中和抗体，是主要的保护性抗体，可见于疫苗接种后、既往病毒感染者或者乙肝恢复期患者。

抗 – HBc 经由肝细胞膜上的 HBcAg 刺激产生，表明有病毒感染，正处于复制状态。抗 – HBc IgM 在血中出现早，阳性常提示急性感染，有传染性，阴性则可排除急性乙型肝炎。抗 – HBc IgG 阳性是感染过 HBV 的标志。

HBe 在血中出现提示 HBV 在肝细胞内复制活跃，有较强的传染性。抗 – HBe 阳性则表示患者已具备了一定的免疫力，病毒复制减弱，传染性降低。

三、微生物学检查法

HBV 感染以血清学诊断为主，常用 ELISA 检测血中有无 HBsAg、抗 – HBs、HBeAg、抗 – HBe 和抗 – HBc（俗称"两对半"）。不同的检测结果具有不同的临床意义，常见检查结果与临床意义见表 18 – 2。相关的 HBV 抗原、抗体检测可用于临床特异性诊断、判断预后与接种效果、筛选献血员以及流行病学调查等。

表 18 – 2　HBV 抗原、抗体检测结果及其临床意义

HBsAg	抗 – HBs	抗 – HBc	HBeAg	抗 – HBe	结果分析
+	–	–	–	–	存在 HBV 感染，或为无症状携带者
+	–	–	+	–	急、慢性乙肝患者，或为无症状携带者
+	–	+	+	–	急、慢性乙肝患者（俗称"大三阳"）
+	–	+	–	+	急性肝炎趋向恢复（俗称"小三阳"）
–	+	+	–	+ / –	既往感染恢复期
–	+	–	–	–	既往有感染，或接种过疫苗
–	–	–	–	+	既往有感染，感染窗口期
–	–	–	–	–	未感染过 HBV，为易感人群，需接种疫苗

需要注意的是，对 HBV 感染的准确判断不能仅凭一次检测结果就下结论，同时需要考虑可能出现的病毒 DNA 变异。

此外，由于感染者血清中病毒 DNA 出现早，慢性感染者更可持续存在，因此也可用 PCR 方法检出血中有无病毒 DNA，这是最可靠的确诊指标，也可用于药物治疗的评价。

四、防治原则

1. 预防

乙型肝炎的一般性预防措施包括严格管理传染源，切断传播途径（如加强血液及血液制品管理、献血员筛选，加强婚前检查及性教育，防止医源性传染等）。

接种乙肝疫苗是乙型肝炎最有效的预防方法。我国已将乙肝疫苗接种纳入儿童计划免疫，采用 0 月龄、1 月龄和 6 月龄的接种程序，每次肌内注射 10 ~ 20μg 基因工程

疫苗（HBsAg），抗 – HBs 阳转率在 90% 以上。此外，从事托幼保育、餐饮服务等行业的人群也是重点接种对象；部分人员接种时间较久，抗体水平会逐渐下降，可加强注射 1 次。

HBV 阳性母亲所生的新生儿应在出生后立即注射乙型肝炎病毒免疫球蛋白（HBIg）100～200U，并在 24 小时内接种第一剂乙肝疫苗 10μg，然后 1 月龄、6 月龄时分别再次注射乙肝疫苗，完成接种程序，保护率在 95% 以上。与乙肝患者的密切接触者，应在 1 周内注射 HBIg，1 个月后重复注射 1 次，亦可获得免疫保护。

2. 治疗原则

根据患者具体情况，采取综合治疗方案，包括合理休息和营养、恢复肝功能、调节免疫状态、抗病毒、抗纤维化等。

乙型肝炎患者可用免疫调节剂、护肝药物及抗病毒药物联合治疗，常用的抗病毒药物有 IFN – α 以及拉米夫定、恩替卡韦、替诺福韦、阿德福韦酯等核苷（酸）类药物。此外，清热解毒、活血化瘀的中草药对 HBV 感染亦有一定的疗效。

第三节　丙型肝炎病毒

一、生物学性状

1. 形态与结构

丙型肝炎病毒（hepatitis C virus，HCV）属于黄病毒科（*Flaviridae*）丙型肝炎病毒属（*Hepacivirus*），为有包膜的球形病毒，直径为 55～65nm；基因组为单股正链 RNA，长度约为 9.5kb，由 5′ 端非编码区（UTR）、编码区和 3′ 端非编码区组成。5′ UTR 和 3′ UTR 在基因组复制、表达中起调控作用。编码区只有一个开放读框，编码一个的分子多聚蛋白，然后经病毒和宿主细胞蛋白酶作用，依次切割成 3 种结构蛋白（C、E1 和 E2）和 7 种非结构蛋白（NS1～NS3、NS4A、NS4B、NS5A 和 NS5B）。C 为衣壳蛋白，与病毒 RNA 结合，构成核衣壳，诱导细胞免疫。E1（gp31）和 E2（gp70）是包膜上的刺突糖蛋白，可与宿主细胞膜受体和辅受体结合，介导病毒进入细胞，诱导相应抗体；E2 基因中含有中和表位，同时存在两段高度变异区（HVR1 和 HVR2），使 E2 极易发生抗原性变异，逃脱中和抗体的作用，这种免疫逃逸是 HCV 易于慢性化的主要原因，也是疫苗研制的一大障碍。在非结构蛋白中，NS3 具有解旋酶、丝氨酸蛋白酶及金属蛋白酶活性；NS5B 是 RNA 依赖的 RNA 聚合酶，但没有 RNA 校读功能，使子代病毒基因组极具异质性，即同一基因组的不同区段其变异程度的差别极为明显（如 5′ UTR 最保守，E2 变异最大）。这些非结构蛋白在 HCV 复制中起关键作用，也是新型抗 HCV 药物的作用靶点。

2. 抵抗力

HCV 对理化因素抵抗力不强，对氯仿、乙醚等有机溶剂较为敏感；紫外线照射，100℃ 5 分钟，20% 次氯酸钠处理等可使之灭活。

3. 动物模型与细胞培养

HCV 体外细胞培养困难，至今仍缺乏稳定高效的细胞培养模型。黑猩猩对 HCV 敏感，病毒可在其体内连续传代，是目前常用的动物模型。

二、致病性与免疫性

HCV 的传染源主要为急、慢性丙型肝炎患者和慢性 HCV 携带者，传播途径与 HBV 相似。人群对 HCV 普遍易感，同性恋者、静脉注射药瘾者及血液透析者属于高危人群。

大多数 HCV 感染后，症状隐匿、较轻，很少出现重型肝炎，易转为慢性是其重要临床特征之一，自发痊愈的病例极少，慢性炎症持续发作，迁延不愈，约 20% 可发展成肝硬化，有 1% ~ 3% 的病例可进展为肝细胞癌。

HCV 详尽的致病机制尚未完全阐明。目前认为，其致病与病毒的直接作用、免疫病理损伤及肝细胞凋亡有关，其中更主要的是后两者。HCV 的复制可干扰正常大分子的合成，导致溶酶体膜通透性增加，引起病变；HCV 活化的特异性 CD8$^+$ 细胞毒性 T 细胞可直接杀伤感染的肝细胞，CD4$^+$ T 细胞分泌细胞因子（如 IFN - γ、TNF - α），在协助清除病毒的同时，也造成了免疫损伤；HCV 感染者常伴有自身免疫损伤，血中可检出多种自身抗体（如抗核抗体、抗平滑肌抗体、抗线粒体抗体等），从而诱导肝细胞凋亡。

HCV 感染易发展为慢性肝炎，与 HCV 基因组易于变异导致的免疫逃逸有关。

由于基因组易于变异，因此 HCV 感染后诱导的特异性抗 - HCV IgM 和 IgG 抗体无免疫保护作用。

三、微生物学检查法

HCV 感染肝细胞后，第 1 周即可出现病毒血症，第 2 周即可检出抗 - HCV，因此可用 RT - PCR 检测血中有无 HCV RNA，这是判断 HCV 感染、复制最可靠的指标。荧光定量 PCR 可用于 HCV RNA 的定性与定量检测。定量测定有助于了解病毒复制程度、抗病毒治疗的选择以及疗效评估等。

用 ELISA 和蛋白印渍法可检测血清中特异性抗 - HCV，可用于丙型肝炎的诊断、献血员筛选和流行病学调查。抗 - HCV 没有保护活性，是 HCV 感染的标志；抗 - HCV IgM 在发病后即可测到，一般可持续 1 ~ 3 个月；若抗 - HCV IgM 阳性，表示有现症 HCV 感染；如果抗 - HCV IgM 持续阳性，则提示病毒持续复制，易转为慢性；若抗 - HCV IgG 阳性并伴 HCV RNA 阳性，则为丙型肝炎患者。

四、防治原则

丙型肝炎目前尚无疫苗可用于预防。

抗病毒治疗一般选用 IFN - α，联合利巴韦林可以增强疗效。近年来，针对 HCV 非结构蛋白的新型核苷类药物已陆续上市，如索磷布韦、维帕他韦和雷迪帕韦等，临床治愈率接近 100%。

第四节 丁型肝炎病毒

一、生物学性状

丁型肝炎病毒(hepatitis D virus，HDV)是一种缺陷病毒，必须在 HBV 或其他嗜肝 DNA 病毒的辅助下才能复制。HDV 呈球形，直径为 35~37nm，有包膜，但包膜蛋白并非 HDV 基因产物，而是 HBV 编码的 HBsAg。病毒核心由 HDV RNA 和衣壳蛋白(即 HDV 抗原)组成，呈二十面体立体对称。HDV 基因组为单股负链环状 RNA，二级结构具有核酶活性，能进行自身切割和连接，长度约为 1.7kb，是已知动物病毒中最小的基因组。

黑猩猩、土拨鼠和北京鸭对 HDV 敏感，可作为 HDV 研究的动物模型。

二、致病性与免疫性

HDV 的传染源为急、慢性丁型肝炎患者和 HDV 携带者，传播途径主要为血源性传播。HDV 感染后，可表现为急性肝炎、慢性肝炎或无症状携带者。其感染方式有两种：①联合感染，即从未感染过 HBV 的正常人同时发生 HBV 和 HDV 的感染；②重叠感染，即已受 HBV 感染的乙型肝炎患者或无症状 HBsAg 携带者再发生 HDV 感染。当 HBV 感染终止时，HDV 感染亦随之结束。因重叠感染常可导致原有的乙型肝炎病情加重与恶化，故在发现重症肝炎时，应注意有无 HBV 与 HDV 的重叠感染。在感染早期，HDAg 主要存在于肝细胞核内，随后出现 HDAg 血症。目前认为，HDV 的致病机制与病毒对肝细胞的直接损伤和机体的免疫病理反应有关。

HDAg 可刺激机体产生特异性 IgM 和 IgG 抗体，但并非中和抗体，无保护性。

三、微生物学检查法

1. 血清学检测

可用血清学检测 HDV 抗原和抗体的存在。HDV-Ag 在血清中的滴度较低，持续时间也较短(平均为 21 天)，因此取样时间应尽早，同时检测方法宜选择敏感性较高的 ELISA 和 RIA 法。抗-HDV IgM 出现早，急性期和慢性期均为阳性，有诊断意义。抗-HDV IgG 在恢复期才出现，若 HDV 抗体持续高效价，则多为慢性感染。

2. 核酸检测

常用斑点杂交、原位杂交及 RT-PCR 检测血清或肝组织中的 HDV RNA，若为阳性，表示体内有 HDV 基因复制，血清有传染性。

四、防治原则

目前尚无针对 HDV 的特效药，关键在于预防。丙型肝炎的预防原则与乙型肝炎基本相同，接种 HBV 疫苗同时可预防 HDV 的感染。

第五节　戊型肝炎病毒

一、生物学性状

戊型肝炎病毒（hepatitis E virus，HEV）呈球状，直径为 27～34nm，无包膜，衣壳裸露，表面有刺突，曾被归入杯状病毒科，现依据基因组结构、核苷酸序列及其进化关系，移入小 RNA 病毒科肝炎病毒属。HEV 的基因组为单股正链 RNA，5′端有甲基化帽，3′端有 polyA 尾，长 7.2～7.6kb，含有 3 个开放读框，分别编码非结构蛋白（包括甲基转移酶、蛋白酶、解旋酶和 RNA 依赖的 RNA 聚合酶）、衣壳蛋白和一个多功能小蛋白。目前认为，HEV 有 8 个基因型，我国流行的基因型是 I 型和 IV 型。

HEV 在碱性环境下较稳定，对高盐、紫外线和 20% 次氯酸钠等敏感，100℃ 5 分钟可灭活。

与其他单股正链 RNA 病毒相似，HEV 经细胞受体（尚未明确）介导入胞，在细胞质中复制。脱壳后，基因组 RNA 首先表达 ORF-1，由病毒 RNA 依赖 RNA 聚合酶合成负链，再以此负链合成完整的基因组正链 RNA，由基因组正链 RNA 表达 ORF-2 和 ORF-3。最后，基因组正链 RNA 与衣壳蛋白在细胞质中完成装配，并在 ORF-3 蛋白协助下释放出肝细胞。

HEV 易感染的动物有黑猩猩、猕猴、食蟹猴和乳猪等，病毒在猴子体内连续传代后毒力无改变。

二、致病性与免疫性

HEV 的传染源为戊型肝炎患者和亚临床感染者，猪、牛、羊等偶蹄类动物也可携带 HEV，成为传染源，因此可将戊型肝炎视为一种人畜共患病。HEV 主要经粪-口途径传播，有明显的季节性，常在雨季或洪水后流行，系患者或动物粪便污染水源和食物所致。HEV 进入人体后在肝脏复制，潜伏期平均为 40 天，在潜伏期后半段，即可在患者胆汁和血液中出现病毒，并随粪便排出体外，可排毒至发病后 1 周，因此本病在潜伏期和发病初期传染性最强。戊型肝炎患者中隐性感染多见，显性感染好发于 15～40 岁的人群。戊型肝炎常呈自限性，临床多表现为发热、黄疸、厌食、恶心和呕吐、肝肿大。肝肿大多在病后 4～6 周内恢复。戊型肝炎病毒很少人传人，免疫力低下者（如 HIV 感染者、接受化疗的肿瘤患者及器官移植者）则可表现为慢性肝炎，进而出现肝硬化，但一般不发展为肝细胞癌；少部分患者可表现为重症肝炎，病死率为 1%～2%，特别是孕妇感染后，可引起流产和死胎，病死率高达 10%～20%。

戊型肝炎的发病机制尚不清楚，可能与 HAV 相似。细胞免疫是引起肝细胞损伤的主要原因。

戊型肝炎的发病早期即可检出抗-HEV IgM，多在 3 个月内转阴，而 IgG 持续时间较长，多数在发病 6～12 个月后转阴。因此，多数在儿童期感染过 HEV 的人群至青壮年后仍可再感染。

三、微生物学检查法

发病初期，可用电镜或免疫电镜检测患者粪便中的病毒颗粒，用 RT－PCR 检测血中 HEV RNA。目前，临床最常用 ELISA 检测血清中的抗体（IgM 或 IgG），抗－HEV IgM 阳性可作为早期诊断的依据。

四、防治原则

HEV 的传播途径与 HAV 相似，因此其一般性预防原则与甲型肝炎类似，以切断传播途径为主，包括保护水源，做好粪便管理，加强食品卫生管理，注意个人环境卫生等。目前尚无针对 HEV 的有效疫苗和特异性抗病毒治疗药物。

知识拓展

我国乙肝的患病情况

我国是"乙肝大国"的印象深入人心，最早的统计数据来自于 1992 年全国乙肝血清流行病学调查，显示我国乙肝病毒感染者高达 1.2 亿，HBsAg 携带率高达 9.75%，已高于 WHO 规定 8% 的高流行地区标准。此后，我国大力普及乙肝病毒疫苗的接种，每年新增感染者数量已降至百万左右，感染者总数降至 8600 万，其中乙肝患者为 2800 万人，"存量"仍然巨大。在我国，乙肝的诊断率仅为 20% 左右，2020 年死于肝癌的人数高达 39.1 万，占全球肝癌死亡病例的 47%，病毒性肝炎的疾病负担依然十分沉重。

2015 年 7 月，我国启动了"乙肝母婴零传播"计划，在新生儿免费注射乙肝疫苗和免疫球蛋白（联合免疫）的基础上，同时给予 HBsAg 阳性孕妇抗病毒药物治疗，实现了预防乙肝母婴传播的全覆盖，已将总体乙肝母婴传播率降低至了 0.9%。

目前，已有的抗乙型肝炎药物虽然不能完全清除病毒，但坚持规范治疗能降低病毒载量，有效延缓或阻断病程进展，部分患者可实现功能性治愈。

综上所述，我国在乙肝防治方面虽然已取得了明显进步，但距离 WHO 提出 2030 年实现 90% 乙肝诊断率的目标仍有较大距离，要甩掉"乙肝大国"的帽子，仍需艰苦努力。

（数据来源：国家疾病预防控制局）

小 结

甲型肝炎的传染源是患者和隐性感染者，主要经粪－口途径传播。甲型肝炎起病急骤，多出现肝肿大、压痛、黄疸、发热、厌油等肝功能受损的表现，多为自限性，无后遗症，可通过接种灭活疫苗进行预防。

乙型肝炎的传染源是患者和 HBV 携带者，传播途径主要是血液传播、母婴垂直传播和性接触传播。慢性乙型肝炎可导致肝硬化和肝细胞癌。接种乙肝疫苗可获良好的预防效果。抗病毒治疗可用 IFN－α、核苷类聚合酶或逆转录酶抑制剂。

丙型肝炎的传染源是丙型肝炎患者、隐性感染者和 HCV 阳性血制品，传播途径与 HBV 相似。HCV 易变异，感染时多已转成慢性丙型肝炎，最后可致肝硬化和肝细胞癌。目前尚无有效疫苗预防。针对 HCV 蛋白酶和聚合酶的新型核苷(酸)类药物可治愈丙型肝炎。

丁型肝炎病毒是一种缺陷病毒，只能在 HBV 感染的基础上感染人。重叠感染预后多不良。防治原则同 HBV。

戊型肝炎病毒主要经粪-口途径传播，隐性感染多见，多可自愈。免疫力低下者易转为慢性肝炎。孕妇感染 HEV 时病死率较高。

复习思考题

(1)简述"大三阳"和"小三阳"的区别。

(2)列举感染乙型肝炎病毒后导致的疾病。

(3)如何预防乙型肝炎病毒的感染？

项目　乙肝患者病情进展判断

任务　乙型肝炎病毒"两对半"的检测

用 ELISA 法检测患者血清中的 HBV 抗原及抗体是目前临床上诊断乙型肝炎最常用的检测方法。由于 HBcAg 在血清中不易检出，因此通常只检测 HBsAg、抗-HBs、HBeAg、抗-HBe 及抗-HBc(俗称"两对半")。其中，以 HBsAg 的检测最为重要，可发现无症状携带者，也是献血员筛选的必检指标。

【任务目标】

(1)知晓乙型肝炎的检测原理。

(2)学会乙型肝炎的检测方法。

【任务实施】

1. 制订方案

组织分工，收集资料，制订实施方案。

2. 实验准备

准备实验物品。

3. 任务实施

(1)采集患者血液。

(2)离心，获得患者血清标本。

(3)用 ELISA 法检测乙肝"两对半"。

(4)进行结果判定。

【成果展示】

提交报告，并组织报告交流。

(魏　琪　徐鑫达)

第十九章　虫媒病毒和出血热病毒

::::::::: **知识导航** :::::::::

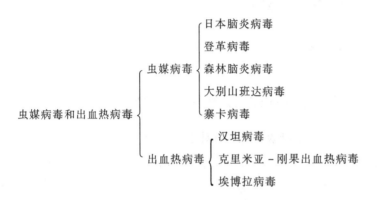

::::::::: **学习目标** :::::::::

知识与技能：

知晓虫媒病毒和出血热病毒的概念，能描述这类病毒的有关特征。

方法与过程：

通过学习理解该类病毒的特性，理解不同的病毒在致病方面的独特性和复杂性。

情感态度与价值观：

通过了解虫媒病毒的特点及防治措施，对相应疾病能形成正确的认识。

　　虫媒病毒和出血热病毒其实并非是病毒生物学分类，而是对某些病毒在生物学、感染等方面存在一些共性的习惯性描述（命名），比如虫媒病毒就是指可通过吸血节肢动物（昆虫）传播的一组病毒，包括黄病毒科（*Flaviviridae*）、披膜病毒科（*Togaviridae*）和布尼亚病毒科（*Bunyaviridae*）等科的成员；而出血热病毒则指病毒感染后可出现发热、出血、低血压等临床表现者。由此可见，习惯性描述并不严谨，会出现命名跨界的情况，如虫媒病毒中的登革病毒感染也可引起出血热，因此也可归入出血热病毒。

　　现将重要的虫媒病毒和出血热病毒的主要特点分别归纳至表 19 - 1 和表 19 - 2。

表 19 - 1　重要的虫媒病毒的主要特点

病毒科	病毒属	病毒	传播媒介	所致疾病	分布情况
黄病毒科	黄病毒属	日本脑炎病毒	蚊	脑炎	东北亚、东南亚、南亚、澳大利亚
		登革病毒	蚊	登革热，登革出血热	亚洲、美洲、非洲、太平洋中诸岛
		蜱传脑炎病毒	蜱	脑炎	俄罗斯、中国、美国、印度、沙特阿拉伯
		圣路易脑炎病毒	蚊	脑炎	美国、巴拿马
		黄热病病毒	蚊	黄热病	非洲、南美洲
		西尼罗河病毒	蚊	西尼罗河热，西尼罗河脑炎	中东、欧洲、中亚、美国
		寨卡病毒	蚊	类似登革热，新生儿小头症	东南亚、非洲、美洲、太平洋诸岛
披膜病毒科	甲病毒属	东方马脑炎病毒	蚊	脑炎	美国、加拿大
		西方马脑炎病毒	蚊	脑炎	美国、巴西
		委内瑞拉马脑炎病毒	蚊	脑炎	委内瑞拉
		基孔肯亚病毒	蚊	发热性疾病	东非、南非、东南亚、中国
布尼亚病毒科	布尼亚病毒属	加利福尼亚脑炎病毒	蚊	脑炎	美国、南非、马来西亚、印度
		新疆出血热病毒	蜱	新疆出血热	中国新疆

表 19 - 2　重要的出血热病毒的主要特点

病毒科	病毒属	病毒	传播媒介	所致疾病	分布
布尼亚病毒科	汉坦病毒属	汉坦病毒	啮齿动物	肾综合征出血热	亚洲、欧洲、非洲、美洲
				汉坦病毒肺综合征	美国、欧洲
	内罗病毒属	克里米亚 - 刚果出血热病毒	蜱	克里米亚 - 刚果出血热	非洲、中亚、中国新疆
	白蛉病毒属	Rift 山谷热病毒	蚊	Rift 山谷热	非洲
黄病毒科	黄病毒属	登革病毒	蚊	登革热、登革出血热	亚洲、美洲、非洲、太平洋诸岛
		黄热病病毒	蚊	黄热病	非洲、南美洲
		Kyasanur 森林热病毒	蜱	Kyasanur 森林热	印度

续表

病毒科	病毒属	病毒	传播媒介	所致疾病	分布
披膜病毒科	甲病毒属	Omsk 出血热病毒	蜱	Omsk 出血热	俄罗斯
		基孔肯亚病毒	蚊	基孔肯亚出血热	亚洲、非洲
沙粒病毒科	沙粒病毒属	鸠宁病毒	啮齿动物	阿根廷出血热	南美洲
		拉沙病毒	啮齿动物	拉沙热	非洲
丝状病毒科	—	Guanarito 病毒	啮齿动物	委内瑞拉出血热	南美洲
	埃博拉病毒属	埃博拉病毒	未确定	埃博拉出血热	非洲、美洲
	马尔堡病毒属	马尔堡病毒	未确定	马尔堡出血热	非洲、欧洲

第一节 虫媒病毒

虫媒病毒（arbovirus）结构相似，多为有包膜、二十面体立体对称的 RNA 病毒，能在蚊、蜱、白蛉等吸血节肢动物体内增殖，但对节肢动物不致病。节肢动物作为虫媒病毒的储存宿主与传播媒介，可通过叮咬将病毒传给脊椎动物或人。因此，大多数虫媒病毒引起的人或动物感染属于人畜共患的自然疫源性疾病（虫媒病毒病），临床表现多样，如脑炎、脑脊髓炎以及出血热等。由于节肢动物的分布受地理环境与气候的影响，因此虫媒病毒病均有明显的季节性和地域性，我国流行的主要有日本脑炎病毒、登革病毒和森林脑炎病毒等。

一、日本脑炎病毒

日本脑炎病毒（Japanese encephalitis virus，JEV）是黄病毒科黄病毒属成员，因最早从日本患者脑组织中分离而得名。其主要传播媒介为库蚊，感染人后可引起脑炎，是我国夏秋季节流行的主要传染病之一，重症病死率可达 10%～40%，幸存者中 5%～20% 会留有各种神经系统后遗症。目前，我国除了西藏、青海、新疆外，其他地区均有其流行。

（一）生物学性状

1. 形态与结构

日本脑炎病毒的病毒颗粒呈球形（图 19-1），直径为 30～40nm，外被脂质包膜。病毒包膜表面有由包膜糖蛋白 E 组成的刺突，内层为膜蛋白 M。病毒核心为二十面体立体对称核衣壳，直径为 20～30nm，由病毒单股正链 RNA 和衣壳蛋白 C 组成，因此病毒 RNA 本身即具有感染性。

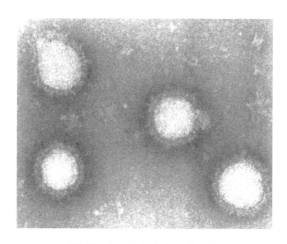

图 19 - 1　日本脑炎病毒颗粒

2. 基因组与蛋白质

日本脑炎病毒的病毒基因组长约11kb，5′端含一个Ⅰ型甲基化帽子结构，但3′端没有Poly(A)尾。两个末端各有一段非编码区(NCR)，中间是一个大开放读框(ORF)。在病毒复制的过程中，ORF先翻译成一个由3432个氨基酸组成的多蛋白前体，然后经细胞或病毒蛋白酶切割，形成3种结构蛋白和至少7种非结构(NS)蛋白。3种结构蛋白分别是衣壳蛋白C、前膜蛋白prM和包膜蛋白E，衣壳蛋白C组成核衣壳；prM蛋白在病毒成熟过程中经酶裂解形成M蛋白后，固定于病毒包膜内层，参与包膜组成；包膜蛋白E是锚定在病毒包膜上的糖蛋白刺突，含中和抗原表位和型特异性抗原表位，且具有血凝活性，能凝集雏鸡、鸽和鹅红细胞，在pH 6.2~6.4条件下凝集滴度高，并能刺激机体产生中和抗体和血凝抑制抗体。E蛋白与其他黄病毒成员(如圣路易脑炎病毒和西尼罗病毒)有交叉抗原性。JEV基因排列顺序为5′- NCR - C - PrM - E - NS1 - NS2a - NS2b - NS3 - NS4a - NS4b - NS5 - NCR - 3′(图 19 - 2)。

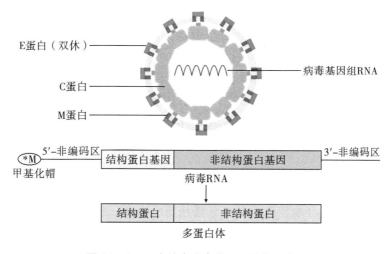

图 19 - 2　日本脑炎病毒基因组结构示意图

在非结构蛋白中，研究较多的是 NS1、NS3 和 NS5。NS1 是一种分泌型糖蛋白，存在于感染细胞表面和细胞培养上清液中，能诱导机体产生一定的保护性免疫，但不能诱导产生中和抗体。NS3 和 NS5 均具有蛋白酶作用，参与多蛋白前体的切割。NS3 还具有解旋酶和 RNA 三磷酸酯酶活性。NS5 是病毒 RNA 依赖的 RNA 聚合酶，为病毒所特有。此外，NS5 还有甲基转移酶活性，与子代病毒 RNA 的加帽有关，可以起到稳定 RNA 的作用，避免病毒 RNA 被降解。

3. 培养特性

乳鼠是日本脑炎病毒最易感的动物，鼠龄越大，对病毒的易感性越低。乳鼠脑内接种病毒后，经 3 天左右的潜伏期，出现拒乳、离群、肢体痉挛等症状，随后转入麻痹期而死亡。感染鼠的脑内含有大量病毒。

日本脑炎病毒可在多种动物细胞中增殖（如白纹伊蚊细胞 C6/36、地鼠肾细胞 BHK - 21、非洲绿猴肾细胞 Vero），引起明显致细胞病变效应。利用这一性质，可行病毒蚀斑形成试验，能够精确滴定病毒数量。日本脑炎病毒经细胞连续传代后毒力会下降，我国研制的减毒活疫苗 SA - 14 - 14 - 2 株就是通过连续传代 BHK - 21 得到的。

4. 抗原性

日本脑炎病毒的抗原性稳定，很少发生变异，不同分离株间无明显抗原性差异。由于日本脑炎病毒只有 1 个血清型，因此疫苗预防效果良好。包膜蛋白 E 是病毒的主要保护性抗原，可刺激机体产生中和抗体。

5. 抵抗力

日本脑炎病毒的抵抗力弱，对热敏感，56℃ 30 分钟或 100℃ 2 分钟即被灭活；对乙醚、丙酮等脂溶剂亦敏感，数分钟即可被 3% ~ 5% 苯酚等消毒液灭活。低温下，病毒能较长时间保存感染活性，如 -20℃ 能存活数月，-70℃ 则可保存数年。

(二)致病性与免疫性

1. 传染源与传播媒介

日本脑炎病毒可自然感染家畜和野生禽鸟；其传播媒介是蚊子，在我国，以三节吻库蚊为主。病毒可在蚊体内越冬或经卵传代。

动物感染病毒后，多无明显临床症状，偶见马脑炎、猪睾丸炎、猪流产或死产等，但有病毒血症，成为传染源。在我国，幼猪是日本脑炎病毒最重要的传染源和扩增宿主，由于猪的生活周期短，特别是当年新生仔猪缺乏免疫力，具有较高的感染率和高滴度病毒血症。人感染病毒后，仅发生短暂的病毒血症，且血中病毒滴度低，所以患者不是主要传染源。

三节吻库蚊吸入带毒的动物血后，病毒即在蚊肠道细胞中增殖，然后进入血腔并移行至唾液腺，再通过叮咬其他动物而传播病毒。因此，蚊子不仅是传播媒介，又是重要的储存宿主。病毒通过蚊子在蚊—动物—蚊中不断循环，其间带毒蚊若叮咬人类，则可引起人类感染（图 19 - 3）。

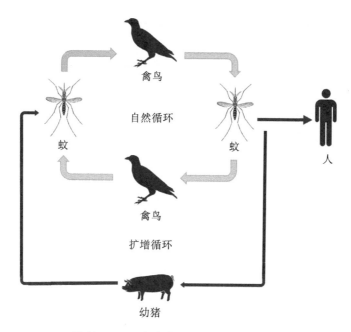

图 19 - 3　日本脑炎病毒感染的自然循环

日本脑炎的流行高峰与各地的蚊虫密度高峰相一致，以散发为主，温带地区流行季节在 8—9 月，亚热带地区为 7—9 月，约集中了全年 90% 以上的病例；热带地区则可全年流行。

2. **致病性**

日本脑炎病毒感染人后，绝大多数表现为隐性感染，只有极少数发生典型的脑炎。病毒随蚊子叮咬侵入人体后，首先在皮下毛细血管内皮细胞和局部淋巴结增殖，然后释放入血，形成第一次病毒血症，此时患者常无症状或症状极其轻微。病毒随血流播散到肝、脾等处的单核巨噬细胞中继续增殖，经 10 天左右的潜伏期，大量病毒再次入血，形成第二次病毒血症，可引起发热、寒战、全身不适等症状，绝大多数感染者数日后可自愈（称为顿挫感染），只有约 0.1% 的感染者体内的病毒可突破血脑屏障，侵入脑组织继续增殖，造成脑实质及脑膜病变，临床表现为突然高热、头痛、呕吐或惊厥、昏迷等脑膜刺激症状，以及脑炎症状，死亡率较高。部分患者病愈后仍可残留精神障碍、运动障碍等后遗症。

近年来的研究表明，免疫病理反应在日本脑炎病毒致病机制中也起到了一定作用。感染早期，日本脑炎病毒可诱导单核巨噬细胞分泌某些细胞因子，导致血脑屏障通透性增加，使病毒易于侵入中枢神经系统；病毒感染还可使脑中巨噬细胞、神经胶质细胞和 T 淋巴细胞释放多种促炎细胞因子（如 TNF - α、IL、IFN 等），引起炎症反应和细胞损伤；急性期患者血液循环中的免疫复合物检出率高，补体含量降低，提示免疫复合物也可能参与了病毒的致病过程。

3. **免疫性**

日本脑炎病毒无论是隐性感染还是发病，均可刺激机体产生持久的免疫力。此外，完整的血脑屏障和细胞免疫也有防御病毒感染的作用。机体感染后，首先出现 IgM 血凝抑制抗体，感染后 2 周达到高峰，可持续 5~6 个月；其次是 IgG 中和抗体，感染后 1 周内出现，可持续 5 年以上。补体结合抗体一般在感染后 2 周出现，4 个月内消失，无保护作用。

（三）微生物学检查法

根据临床表现和流行病学资料即可进行临床诊断，确诊需要进行血清学试验、病毒抗原或核酸检测以及病毒分离等。

1. 血清学试验

由于血凝抑制抗体、中和抗体和补体结合抗体出现和消失的时间不同，因此各种抗体的检测结果意义也不同（图 19 - 4）。

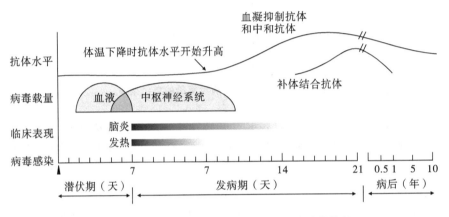

图 19 - 4　日本脑炎的临床症状与病毒相应抗体的关系

采用 ELISA 检测患者血液或脑脊液中有无病毒特异性 IgM，用时少，敏感性和特异性高，阳性率超过 90%，对临床病例具有确诊价值，是早期快速诊断的常规方法。特异性 IgG 抗体检测通常需要急性期和恢复期双份血清，如果恢复期抗体效价较急性期有 4 倍以上升高时，亦可确诊。大规模流行病学调查一般也采用 ELISA 试验。

血凝抑制试验、补体结合试验和中和试验由于耗时较长，结果影响的因素相对较多，一般仅作为流行病学调查的确认试验。

2. 病毒抗原或核酸检测

用免疫荧光、ELISA 和反向间接血凝试验等可对发病初期的患者血液或脑脊液中的病毒抗原进行特异性检测，若获得阳性结果，则具有诊断意义；用 RT - PCR 法检测日本脑炎病毒特异性 RNA 片段，敏感性和特异性较高，适合于对尚未产生抗体的患者进行早期诊断。

3. 病毒分离

由于日本脑炎病毒感染人体后形成病毒血症的时间短暂且滴度低，因此从血液或脑脊液中分离病毒极为困难，尸检分离病毒较为容易，可取死者脑组织制成悬液，进行小鼠脑内接种；亦可经鼻腔穿通颅底骨取下丘脑部位组织进行病毒分离；或用免疫荧光法检查病毒特异抗原。对于分离到的病毒，可用已知的特异性抗血清进行血清学鉴定。

（四）防治原则

对于日本脑炎，目前尚无有效的特异疗法，国内一般采取中西医结合的综合支持及对症处理，如降温、止惊、抗呼吸衰竭等。防蚊、灭蚊和对易感人群进行疫苗接种是预防本病的关键。

我国研发的日本脑炎病毒减毒活疫苗已被列入儿童计划免疫，并已获 WHO 认证和全球采购。疫苗接种对象是 10 岁以下儿童和来自非流行区的易感人群，接种方式是三角肌下缘皮下注射，8 月龄儿童首次注射，一次免疫后抗体阳性率即可达 95% 以上，2 岁和 7 岁时再分别强化注射 1 次，可长期维持免疫力。对新生仔猪进行疫苗接种，能中止病毒传播的自然循环，有效降低人群发病率。

二、登革病毒

登革病毒（dengue virus，DENV）亦是黄病毒科黄病毒属成员，主要通过伊蚊传播，可引起登革热、登革出血热或登革休克综合征（dengue shock syndrome，DSS）。登革病毒感染流行于赤道附近的广大热带和亚热带地区，发病率近年来明显呈上升趋势，我国海南、广东、广西和台湾等省均有病例报道。

（一）生物学性状

登革病毒在形态学、基因组结构、细胞培养特性、易感动物以及抵抗力方面与日本脑炎病毒极为相似。此外，大猩猩、猕猴和长臂猿等灵长类动物也对登革病毒易感，能诱导特异性免疫反应，可作为疫苗研究的动物模型。

登革病毒的包膜糖蛋白 E 抗原性较为复杂，依据其差异，可将登革病毒分为 4 个血清型（DENV1 ~ DENV4），各型之间有交叉抗原性，但与黄病毒科其他血清型亚群病毒无交叉。包膜蛋白 E 的抗原表位既可诱导同型病毒的保护性中和抗体和血凝抑制抗体，也能参与登革出血热的发生。非结构蛋白 NS1 和 NS3 可诱导小鼠产生针对同型病毒致死性攻击的保护性免疫。

登革病毒易发生变异，序列分析结果表明，相同血清型不同分离株间的核苷酸差异为 10%，不同血清型间的差异可达 30%。

（二）致病性与免疫性

1. 传染源与传播媒介

登革病毒感染的自然宿主包括人、灵长类动物和蚊。伊蚊是登革病毒的传播媒介。当伊蚊叮咬了登革病毒感染的人或动物时，可以通过叮咬其他对象而直接传播病毒。登革病毒可以在蚊子唾液腺细胞中增殖 8 ~ 10 天，并随着再次叮咬吸血而传播。染毒蚊可终生保持传播病毒的能力，并可经卵传代。伊蚊卵有很强的抗干燥能力，可在体外长期存活。

在自然界，人和灵长类动物是登革病毒的主要储存宿主，埃及伊蚊（*Aedesa egypti*）

和白纹伊蚊(*Aedes albopictus*)是主要传播媒介，患者和隐性感染者都是传染源。感染者在发病前24小时到发病后3天，血液中含有大量病毒(病毒血症)，在此期间会通过蚊子叮咬而直接传播给他人。因此，登革病毒感染表现出人和人之间的传播，流行病学上呈现出家庭或社区感染病例的聚集性，这与前述日本脑炎的散发性明显不同。

在热带丛林地区，大猩猩、猕猴等灵长类动物感染登革病毒后会出现亚临床感染及病毒血症，通过蚊叮咬而使病毒在自然界中循环，因此灵长类动物是丛林登革病毒的主要传染源。

由于登革病毒的突变或外来新毒株的侵入，常可引起登革热的地区性暴发流行。

2. 临床表现

登革病毒多会引起无症状的隐性感染，少数感染者可发生登革热(DF)或登革出血热/登革休克综合征。登革热为自限性疾病，病情较轻，以全身毛细血管内皮细胞的广泛肿胀、通透性增加和皮肤轻微出血的病理变化为主，与病毒感染的直接作用和免疫病理损伤作用密切相关，临床表现为发热、头痛、全身肌肉痛、骨关节痛(曾被称为"断骨热")、淋巴结肿大，伴有皮疹或皮肤出血点，血小板轻度减少。登革出血热/登革休克综合征多发生于再感染异型登革病毒的患者，或母亲为登革病毒抗体阳性的婴儿，初期有典型的登革热症状，随后病情迅速发展，出现严重出血，表现为明显的皮肤出血(大片紫癜及瘀斑)和黏膜出血(如消化道出血)，血小板减少，血液浓缩，进一步可发展为出血性休克，病死率高。

3. 致病机制

病毒感染机体后，首先在毛细血管内皮细胞增殖，并释放入血，形成病毒血症，进而感染血液和组织中的单核巨噬细胞，引起登革热。

登革出血热/登革休克综合征的发病机制至今尚未完全清楚，但与以下因素有关。①抗体依赖增强(ADE)作用：某型登革病毒感染后，所产生的抗体能与其他型别的病毒起交叉反应，但无中和作用，这些异型抗体可与登革病毒结合形成复合物，通过与IgG Fc受体结合，使登革病毒更多地进入细胞，增强了病毒对细胞的吸附和感染作用；被感染的单核巨噬细胞可携带病毒移动到全身，引起全身感染；同时，病毒－抗体复合物等还能刺激被感染的单核巨噬细胞释放大量促炎细胞因子，引起弥散性血管内凝血(DIC)、出血、休克等病理过程(图19-5)。②细胞免疫作用：在病毒感染中，$CD4^+$T细胞可辅助B细胞产生抗体，与宿主细胞的交叉免疫反应有关，并刺激T细胞产生IFN-γ，促进单核细胞IgG Fc受体表达，增强病毒感染。$CD8^+$细胞毒性T淋巴细胞具有不同血清型病毒的交叉反应性，因而能溶解任一型登革病毒感染过的细胞，参与再感染期间的免疫病理损伤。登革病毒感染可激活T淋巴细胞并释放IL-2、IFN-γ、组胺、补体C3a和C5a等，从而加重休克和出血等症状。

4. 免疫性

登革病毒感染主要引起体液免疫，产生的同型病毒特异性抗体可保持终身，只对同型病毒再感染有保护性，而对其他血清型的免疫能力(异型免疫)仅持续6~9个月。若其他3个血清型病毒再感染机体时，即可能引起登革出血热/登革休克综合征。此

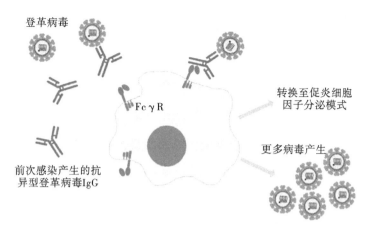

图 19 -5　抗体依赖增强作用（ADE）示意图

外，病毒再感染激活的 T 淋巴细胞对同型或其他血清型病毒均发生反应，释放细胞因子，参与登革出血热/登革休克综合征的发生。

（三）微生物学检查法

根据发热、头痛、肌肉痛、骨与关节痛、皮疹等表现，可对多数登革热病例进行临床诊断。血清学诊断、病毒核酸检查和病毒分离是确切的微生物学诊断方法。

登革病毒的血清学诊断与日本脑炎病毒相似。

病毒核酸检测须采用 RT - PCR 方法，可检测双重或多重感染。在通用引物作用下，同时扩增 4 个血清型别的病毒后，可经核酸杂交、酶切鉴定等方法确定病毒型别；或用型特异引物直接扩增检测标本中的单一型别病毒。另外，在登革出血热患者白细胞涂片或登革休克综合征死者胸腺切片中，用原位杂交技术可以检测不同血清型登革病毒的 RNA。

患者发病初期，采血接种于 C6/36 细胞可分离病毒。对于分离到的病毒，可用型特异性抗体鉴定型别。

（四）防治原则

防蚊、灭蚊是控制登革病毒感染的重要措施，杀虫剂灭虫需要注意抗药性问题，清除蚊虫滋生的水塘更容易减少蚊虫数量。

登革病毒感染目前尚无特异性治疗方法。

三、森林脑炎病毒

森林脑炎病毒（forest encephalitis virus）又称蜱传脑炎病毒（TBEV），是黄病毒属成员，其生物学性状与日本脑炎病毒相似。

森林脑炎病毒通过蜱吸血在森林脊椎动物间维持病毒的自然循环。人如果被带毒蜱叮咬，即可引起森林脑炎，经过 10 ～ 14 天的潜伏期，会出现突然高热、头痛、恶心和呕吐，继而出现昏睡、外周型弛缓性麻痹等症状，病死率为 20% ～ 30% ，痊愈者中

30% ~60%会残留各种神经系统后遗症。此外，山羊被带毒蜱叮咬后，可将病毒排于羊奶中，人若饮用此生奶，也会受到感染。

森林脑炎主要发生在春夏季(5—7月)，患者以林区人群、野外工作者为主，在我国，东北和西北林区有森林脑炎的流行。

森林脑炎病毒感染后无论是否发病，均可获得持久的免疫力。

森林脑炎病毒的微生物学检查法与日本脑炎病毒相似。

森林脑炎的预防以灭蜱、防蜱为重点，有灭活疫苗可供接种，每年强化接种1次，可获得较好的预防效果。此外，早期注射高效价免疫血清可减轻病毒感染者的临床症状。

四、大别山班达病毒

大别山班达病毒是我国在2009年首次从发热伴血小板减少综合征(SFTS)患者中分离到的一种新病毒，现将其归入布尼亚病毒目白细病毒科班达病毒属。

发热伴血小板减少综合征的临床表现主要包括发热、白细胞减少、血小板减少和多器官功能损害等，严重者可因多器官功能衰竭而死亡。目前认为，蜱是该病毒的传播媒介，通过叮咬致人类感染。急性期患者的血液或血性分泌物均有传染性。发热伴血小板减少综合征的流行季节主要在春夏季，病例主要分布在我国河南、湖北、山东、安徽、辽宁、江苏等10余个省市的山区和丘陵地带，多呈散发流行。人群对病毒普遍易感，从事野外作业和户外活动的人群感染风险较高。除我国外，日本、韩国也有相关病例报道。

大别山班达病毒的微生物学检查法主要包括用Vero、Vero E6等细胞分离培养病毒，RT-qPCR检测病毒核酸，ELISA检查血清中病毒特异性IgM或IgG抗体等。目前，人类对发热伴血小板减少综合征尚无特异性治疗手段，临床上主要是采取对症支持疗法，绝大多数患者预后良好。

五、寨卡病毒

寨卡病毒(ZIKV)是寨卡病的病原体，因最早分离自乌干达寨卡森林中的恒河猴而得名，后从非洲伊蚊和人体内也相继分离成功。多年以来，寨卡病仅局限于非洲和少数亚洲赤道国家，但2007年，寨卡病毒随基孔肯亚病毒同时流行，跨越印度洋，传播到东南亚和太平洋诸岛国(如波利尼西亚、密克罗尼西亚联邦等)，到了2015年，又扩散到南美洲国家，引起暴发流行，先后有数十万人发病，特别是因被病毒感染的产妇娩出了5000多例小头畸形的新生儿而引发了全世界的关注。

寨卡病毒归属于黄病毒科黄病毒属，其生物学性状类似于日本脑炎病毒，流行病学、临床表现和传播循环则类似于登革病毒。病毒感染的潜伏期为3~14天，只有约20%的成人感染者有明显症状，亦属于自限性疾病，需要住院治疗的病例很少，早期并不易与登革热鉴别，发病后10天内仍会有大量病毒从尿中排泄，对控制传播不利。除小头畸形外，寨卡病毒感染还与吉兰-巴雷综合征(GBS)病例数的激增相关。

已知人是寨卡病毒的主要扩增宿主，埃及伊蚊和白纹伊蚊是病毒的传播媒介。由于性传播是寨卡病的传染途径之一，因此可观察到人与人之间的传播循环。

目前，人类对寨卡病毒的致病机制知之甚少，感染者是否存在有利于人-人传播的高水平病毒血症尚未确定。

寨卡病毒不易变异，不同分离株的序列差异小于12%，因此可用PCR检测进行诊断和鉴别诊断。建议对发病后14天内的样本进行RT-PCR检测，以后的样本则优先用ELISA检测IgM抗体。

对于寨卡病，目前既无疫苗预防，也无特异性治疗措施。防蚊、控蚊是控制寨卡病流行的主要策略。

第二节 出血热病毒

出血热（hemorrhagic fever）是一大类疾病的统称，临床上以所谓"3H"症状为其共同特征，即高热（hyperpyrexia）、出血（hemorrhage）和低血压（hypotension），病死率较高。能引起出血热的病毒，称为出血热病毒，分属于至少6个病毒科的8个病毒属。我国目前流行的出血热病毒主要有汉坦病毒、登革病毒和克里米亚-刚果出血热病毒。

一、汉坦病毒

汉坦病毒（Hantaviruses）属于布尼亚病毒科（*Bunyaviridae*）汉坦病毒属（*Hantavirus*），临床上主要引起两种急性传染病，一种是以发热、出血、急性肾功能损害和免疫功能紊乱为主要特征的肾综合征出血热（HFRS），另一种是以肺间质水肿为特征的汉坦病毒肺综合征（HPS）。我国曾经是世界上肾综合征出血热疫情最严重的国家，但随着对疾病的认识逐渐深入、诊治水平的提高以及疫苗的使用，现在每年的发病人数已降至万人以下，死亡人数不足百人，取得了明显的防控成就。目前，我国尚没有汉坦病毒肺综合征病例的相关报道。

（一）生物学性状

汉坦病毒颗粒多呈圆形或卵圆形（图19-6），直径为75~210nm（平均为120nm）。病毒颗粒表面的双层脂质包膜上有糖蛋白G1和G2，构成刺突。病毒核蛋白（NP）具有很强的免疫原性，可刺激机体体液免疫和细胞免疫应答；糖蛋白G1和G2上均有中和抗原位点和血凝活性位点，在pH 5.6~6.4环境下可凝集鹅红细胞。

病毒基因组为单股负链RNA，分为L、M、S共3个片段，分别编码病毒RNA聚合酶（L）、包膜糖蛋白（G1和G2）和核衣壳蛋白（NP）（图19-7），其片段末端的14个

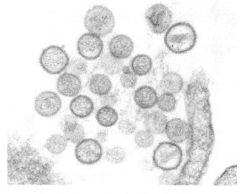

图19-6 汉坦病毒（电镜照片）

核苷酸序列高度保守且互补，可使病毒基因组 RNA 通过非共价碱基配对形成环状或柄状结构，从而保持 RNA 的稳定性。

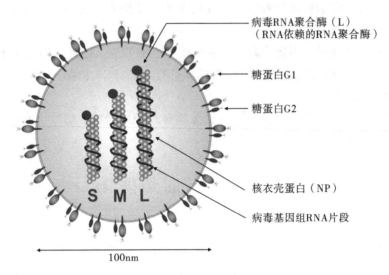

图 19 - 7　汉坦病毒结构示意图

汉坦病毒可在多种传代和原代细胞中增殖，常用非洲绿猴肾细胞 Vero 和 Vero E6 细胞进行分离、培养。病毒增殖缓慢，一般在接种 7~14 天后才能达到高峰。大多数细胞系感染病毒后不产生明显的致细胞病变效应，仅有部分毒株感染 Vero 细胞可见典型致细胞病变效应，表现为细胞聚集、融合及网格样改变。

汉坦病毒对大多数啮齿动物（如黑线姬鼠、小白鼠、长爪沙鼠等）呈自限性的隐性感染，仅有小白鼠乳鼠和免疫功能受损的动物（如裸鼠、猕猴等）在感染后可出现发病症状，直至死亡。

汉坦病毒的抵抗力不强，对酸和脂溶剂（如乙醚、氯仿等）敏感，一般消毒剂（如新洁尔灭等）即能将其灭活；加热 56~60℃ 1 小时、紫外线以及 ^{60}Co 照射等均能灭活病毒。

（二）流行病学特征

肾综合征出血热是一种多宿主的自然疫源性疾病，主要宿主动物和传染源为啮齿动物，在啮齿动物中又主要是黑线姬鼠、褐家鼠、白足鼠等，一般认为不同型别的汉坦病毒有不同的啮齿动物宿主，宿主动物的不同分布决定了不同型别病毒的地理分布。

肾综合征出血热传播的确切途径尚未明确，但一般认为至少有 3 类 5 种途径，即动物源性传播（包括通过呼吸道、消化道和伤口途径）、垂直（胎盘）传播和虫媒（螨媒）传播。其中，动物源性传播是主要的传播途径，由带毒动物通过唾液、尿、粪等排出病毒，污染环境，人或动物经呼吸道、消化道摄入或直接接触带毒动物而感染。带毒孕鼠可将病毒传给胎鼠，但未见有人的母婴传播报道。虽然已从肾综合征出血热患者的血、尿中分离到了病毒，但尚未见肾综合征出血热存在人与人之间传播的证据。

人类虽对汉坦病毒普遍易感，但多呈隐性感染，仅少数人发病，正常人群的隐性感染率在 1% ~20%。

肾综合征出血热的发生和流行有明显的地区性和季节性，这与宿主动物的分布与活动密切相关。在我国，汉坦病毒的主要宿主动物和传染源是黑线姬鼠和褐家鼠，姬鼠型疫区的流行高峰在 11—12 月间，6—7 月间还有一个小高峰；家鼠型疫区的流行高峰在 3—5 月间；混合型疫区在冬、春季均可出现流行高峰。

（三）致病性与免疫性

1. 致病性

肾综合征出血热的潜伏期一般为 2 周左右，起病急，发展快，典型病例具有三大主症，即发热、出血和肾脏损害，典型临床经过分为发热期、低血压休克期、少尿期、多尿期和恢复期。

肾综合征出血热的发病机制及病理变化很复杂，有些环节尚未完全清楚，目前认为与病毒的直接损伤作用和免疫病理损伤作用有关。

（1）病毒的直接损伤作用：汉坦病毒可感染多种组织细胞，如血管内皮细胞、淋巴细胞、单核巨噬细胞、血小板等，但主要靶细胞是血管内皮细胞。病毒在血管内皮细胞内增殖，引起细胞肿胀、细胞间隙扩张、血管通透性增加，感染的单核细胞可携带病毒向其他组织扩散。

（2）免疫病理损伤作用：汉坦病毒诱导的机体免疫（包括体液免疫和细胞免疫）具有双重作用，既参与机体对病毒的清除，又可介导对机体的免疫损伤，参与肾综合征出血热的致病过程。①体液免疫反应：肾综合征出血热患者早期血清中 IgE 和组胺水平明显增高，毛细血管周围肥大细胞浸润、脱颗粒，说明存在 I 型超敏反应；患者早期血中存在大量特异性抗体，形成免疫复合物，沉积到毛细血管、血小板、肾小球及肾小管基底膜等处，激活补体，促使肥大细胞以及血小板释放血管活性物质、凝血因子等参与血管扩张、通透性增加，导致低血压、休克和肾脏功能障碍，表明发生了 III 型超敏反应。大量血小板激活、聚集、耗竭是引起广泛出血的主要原因。②细胞免疫反应：肾综合征出血热患者急性期外周血中特异性 $CD8^+$ T 细胞、NK 细胞活性增强，IFN、TNF、sIL-2 受体水平明显增高，IL-2 水平下降。

2. 免疫性

肾综合征出血热患者发热 1~2 天后，即可检测出特异性 IgM 抗体，第 7~10 天时达高峰；第 2~3 天可检测出 IgG 抗体，第 14~20 天时达高峰，可持续多年，甚至终身存在。研究显示，针对病毒包膜糖蛋白产生的中和抗体是免疫保护作用的主要成分，患者病后可获得持久而稳定的免疫力，再次发病者罕见。

（四）微生物学检查法

病毒分离只用于少数特定状况下，如某地域首例可疑患者的确定或怀疑有新的病毒亚型等。取患者急性期血液或死者脏器组织接种于 Vero E6 细胞，培养 7~14 天后，用免疫荧光染色法检查细胞内是否出现病毒抗原；也可将患者标本接种于乳鼠脑内，观察动物有无发病或死亡。如果细胞或动物分离阴性者，应继续盲传，连续三代全为阴性者，才能确定为阴性。

采用捕捉 ELISA 检测特异性 IgM 抗体可常规用于早期诊断肾综合征出血热。特异性 IgG 抗体检查需要采集至少间隔 1 周的早期和晚期双份血清，晚期抗体滴度升高 4 倍，亦可确诊。

（五）防治原则

肾综合征出血热的一般预防措施包括灭鼠、防鼠、消毒灭虫和做好个人防护等，疫苗可用细胞培养灭活的双价疫苗，接种后可产生特异性抗体，有较好效果。

对于肾综合征出血热患者，一般均采用绝对卧床，以液体疗法（输液调节水与电解质平衡）为主的综合对症治疗措施。此外，使用利巴韦林治疗亦有一定疗效。

二、克里米亚－刚果出血热病毒

克里米亚－刚果出血热病毒因先后分离自克里米亚和刚果而得名，后经病原学、血清学证实，其与我国 20 世纪 60 年代在新疆发生的出血热为同一病原体。

（一）生物学性状

克里米亚－刚果出血热病毒属于布尼亚病毒科内罗病毒属（*Nairovirus*），其形态、结构、培养特性和抵抗力等与汉坦病毒相似，但抗原性、传播方式、致病性以及储存宿主却与汉坦病毒不同。

（二）流行病学特征

除野生啮齿类动物外，牛、羊、马、骆驼等家畜以及野兔、刺猬和狐狸等野生动物都是病毒的储存宿主。传播媒介是硬蜱（特别是亚洲璃眼蜱），通过叮咬，在动物之间、动物和人之间以及人和人之间传播病毒。病毒在蜱体内也可经卵传代而成为储存宿主。除虫媒传播的主要途径外，接触带毒动物或感染者的血液、排泄物也能引起感染。

克里米亚－刚果出血热的发生有明显的地区性和季节性，我国主要见于新疆、青海和云南等地，每年 4—5 月为高峰期，这与蜱在自然界的消长情况及牧区人的活动情况相一致。

（三）致病性与免疫性

人群对克里米亚－刚果出血热普遍易感，但患者多为青壮年。克里米亚－刚果出血热的潜伏期为 5~7 天，临床表现为高热、剧烈头痛、肌痛等症状，出血明显，轻者多为皮肤黏膜的点状出血，重者可有鼻衄、呕血、尿血、便血甚至低血压休克等，但一般无明显肾功能损害。其致病机制目前尚不清楚。

发病后 1 周左右，患者体内可出现中和抗体，2 周左右达高峰，病后免疫力持久。

（四）微生物学检查法

克里米亚－刚果出血热病毒的微生物学检查法与汉坦病毒类似，可采集急性期患者血液、尸检组织或动物、蜱样本，经脑内途径接种于小白鼠乳鼠分离病毒，阳性率可达 90% 以上。RT－PCR 可检测标本中的病毒核酸。免疫荧光试验、ELISA 等可检测患者血清中的特异性 IgM 抗体，均有早期诊断价值。

（五）预防原则

克里米亚 - 刚果出血热的预防措施包括做好个人防护，防止被硬蜱叮咬，避免与传染源直接接触等。我国研制的灭活新疆出血热疫苗已在牧区试用，预防效果尚在进一步临床试验中。

三、埃博拉病毒

埃博拉病毒（Ebola virus）因最早发现于扎伊尔埃博拉河流域而得名，可引起埃博拉出血热，临床以高热、全身疼痛、广泛性出血、休克和多器官功能衰竭为特征，病死率可达 30% ~ 90% 。埃博拉出血热主要流行于非洲，最近一次暴发流行发生于 2013—2016 年。

（一）生物学性状

埃博拉病毒属于丝状病毒科埃博拉病毒属，病毒颗粒呈多形性的细长丝状（图 19 - 8），直径为 80nm，长度差异很大，一般约为 800nm，最长可达 1400nm；核衣壳螺旋对称，有包膜，包膜上仅含一种糖蛋白。

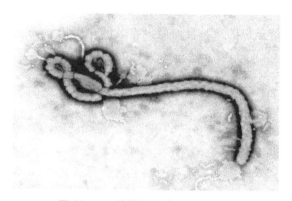

图 19 - 8 埃博拉病毒（电镜照片）

埃博拉病毒其基因组为单股负链 RNA，长约 12.7kb，编码 7 种蛋白，在细胞质内增殖，以出芽方式释放。病毒可在多种培养细胞中生长，最常用的是 Vero 细胞、MA - 104 细胞、SW - 13 细胞及人脐静脉内皮细胞等。

埃博拉病毒的抵抗力不强，对紫外线、脂溶剂、β - 丙内酯、酚类及次氯酸敏感，60℃ 30 分钟可被灭活；在室温（20℃）下，病毒可稳定地保持其感染性。

（二）致病性与免疫性

埃博拉病毒主要在猴群中传播，通过猴传给人，并在人群间传播和流行。病毒通过皮肤黏膜侵入宿主，主要在肝内增殖，亦可在血管内皮细胞、单核巨噬细胞及肾上腺皮质细胞内增殖，导致血管内皮细胞损伤、组织细胞溶解、器官坏死和严重的病毒血症。单核巨噬细胞释放 TNF - α 等炎症介质及血管内皮细胞损伤是导致毛细血管通透性增加、皮疹、广泛性出血和低血容量性休克的主要原因。

埃博拉出血热的潜伏期为 2 ~ 21 天，临床特征是突发起病，开始表现为高热、头痛、肌痛等，随后病情迅速进展，出现恶心、呕吐、腹痛、腹泻等，随后可发生出血，表现为黏膜出血、呕血、黑便等，一般患者会出现明显消瘦、虚脱和感觉迟钝，发病后 7~16 天常因休克、多器官功能障碍而死亡。

患者发病 7~10 天后可出现特异性 IgM、IgG 抗体，但即使在疾病的恢复期，也难检出中和抗体，输入患者恢复期血清也无明显的保护作用，说明疾病的恢复与体液免疫可能关系不大，而可能与细胞免疫有关。

(三)微生物学检查法

在实验室检查中，必须仔细收集和处理标本，严格落实安全防御措施，可用组织和血液标本做动物接种或细胞培养以分离病毒，并可用病毒感染的 Vero 细胞或其提取物作为抗原，以免疫荧光法和 ELISA 检测血清抗体；还可用 RT-PCR 法检测病毒 RNA。

(四)预防与治疗

目前，对于埃博拉出血热，尚无安全有效的疫苗，预防主要采取综合性措施，包括发现可疑患者应立即隔离，严格消毒患者接触过的物品及其分泌物、排泄物和血液等，对患者尸体立即火化。与患者有密切接触者，应严密观察，若出现发热时，应立即入院隔离。

埃博拉出血热的治疗很困难，目前尚无有效的化学治疗剂和生物制剂，因此主要采取强化支持疗法。

知识拓展

登革病毒疫苗的研发为什么如此困难？

登革病毒的 4 个血清型无疑给疫苗研发增加了巨大的难度。研究发现，登革病毒包膜糖蛋白能够刺激机体产生中和抗体，但是只能防止同型病毒的再感染，如果发生的是异型病毒再感染，则会出现抗体依赖增强作用(ADE)，使登革出血热/登革休克综合征的发生率激增 100 倍。因此，任何针对单一病毒型别的疫苗都难以取得成功，因为无论怎样接种，都将引发 ADE，所以只能采取同时针对 4 个型别病毒的策略，即尽可能选择 4 种包膜糖蛋白相同的部分作为免疫原，但随之而来的一个问题就是选择的这部分 E 蛋白对不同型别病毒产生的保护力有差异，也就是可能达不到期望的"一防四"效果。实践结果也证实了上述推测：在最新一项 3 万余名 2~16 岁人群参加的大型 III 期临床试验中，研究者收集了接种 3 剂赛诺菲四价疫苗 Dengvaxia™ 后 5 年的数据，结果显示接种者同时诱发出了全部四型抗体，只产生了中等程度的保护，还是发生了 295 例重症，发生率达到了 1.44%，这对于全球每年 30 亿人需要接种的情形显然是难以接受的。不过，美国食品与药品管理局(FDA)还是对该疫苗发放了使用许可证，仅限于某些常年流行国家的特定人群，世界卫生组织(WHO)则明确建议只给以往确认过自然感染登革病毒的人群接种这种疫苗，以减少重症患者。

由此，有学者认为针对登革病毒感染，仅靠体液免疫不可能达到满意的免疫保护效果，需要重新考虑细胞免疫的作用，目前已有研究将 T 细胞抗原表位纳入候选抗原，期待未来能有更好的保护效果。

小 结

虫媒病毒是指通过吸血节肢动物叮咬而传播的病毒。节肢动物既是病毒的传播媒介，又是储存宿主。大多数虫媒病毒病是自然疫源性疾病，也是人畜共患病。虫媒病毒病具有明显的地域性和季节性，临床表现多样。

日本脑炎病毒是黄病毒科黄病毒属成员，有包膜，病毒基因组是单股正链 RNA，抗原性稳定，只有一个血清型，乳鼠是其最敏感的动物。日本脑炎病毒的传播媒介是库蚊，新生仔猪是重要的传染源和扩增宿主。日本脑炎流行于夏秋季，临床表现为脑炎，病后可获得持久的体液免疫。检查血清中有无特异性 IgM 抗体可明确微生物学诊断。减毒活疫苗免疫效果良好。

登革病毒的形态、结构与基因组均与日本脑炎病毒相似，有 4 个血清型，型间有交叉，抗原性变异较大，人和灵长类动物是传染源，伊蚊是传播媒介，临床上可表现为登革热和登革出血热/登革休克综合征。登革出血热/登革休克综合征的发生与抗体依赖增强作用和免疫病理损伤有关，病后主要引起体液免疫，特异性抗体可维持终生，但只对同型病毒的感染有保护性。登革病毒的微生物学检查法同日本脑炎病毒，目前尚无有效疫苗。

森林脑炎病毒也是黄病毒科黄病毒属成员，生物学性状与日本脑炎病毒、登革病毒相似。蜱是病毒的传播媒介，经消化道亦可传染。森林脑炎的临床表现为脑炎，病死率较高，以体液免疫为主，免疫力持久。高危人群可接种灭活疫苗进行预防。

汉坦病毒是布尼亚病毒科汉坦病毒属，病毒颗粒呈球形，中等大小，基因组为单股负链 RNA，分为 3 个片段，主要引起肾综合征出血热。肾综合征出血热的病死率较高，是我国较常见的秋冬季传染病，最主要的传染源是黑线姬鼠，致病机制尚未完全清楚，可能与病毒对肾脏的直接损害以及机体免疫病理损伤有关。捕捉 ELISA 检测特异性 IgM 可供早期快速诊断；临床治疗采用以体液疗法为主的对症支持措施；对重点易感人群，可接种灭活疫苗进行预防。

复习思考题

（1）虫媒病毒在哪些方面存在共性特点？
（2）怎样理解抗体依赖增强作用？
（3）怎样理解自然疫源性疾病的概念？

（丁天兵 李茜硕）

第二十章　人类疱疹病毒

::::::::::: 知识导航 :::::::::::

人类疱疹病毒
- 单纯疱疹病毒
- 水痘 – 带状疱疹病毒
- EB 病毒
- 人巨细胞病毒
- 其他人类疱疹病毒
  - 人疱疹病毒 6 型
  - 人疱疹病毒 7 型
  - 人疱疹病毒 8 型

::::::::::: 学习目标 :::::::::::

知识与技能：

（1）能够陈述人类疱疹病毒的概念及其共性。

（2）能够总结常见人类疱疹病毒所致的疾病及其特点。

方法与过程：

学习人类疱疹病毒的特点，掌握人类疱疹病毒的防治方法。

情感态度与价值观：

能够使用原发感染、潜伏感染与复发感染的理论解释人类疱疹病毒感染的特征，意识到机体免疫力的重要性。

疱疹病毒（herpes viruses）是一群较大的、有包膜的 DNA 病毒，广泛分布于鸟类和哺乳类动物体内。现已发现的疱疹病毒有 130 余种，其中能感染人的有 8 种，称为人类疱疹病毒（HHV），分属于疱疹病毒科中的 α、β 和 γ 3 个亚科。

疱疹病毒的主要生物学性状存在诸多共性，具体如下。

（1）病毒体呈球形（图 20 – 1），直径为 180～200nm，核衣壳直径为 90～125nm。病毒的最外层是脂质包膜，膜上含有病毒编码的多种糖蛋白，与结合病毒受体、细胞融合形成多核巨细胞有关；膜下是包绕核衣壳的被膜蛋白，功能与装配、出核有关。核衣壳呈二十面体立体对称，包裹病毒基因组 DNA（图 20 - 2）。

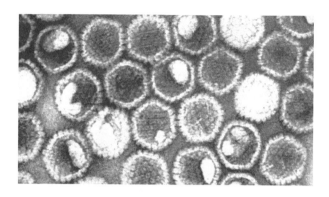

图 20 - 1 疱疹病毒的形态（电镜照片）

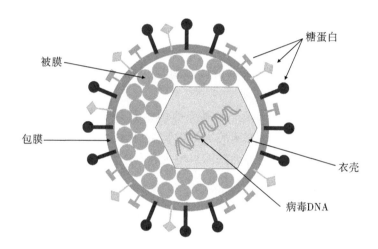

图 20 - 2 疱疹病毒的结构模式图

（2）病毒基因组为线形双股 DNA（dsDNA），大小在 125～245kb，由独特长序列 U_L 和独特短序列 U_S 组成，其余是重复序列。重复序列有两种：位于基因组两端的称为末端重复序列（TR），方向相同；其余重复序列因方向相反而被称为反向重复序列（IR）（图 20 - 3）。反向重复序列有两对，分布在 U_L 和 U_S 的两侧。末端重复序列对于基因组包装必不可少，但反向重复序列的生物学功能尚未确定。

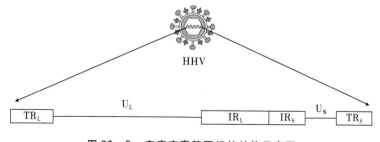

图 20 - 3 疱疹病毒基因组的结构示意图

病毒基因序列方向不同,可重组形成不同的异构体(图20-4)。

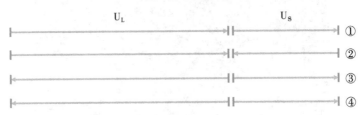

图20-4 疱疹病毒基因组异构体示意图

人类疱疹病毒含有多达71~208个基因,可编码67~197种蛋白。其中,结构蛋白是包膜糖蛋白、衣壳蛋白和被膜蛋白,非结构蛋白有DNA多聚酶、解旋酶、胸苷激酶、转录因子、蛋白激酶等,均为病毒复制所必需。这些非结构蛋白同时也是抗病毒药物的作用靶点。

有些疱疹病毒编码的基因与细胞基因具有同源性。

(3)病毒在细胞核内复制、装配,通过核膜出芽,以胞吐或细胞溶解方式释放病毒。

疱疹病毒的复制过程较为复杂,病毒先与细胞表面受体结合,引发病毒包膜与细胞膜融合,核衣壳裸露,再经由细胞质中的微管蛋白运至核孔处,病毒DNA被释放出来并进入细胞核,开启病毒基因组的基因组转录和翻译(图20-5)。

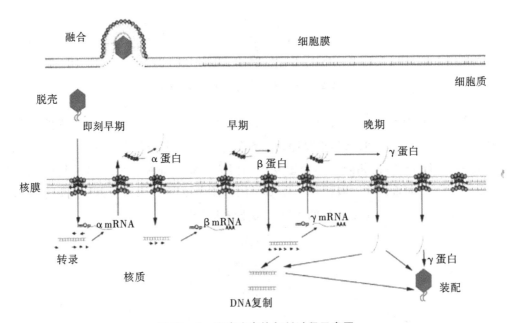

图20-5 疱疹病毒的复制过程示意图

人类疱疹病毒基因组的转录和翻译是一个彼此协调、相互调节的程序化过程,可分为3个阶段。①即刻早期:表达即刻早期蛋白(α蛋白),主要是DNA结合蛋白,反

式激活 β 基因和 γ 基因，促进早期蛋白和晚期蛋白的表达。②早期：早期蛋白(β 蛋白)有转录因子和聚合酶等，参与病毒 DNA 复制、转录和蛋白质合成；β 蛋白还是 γ 基因的反式激活因子，能关闭细胞生物大分子合成。③晚期：晚期蛋白(γ 蛋白)主要是结构蛋白，有 30 多种，包括 7 种核衣壳蛋白和 10 多种包膜糖蛋白。晚期蛋白对即刻早期蛋白和早期蛋白均有负反馈抑制作用。DNA 复制和装配在细胞核内进行，核衣壳穿过核膜或高尔基体获得包膜。

研究发现，单纯疱疹病毒的线性 DNA 进入细胞核后，如果被细胞 DNA 修复酶环化，则环化的 DNA(称为附加体或游离体)就潜伏在细胞内，只能转录成潜伏相关转录子(LAT)，不翻译蛋白；如果病毒产生的 α 蛋白抑制了细胞 DNA 修复酶，病毒 DNA 得以维持线性化，那么基因组继续表达 β 蛋白和 γ 蛋白，产生感染性病毒颗粒，从而表现出增殖性感染(疱疹)。

(4)人类疱疹病毒感染细胞后，可表现为溶细胞感染与潜伏感染两种形式的循环反复，是病毒和机体免疫功能相互作用的结果。溶细胞感染表现为显性的疱疹形成；潜伏感染则是人类疱疹病毒的特征之一，病毒持续存在于易感细胞内，在机体免疫力低下时(如器官移植、艾滋病、肿瘤治疗等)被激活。有些人类疱疹病毒感染可增进细胞增殖，同时抑制 T 细胞免疫，导致细胞永生化，因此与肿瘤的发生密切相关，如 EB 病毒与鼻咽癌相关、HHV-8 与卡波西肉瘤相关等。

(5)子代病毒可通过细胞间桥直接扩散，感染细胞可与邻近未感染细胞融合，形成多核巨细胞。

(6)人体免疫主要依赖细胞免疫控制病毒感染。

人类疱疹病毒的分类及感染特点见表 20-1。

表 20-1　人类疱疹病毒的分类及感染特点

病毒名称	习惯名/缩写	病毒亚科	基因组异构体	主要感染靶细胞	所致疾病	治疗与预防
HHV-1	单纯疱疹病毒-1 型(HSV-1)	α	4 种	黏膜上皮细胞，可潜伏在神经细胞内	口唇疱疹、生殖器疱疹、其他疱疹性感染(如脑炎等)	无环鸟苷类；无疫苗
HHV-2	单纯疱疹病毒-2 型(HSV-2)	α	4 种			
HHV-3	水痘-带状疱疹病毒(VZV)	α	2 种		水痘、带状疱疹	无环鸟苷类；减毒活疫苗
HHV-4	EB 病毒(EBV)	γ	无	B 细胞，上皮细胞	传染性单核细胞增多症、恶性淋巴瘤、鼻咽癌、艾滋病患者中枢神经系统淋巴瘤	无特效治疗；无疫苗

续表

病毒名称	习惯名/缩写	病毒亚科	基因组异构体	主要感染靶细胞	所致疾病	治疗与预防
HHV-5	巨细胞病毒（CMV）	β	4种	单核细胞，淋巴细胞，上皮细胞	单核细胞增多症样综合征、巨细胞病毒感染	阿昔洛韦、齐多夫定（仅用于严重感染）；无疫苗
HHV-6	嗜淋巴细胞疱疹病毒	β	无	T细胞	婴儿玫瑰疹/急疹	更昔洛韦、齐多夫定；无疫苗
HHV-7	玫瑰疹病毒	β	无	T细胞	婴儿玫瑰疹/急疹	更昔洛韦、齐多夫定；无疫苗
HHV-8	卡波西肉瘤相关疱疹病毒（KSHV）	γ	无	淋巴细胞	卡波西肉瘤、原发渗出性淋巴瘤等	更昔洛韦；无疫苗

第一节　单纯疱疹病毒

一、生物学性状

单纯疱疹病毒（herpes simplex virus，HSV）有两种血清型，即 HSV-1（HHV-1）和 HSV-2（HHV-2）。单纯疱疹病毒的基因组约为 150kb，可编码 70 多种蛋白，部分参与病毒增殖，部分诱发宿主免疫反应。在 10 多种糖蛋白中，gB 和 gC 能结合细胞受体，然后 gD 与受体相互作用，触发 gB 和 gH/gL 介导的包膜与细胞膜融合，释放出核衣壳和约 20 种被膜蛋白到细胞质中。此外，gE/gI 复合物是 IgG 的 Fc 段受体，可在细胞表面结合免疫球蛋白，能阻碍抗体的病毒灭活作用，因而具有免疫逃避功能。gD 诱导中和抗体的能力最强，可用作亚单位疫苗。gC 是补体 C3b 受体，与之结合后，可消耗补体。gG 有 2 个型别，是单纯疱疹病毒分型的依据。

单纯疱疹病毒的宿主范围较广，能感染兔、小鼠和豚鼠，可在多种胚胎细胞和上皮细胞中增殖，常用人胚肺、人胚肾、地鼠肾等细胞分离培养病毒。细胞病变产生快（24～48 小时），表现为细胞肿胀、变圆，出现嗜酸性核内包涵体。

二、致病性与免疫性

（一）致病性

人群中的单纯疱疹病毒感染非常普遍，密切接触和性接触是主要传播途径。病毒经黏膜和破损皮肤侵入人体，多数表现为溶细胞感染，可造成皮肤、黏膜水疱，浆液中充满病毒和细胞碎片，水疱基底部可见典型的多核巨细胞。若病毒进入神经细胞，则表现为潜伏感染。

1. 感染的类型

（1）原发感染：主要表现为黏膜溃疡和皮肤局部疱疹。HSV-1以腰上部感染为主，HSV-2则以腰以下及生殖器感染为主。新生儿可经产道感染，引起疱疹性脑膜炎和疱疹性角膜结膜炎等。病毒可经胎盘感染胎儿，引发流产、早产、死胎或先天性畸形。

（2）潜伏感染：原发感染后，若机体不能彻底清除病毒，单纯疱疹病毒则由外周感觉神经逆行至神经节，以非活化的状态潜伏。HSV-1潜伏于三叉神经节和颈上神经节，HSV-2潜伏于骶神经节。潜伏的单纯疱疹病毒不复制，对抗病毒药物不敏感。

（3）复发感染：潜伏状态下的单纯疱疹病毒可因机体细胞免疫功能下降而被激活，沿神经纤维轴索下行到末梢，感染邻近黏膜或皮肤细胞。由于存在免疫记忆，因此复发感染的病程短、组织损伤轻，感染更为局限化。

2. 所致的疾病

（1）与HSV-1感染有关的主要疾病：具体如下。

1）龈口炎：属儿童原发感染，以发热、口腔内水疱为主，多数为无症状的原发感染。

2）口唇疱疹：多为复发感染，常见于口唇、鼻腔黏膜皮肤交界处的成群水疱。

3）角膜结膜炎：以角膜溃疡为主，常伴结膜细胞损伤，严重复发可致瘢痕、失明。

4）脑炎和脑膜炎：原发和复发感染均可引起，会遗留神经系统后遗症，病死率较高。

（2）与HSV-2感染有关的主要疾病：具体如下。

1）生殖系统疱疹：男、女生殖道黏膜会出现疼痛性水疱，原发感染所致的损伤比复发感染更为严重和持久，可伴有发热和腹股沟淋巴结肿大。

2）新生儿疱疹：经产道获得，轻者仅有局部表现或无症状，重者可有全身症状或脑炎。

3）无菌性脑膜炎：表现轻微，后遗症极少见。

（二）免疫性

干扰素和NK细胞能限制原发感染的进展。迟发型超敏反应和细胞毒性T细胞能杀伤靶细胞而清除病毒。抗糖蛋白的中和抗体能阻断病毒在细胞间扩散及潜伏感染的发生，但因gC和gE/gI复合物可分别与补体C3b和抗体Fc段结合而降低体液免疫的抗病毒作用，故控制和消除单纯疱疹病毒感染主要依靠细胞免疫。

三、微生物学检查法

1. 细胞检查

刮取疱疹病损组织的基底部材料做涂片，用荧光素或酶标记抗体染色，检查细胞内有无病毒抗原。涂片也可经Wright或Giemsa染色后镜检，寻找核内包涵体及多核巨细胞。

2. 病毒核酸检测

用 PCR 技术检测标本中的病毒 DNA，快速、敏感而特异，尤其是脑脊液 PCR 扩增，被认为是诊断疱疹性脑炎的最佳手段。

3. 分离培养

分离培养是确诊单纯疱疹病毒感染的金标准，可收集水疱液、唾液或脑脊液等标本，接种于人胚肾等敏感细胞，成功率较高。

四、防治原则

无环鸟苷（阿昔洛韦）是一种核苷类似物，先被单纯疱疹病毒胸苷激酶磷酸化，再经细胞激酶磷酸化为三磷酸酯，最后被 HSV - DNA 聚合酶整合到子代病毒 DNA 链中，因其缺少核糖戊环而终止 DNA 链延伸。目前，无环鸟苷是治疗疱疹病毒感染的标准药物，疗效好且便宜，但对潜伏感染的病毒无效，也不能预防复发感染。

从无环鸟苷结构衍生出的一系列药物（如更昔洛韦、泛昔洛韦和喷昔洛韦等）均可用于疱疹病毒感染的治疗。

避免与患者直接接触可减少单纯疱疹病毒传播的风险。

目前尚无单纯疱疹病毒疫苗，糖蛋白亚单位疫苗和减毒活疫苗正在研发当中。

第二节　水痘 - 带状疱疹病毒

一、生物学性状

水痘 - 带状疱疹病毒（varicella-zoster virus，VZV）只有一个血清型，多数特性与单纯疱疹病毒相似。

二、致病性与免疫性

水痘 - 带状疱疹病毒是水痘和带状疱疹的病原体，由呼吸道传播，经病毒血症播散至皮肤。水痘为原发感染，带状疱疹为复发感染。

1. 原发感染

原发感染主要表现为儿童水痘。水痘 - 带状疱疹病毒可通过空气传播，传染性极强，透过呼吸道黏膜入血，进入肝、脾中进行复制，约 2 周后再次入血（第二次病毒血症），播散至全身皮肤，出现发热、斑丘疹、水疱疹。水疱液初期清澈，以后变得稍混，可发展为脓疱疹，数天后结痂。若无并发症，结痂脱落后不留瘢痕。

2. 复发感染

原发感染后，水痘 - 带状疱疹病毒可潜伏于颅神经节、脊髓背根神经节和自主神经节中，成年后，潜伏的水痘 - 带状疱疹病毒可被激活，沿感觉神经轴突到达胸、腹、面部皮肤，在细胞内增殖，引起水疱，可伴有剧痛。因疱疹沿感觉神经支配的皮肤分布，并可串联成带状，故称带状疱疹。

三、微生物学检查法

水痘－带状疱疹病毒感染主要依靠临床诊断，其微生物学检查法与无单纯疱疹病毒类似。

四、防治原则

水痘－带状疱疹病毒感染的治疗可选用阿昔洛韦等抗病毒药物，大剂量干扰素可限制疾病发展，缓解局部症状。接触传染源后，应及时注射高效价免疫球蛋白，对预防感染或减轻症状有一定效果，这种紧急免疫预防措施对免疫功能低下的儿童尤为重要，可接种水痘－带状疱疹病毒减毒活疫苗进行预防。

第三节　EB 病毒

1964 年，Michael A. Epstein 和 Yvonne Barr 在伯基特淋巴瘤细胞中发现了一种形态类似疱疹病毒但抗原性不同的新病毒，遂将其命名为 EB 病毒。

一、生物学性状

EB 病毒(Epstein-Barr virus)的形态结构与其他疱疹病毒相似，基因组为线状 dsDNA，全长约为 172kb，可编码 80 多种病毒蛋白，但在感染的细胞核内则以环状形式存在。

1. **增殖性感染表达的抗原**

B 细胞和鼻咽部上皮细胞表面有 EB 病毒受体(CD21/CR2/补体 C3d 受体)，病毒糖蛋白 gp350/gp220 与受体结合，导致感染。进入细胞后，EB 病毒基因组首先表达 ZEBRA蛋白，由该蛋白活化即刻早期基因，启动增殖性感染，导致细胞溶解。

(1)EB 病毒早期抗原(EA)：病毒的非结构蛋白，具有 DNA 聚合酶活性。出现 EB 病毒早期抗原，表示 EB 病毒复制活跃，是细胞进入溶解周期的信号。抗－EB 病毒早期抗原抗体出现于感染早期，鼻咽癌、伯基特淋巴瘤患者抗 EB 病毒早期抗原－R 抗体均为阳性。

(2)EB 病毒衣壳蛋白(VCA)：晚期合成的结构蛋白，存在于细胞质和细胞核中。VCA－IgM 出现早，消失快；VCA－IgG 出现晚，持续时间长。

(3)EB 病毒膜抗原(MA)：存在于细胞膜表面，是病毒包膜糖蛋白。MA－IgM 用作早期诊断，MA－IgG 长期存在。

2. **潜伏感染表达的抗原**

由于受到 T 细胞的免疫监视，EB 病毒可表现为潜伏感染。在潜伏过程中，感染细胞含有少量环状、质粒样 EB 病毒基因组，只允许部分病毒基因转录，维持潜伏状态。带有 EB 病毒基因组的 B 细胞可获得长期生长和增殖的能力，称为转化或永生化。当细胞分裂时，在细胞 DNA 聚合酶的作用下，引起 EB 病毒部分基因转录，选择性地表达 EB 病毒潜伏期抗原。

(1)EB 病毒核抗原(EBNA)：存在于感染的 B 细胞核内，为 DNA 结合蛋白。EBNA－1

有抑制提呈抗原能力，允许感染细胞逃避细胞毒性 T 细胞杀伤；EBNA－2 与细胞永生化有关。抗－EBNA 抗体出现在感染晚期。

（2）潜伏膜蛋白（LMP）：出现在 B 细胞表面。LPM－1 是一种致癌蛋白，能与抑癌蛋白肿瘤坏死因子受体相关因子（TRAF）相互作用，抑制细胞凋亡，引起 B 细胞转化；LPM－2 则可抑制潜伏病毒的激活。

二、致病性与免疫性

（一）致病性

1. 致病机制

成人中的 EB 病毒感染率超过 90%，主要通过唾液传播。病毒在口咽部上皮细胞增殖，然后感染局部淋巴组织中的 B 细胞，B 细胞入血，导致全身感染；活化的 B 细胞分泌特异性免疫球蛋白，同时 EB 病毒还是有丝分裂原，能激活 B 细胞产生异嗜性抗体；感染的 B 细胞刺激 T 细胞增殖，形成非典型淋巴细胞，使外周血中单核细胞明显增高。

EB 病毒基因表达的 BCRF－1（类似于 IL－10）能抑制 Th1 细胞，阻止 IFN－γ 释放和 T 细胞免疫应答，但能促进 B 细胞生长，B 细胞的持续增殖可诱发淋巴瘤。

2. 所致的相关疾病

（1）传染性单核细胞增多症：是急性全身淋巴细胞增生性疾病，原发感染中约半数表现为传染性单核细胞增多症；潜伏期约为 40 天，典型临床表现为发热、咽炎、颈部淋巴炎、脾肿大、肝功能紊乱和非典型淋巴细胞明显增多；病程常持续数周，预后良好。急性患者口腔黏膜上皮细胞内有大量病毒，唾液排毒可持续半年之久。

如果 EB 病毒感染免疫功能严重低下者（如先天性免疫缺陷综合征患者、器官移植者），则病死率较高。

（2）伯基特淋巴瘤：多发生在中非、巴布亚新几内亚、南美洲等某些热带地区，呈地方性流行，多见于 6 岁左右的儿童，好发于颌面部，属于恶性 B 细胞瘤。患者血清中都含有 EB 病毒抗体，其效价在 80% 以上，高于正常人，而且肿瘤组织中发现有 EB 病毒基因组。由此可知，EB 病毒感染与伯基特淋巴瘤密切相关。

（3）鼻咽癌：多发生在 40 岁以上的人群，我国华南各省是高发区。EB 病毒感染与鼻咽癌发生相关的主要依据包括：①所有病例癌组织中都含有 EB 病毒核抗原和潜伏膜蛋白，用 PCR 方法也能扩增出 EB 病毒基因组。②患者血清中有高效价抗－VCA 和抗－EA 的 IgG 及 IgM，且抗体升高常在肿瘤出现之前，经治疗后病情好转，抗体效价下降。

（二）免疫性

原发感染后，机体可产生特异性中和抗体和细胞免疫，首先出现抗－VCA 抗体和抗－MA 抗体，其后出现抗－EA 抗体，随着感染细胞溶解，抗－EBNA 抗体开始出现，机体得以恢复。抗体可阻止 EB 病毒再感染，但不能清除细胞内潜伏的 EB 病毒。体内潜伏的病毒与宿主保持相对平衡状态，这种持续感染可维持终生。

三、微生物学检查法

EB 病毒分离较难，故一般常用血清学方法检测患者血清中有无异嗜性抗体和多种抗－EB 病毒抗体（如抗－VCA 抗体、抗－EA 抗体），作为 EB 病毒感染的辅助诊断。此外，也可用核酸原位杂交试验或 PCR 方法检查标本中的病毒 DNA。

四、防治原则

EB 病毒感染目前尚无特效治疗，大多数的患者能够自愈。抗疱疹病毒药物虽可抑制 EB 病毒复制，但对缓解症状、促进康复帮助不大。EB 病毒在鼻咽癌发生中起重要作用，测定各种抗－EB 病毒抗体可早期诊断鼻咽癌。传染性单核细胞增多症患者可有脾肿大，应注意防止外伤或剧烈运动，以免发生脾破裂。

预防 EB 病毒感染的疫苗目前正在研制当中。

第四节　人巨细胞病毒

一、生物学性状

人巨细胞病毒（human cytomegalovirus，HCMV）即 HHV－5，其形态结构与单纯疱疹病毒相似，病毒颗粒直径为 120～200nm，dsDNA 基因组长 235kb，但宿主范围较窄，不能感染其他动物。人巨细胞病毒能感染各种实质细胞和结缔组织细胞，复制周期长，出现细胞病变需 2～6 周，表现为细胞肿胀、核变大，可形成巨细胞，核内和细胞质内均可见嗜酸性包涵体，特别是核内，可出现有晕的大包涵体，犹如猫头鹰眼（图 20－6）。

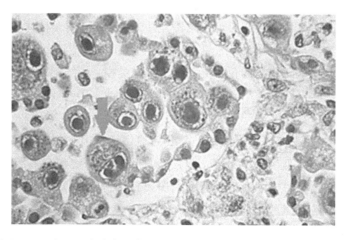

图 20－6　人巨细胞病毒感染人成纤维细胞后形成的包涵体（HE 染色）

二、致病性与免疫性

世界范围内，约 80% 以上的成人感染过人巨细胞病毒，绝大多数正常个体可长期带毒。病毒潜伏在唾液腺、乳腺、肾脏及其他腺体内，长期或间歇从尿、唾液、泪液、乳汁、精液、宫颈及阴道分泌物排出病毒。人巨细胞病毒的传染源为患者及隐性感染者，传染方式是人－人密切接触（如口－口传播或手－口传播），也包括垂直传播、性接触传播、输血和器官移植传播等方式。

1. 先天性和围产期感染

怀孕3个月内感染人巨细胞病毒，病毒可通过胎盘引起胎儿原发感染，出现死胎或先天性疾病。先天性感染率为0.5%～2.5%，其中5%～10%的新生儿可出现临床表现，如肝脾肿大、黄疸、溶血性贫血及神经系统损伤，即巨细胞病毒感染，会导致部分患儿出现耳聋、学习障碍和智力低下。

在妊娠期间，潜伏的人巨细胞病毒可被激活而从宫颈排毒，因此在分娩时，新生儿可经产道感染。此外，母乳喂养也能引起新生儿感染，但因有母亲抗体的保护作用而表现为隐性感染。感染的新生儿大约在8周后开始排毒，可持续数年。

2. 儿童和成人原发感染

儿童和成人原发感染通常呈隐性感染，多数可长期或间歇性排毒，表现为潜伏感染，潜伏部位多在唾液腺、乳腺、肾脏及其他腺体中。

少数感染者可出现症状，表现为单核细胞增多症样综合征，出现发热（长达2～3周）、乏力、颈部淋巴结炎、轻度肝炎和非典型单核细胞增多，但异嗜性抗体呈阴性。患者一般临床症状轻微，且并发症少见。

3. 免疫功能低下者感染

免疫功能低下者（如器官移植、艾滋病、白血病和淋巴瘤等患者）可引起严重的人巨细胞病毒感染。患者因免疫功能低下，除可引发原发感染外，亦可激活潜伏的病毒，发生肺炎、结肠炎和脑膜炎等致命感染。

虽然机体感染人巨细胞病毒后可产生特异性IgG、IgM、IgA抗体，但保护力弱，既不能阻止潜伏病毒激活，也不能完全阻断哺乳传播和宫内传播，只能使病情减轻。由此可见，对人巨细胞病毒感染的免疫更有赖于细胞免疫。

三、微生物学检查法

收集患者咽喉漱液、尿液等标本，离心后取沉渣涂片，进行吉姆萨染色，镜检，寻找巨细胞及包涵体，但阳性率不高，只用于辅助诊断。病毒分离因过于耗时，故亦不常用。PCR检测标本中病毒DNA可用于快速诊断。应用ELISA检测HCMV-IgM，可帮助诊断人巨细胞病毒的近期感染。由于IgM不能通过胎盘，若在新生儿血清中查出HCMV-IgM，则表示存在宫内感染。

四、防治原则

对于人巨细胞病毒感染，目前尚无疫苗用于预防，可用高效价抗人巨细胞病毒免疫球蛋白及更昔洛韦等药物治疗严重感染。

第五节 其他人类疱疹病毒

一、人疱疹病毒6型

人疱疹病毒6型(HHV-6)于1986年从淋巴细胞增生患者血液中分离得到,属于β疱疹病毒亚科,主要感染T淋巴细胞、单核细胞、B淋巴细胞等,是嗜淋巴细胞病毒。人疱疹病毒6型的基因组为dsDNA,长160~170kb,可编码80多种蛋白,与HHV-7、HHV-5基因组同源性分别高达46.6%~84.9%和41.0%~75.8%。依据抗原性不同,HHV-6又可分为HHV-6A和HHV-6B两个型,HHV-6B主要引起婴儿玫瑰疹,而HHV-6A的致病性尚不明确。HHV-6在人群中的感染十分普遍,至少60%以上儿童和成人血清HHV-6抗体为阳性,大多数成人唾液中含有病毒。HHV-6原发感染多无症状,少数婴幼儿感染可引起丘疹或玫瑰疹。

婴儿玫瑰疹是儿童的出疹性疾病,大多数表现为隐性感染,可自愈。如果是急性感染,一般经过4~7天后,可突发高热和上呼吸道症状,持续约4天后退热,在颈部和躯干会出现淡红色斑丘疹,维持24~48小时。此外,淋巴细胞增殖性疾病、器官移植等免疫功能低下者也可激活HHV-6,引起急性感染。细胞免疫能限制疾病的发展,促进机体的恢复。

HHV-6感染的实验室诊断和EB病毒、人巨细胞病毒相似,目前尚无疫苗用于预防。

二、人疱疹病毒7型

人疱疹病毒7型(HHV-7)于1990年从一名健康人体内分离得到。血清学和基因组分析均显示,HHV-7与HHV-6不同。在部分玫瑰疹患儿中,发现也存在HHV-7的感染,但其是否为玫瑰疹的病原体尚待证实。

HHV-7在人群中普遍易感,2~4岁儿童的抗体阳性率可达50%左右。HHV-7持续存在于唾液腺,亦可潜伏在外周血单个核细胞中,通过人与人的密切接触(主要是唾液)传播。

HHV-7的病毒学诊断与HHV-6相似,目前尚无有效的预防和治疗措施。

三、人疱疹病毒8型

1994年,人类从艾滋病患者的卡波西肉瘤活检组织中发现了HHV-8 DNA序列。人疱疹病毒8型(HHV-8)的基因组长165~170kb,呈双股线性排列,在细胞中以附加体形式存在,与EB病毒(HHV-4)同属于疱疹病毒γ亚科,基因同源性相当高。

HHV-8的基因组含有75个开放读框,可编码非结构蛋白和结构蛋白,分别参与病毒DNA复制和病毒颗粒组成。其中,HHV-8特有的基因有15个(用K表示)。由于剪接位点和/或起始位点不同,有些K基因编码不止一种蛋白质。K基因编码的蛋白不少是信号分子，有的甚至就是细胞同源蛋白基因，如白介素 - 6(IL - 6)和干扰素调节因子。此外，HHV - 8 基因组还编码许多非编码小 RNA(miRNA)。

性接触传播是 HHV - 8 传播的主要方式，在发达国家，主要为男 - 男同性恋；在发展中国家，则男、女两性均有发生。由于 HHV - 8 可在 B 淋巴细胞中增殖，因此可通过污染的血细胞传播病毒，而血浆则不能。HHV - 8 虽可感染 B 细胞，但并不引起免疫功能障碍。

潜伏感染是 HHV - 8 感染的默认形式，而非溶细胞形式。因 HHV - 8 的长期潜伏感染与卡波西肉瘤的形成密切相关，故 HHV - 8 亦被称为卡波西肉瘤相关疱疹病毒(KSHV)。

虽然 HHV - 8 能在 CD19$^+$B 细胞培养中生长，引起细胞溶解，亦可感染内皮细胞，但 HHV - 8 检测主要通过 PCR 扩增技术。

对于 HHV - 8 感染，可选用更昔洛韦进行治疗，目前尚无预防疫苗。

知识拓展

病毒感染与肿瘤

人类注意到病毒感染和肿瘤的关系可追溯到一百多年前。1911 年，美国病毒学家 Peyton Rous(1879—1970)发表论文，证实了注射无细胞滤液可以传染健康鸡，诱发鸡肉瘤。这个病毒后来被命名为 Rous 肉瘤病毒(一种 RNA 病毒，现属于逆转录病毒科甲逆转录病毒属)。此后，Peyton Rous 便专注于此研究，开辟了肿瘤病毒这一新领域，为后人陆续发现致人肿瘤病毒、逆转录酶与逆转录病毒、癌基因等重要医学成果奠定了基础，1966 年，Peyton Rous 被授予了诺贝尔生理学或医学奖。

统计数据显示，全球约 20% 的肿瘤可以找到病毒感染的源头，明确可由病毒致癌的有：引起宫颈癌、肛门与外阴皮肤癌的人乳头状瘤病毒(特别是高危的 HPV - 16 型和 HPV - 18 型，属于乳头状瘤病毒科)，引起伯基特淋巴瘤、(非)霍奇金淋巴瘤以及鼻咽癌的 EB 病毒(属于疱疹病毒科)，引起肝癌的乙型肝炎病毒(属于肝 DNA 病毒科)和丙型肝炎病毒(属于黄病毒科)，可致白血病的人类嗜 T 淋巴细胞病毒 1 型(HTLV - 1，属于逆转录病毒科)，可致卡波西肉瘤的人疱疹病毒 8(HHV - 8)，引起人皮肤内神经内分泌肉瘤的 Merkel 细胞多瘤病毒(属于多瘤病毒科)。

致瘤病毒的致癌机制非常复杂，简而言之，这些病毒感染宿主细胞后，可以把病毒核酸整合到细胞基因组中，直接转化细胞，使其具有了无限增殖的能力而发生癌变；或者通过反式激活方式激活其他基因而致癌。

鉴于病毒疫苗是有效控制病毒感染的重要手段，因此，接种病毒疫苗同样可以预防恶性肿瘤的发生，最有代表性的例子包括乙肝病毒疫苗和人乳头瘤病毒疫苗的使用显著降低了癌症的发生率。

小　结

人疱疹病毒有 8 种，分属 α、β 和 γ 3 个亚科。

疱疹病毒形态学：球形病毒，有包膜，包膜下是被膜和核衣壳。核衣壳呈二十面体立体对称。

疱疹病毒基因组：线性双股 DNA，长 125～245kb，有重复序列。

疱疹病毒感染后可呈现溶细胞感染、潜伏感染和复发感染。HSV－1 主要在上皮细胞中复制，在神经细胞中潜伏，病毒基因组在潜伏感染的神经元中以环状附件体形式存在，表达潜伏相关转录物（LAT）。

α 亚科（HSV－1 是原型病毒）病毒感染可引起单纯疱疹、水痘和带状疱疹。β 亚科（HCMV 是原型病毒）感染会导致死胎或先天性疾病，免疫功能低下者可发生致命性并发症。γ 亚科（EB 病毒是原型病毒）感染可引起传染性单核细胞增多症、恶性淋巴瘤和鼻咽癌等。

复习思考题

（1）疱疹病毒有哪些共同特性？

（2）疱疹病毒感染的特点是什么？其治疗药物有哪些？

（丁天兵　杨思琪）

第二十一章　逆转录病毒

知识导航

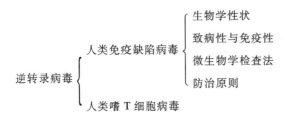

逆转录病毒
- 人类免疫缺陷病毒
  - 生物学性状
  - 致病性与免疫性
  - 微生物学检查法
  - 防治原则
- 人类嗜 T 细胞病毒

学习目标

知识与技能：

(1)能够描述人类免疫缺陷病毒的生物学性状、传染途径及防治原则。

(2)能够描述人类嗜 T 细胞病毒的生物学特点。

方法与过程：

通过学习人类免疫缺陷病毒的相关内容，充分认识到日后工作中采用正确科学的实验操作、防止职业暴露的重要性。

情感态度与价值观：

认识人类免疫缺陷病毒的特点及传播方式，正确对待艾滋病患者，消除歧视，并能关爱艾滋病患者。

第一节　人类免疫缺陷病毒

人类免疫缺陷病毒(human immunodeficiency virus，HIV)是引起获得性免疫缺陷综合征(AIDS)(简称艾滋病)的病原体。人类免疫缺陷病毒于 1983 年在美国首次被发现，感染后，可破坏人体免疫系统，引起致死性机会感染或恶性肿瘤，是全球重要的公共卫生问题之一。

一、生物学性状

1. 形态与结构

人类免疫缺陷病毒归属于逆转录病毒科（*Retroviridae*）慢病毒属（*Lentivirus*），有两个种（HIV-1 和 HIV-2）。病毒颗粒呈球形（图 21-1），直径为 100~120nm，有脂质包膜，包膜上镶嵌有 gp120 和 gp41 两种病毒糖蛋白刺突。包膜内的核衣壳核心呈圆柱形，内含两条相同的单股正链 RNA 基因组及包裹 RNA 的核衣壳蛋白（p7）和衣壳蛋白（p24），并携带有逆转录酶、整合酶和蛋白酶。包膜与圆柱形核心之间有一层基质蛋白（p17）。

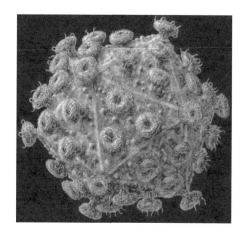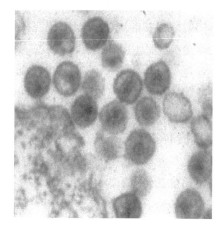

图 21-1 HIV 的形态模式图

2. 基因组结构与病毒蛋白

HIV-1 基因组长约 9.2kb，HIV-2 基因组长约 10.4kb，二者均由两条完全相同的单股正链 RNA 组成：HIV-1 的 5′端和 3′端各有一段长末端重复序列（LTR），包含启动子、增强子以及其他与转录调控因子结合的序列；中间为病毒蛋白编码序列，*gag* 基因编码基质蛋白、衣壳蛋白和核衣壳蛋白，*pol* 基因编码逆转录酶、蛋白酶以及整合酶，*env* 基因编码跨膜糖蛋白刺突 gp120 和 gp41。此外，正链 RNA 经过不同剪接方式，表达多个病毒复制调控蛋白和辅助蛋白（如 Vif、Vpr、Vpu、Tat、Rev 和 Nef 等）。

3. 包膜

包膜糖蛋白 gp120 和 gp41 形成三聚体，镶嵌在包膜表面。gp120 与易感细胞表面受体（CD4）结合，决定了病毒的组织亲嗜性，同时也带有中和表位而被诱导的中和抗体所识别，但在慢性感染中，gp120 极易变异，有利于逃脱中和抗体的免疫清除。gp120 包含若干序列恒定区和可变区，CD4 结合域位于恒定区，可变区则暴露给辅助受体（如巨噬细胞上的 CCR5 和 T 淋巴细胞上的 CXCR4），然后由 gp41 介导病毒包膜与宿主细胞膜的融合，病毒方能进入易感细胞。辅助受体基因缺失或突变可以避免 HIV 感染或延缓疾病进程。

4. 病毒复制与培养特性

如前所述，gp120 先后与 CD4 和辅助受体结合，然后经 pg41 介导包膜与易感细胞膜融合，病毒核衣壳进入细胞质；在细胞质内脱壳，并释放出基因组 RNA(+)，在病毒逆转录酶的催化下，逆转录成互补负链 DNA(cDNA)，形成 RNA - DNA 复制中间体；中间体的 RNA 被 RNA 酶 H 水解，再合成互补正链 DNA，形成双链 DNA(dsDNA)。最后，dsDNA 进入细胞核，在病毒整合酶作用下整合入细胞染色体中，成为前病毒而进入潜伏状态。

当感染细胞染色体转录时，前病毒亦同时活化，在细胞 RNA 聚合酶催化下，以病毒 DNA 为模板转录成 mRNA，经过细胞正常剪接拼接以及加帽、加尾，形成表达病毒结构蛋白和非结构蛋白的 mRNA 或子代病毒基因组 RNA(+)。子代基因组 RNA(+)与病毒蛋白装配成核心颗粒，经出芽获得包膜，从而组装成完整的子代病毒。

人类免疫缺陷病毒仅感染人的 CD4$^+$ T 细胞和巨噬细胞。实验室常用正常人 T 细胞或感染者自身分离出的 T 细胞经植物血凝素(PHA)或 IL - 2 刺激后培养 1～2 周，在培养上清液中检出 p24 或逆转录酶，即可判定分离成功。此外，也可用成人淋巴细胞白血病患者的 T 细胞来分离培养病毒。

5. 抵抗力

人类免疫缺陷病毒对理化因素抵抗力较弱，对热很敏感，56℃ 30 分钟即可被灭活，使用化学消毒剂(如 0.5% 次氯酸钠、10% 漂白粉、50% 乙醇、35% 异丙醇、0.3% H_2O_2、5% 来苏等)处理 10 分钟亦可完全被灭活。

二、致病性与免疫性

1. 传染源和传播途径

人类免疫缺陷病毒感染者和艾滋病患者是艾滋病唯一的传染源，由于病毒可存在于血液、精液、阴道分泌物、乳汁、唾液、脑脊液、骨髓以及中枢神经组织中，因此可以通过血液(包括器官移植、人工授精以及被病毒污染的注射器和针头)和母婴垂直传播。

人群普遍对人类免疫缺陷病毒易感，15～50 岁发病者约占 80%，男 - 男同性恋者、静脉注射成瘾者、性乱者以及反复接受输血(血液制品)者是人类免疫缺陷病毒感染的高危人群。

2. 临床表现

人类免疫缺陷病毒主要侵犯人体免疫系统，即 CD4$^+$ T 淋巴细胞、巨噬细胞和树突状细胞等，主要表现为 CD4$^+$ T 淋巴细胞数量不断减少，导致整个免疫功能崩溃，引起各种机会性感染和肿瘤的发生，最终导致死亡。

人类免疫缺陷病毒感染包括原发感染急性期、潜伏期、艾滋病相关综合征及典型的艾滋病共 4 个阶段。

(1)原发感染急性期：病毒感染机体后大量复制，引起病毒血症，此时可从血液、脑脊液及骨髓中分离到病毒，血清中可查到 HIV 抗原 p24，临床可出现发热、咽炎、淋巴结肿大、皮肤斑丘疹和黏膜溃疡等表现,持续 1~2 周后进入无症状潜伏期。

（2）潜伏期：此期可长达 6 个月至 10 年或更长。在此期间,感染者可以无任何临床症状,或症状轻微,$CD4^+$ T 细胞数量通常以每年 $25~60/\mu L$ 的稳定速率持续下降。

（3）艾滋病相关综合征：随着病毒的大量复制,造成机体免疫系统进行性损伤,出现各种临床症候,如低热、盗汗、全身倦怠、体重下降、慢性腹泻及全身持续性淋巴结肿大、进行性淋巴结病等,并逐渐加重。

（4）典型艾滋病：此期患者血中病毒载量高,$CD4^+$ T 细胞明显下降($<200/\mu L$),抵抗力低下,并可合并各种机会性感染和恶性肿瘤,如真菌(白假丝酵母菌、卡氏肺孢子菌)、细菌(鸟型分枝杆菌)、病毒(巨细胞病毒、人类疱疹病毒 8 型、EB 病毒)、原虫(弓形虫)等感染；部分患者可并发肿瘤,如卡波西肉瘤、恶性淋巴瘤、肛门癌、宫颈癌等；还有一些患者可出现神经系统疾患(如 AIDS 痴呆综合征等)。未经治疗者,通常在临床症状出现后 2 年内死亡。

三、微生物学检查法

1. 检测抗病毒抗体

常用 ELISA、胶乳凝集试验常规初筛 HIV 抗体阳性患者,再用蛋白质印迹法、免疫荧光染色法检测抗衣壳蛋白(p24)抗体和抗糖蛋白(gpl20、gp41)抗体,予以确认。

2. 检测病毒抗原

HIV 抗原检测一般用 ELISA 检测 p24 抗原。p24 抗原在感染早期(2~3 周)即可检到,故常用于早期辅助诊断,特别是抗 - HIV 抗体不确定或窗口期的辅助诊断。

3. 检测核酸

常用定量 RT - PCR 测定血浆中病毒 RNA 拷贝数(病毒载量),可判断 HIV 感染、疾病进展情况和评价抗病毒的治疗效果。应用核酸探针检测整合在细胞中的前病毒 DNA 片段,可确定细胞中潜伏感染的 HIV。

临床诊断时,很少进行 HIV 分离。

四、防治原则

对于艾滋病,目前尚没有可用的 HIV 疫苗进行预防。一般性预防措施包括：①普及卫生常识,提高防控意识；②严格筛查献血员、器官捐献者等；③禁止共用注射器及针头、牙刷和剃须刀等；④提倡安全性生活；⑤对于 HIV 抗体阳性的妇女,应避免怀孕或避免母乳喂养等。

目前,治疗 HIV 感染以联用多种抗 HIV 药物疗法为主,称为高效抗逆转录病毒治疗(HAART),即所谓的"鸡尾酒"疗法。治疗艾滋病,使用的药物有以下几类。①逆转录酶抑制剂：包括核苷类逆转录酶抑制剂(如齐多夫定、拉米夫定、阿巴卡韦和替诺福韦等)和非核苷类逆转录酶抑制剂(如奈韦拉平、依非韦伦等)；②病毒蛋白酶抑制剂(如利托那韦、洛匹那韦和替拉那韦等)；③病毒入胞抑制剂：包括融合抑制剂(重组可溶性 CD4 分子)和 CCR5 拮抗剂；④整合酶抑制剂(如拉替拉韦)；⑤免疫调节剂(如

IFN-γ、IL-2 和胸腺素等)。目前使用的鸡尾酒疗法常联合交替使用 2 种核苷类逆转录酶抑制剂和 1 种非核苷类逆转录酶抑制剂或蛋白酶抑制剂,可有效减少血液中的病毒载量、减轻症状并延长生命。

第二节　人类嗜 T 细胞病毒

人类嗜 T 细胞病毒(HTLV)是 20 世纪 70 年代后期发现的第一个人类逆转录病毒,有 HTLV-1 型和 HTLV-2 型之分,分别是引起 T 细胞白血病(ATL)和毛细胞白血病的病原体,属逆转录病毒科 RNA 肿瘤病毒亚科 δ 逆转录病毒属。人类嗜 T 细胞病毒的形态、结构与基因组等生物学性状与 HIV 相似。

HTLV-1 的传染源是 T 细胞白血病患者和 HTLV-1 感染者,主要通过输血、注射或性接触等途径传播,也可经胎盘、产道或哺乳等垂直传播。HTLV-1 主要感染 $CD4^+$ T 细胞,感染后常无症状,经过长期潜伏,有 1/20 的感染者可发生急性或慢性成人 T 细胞白血病,主要表现为白细胞增高、全身淋巴结肿大、肝脾肿大、皮肤损伤及高钙血症。

目前认为,HTLV-1 诱发 T 淋巴细胞白血病的机制与病毒的调节蛋白(Tax 蛋白)有关。Tax 蛋白能反式激活多种细胞因子基因,间接促进 T 细胞的异常增殖。此外,前病毒 DNA 整合导致染色体畸变,也可引起细胞转化。

HTLV-1 感染人体后,机体可产生特异性体液和细胞免疫。细胞免疫可杀伤病毒感染的靶细胞,但抗体出现后病毒抗原表达减少,会影响细胞免疫清除感染的靶细胞。

人类嗜 T 细胞病毒感染的实验室诊断主要依靠病毒特异性抗体的检测,亦可检测病毒抗原或病毒基因组,很少做病毒的分离鉴定。核酸杂交检出肿瘤细胞中 HTLV-1 前病毒序列是确定患者感染人类嗜 T 细胞病毒的金标准,RT-PCR 的敏感性较核酸杂交更高。

知识拓展

HIV 的来源

1981 年 6 月,美国疾控中心首次报告了 5 例青年男性同性恋者感染了罕见的卡氏肺孢子虫肺炎,发现其后天免疫功能严重低下,因此将其命名为获得性免疫缺陷综合征(AIDS)。1983 年,法国 Françoise Barré-Sinoussi 等人分离出了艾滋病的病原体——人类免疫缺陷病毒(HIV),并因此获得了 2008 年诺贝尔生理学或医学奖。迄今为止,全世界已有约 7000 万人感染了 HIV,死亡了 3500 万人,成为全球关注的重大公共卫生事件之一。在众多艾滋病研究领域中,HIV 从何而来始终是困扰人们的一个重要问题。

大部分科学家相信 HIV 来源于动物,因为早在 1991 年就发现在赤道非洲西部的类人猿(如黑猩猩和大猩猩等)体内存在一种类似 HIV 基因组的慢病毒,被命名为猿猴免疫缺陷病毒(SIV),但一直认为其感染对类人猿无害。直到 2009 年,一个研究小组通过长时间观察,终于发现 SIV 事实上是可以在动物身上引起类似艾滋病的疾病,感染

SIV 的黑猩猩的死亡率比未感染的黑猩猩高出 10～16 倍。当地民众猎杀、屠宰和食用黑猩猩肉的习惯可能将 SIV 传播给人类（时间大约是在 19 世纪末或 20 世纪初），SIV 在人群中逐渐演化，最后演变为 HIV。

为了验证上述假说，科学家比较了全球流行的 HIV‐1M 组毒株基因组序列，推算出 SIV 大约在 1884—1924 年出现在非洲中部和西部，20 世纪 50 年代末开始在这些地区传播，然后在 60 年代中期进化为 HIV‐1M 组 B 亚型毒株，并从非洲传播到北美加勒比海北部的海地，并在此经过基因重组，获得了该亚型特有的病毒特征。在 1969—1972 年间的某个时候，该毒株从海地迁移到了美国，在美国境内传播了大约 10 年，才出现了上述报道的艾滋病病例。由于 HIV 源自 SIV，因此艾滋病目前也被认为是一种人畜共患病，也可能还存在其他脊椎动物体内的感染。

1988 年，世界卫生组织将每年的 12 月 1 日定为"世界艾滋病日"。

小　结

人类免疫缺陷病毒是艾滋病的病原体，其病毒颗粒呈球形，有包膜。HIV‐1 基因组长约 9.2kb，HIV‐2 基因组长约 10.4kb，二者均由两条完全相同的单股正链 RNA 组成，有 *gag*、*pol*、*env* 3 个结构基因和 *Vif*、*Vpr*、*Vpu*、*Tat*、*Rev*、*Nef* 6 个调控基因。人类免疫缺陷病毒的复制是一个特殊而复杂的过程。人类免疫缺陷病毒具有高度变异性，对理化因素抵抗力弱。

人类免疫缺陷病毒主要是通过输血、注射、性接触、母婴垂直传播的途径传播，主要侵犯人体免疫系统，特别是 CD4$^+$T 淋巴细胞，主要表现为 CD4$^+$T 淋巴细胞数量不断减少，引起各种机会性感染和肿瘤的发生，最终导致死亡。人类免疫缺陷病毒感染包括原发感染急性期、潜伏期、艾滋病相关综合征及典型的艾滋病共 4 个阶段。

人类免疫缺陷病毒的微生物学检查方法有检测抗病毒抗体、检测病毒抗原、检测核酸，其中免疫印迹法检测抗体为感染人类免疫缺陷病毒的确诊试验。目前尚没有可用的人类免疫缺陷病毒疫苗用于疾病预防，治疗人类免疫缺陷病毒感染以联用多种抗人类免疫缺陷病毒药物疗法为主。

人类嗜 T 细胞病毒属于逆转录病毒科 RNA 肿瘤病毒亚科 δ 逆转录病毒属，主要通过输血、注射或性接触等途径传播，也可经胎盘、产道或哺乳等方式垂直传播。人类嗜 T 细胞病毒的形态、结构和基因组等生物学性状与人类免疫缺陷病毒相似，有 HTLV‐1 型和 HTLV‐2 型两种，主要感染 CD4$^+$T 淋巴细胞，导致 T 淋巴细胞白血病。核酸杂交检出肿瘤细胞中的 HTLV‐1 前病毒序列是确诊患者感染人类嗜 T 细胞病毒的金标准。

复习思考题

（1）在日后工作中若遇到艾滋病患者，你应该如何做？

（2）逆转录病毒引起的常见疾病有哪些？它们是通过何种方式进行传播的？

（3）人类免疫缺陷病毒与人类嗜 T 细胞病毒有何不同？说明其原因。

（刘利兵　袁敏丽）

第二十二章　其他病毒及朊粒

········· 知识导航 ·········

其他病毒 { 狂犬病病毒
人乳头瘤病毒
细小病毒
朊粒

········· 学习目标 ·········

知识与技能：

（1）能正确阐述狂犬病病毒、人乳头瘤病毒、人类细小病毒、朊粒的生物学特性。

（2）能用自己的语言描述出狂犬病病毒、人乳头瘤病毒、人类细小病毒、朊粒的致病性、免疫性及防治原则。

方法与过程：

通过收集资料、案例分析等方式，清晰认识狂犬病病毒、人乳头瘤病毒、人类细小病毒、朊粒的生物学特性。

情感态度与价值观：

能意识到狂犬病防治的重要性以及上述病毒的危害性。

第一节　狂犬病病毒

狂犬病病毒（rabies virus）为弹状病毒科狂犬病毒属的一种嗜神经病毒，是狂犬病的病原体。狂犬病是一种人畜共患病，病毒主要在野生动物及家畜中传播，人因被病畜或带毒动物咬伤而受感染。

一、生物学性状

狂犬病病毒的形态似子弹，一端钝圆，另一端扁平，平均大小约为 $75\,\text{nm} \times 180\,\text{nm}$；

有包膜，包膜上有糖蛋白刺突；核衣壳由 N、M 和 L 螺旋对称排列而成，包裹着病毒基因组 RNA。病毒基因组为不分节段的单股负链 RNA，长约 12kb，从 3′端到 5′端依次为先导序列、编码区、非编码区。编码区可编码 5 种蛋白，其中 N 为保护病毒 RNA 的核蛋白；M1、M2 是构成衣壳和被膜的基质蛋白；G 是包膜糖蛋白刺突，与病毒的感染性与血凝活性有关；L 为 RNA 依赖的 RNA 聚合酶。

病毒的动物宿主范围较为广泛，对神经组织具有较强的亲嗜性，在易感动物或人的中枢神经细胞中增殖，可在细胞质中形成圆形或椭圆形嗜酸性包涵体，称为内氏小体（Negri body），又称内基小体，具有诊断价值。

狂犬病病毒的抗原性稳定，抵抗力也不强，对热敏感，60℃ 30 分钟即可被灭活，紫外线、干燥等可迅速降低病毒活力。此外，狂犬病病毒易被强酸、强碱、甲醛、碘、乙酸等灭活，肥皂水、离子型或非离子型去垢剂也可使病毒包膜溶解而失活。

二、致病性与免疫性

狂犬病是人畜共患病，可以在多种家畜或宠物（如狗、猫等）以及野生动物（如狼、狐狸等）中自然感染与传播。狂犬病的主要传染源是狂犬，人患狂犬病主要是被患病动物咬伤所致，而破损皮肤、黏膜接触含病毒材料也可感染。人被患病动物咬伤后，病毒随唾液经伤口进入体内，识别乙酰胆碱受体进入肌肉细胞中增殖，然后通过神经肌肉接头进入神经末梢，沿神经细胞轴突上行至中枢神经系统，在灰质神经细胞内继续增殖，引起中枢神经细胞损伤；同时，病毒沿大脑传出神经扩散到周围神经，侵入各器官与组织（尤以唾液腺、嗅神经上皮等处病毒最多）。在发病前数日，病毒从脑内和脊髓沿传出神经进入唾液腺内增殖，不断随唾液排出。狂犬病的潜伏期一般为 1～3 个月，也有短至 1 周或长达数年的，潜伏期的长短取决于咬伤部位与头部距离的远近，伤口的大小、深浅以及侵入病毒的数量。

人发病时的早期症状有不安、头痛、发热、流涎，侵入部位有刺痛感。由于迷走、舌咽及舌下神经核受损，因此患者可表现为极度兴奋、狂躁不安、脉速、出汗、多泪、瞳孔放大。因患者吞咽肌与呼吸肌痉挛，见水或其他轻微刺激可引起痉挛发作，故又名"恐水症"。发病最后，患者因麻痹、昏迷、呼吸及循环衰竭而死亡，病程为 5～7 天，死亡率几乎达 100%。

病毒包膜糖蛋白和核蛋白分别含有中和表位和 T 细胞表位，可诱导机体产生免疫应答。中和抗体对游离的狂犬病病毒感染有中和保护作用，但一旦病毒侵入神经细胞，则中和抗体的中和保护作用会无效。

三、微生物学检查法

根据患者的典型临床表现和被动物咬伤史，即可初步诊断为狂犬病；但处于发病早期或咬伤不明确的可疑患者，应及时进行微生物学检查。

将咬人的狗捕获，隔离观察 10～14 天，若不发病，则可认为未患狂犬病；若观察期间发病，则将其处死，取脑海马回部位做病理切片，检查包涵体，或用荧光标记抗狂犬病病毒血清染色，检查抗原，同时做组织切片，检查内基小体。

患者可取唾液，用免疫荧光法检测病毒抗原；若患者死亡，可取死者脑组织做RT－PCR，扩增狂犬病病毒基因组，可确定感染毒株。

四、防治原则

目前，尚无特异性治疗狂犬病的方法，故预防是控制狂犬病的关键。通过对犬等动物进行疫苗接种、严格管理及捕杀野犬等措施，可有效地降低狂犬病的发病率。人被可疑动物咬伤后，应立即对伤口进行处理：可用3%～5%肥皂水或0.1%新洁尔灭和清水充分清洗伤口；对于较深的伤口，应对伤口深部进行灌流清洗，再用75%乙醇或碘伏涂擦消毒；同时，可考虑注射抗狂犬病病毒马血清进行紧急被动免疫（被动免疫时，需预先进行血清过敏皮试）。

鉴于狂犬病病毒感染后的潜伏期较长，及时接种狂犬病疫苗仍可有效防止狂犬病的发生。目前，所用疫苗为人二倍体细胞培养的灭活疫苗，分别于伤后第0天、3天、7天、14天和28天进行肌内注射（三角肌或大腿前侧肌肉），全程免疫后，可在7～10天获得中和抗体，可保证1年左右的有效免疫力。

第二节　人乳头瘤病毒

一、生物学性状

人乳头瘤病毒（human papilloma virus，HPV）属乳多空病毒科乳头瘤病毒属，主要侵犯人的皮肤和黏膜，导致不同程度的增生性病变，引起良性疣和纤维乳头瘤，某些型别可引起组织癌变。

人乳头瘤病毒的衣壳呈二十面体立体对称，含72个壳微粒，无包膜，直径为45～55nm。病毒基因组是一个超螺旋闭合双链环状DNA，长约7.9kb，按功能分为早期（E）区、晚期（L）区和非编码区（NCR）3个区域。E区分为E1～E7开放读框，主要编码与病毒复制、转录、调控和细胞转化（E6和E7）有关的蛋白；L区分L1和L2，分别编码主要和次要衣壳蛋白；另外，L1和L2蛋白具有自组装特性，在真核细胞内可组装成病毒样颗粒（VLP），但不包裹病毒核酸，病毒样颗粒空间构象及抗原性与天然人乳头瘤病毒相似，可诱发机体产生中和抗体；NCR也称长控制区（LCR）或上游调节区（URR），是E区与L区之间6.4～100.0bp的DNA片段，负责复制的调控。

依据HPV DNA序列差异，核苷酸同源性少于50%定为新的型别，至今已鉴定出100多个型别的人乳头瘤病毒，每一型别都与体内特定感染部位和病变有关。人乳头瘤病毒各型之间有共同抗原，即属特异性抗原，存在于L1蛋白，与牛乳头病毒（BPV）有交叉反应；L2蛋白为型特异性抗原，各型间不发生交叉反应。

人乳头瘤病毒只感染人的皮肤和黏膜细胞，常规的细胞培养迄今没有成功，也不能感染动物。病毒DNA复制主要发生在表皮的棘层和颗粒层，诱导表皮增厚，伴有棘层增生和表皮角化，形成乳头状瘤（亦称疣）。如果人乳头瘤病毒感染宫颈或阴道上皮细胞，在细胞核内增殖，细胞核扩大、深染，细胞核周围有一圈不着色的空晕，此种病变细胞称为空泡细胞。

二、致病性与免疫性

人类是人乳头瘤病毒唯一的自然宿主。皮肤、黏膜各种原因形成的小损伤，均可为人乳头瘤病毒的感染创造条件。病毒主要通过直接接触（包括性接触）或间接接触进行传播。生殖道患有人乳头瘤病毒感染的母亲，在分娩过程中可通过母婴垂直传播引起新生儿感染。病毒在侵入人体后，仅停留于感染部位的皮肤和黏膜中，不产生病毒血症。

根据感染部位的不同，人乳头瘤病毒可分为嗜皮肤性和嗜黏膜性两大类。嗜皮肤性人乳头瘤病毒（如 1~4 型、7 型、10 型等）主要引起各种类型的皮肤疣，如寻常疣、扁平疣、屠夫疣和疣状表皮增生异常等，多属于自限性和一过性皮损，5 年自然清除率可达 90%。嗜黏膜性人乳头瘤病毒主要感染生殖道和呼吸道的黏膜，引起生殖道尖锐湿疣、儿童咽喉乳头瘤（如 6 型、11 型等）以及宫颈癌（如 16 型、18 型、31 型、33 型、35 型、45 型和 56 型等）。

人乳头瘤病毒感染人体后，机体可以产生特异性抗体，但该抗体没有保护作用。在退化的疣组织周围，存在着大量的单核细胞、$CD4^+$ T 细胞和 $CD8^+$ T 细胞浸润，说明人乳头瘤病毒感染可激发机体的细胞免疫反应。

三、微生物学检查法

1. 染色镜检

将疣状物做组织切片，或将生殖道局部黏膜涂片，用帕尼科拉染剂染色后，在光镜下查见特征性空泡细胞或角化不良细胞以及角化过度细胞，即可初步诊断为人乳头瘤病毒感染。

2. 检测 HPV DNA

根据不同标本，采用点杂交或原位杂交检测 HPV DNA；亦可用 PCR 检查宫颈拭子或组织中的病毒 DNA，具有敏感、特异及可直接分型等优点。

3. 血清学试验

应用重组技术表达 HPV L1 和 L2 的 VLP 抗原，免疫动物制备免疫血清或单克隆抗体检测组织中的 HPV 抗原；或者设计 VLP - ELISA，检测患者血清中的 IgG 抗体。

四、防治原则

对于寻常疣和尖锐湿疣，可在局部使用药物治疗，或采用液氮冷冻、电灼、激光、手术等疗法去除。

目前，已有多款 HPV VLP 疫苗上市，对宫颈癌和生殖器疣有较好的预防效果（表22-1）。

表 22 -1 已经上市的人乳头瘤病毒疫苗

疫苗类型	二价疫苗	四价疫苗	九价疫苗
预防 HPV 型别	高危型：16 型、18 型	高危型：16 型、18 型 低危型：6 型、11 型	高危型：16 型、18 型、31 型、33 型、45 型、52 型、58 型 低危型：6 型、11 型
接种对象	9 ~ 45 岁女性	20 ~ 45 岁女性	16 ~ 26 岁女性
预防效果	70% 的宫颈癌，65% 的阴道癌，85% 的肛门癌	70% 的宫颈癌，65% 的阴道癌，85% 的肛门癌，90% 的尖锐湿疣	90% 的宫颈癌，85% 的阴道癌，95% 的肛门癌，90% 的尖锐湿疣

第三节 细小病毒

细小病毒(*Parvovirus*)属于细小病毒科(*Parvoviridae*)，是一类单股 DNA 基因组、形态最小的 DNA 病毒。对人致病的细小 DNA 病毒只有细小病毒科红细胞病毒属的 B19 病毒。B19 病毒是传染性红斑的病原体。

一、生物学性状

人类细小病毒 B19 颗粒的直径约为 23nm，无包膜，对热和脂溶剂不敏感，56℃ 30 分钟仍可存活。病毒核衣壳呈二十面体立体对称，由两种衣壳蛋白 VP1（分子量为 83000，占 5%）和 VP2（分子量为 58000，占 95%）组成。病毒基因组为单股负链 DNA，长约 5.5kb，两个末端均含有回文序列，形成"发卡环"结构，可为细胞 DNA 聚合酶提供启动子代病毒基因组合成的双链引物。此外，B19 病毒有一个非结构蛋白 NS1，既可促进红系细胞的凋亡，也与感染后各种炎症以及自身免疫病的诱发和进展有关。

B19 病毒只能在有丝分裂活跃的细胞中复制，尤其对红系前体细胞（如骨髓细胞、胎肝红细胞等）有特殊亲嗜性。在与红细胞血型 P 抗原结合、内化后，病毒脱壳，裸露的基因组单链 DNA 进入细胞核，在宿主细胞的 DNA 聚合酶作用下补齐双链互补 DNA，作为转录和复制的模板。子代病毒在细胞核内组装，最后通过溶解宿主细胞释放。

B19 病毒抗原性稳定，只有一个血清型。

二、致病性与免疫性

人是 B19 病毒的天然宿主。B19 病毒没有动物传染源，主要通过呼吸道传播，亦可经胎盘和输血传播。人群对 B19 病毒普遍易感，其感染流行于世界各地，虽然 60 岁以上成人中抗 - B19 阳性率接近 90%，但临床疾病多发生于 5 岁以下儿童。

B19 病毒首先在鼻咽部或上呼吸道复制，然后通过病毒血症扩散到骨髓、血管内皮细胞和其他脏器。病毒溶解网织红细胞，大量入血，感染者可出现非特异性流感样症状（如低热、流涕、咽痛和肌肉疼痛等），同时病毒也会释放到口腔和呼吸道分泌物中，传染性很强；随后，机体产生的特异性抗体可与病毒形成抗原－抗体复合物，造成免疫病理损伤，出现皮疹和关节痛等自身免疫病症状，在低龄儿童，可表现为传染性红斑，即先在两侧脸颊出现玫瑰色斑疹（俗称"掌掴综合征"），然后是躯干与四肢的近心端相继出斑，1～2周内消退；部分病例在痊愈后约1个月，如遇温度改变、运动、情绪激动或阳光照射时，仍可能复发，但症状较轻。传染性红斑一般预后良好，没有并发症。如果是贫血者（如镰状细胞贫血、地中海贫血和球形红细胞增多症等）感染 B19 病毒，可出现短暂而严重的再生障碍性贫血（即"再障危象"），可危及患者生命。若孕妇感染 B19 病毒，则可垂直传播给胎儿，造成死胎、胎儿继发水肿和自发性流产等。成人（特别是女性）感染 B19 病毒，可表现为关节炎，主要涉及双侧手与脚的小关节，类似于类风湿关节炎。免疫功能低下者感染 B19 病毒后多呈慢性感染，出现慢性贫血、白细胞减少或血小板减少。感染 B19 病毒后，可诱导特异性 IgM 和 IgG 抗体，防止再感染。

三、微生物学检查法

通常依据临床表现，即可诊断传染性红斑。如果特别需要明确是否为 B19 感染，可行 ELISA 检测病毒特异性 IgM 和 IgG，或用 PCR 法检查血中的病毒 DNA。若为胎儿感染，可采集羊水进行 PCR 分析。

四、防治原则

目前尚无有效针对 B19 病毒的疫苗和特异性治法。含有细小病毒 B19 中和抗体的免疫球蛋白制品对免疫缺陷患者的慢性感染有改善作用。

第四节　朊　粒

朊粒（prion）的名称源自斯坦利布鲁希（Stanley Prusiner）的"蛋白质感染颗粒"假说，是绵羊瘙痒症的致病因子，因此最早曾被译为朊病毒，后经研究证实，其本质是一种空间构象错构的疏水糖蛋白，分子量为 27000～30000，由 253 个氨基酸残基构成，C 端通过磷脂酰肌醇锚定在细胞膜上，其编码基因 *PrP* 广泛存在于真菌、果蝇、线虫以及哺乳动物和人体内，而且同源性颇高。比如，人的 *PrP* 基因位于第 20 号染色体短臂，小鼠 *PrP* 基因位于第 2 号染色体，同源性可达 90% 左右。目前，朊粒的分类地位尚未确定。

正常情况下，*PrP* 基因在中枢神经细胞普遍表达，产生的细胞朊蛋白（PrP^C）分子构象以 α 螺旋为主，对蛋白酶 K 敏感，没有致病性，但确切的生理功能尚不清楚。具有致病作用的羊瘙痒病朊蛋白（PrP^{Sc}）一旦进入正常人体，便会诱发正常 PrP^C 构象转向以 β 折叠为主的 PrP^{Sc}，对蛋白酶 K 的作用变得不敏感，从而具有了致病性与传染性。因此，PrP^{Sc} 是 PrP^C 的同源异构体，氨基酸序列完全一致，根本差别仅在于它们空间构象上的差异。Stanley Prusiner 因其独特的"蛋白质感染颗粒"假说，拓展了病原体感染的新领域，从而于 1997 年获得了诺贝尔生理学或医学奖。

PrP^c 转变为 PrP^{sc} 后，可引起人和动物慢性退行性、致死性中枢神经系统疾病，大脑皮质和小脑会出现大量细密的空洞，因此称其为传染性海绵状脑病（TSE），如人的库鲁病、克－雅病、致死性家族失眠症（PrP 基因点突变）、Gerstmann － Straüsler － Scheinker 综合征、变异型克－雅病，以及动物的羊瘙痒病、牛海绵状脑病（即"疯牛病"）、猫海绵状脑病和传染性雪貂脑病等。

传染性海绵状脑病的共同特点包括：①潜伏期长，可达数年甚至数十年；②一旦发病，即呈慢性、进行性进展，多数患者会在 1～1.5 年内死亡；③患者以痴呆、共济失调、震颤等中枢神经系统症状为主要临床表现，病理学特征是大脑皮质神经细胞空泡变性、死亡，星形胶质细胞增生，大脑皮质疏松，呈海绵状，朊蛋白聚集、沉积，形成 β－淀粉样斑块；④脑组织中无任何炎症反应，机体也不产生任何免疫应答。

人类传染性海绵状脑病可分为传染性、遗传性和散发性 3 种类型，可通过消化道、血液、神经及医源性等多种途径传播。例如，疯牛病的病原体进入人消化道，可导致人类感染；输血、器官移植、手术器械污染等医源性途径，也可造成传染性海绵状脑病传播；致死性家族失眠症的病因是 PrP 基因 178 位天门冬氨酸点突变成天门冬酰胺（D178N），可归为遗传病。散发性朊粒性疾病的传播途径尚不明确。

朊粒性疾病的病原学确诊需要通过免疫学方法（如免疫印迹、ELISA 等）检测脑脊液中的 14－3－3 蛋白和 τ 蛋白，PCR 联合基因测序可诊断家族性病例。近年来出现的所谓"PrP^{sc} 扩增"技术，充分利用了 PrP^{sc} 持续诱导 PrP^c 构象变化的特性，可将体液或组织中的微量 PrP^{sc} 持续扩增，直到可被常规技术检出（如免疫印迹），有望进一步提高敏感性和特异性。目前，已投入使用的蛋白沉积物检测方法有蛋白质错误折叠循环扩增试验（PMCA）和实时震动诱导转换试验（RT－QuIC）。

目前尚没有针对朊粒性疾病的特异性治疗药物和疫苗。因此，朊粒性疾病的预防措施主要是切断传播途径，主要包括以下几个方面。①彻底灭活朊粒，阻断医源性传播，如彻底焚毁含病原因子的动物尸体和组织块等，将血液、体液及手术器械等污染物先用 100g/L 漂白粉溶液或 5% 次氯酸钠浸泡至少 2 小时，或用 1mol/L 氢氧化钠溶液处理 1 小时，然后再用高压蒸汽灭菌 2 小时以上；②严禁 TSE 患者及任何退行性中枢神经系统疾病患者捐献组织器官；③禁止用牛、羊等反刍动物的骨肉粉做成饲料喂养家畜；④禁止从有牛海绵状脑病疫情的国家进口活牛（包括胚胎）或者牛制品。

小 结

狂犬病病毒是一种嗜神经病毒，可引起人畜共患的狂犬病。狂犬病病毒主要在野生动物及家畜中传播。人狂犬病主要是被患病动物咬伤所致，或与患病动物密切接触有关。正确处理被咬伤口、接种疫苗和抗病毒血清是预防狂犬病的关键。

人乳头瘤病毒主要引起人类皮肤、黏膜的增生性病变（如各种皮肤疣），其中高危型（如 16 型、18 型等）感染可引起宫颈癌等恶性肿瘤，低危型（如 6 型、11 型等）可引起尖锐湿疣，是常见的性传播疾病的病原体。轻度皮肤疣可不处理，严重的皮损可用冷冻、激光、手术等方式进行治疗。目前已有数款多价人乳头瘤病毒疫苗上市，接种后可获得良好的预防效果。

人类细小病毒中的 B19 病毒属于细小病毒科红细胞病毒属成员，可引起传染性红斑、关节炎，严重贫血者感染 B19 病毒可致再障危象，孕妇感染 B19 病毒可致死胎、流产和胎儿水肿。目前尚无有效的 B19 病毒疫苗和特异性治疗方法。

朊粒是由正常宿主细胞基因编码、构象异常的朊蛋白，不含任何核酸成分，是人和动物传染性海绵状脑病的病原体。传染性海绵状脑病可分为传染性、遗传性和散发性 3 种临床类型，以进行性、退行性中枢神经系统病变为主要症状，患者多在发病后 1~1.5 年内死亡，目前尚无有效治疗药物和疫苗。

复习思考题

(1) 被狂犬咬伤后，伤口处理的原则是什么？

(2) 人乳头瘤病毒主要侵犯人体哪些部位？有何后果？

(3) 人类细小病毒引起的典型性疾病有哪些？对患有血液病、免疫受损病的人及妊娠妇女来说，人类细小病毒会造成何后果？

(4) 朊粒有何独特的生物学特点？

（白　宏　任　婷）

第二十三章　真菌学概述

知识导航

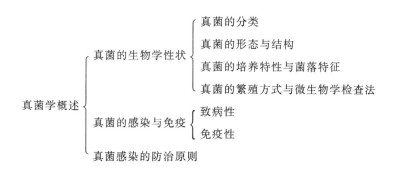

学习目标

知识与技能：

（1）能说出真菌的概念和形态结构，并能区分真菌与细菌。

（2）知晓真菌的致病性，并能说出其所致的临床常见疾病。

（3）学懂真菌的检查方法和防治原则，能够区分真菌感染和细菌感染，并能正确选择用药。

方法与过程：

学习真菌的生物学性状，理解真菌的防治原则。

情感态度与价值观：

明确抗真菌药物的临床应用。

第一节　真菌的生物学性状

真菌（fungus）是一类真核细胞型微生物，有典型的细胞核、细胞质、细胞膜和完整的细胞器（不含叶绿体），并由几丁质或纤维素构成的细胞壁包裹，亦无根、茎、叶的分化。真菌广泛分布于自然界，种类繁多，有10余万种，绝大多数对人体无害，有的甚至有益，如食用菌类；有的真菌还可用于生产抗生素和酿酒等。引起人类疾病的真菌有 300 余种，可引起感染性、中毒性及过敏等疾病，也与某些肿瘤的发生有关。近年来，真菌感染的发生率明显上升，与抗癌治疗、器官移植、艾滋病等导致免疫低下以及过度使用抗生素引起的菌群失调症有关，应引起足够重视。

一、真菌的分类

真菌按形态和结构可分为单细胞型真菌和多细胞型真菌两大类。单细胞型真菌的菌体呈球形或近似球形，又称酵母菌（yeast），对人致病的主要有新生隐球菌和白假丝酵母菌；多细胞型真菌又称霉菌，由菌丝和孢子组成。有些病原性真菌可因环境温度的改变而发生形态上的变化，被称为二相性真菌，如球孢子菌、组织胞浆菌、芽生菌和孢子丝菌等。这些真菌在体内或含蛋白培养基上经 37℃ 培养后呈酵母菌型，而在普通培养基上经 25℃ 培养后则呈丝状菌型。

致病性真菌按其侵犯部位和临床表现不同，可分为浅部感染真菌、深部感染真菌和产毒真菌三类。

二、真菌的形态与结构

真菌与细菌在大小、结构和化学组成方面有很大差异：真菌比细菌大几倍甚至几十倍，细胞器也比细菌的细胞器更完整、进化程度更高，主要差别在于细胞壁的组成与结构。真菌细胞壁约占菌体干重的 30%，主要成分是由己糖或氨基己糖构成的多糖基质，大多数真菌是几丁质（$\beta-1,4-N-$乙酰基葡萄糖构成的直链聚合物），少数是纤维素（$\beta-1,4-$葡萄糖构成的直链聚合物）和葡聚糖等，这些糖链相互交织成微纤维镶嵌在多糖基质中，厚度可达 200nm，强度较高，约占细胞壁总量的 75%；其余成分是糖蛋白（细胞壁外层）、脂类和无机盐等。不同种类的真菌之间多糖的数量和性质不同；同一真菌在不同生活时期，其细胞壁成分的比例和类型也会有变化。真菌细胞壁的结构模式如图 23 -1 所示。

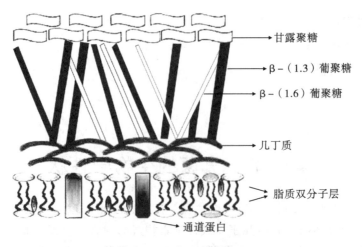

甘露聚糖

$\beta-$（1.3）葡聚糖

$\beta-$（1.6）葡聚糖

几丁质

脂质双分子层

通道蛋白

图 23 -1 真菌细胞壁模式图

由于细胞壁缺乏肽聚糖，因此真菌对青霉素、头孢菌素和万古霉素等作用于细胞壁的抗生素不敏感。

（一）单细胞型真菌

单细胞型真菌呈圆形或卵圆形，直径为 3~6μm，革兰氏染色呈阳性，着色不均匀。

（二）多细胞型真菌

多细胞型真菌又称丝状真菌或霉菌，由菌丝和孢子组成。菌丝和孢子的形态不同，是鉴别多细胞型真菌的重要标志。

1. 菌丝

多细胞型真菌的菌丝平均长 4~6μm，每个菌丝至少由 1 个真菌细胞组成，不是真菌的繁殖体。孢子从真菌细胞上长出嫩芽，形成芽管，逐渐延长呈丝状，即菌丝（hypha）。孢子的生长是借助菌丝顶端延伸细胞壁、充填细胞内含物而实现的。菌丝又可长出许多分支，交织成团，形成菌丝体（mycelium）。菌丝内部间隔一定距离，细胞壁横向合成，形成横隔（亦称隔膜），功能类似于细菌的中介体，从内部将细胞割裂，但横隔上有孔，允许各种颗粒与细胞器（如核糖体等）通过。于是，随着菌丝顶端不断延伸，横隔不断分隔细胞，真菌细胞便实现了分裂。菌丝特有的分叉现象，就是菌丝形成新的顶端或由生长中的顶端割裂的结果。因此，菌丝根据有无隔膜，分为有隔菌丝和无隔菌丝。菌丝还可根据功能分为营养菌丝、气生菌丝及生殖菌丝；营养菌丝可深入培养基中吸取营养物质；露出于培养基表面向空中生长的为气生菌丝，部分气生菌丝可产生不同形状、大小和颜色的孢子，称为生殖菌丝。

菌丝的形态有球拍状、结节状、螺旋状、鹿角状和梳状等（图 23-2）。

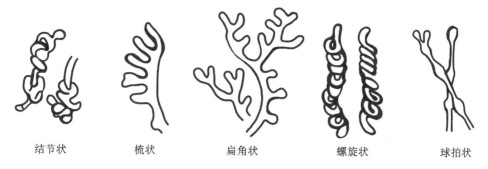

| 结节状 | 梳状 | 扁角状 | 螺旋状 | 球拍状 |

图 23-2　真菌菌丝的形态

2. 孢子

孢子（spore）是真菌的生殖结构，由生殖菌丝产生，一条菌丝可形成多个孢子。环境适宜时，每个孢子又可发芽，形成菌丝。与细菌的芽孢不同，真菌的孢子抵抗力不强，短时间加热即可将其杀灭。

真菌孢子分为无性孢子与有性孢子两类，病原性真菌多为无性孢子。

（1）无性孢子：根据形态，无性孢子大体可分为叶状孢子、分生孢子和孢子囊孢子 3 种。

1）叶状孢子：由菌丝细胞直接形成，有以下 3 种类型。①芽生孢子：通过出芽方式生成圆形或卵形的孢子。许多真菌可产生芽生孢子，常见的如白假丝酵母菌和新生隐球菌。一般芽生孢子长到正常大小即与母细胞脱离，若不脱离，则相互缠结，形成假菌丝。②厚壁孢子：菌丝内胞质浓缩、胞壁增厚而形成的孢子，可抵抗不利的环境，是真菌的一种休眠细胞，当环境适宜时，又可再发芽繁殖。③关节孢子：菌丝胞壁增厚，形成长方形节段，呈链状排列，在陈旧培养基中常见。

2）分生孢子：由生殖菌丝末端细胞分裂或收缩形成，也可以在菌丝侧面出芽形成，根据其大小、组成和细胞的多少，又可分以下两种。①大分生孢子：体积较大，由多个细胞组成，常呈梭状、棍棒状、梨状等。②小分生孢子：体积较小，一个孢子只有一个细胞，有球形、卵圆形、梨形及短棍棒状等（图 23 - 3）。

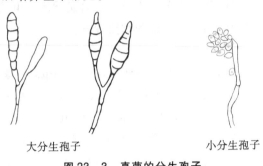

大分生孢子　　　　　　小分生孢子

图 23 - 3　真菌的分生孢子

3）孢子囊孢子：菌丝末端膨大成囊状，内含许多孢子，孢子成熟后破囊而出，如毛霉菌的孢子囊孢子。

（2）有性孢子：指真菌配子（生殖孢子）间通过接合后产生的孢子，有子囊孢子、接合孢子及担孢子（图 23 - 4）之分，绝大多数由非致病性真菌产生。

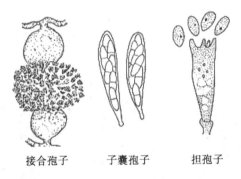

接合孢子　　　　子囊孢子　　　　担孢子

图 23 - 4　真菌的有性孢子

三、真菌的培养特性与菌落特征

（一）培养特性

真菌对营养要求不高，在一般培养基上即能生长，常用沙保弱葡聚糖琼脂培养基进行培养。此培养基成分简单，主要有蛋白胨、葡萄糖、氯化钠和琼脂，最适 pH 值为 4.0 ~ 6.0，最适温度为 22 ~ 28℃，但深部感染真菌最适温度为 37℃，还需较高的湿度和氧气。

多数病原性真菌生长缓慢，特别是皮肤癣菌，需培养 1 ~ 4 周。酵母型真菌生长较快，一般经 24 ~ 48 小时即可形成肉眼可见的菌落。

相比于细菌，真菌更加耐受干燥、低 pH 和高渗透压环境，因此更易造成水果、谷物、蔬菜和果酱等的腐败。

（二）菌落特征

真菌的菌落可呈现以下 3 种类型。

1. 酵母型菌落

酵母型真菌由母细胞以芽生方式繁殖子代，不产生菌丝，芽生的孢子成熟后，脱落形成独立的个体，如新生隐球菌。酵母型真菌的菌落与细菌的菌落相似。

2. 类酵母型菌落

类酵母型真菌仍以芽生方式繁殖，但芽生的孢子持续生长、延长，不与母细胞断裂分离，菌落外观上和酵母型菌落相似，镜下可见藕节状的假菌丝长入培养基内，如白假丝酵母菌的菌落。

3. 丝状型菌落

这是多细胞型真菌的菌落形式，由许多疏松菌丝体和孢子构成。菌落呈絮状、绒毛状或粉末状，菌落的正、背面可呈现各种不同的颜色。丝状菌落的这些特征常有助于真菌的鉴别。

真菌易发生变异，在人工培养基上反复传代培养，其形态、培养特性、毒力均可发生变异。

四、真菌的繁殖方式与微生物学检查法

（一）繁殖方式

作为进化早期的真核生物，真菌既保留有无性繁殖，又进化出了有性繁殖，但仍以菌丝和孢子的无性繁殖为主，因为无性繁殖具有简单、快速、产生子代多的优势，常见于人工培养。

1. 无性繁殖

无性繁殖的形式主要有以下 4 种。

（1）芽生：常见于酵母菌和酵母样菌等单细胞型真菌。芽生孢子从母细胞壁出芽，母细胞核分裂，核间从细胞壁生出横隔，子细胞从母体脱落成独立个体。

（2）裂殖：少数酵母菌经二分裂繁殖产生子细胞，如裂殖酵母。

（3）萌管：许多多细胞型真菌的孢子以萌管方式进行繁殖，芽管伸延后形成菌丝。

（4）隔殖：有些分生孢子在分生孢子梗的某一处形成隔膜，然后原生质浓缩成一个新的孢子。

2. 有性繁殖

真菌配子（有性孢子）经母细胞双倍体连续两次减数分裂形成单倍体，然后以接合方式完成配合（回复到双倍体），进入下一个生活周期。有性繁殖很少在人工培养基上看到。

（二）微生物学检查法

真菌感染的实验室诊断主要有以下 4 种方法。

1. 直接显微镜检查

取临床标本(如皮肤刮片、痰、肺活检材料以及血液、脑脊液等),用 10% KOH 处理后(溶解组织细胞),抗碱的真菌仍能保持菌体完整,因此可直接在光学显微镜下观察有无特征性的无性孢子、菌丝或酵母菌;此外,还可使用一些特殊的染色剂协助镜检组织中的真菌,如印度墨水、钙氟白荧光剂和乌洛托品银染剂等。

2. 真菌培养

将标本接种于沙保弱葡聚糖琼脂培养基上,浅部真菌的培养温度为 22~28℃,深部真菌的培养温度为 37℃,培养 1~4 周,可见真菌菌落。

菌丝体和孢子的形态学特征一般足以确定真菌的感染。

3. 核酸检测

PCR、DNA 指纹技术(如限制性片段长度多态性分析)、核酸杂交(原位杂交、斑点杂交等)以及特殊序列分析(如真菌核糖体大亚基、延长因子、细胞色素氧化酶亚基等基因)可用于真菌的快速鉴定和分型。

4. 血清学试验

检测患者血清或脑脊液中是否存在相应抗体,对全身性真菌感染(深部感染)的诊断有帮助,但对其他真菌感染的价值较小,故血清学试验一般仅作为真菌性疾病的辅助诊断方法。如能在脑脊液中检测到新生隐球菌的荚膜多糖抗原,对诊断新生隐球菌脑膜炎极有帮助。

第二节 真菌的感染与免疫

绝大多数真菌对人无害,少数致病性真菌侵入人体后,可引起真菌病、过敏反应及真菌毒素中毒,某些真菌毒素还与致癌有关。真菌感染后,人体固有免疫在抗感染中可起到一定的作用,同时机体也可产生特异性细胞免疫和体液免疫应答,但保护性不强。

一、致病性

一般而言,真菌的致病性较弱。除球孢子菌、芽生菌和组织胞浆菌等可引起原发感染外,真菌感染(特别是深部真菌感染)多由机体免疫功能(细胞免疫)显著下降所致。此外,某些真菌(如白假丝酵母菌、烟曲霉和黄曲霉)的细胞壁糖蛋白有内毒素样活性,在致病中有一定作用。

真菌感染有下列几种形式。

1. 致病性真菌感染

致病性真菌感染主要是由一些外源性真菌感染所致。浅部真菌(如皮肤癣菌)具有嗜角质性,产生的角蛋白酶可水解角蛋白,在皮肤局部大量繁殖后,通过机械刺激和代谢产物的作用,引起局部炎症和病变(癣病)。深部真菌感染后,能在吞噬细胞中生存、繁殖,不被杀死,引起慢性肉芽肿或组织溃疡、坏死。

2. 条件致病性真菌感染

条件致病性真菌感染主要由一些内源性真菌引起，如假丝酵母菌、曲霉菌和毛霉菌。这些真菌的致病性不强，只有在机体免疫力降低时发生，如肿瘤、糖尿病、免疫缺陷、长期应用广谱抗生素及皮质激素、放射治疗，或在应用导管、手术等过程中易继发感染。例如，导管、插管为真菌提供了侵入门户，真菌黏附在其上并不断增殖，可进入血液，并播散至全身。

3. 真菌超敏反应性疾病

某些敏感者吸入或食入某些菌丝或孢子时，可引起 I ～Ⅳ型的超敏反应，如荨麻疹、接触性皮炎、哮喘和癣菌疹等。

4. 真菌毒素中毒

粮食受潮霉变，当人体摄入真菌或其产生的毒素后，可引起急、慢性中毒，称为真菌中毒症。真菌中毒症的临床症状多样，因毒素而异，有的可引起肝、肾损害，有的可引起血液系统变化，有的会作用于神经系统，引起抽搐、昏迷等。

真菌中毒与一般细菌性或病毒性感染不同。由于真菌毒素是在粮食生产过程中产生的，因此真菌毒素中毒有地区性和季节性，但没有传染性，不引起流行。将粮食多次搓洗，可以减少污染的毒素，有一定的预防作用。

5. 真菌毒素与肿瘤的关系

近年来不断发现有些真菌产物与肿瘤的发病有关，其中研究最多的是黄曲霉毒素。黄曲霉毒素是一种双呋喃氧杂萘邻酮衍化物，毒性很强，小剂量即有致肝癌作用。自然界中并非所有黄曲霉菌株都能产生黄曲霉毒素，事实上，无毒株多于产毒株。除黄曲霉外，寄生曲霉、黑曲霉、赤曲霉、温特曲霉等也可产生黄曲霉毒素。

其他致癌的真菌毒素还有赭曲霉产生的黄褐毒素(可诱生肝肿瘤)，镰刀菌 T–2 毒素可诱发大鼠胃癌、胰腺癌、垂体和脑肿瘤，展青霉素可引起局部肉瘤等。

二、免疫性

1. 固有免疫

真菌感染的发生与机体的天然免疫状态有关，最主要的是皮肤黏膜屏障。皮肤一旦破损、受创或放置导管，真菌即可侵入。皮脂腺分泌的饱和脂肪酸及不饱和脂肪酸均有杀真菌作用。儿童头皮脂肪酸分泌量比成人少，对真菌的杀菌力不强，故易发生头癣。成人因手、足部出汗较多，且掌跖部缺乏皮脂腺，故易患手癣或足癣。长期应用广谱抗生素，破坏了菌群间的比例，或因恶性疾病以及长期服用免疫抑制剂后，机体免疫力下降，均可引起继发性真菌感染。血浆中的转铁球蛋白具有抑制真菌生长的作用。

2. 获得性免疫

真菌因其细胞壁厚，即使有抗体和补体，也不能完全被杀死，但特异性抗体可阻止真菌转为菌丝，因而可提高吞噬率，并抑制真菌吸附于体表，如抗白假丝酵母菌的SIgA 抗体可与其表面甘露聚糖复合体结合，阻止其吸附。一般认为，真菌感染的恢复主要依靠细胞免疫。真菌抗原刺激机体，特异性淋巴细胞增殖，可释放 IFN –γ 和IL –2

等细胞因子，激活巨噬细胞、NK细胞和细胞毒性T细胞等，参与对真菌的杀伤。播散性真菌感染患者常伴有T细胞功能的缺陷，如艾滋病、淋巴瘤和使用免疫抑制剂等。

第三节　真菌感染的防治原则

真菌是正常菌群的组成部分，当机体免疫功能下降时，真菌可大量生长繁殖并致病。近年来，由于细胞毒药物、免疫抑制剂、广谱抗菌药及各种侵袭性手段的广泛应用，真菌感染日益增多，特别是有慢性疾病的患者，深部真菌感染问题尤为突出，感染率呈持续上升趋势，有的甚至成为致死性终末感染。因此，真菌感染的防治尤为重要。针对不同类型的真菌感染，应采取相应的防治措施。

皮肤癣病尚无有效的特异性预防方法，主要是注意清洁卫生，避免与患者直接或间接接触。预防足癣应经常保持鞋袜干燥，以消除皮肤癣菌增殖的条件。浅部真菌感染的治疗可局部使用特比萘芬及唑类(如酮康唑、咪康唑等)喷雾剂或软膏，效果较好。

对于深部真菌病的预防，主要应除去各种诱因，提高机体免疫力。

由于真菌细胞壁没有肽聚糖，因此针对细菌细胞壁的抗生素对真菌无效。同时，真菌细胞膜上的特有组分是麦角甾醇，在细菌或人类细胞膜上也都不存在，因此目前最有效的抗真菌药物均以麦角甾醇和多糖基质为药靶，如两性霉素B可在麦角甾醇的部位破坏真菌细胞膜，唑类药物(如氟康唑、酮康唑、咪康唑、伊曲康唑等)可抑制麦角甾醇的合成，而卡泊芬净则可抑制真菌特有的p-葡聚糖合成。此外，抑制DNA合成的5-氟胞嘧啶亦可用于真菌感染的治疗。

知识拓展

真菌与医学

与医学有关的真菌有以下几个门类。①接合菌门：绝大多数为无隔多核菌丝体，属条件致病性真菌，如毛霉菌、根霉菌等。②子囊菌门：具有子囊和子囊孢子，如芽生菌属、组织胞浆菌属、小孢子菌属及酵母菌属等。③担子菌门：具有担子和担孢子，如食用菌(蘑菇)、灵芝以及致病性新生隐球菌等。④半知菌门：目前对此类真菌的生活史了解不完全，未发现其有性繁殖阶段，故称之为半知菌，在医学上有重要意义的真菌绝大部分在半知菌亚门中，如球孢子菌属和假丝酵母菌属。⑤壶菌门：细胞具有"9+2"结构的鞭毛，并能在水中游动，游动孢子具有一根后生尾鞭式鞭毛，如引起玉米褐斑病的玉蜀黍节壶菌(*Physoderma maydis*)，引起马铃薯癌肿病的内生集壶菌(*Synchytricum endobioticum*)和引起车轴草冠瘿病的车轴草尾囊壶菌(*Urophylactis trifolii*)。

小结

真菌是一类具有典型细胞核和完整细胞器，不分根、茎、叶，不含叶绿素的真核细胞型微生物。真菌按形态和结构可分为单细胞型真菌和多细胞型真菌两类；按其侵犯人体的部位和临床表现不同，可分为浅部感染真菌、深部感染真菌和产毒真菌三类。真菌的细胞壁不含肽聚糖，多细胞型真菌由菌丝和孢子组成。真菌培养常用沙保培养基，形成的菌落包括酵母型菌落、类酵母型菌落和丝状型菌落3种类型。真菌的繁殖方式以无性繁殖为主。真菌的检查可以通过直接镜检和沙保弱葡聚糖培养基培养进行鉴定。真菌的致病性较弱，表现为致病性真菌感染、机会致病性真菌感染、超敏反应性疾病和毒素中毒性疾病，某些真菌毒素可致癌。真菌感染后，可诱发免疫反应，但保护性不强。

真菌的抗原性弱，无预防疫苗，治疗药物有特比萘芬、唑类和两性霉素 B 等。

复习思考题

（1）什么是真菌？真菌与细菌有什么区别？

（2）简述真菌的致病性。

（3）如何防止真菌性食物中毒？

项目　发现真菌，认识真菌

任务　区分真菌和细菌

真菌广泛存在于自然界，大多数对人无害，有的甚至有益（如食用菌类），有的真菌还可用于生产抗生素和酿酒等。引起人类疾病的真菌有 300 余种，其所致的疾病最常见的有各种皮肤癣、灰指甲等。

【任务目标】

（1）知晓真菌的生物学性状，利用显微镜观察真菌和细菌的形态结构。

（2）了解常见皮肤癣真菌引起的临床表现，能够区分真菌感染和细菌感染。

【任务实施】

1. **制订方案**

组织分工，收集资料，制订实施方案。

2. **实验准备**

准备实验物品。

3. **实施过程**

（1）利用显微镜观察病变部位的皮屑，将其形态结构与细菌的镜下观进行对比。

（2）培养皮屑中的真菌，观察其菌落、菌丝、孢子特征。

（3）观察并记录实验过程，完成实验报告。

【成果展示】

以小组为单位提交报告，并组织报告交流。

（尚丛珊）

第二十四章 主要致病性真菌

:::::::: **知识导航** ::::::::

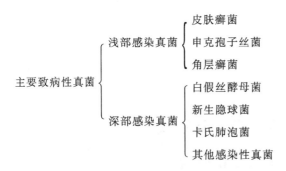

主要致病性真菌
- 浅部感染真菌
  - 皮肤癣菌
  - 申克孢子丝菌
  - 角层癣菌
- 深部感染真菌
  - 白假丝酵母菌
  - 新生隐球菌
  - 卡氏肺泡菌
  - 其他感染性真菌

:::::::: **学习目标** ::::::::

知识与技能：

(1)学习常见皮肤癣真菌，能够解释临床常见皮肤癣病的病因。

(2)学习白假丝酵母菌和新生隐球菌的致病性，并能说出其所致疾病的临床表现。

方法与过程：

通过临床案例分析，能够正确防治常见真菌类疾病。

情感态度与价值观：

对相应致病性真菌疾病形成正确认识。

第一节 浅部感染真菌

一、皮肤癣菌

皮肤癣菌(dermatophytes)是寄生于皮肤角蛋白组织的浅部真菌，是引起浅部感染真菌病最主要的病原菌。皮肤癣菌具嗜角质蛋白的特性，侵犯部位仅限于角化的表皮、毛发和指(趾)甲，可引起各种癣病，其病理变化是由于真菌的增殖及其代谢产物刺激宿主而引起的病变。皮肤癣，特别是手、足癣，是人类最常见的真菌癣病。皮肤癣菌有表皮癣菌(*Epidermophyton*)、毛癣菌(*Trichophyton*)和小孢子癣菌(*Microsporum*)3个属。

(一)生物学性状

皮肤癣菌可在沙保培养基上生长，形成丝状菌落。根据菌落的形态、颜色以及产生的大、小分生孢子形态的不同，可对皮肤癣菌做出初步鉴定。表皮癣菌的菌落初为蜡状，继而出现粉末状，日久后变成黄绿色羊毛状，镜下可见梨状薄壁大分生孢子和结节状菌丝、球拍状菌丝，陈旧培养物中还可见厚壁孢子。毛癣菌的菌落为颗粒状、粉末状、蜡状、绒毛状等，颜色可呈白、黄、红、橙等颜色，镜下可见棒状的薄壁大分生孢子和散在、侧生、葡萄状的小分生孢子，菌丝可呈螺旋状、球拍状、鹿角状和结节状。小孢子癣菌的菌落呈绒毛状或粉末状，灰色、橘红色或棕黄色，表面粗糙，镜下可见梭形厚壁大分生孢子，卵圆形的小分生孢子长在菌丝的侧支末端，菌丝有隔，呈球拍状、结节状和梳状。

(二)致病性

一种皮肤癣菌可在不同部位引起病变，相同部位的病变也可由不同的皮肤癣菌引起。表皮癣菌、毛癣菌和小孢子癣菌均可侵犯皮肤，引起手癣、足癣、体癣、股癣、叠瓦癣等。毛癣菌和表皮癣菌还可侵犯指(趾)甲，引起甲癣(俗称灰指甲)，患甲变色、变形、增厚，并失去光泽。此外，毛癣菌和小孢子癣菌还可侵犯毛发，引起头癣、黄癣和须癣。癣病主要由直接或间接接触患者、患病的动物或污染的物品而感染。目前，头癣的主要传染源是患病的动物，随着宠物狗、猫饲养增多，儿童头癣的感染率有明显升高趋势。头癣按临床表现可分为白癣、黄癣、黑点癣和脓癣4种类型。

(三)微生物学检查法

取皮屑、毛发、指(趾)甲屑等标本直接镜检，若见孢子或菌丝(图24-1)，即可初步诊断为皮肤癣菌感染。经沙保弱培养基培养，可根据菌落的形态特征、菌丝和孢子的特点予以鉴定。

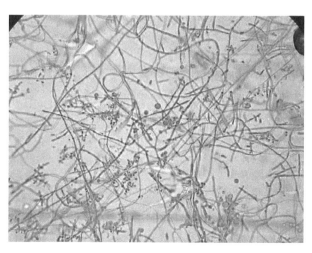

图24-1 须癣毛癣菌感染部位皮屑标本光镜下的菌丝

二、申克孢子丝菌

申克孢子丝菌(*Sporothrix schenckii*)属于腐生性真菌,广泛分布于土壤、各种植物及木材上,经皮肤创伤侵入皮下组织后,沿淋巴管分布,引起亚急性或慢性肉芽肿,使淋巴管呈链状硬结,继而形成坏死和溃疡,称为孢子丝菌下疳。一般病变多发生于四肢,但儿童则多发生于面部。申克孢子丝菌也可经口或呼吸道侵入,沿血液循环扩散至其他器官,引起深部感染。申克孢子丝菌感染在我国传播较广,全国各地均已发现本病,以东北地区报道相对较多。

申克孢子丝菌直接镜检的阳性率低;真菌培养初为乳白色酵母样菌落,之后变成咖啡色或黑色、褶皱的菌落。

根据临床表现、真菌培养和组织病理学检查,申克孢子丝菌感染较易诊断。药物治疗首选10%碘化钾溶液,疗程需3~6个月,治疗机制尚不清楚。此外,伊曲康唑、特比萘芬等一线抗真菌药物安全性好、治愈率较高,疗程也需3~6个月。对于全身感染者,可选用两性霉素B。

三、角层癣菌

角层癣菌是寄生于人体皮肤角层浅表及毛发表面的浅部感染真菌,可引起角层型和毛发型病变。角层癣菌主要包括秕糠马拉色菌(*Malassezia furfur*)和何德毛结节菌(*Piedraia hortae*)。其中,秕糠马拉色菌可引起皮肤表面黄褐色的花斑癣,好发于颈、胸、腹、上臂和背部,形似汗渍斑点,俗称"汗斑"。

将皮损处鳞屑直接镜检,可见成簇的圆形或卵圆形孢子和两端钝圆、短粗的腊肠形菌丝,结合临床表现,角层癣菌感染不难诊断。治疗以外用药为主,如酮康唑、克霉唑、咪康唑等霜剂或洗剂。

第二节 深部感染真菌

一、白假丝酵母菌

白假丝酵母菌(*Candida albicans*)俗称白色念珠菌,是假丝酵母菌属中最常见的病原菌。白假丝酵母菌为人体正常菌群,存在于口腔、消化道、阴道和皮肤,当机体菌群失调或免疫力下降时,可引起皮肤、黏膜和内脏的急性或慢性炎症,即假丝酵母病(旧称念珠菌病)。假丝酵母病是最常见的深部感染真菌病。

(一)生物学性状

白假丝酵母菌的菌体呈圆形或卵圆形,直径为3~6μm,革兰氏染色呈阳性;以出芽方式繁殖,称芽生孢子。芽生孢子伸长成芽管,不与母细胞菌体脱离,继而形成较长的假菌丝(图24-2)。芽生孢子多集中在假菌丝的连接部位。白假丝酵母菌在沙保弱葡聚糖琼脂培养基、普通琼脂和血平板上均能生长,于37℃培养2~3天,可形成灰白或奶油色、表面光滑、带有浓厚酵母气味的类酵母型菌落，在玉米粉培养基上可产生丰富的假菌丝，同时也可产生真菌丝和厚膜孢子。

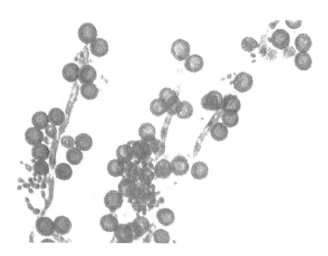

图 24 -2　白假丝酵母菌的假菌丝光镜图

（二）致病性

白假丝酵母菌为内源性条件致病菌，可侵犯皮肤、黏膜和内脏器官。近年来，随着广谱抗生素、激素和免疫抑制剂在临床上的广泛应用，白假丝酵母菌感染日益增多。常见的白假丝酵母菌感染有以下几种类型。

1. 皮肤、黏膜感染

皮肤感染好发于皮肤皱褶处，如腋窝、腹股沟、乳房下、肛门周围、会阴部和指（趾）间等潮湿部位，可形成有分泌物的糜烂病灶，引起湿疹样皮肤念珠菌病。黏膜感染可发生在口腔、外阴和阴道，引起鹅口疮、口角糜烂、外阴炎及阴道炎。其中，鹅口疮最为常见，多发生于老年人、儿童、慢性消耗性疾病患者以及免疫力低下者，发病急，发展快，若不及时治疗，可迅速扩散蔓延至全身，严重者可发生白假丝酵母菌血症，侵犯多种脏器，常可导致死亡。鹅口疮也是绝大多数艾滋病患者晚期最常见的继发性感染之一。

2. 内脏感染

内脏感染主要有支气管炎、肺炎、食管炎、肠炎、膀胱炎、肾盂肾炎和心内膜炎等，偶可引起败血症。

3. 中枢神经感染

中枢神经感染主要有脑膜脑炎、脑膜炎、脑脓肿等，多由原发病灶转移而来。

（三）微生物学检查法

1. 病原学检查

痰、脓等标本可直接涂片，经革兰氏染色后镜检；皮肤病变可取皮屑或甲屑，用10% KOH 消化后镜检，查找芽生孢子及假菌丝。必要时，可将材料接种于沙保弱葡聚糖琼脂培养基中做分离培养。

2. 分离培养

将标本接种于沙保弱葡聚糖琼脂培养基中，25℃培养2～4天，在培养基表面可形成乳白色的类酵母型菌落，镜检可见假菌丝及成群的卵圆形芽生孢子。

(四)防治原则

目前尚无针对假丝酵母病菌的特异性预防，治疗常用唑类药物，效果较好。

二、新生隐球菌

新生隐球菌(*Cryptococcus neoformans*)属于隐球菌属(*Cryptococcus*)，广泛分布于自然界，在鸽粪中大量存在，主要传染源是鸽子。人因吸入被鸽粪污染的空气而感染，会引起隐球菌病，特别是免疫力低下者，可侵犯皮肤、肺、骨骼等全身各脏器或组织，引起慢性炎症和脓肿，尤以中枢神经系统感染最为常见，可导致急性、亚急性或慢性脑膜炎。

(一)生物学性状

新生隐球菌为圆形或卵圆形的酵母型真菌，直径为4～20μm，菌体外周有一层肥厚的胶质样荚膜，宽3～5μm，因一般染色法不被着色而难以发现，故称隐球菌；用墨汁负染色后镜检，可见黑色背景中有圆形或卵圆形的透亮菌体(图24－3)，外包有一层透明的荚膜，荚膜比菌体大1～3倍。非致病性的隐球菌则无荚膜。在沙保弱葡聚糖琼脂培养基上，经37℃培养3～5天，可形成酵母型菌落，菌落黏稠、光滑，由乳白色逐渐转变为橘黄色，最后变成棕褐色。新生隐球菌能分解尿素，借此可与酵母菌和白假丝酵母菌进行鉴别。

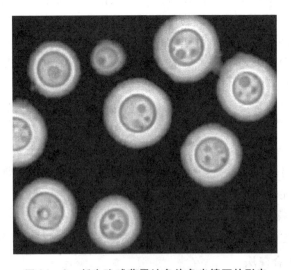

图24－3　新生隐球菌墨汁负染色光镜下的形态

(二)致病性

新生隐球菌的致病物质是荚膜多糖。本菌一般是外源性感染，呼吸道是主要入侵途径，原发感染常发生在肺部，患者多无症状，或仅有流感样症状，且能自愈。在免疫功能低下的患者，病原性真菌在肺部大量繁殖，可引起支气管肺炎。严重病例可见肺大片浸润，呈暴发型感染，可迅速致死。部分患者可发生血行播散而累及中枢神经系统及其他组织，主要引起脑膜的亚急性和慢性感染，临床表现类似于结核性脑膜炎，预后不良。

(三)微生物学检查法

1. 病原学检查

将脑脊液标本离心后，取沉淀物用墨汁涂片，直接镜检，镜下若发现出芽的酵母样菌，外周有透亮的厚壁荚膜，即可确诊；痰和脓汁标本可直接用墨汁涂片镜检；必要时，可做分离培养和动物试验。

2. 免疫学诊断

免疫学诊断特异性与敏感性高，常用 ELISA 与乳胶凝集试验测定患者脑脊液或血清中的新生隐球菌荚膜抗原，若抗原效价持续升高，提示体内有新生隐球菌繁殖。

(四)防治原则

未经治疗的隐球菌脑膜炎的病死率为100%，经治疗后，仍有10% ~40%的患者会死亡，幸存者中有20%左右会复发。艾滋病患者若继发新生隐球菌病，则预后不良。目前，新生隐球菌感染尚无特异的预防方法，但做好鸽粪处理、提高人体免疫力有助于降低感染的发生率。

新生隐球菌感染的治疗药物仍限于单用或联用两性霉素 B、氟康唑和 5 - 氟胞嘧啶等抗真菌药；对于发生了隐球菌脑膜炎的患者，可静脉滴注用药，必要时可直接进行鞘内注射。

三、卡氏肺孢菌

卡氏肺孢菌(*Pneumocystis carinii*)又称肺囊菌，广泛分布于自然界，过去认为是原虫，称卡氏肺孢子虫，现已证实属于真菌，是肺孢子菌肺炎的病原体。

该菌为单细胞型，兼具原虫及酵母菌的特点，有两种生活形式，即滋养体和孢子囊。滋养体的壁较薄，单个核，形态不规则，直径为 2 ~5μm；孢子囊呈圆形，囊壁较厚，直径为 4 ~6μm，内含 2 ~8 个孢子。孢子囊成熟后释放出孢子，成熟的孢子囊有感染性，可经空气传播，健康人多数为隐性感染，免疫力低下者可引起肺孢子菌肺炎(PCP)，也能引起中耳炎、肝炎、结肠炎等，是艾滋病病毒感染者及其他免疫力功能低下者最常见的并发症和主要死亡原因。

检查本菌可取痰或支气管洗漱液标本，进行革兰氏或亚甲蓝染色后镜检；亦可用 ELISA、免疫荧光技术、补体结合试验等检查血清中的特异性抗体，进行辅助诊断。

目前尚无针对肺孢子菌病的特异、有效预防方法，长期大量应用糖皮质激素等免疫抑制剂者应当警惕，现症患者需要隔离。此菌对多种抗真菌药物不敏感，治疗首选磺胺甲基异噁唑；此外，棘球白素类的抗真菌药卡泊芬净的效果较好。

四、曲霉

曲霉(*Aspergillus*)是广泛分布在自然界中的腐生菌，在沙保弱培养基上可形成丝状菌落，开始为白色，随着分生孢子的产生而呈多种颜色。少数曲霉属于机会致病菌，可引起人类的曲霉菌病，常见的有烟曲霉(*A. fumigatus*)和黄曲霉(*A. flavus*)等。烟曲霉主要由呼吸道入侵，可引起支气管哮喘或肺部感染，甚至出现坏死性肺炎，并可继发扩散至脑、心肌和肾等；黄曲霉能产生黄曲霉毒素，污染食物或饲料，可引起急性中毒。目前已发现，黄曲霉毒素与恶性肿瘤尤其是肝癌的发生密切相关。

小 结

致病性真菌分为浅部感染真菌(皮肤)、皮下感染真菌和深部感染真菌。浅部真菌感染表现为身体各处的各种皮肤癣病；皮下感染真菌最常见的是申克孢子丝菌和秕糠马拉色菌，可分别引起孢子丝菌下疳和花斑癣；深部感染真菌主要有白假丝酵母菌、新生隐球菌和卡氏肺孢菌等，即可发生局部感染(如鹅口疮、阴道炎等)，又可引起系统性全身感染，尤其是中枢神经系统的感染，病死率高。

从病变涂片标本中直接查见菌丝或菌体，是确诊真菌感染的金标准；免疫学方法检测真菌菌体抗原或特异性抗体有较大的辅助诊断价值。

提高机体免疫力是目前抵抗真菌感染最根本的措施，治疗可选用唑类、二性霉素 B 和棘球白素类药物。

复习思考题

病原性真菌引起的疾病有哪些种类？各是如何感染的？怎样防治？

项目 合理诊治真菌感染

大家估计都听过这样的广告语："得了灰指甲，一个传染俩"。什么是灰指甲？灰指甲的发病原因是什么？生活中常见的各种皮肤癣病又是什么引起的，如何治疗呢？

任务 真菌感染的治疗观察

【任务目标】

(1)知晓如何防治真菌感染。

(2)学会正确使用抗真菌药物。

【任务实施】

1. 制订方案

组织分工，收集资料，制订实施方案。

2. 实验准备

准备实验物品。

3. 实施过程

（1）在病变部位取标本。

（2）制备染色标本。

（3）观察真菌的形态，分别涂抹红霉素、酮康唑，使用 3 天或者 1 周后，观察病变部位改善情况，并记录实施过程。

（4）整理数据，总结结果，写出报告。

【成果展示】

以小组为单位提交报告，并组织报告交流。

（尚丛珊）

第二十五章　医院内感染的微生物学

::::::::: 知识导航 :::::::::

医院内感染的微生物学

├─ 医院内感染概述
│　　├─ 医院内感染的相关概念
│　　├─ 医院内感染的内在因素
│　　└─ 医院内感染发生的主要部位
│
└─ 医院内感染的监测和防控
　　　├─ 医院内感染的微生物学特点
　　　├─ 医院内感染常见的微生物
　　　├─ 医院内感染的类型、传染源和传播途径
　　　└─ 医院内感染的微生物学控制

::::::::: 学习目标 :::::::::

知识与技能：

（1）能陈述医院内感染的相关概念。

（2）能阐明造成医院内感染的因素以及医院内感染的特点和防控措施。

（3）知晓引起医院内感染的微生物学特点和种类。

方法与过程：

学习医院内感染的可能原因和特点，掌握防控医院内感染的方法。

情感态度和价值观：

认可并做好医院内感染的预防和治疗。

第一节　医院内感染概述

一、医院内感染的相关概念

任何人员因在医院活动期间遭受病原体侵袭而引起的任何诊断明确的感染或疾病，均称为医院获得性感染，即医院（内）感染。医院内感染是住院患者在医院内获得的感染，包括在住院期间发生的感染和在医院内获得出院后发生的感染；不包括入院前已

开始或入院时已存在的感染。此外，医院工作人员在医院内获得的感染也属于医院内感染。

医院内感染暴发是指在一家医院或同一地区的几家医院内短时间内突然有很多相同医院内感染患者出现，这些人多有相同的医院内感染危险因素。大多数患者常同时出现在该病的最长潜伏期内，如医院内感染危险因素持续存在，则病例可持续出现。

1. 属于医院内感染的情况

（1）无明确潜伏期的感染，入院 48 小时后发生的感染为医院内感染；有明确潜伏期的感染，自入院时起，超过平均潜伏期后发生的感染为医院内感染。

（2）本次感染直接与上次住院有关。

（3）在原有感染基础上，出现其他部位新的感染（脓毒血症迁徙灶除外），或在原感染已知病原体基础上又分离出新的病原体（排除污染和原来的混合感染）的感染。

（4）新生儿在分娩过程中和产后获得的感染。

（5）由于诊疗措施激活的潜在性感染，如疱疹病毒、结核分枝杆菌等的感染。

（6）医务人员在医院工作期间获得的感染。

2. 不属于医院内感染的情况

（1）住院时已存在的感染，在住院期间有所扩展或发生并发症者，皆不能视为医院内感染。

（2）皮肤黏膜开放性创口只有细菌定植，而无炎症反应。

（3）经胎盘传播的胎儿感染，如先天性梅毒、风疹、巨细胞病毒感染、单纯疱疹、弓形虫感染等皆属院外感染。

（4）患者原有的慢性感染在医院内急性发作。

二、医院内感染的内在因素

医院内感染是在医院内发生的，与医院内固有的内在因素相关联，与其他人群密集的地方（如托儿所、学校、旅馆、饭店、公共场所等）发生的感染是不同的。医院内感染的特点如下：

1. 医院是易感人群相对集中的场所

医院是易感人群集中的场所，易感人群抵抗力低，很多住院患者由于所患原发性疾病或接受某些治疗造成抵抗力下降，还有些人（如老年患者和新生儿）本身抵抗力较低，一旦发生感染，很容易引起医院内传播，造成严重后果。

易感人群的抗病能力差，医院内感染后病死率较高，主要包括以下人群。

（1）老年和婴幼儿人群：老年人常有各种慢性病，整体抵抗力低，婴幼儿免疫功能尚不健全，易发生感染。

（2）基础疾病患者：患有恶性肿瘤、糖尿病、结核病、血液病等长期消耗、营养不良、免疫功能低下等患者，均易造成感染。

（3）免疫功能损伤患者：由于自身免疫病、艾滋病、器官移植患者以及使用免疫抑制剂或放、化疗等造成免疫功能损伤，成为医院内感染的易感者。

2. 医院是病原生物汇集和扩散的场所

由于医院是各种疾病集中的场所，因此其病原体的种类比较多，且来源也比较广泛，外环境污染也较严重，容易发生交叉感染。

医院中流行的菌株大多为耐药性菌株，甚至为多重耐药菌株，感染后可给临床治疗带来相当大的困难；污染环节较多（包括空气、水、地面、物品和各种医疗器械等），控制难度大。

3. 侵入性检查使用频繁

侵入性诊治手段众多，如内窥镜、泌尿系导管、动静脉导管、气管切开、气管插管、吸入装置、器官移植、牙钻、采血针、吸血管、监控仪器探头等侵入性诊治手段，不仅可把外界的微生物导入体内，而且能损伤机体的防御屏障。

三、医院内感染发生的主要部位

医院内感染一般多为散发性，感染可发生在机体的任何部位，常见感染部位与科室类别相关，具体如下。

1. 肺部感染

肺部感染常发生在一些慢性、严重影响患者防御机制的疾病，如肿瘤、白血病、慢性阻塞性肺疾病，或行气管切开术、安置气管导管等患者中。判断肺部感染主要依据临床表现和 X 线透视或摄片。据统计，肺部感染的发生率在医院内感染中占23.3% ~ 42%。肺部感染对危重患者、免疫抑制状态患者及免疫力衰弱患者的威胁性大，病死率可达 30% ~50%。

2. 尿路感染

患者在入院时没有尿路感染的症状，但在其住院 24 小时后出现症状（如发热、排尿困难等），尿培养有细菌生长，或虽无症状，但尿标本中的白细胞在 10/mL 以上，细菌数多于 105/mL，都可判为尿路感染。据统计，我国医院内尿路感染的发生率在医院内感染中占 20.8% ~31.7%，且 66% ~86% 尿路感染的发生与导尿管的使用有关。

3. 消化系统感染

（1）假膜性肠炎：抗生素相关肠炎最重要的致病菌为难辨梭状芽孢杆菌（难辨梭菌），此菌可在约 3% 的正常健康人和 40% 的数周龄新生儿粪便中获得，也可在无症状的患者中发现，胃肠道手术后、肠梗阻、尿毒症、糖尿病、再障及老年患者应用抗菌药物过程中尤易发生。从医务人员的手、地板、厕所、床上用品和家具等皆可分离到此菌，工作人员的手在散播感染上可能起着重要作用。

（2）胃肠炎：此为常见的流行性医院内感染，主要由沙门菌属引起，致病性大肠杆菌和葡萄球菌也可为其致病菌。此外，志贺菌属、空肠弯曲菌、小肠结肠炎耶森菌、溶组织阿米巴、轮状病毒、诺如病毒等均有引起医院内暴发流行的报道。

4. 伤口感染

伤口感染包括外科手术及外伤性事件中的伤口感染，判断伤口有无感染主要看伤口及其附近组织有无炎性反应或化脓，更准确的判断需要细菌培养阳性。据统计，伤口感染发生率在医院感染中约占 25%。

5. 皮肤及其他部位感染

患者在住院期间可发生皮肤或皮下组织化脓、各种皮炎、压疮、菌血症、静脉导管及针头穿刺部位感染、子宫内膜感染、腹腔感染等。住院患者中，凡有气管插管，多次手术或延长手术时间，留置导尿管，应用化疗、放疗、免疫抑制剂者，以及老年人，均应视为预防医院内感染的重点对象。

6. 病毒性肝炎

病毒性肝炎不仅在健康人中可以传染，在住院患者中更易传染。病毒性肝炎目前可分为甲型、乙型、丙型、丁型和戊型 5 种。其中，甲型肝炎和戊型肝炎的传染源是患者和无症状感染者，经粪－口途径传播；乙型肝炎、丙型肝炎、丁型肝炎的传染源是患者和病毒携带者，病毒存在于血液及各种体液中，可通过皮肤、黏膜的微小损害而感染，还可通过母婴垂直传播，或通过输注血液制品、密切性接触而传播。

第二节　医院内感染的监测和防控

一、医院内感染的微生物学特点

医院内感染的病原体种类在不同地区、不同科室、不同诊疗水平、不同季节都会存在很大差异，但医院内感染有其自身的内在规律。医院内感染的病原体常表现出以下特点。

1. 机会致病菌占主导地位

医院内感染的病原体多为条件致病菌，它们广泛存在于外界环境以及人体的黏膜、皮肤表面，在一般情况下并不致病，在患者细胞免疫或体液免疫缺陷时，则易感染发病。此外，应用抗菌药物治疗不当，正常菌群中的部分细菌受抑制，而另一些细菌过度生长，造成人体内正常菌群失调，亦可诱发医院内感染。

2. 病原体多为耐药菌株

医院内抗生素的广泛使用，使得医院内感染的病原体耐药株增多，许多细菌对常用的抗菌药物产生了耐药性，值得重视的是医院内感染的病原体，既可因外源性的交叉感染致病，也可由内源性的自身感染而发病，这与一般传染病的病原体感染有所不同。

3. 病原体对理化因素有较强的抵抗力

引起医院内感染的微生物由于长期生活在比较恶劣的环境中，离开人体后，在自然界环境中也能存活较长时间，甚至能生长繁殖，如铜绿假单胞菌、嗜肺军团菌在蒸馏水中仍能繁殖，对一些医用消毒剂也具有一定的抵抗力。

二、医院内感染常见的微生物

在医院内感染常见的微生物(表 25-1)中，需氧菌约占 90%，真菌约占 6%，厌氧菌约占 2%，其余为病毒、支原体及各种寄生虫感染。

表 25－1 医院内感染常见的微生物及其感染特点

微生物种类		感染特点
细菌类	葡萄球菌	耐甲氧西林金黄色葡萄球菌对多种广谱抗生素耐药，可引起创伤和烧伤感染、咽炎、扁桃体炎、肺炎、尿路感染、败血症等，是临床治疗的一个难题；凝固酶阴性葡萄球菌是正常菌群，可引起尿路感染、细菌性心内膜炎和败血症等
	大肠杆菌	在尿路感染中居首位，也常见于下呼吸道感染、切口感染、败血症和腹泻
	铜绿假单胞菌	以婴儿、老人、烧伤患者为主，可引起烧伤感染、肺炎、尿路感染、败血症、角膜炎、心内膜炎等
	肺炎克雷伯菌	常见于老年人肺炎、新生儿产道感染，也可见于尿路和创伤感染，严重者可引起败血症、脑膜炎和腹膜炎
	鲍曼不动杆菌	可引起下呼吸道和伤口感染，也可引起败血症和尿路感染
	产气肠杆菌	与泌尿系统、呼吸系统和伤口感染有关，偶见败血症和脑膜炎
	肠球菌	与尿路感染、伤口感染、腹腔感染有关，近年出现的耐万古霉素菌株给治疗带来了困难
	嗜麦芽黄杆单胞菌	偶见呼吸道、泌尿道和伤口感染
病毒类	甲型肝炎病毒	一般经粪－口途径传播，医院内亦可通过注射、穿刺和手术等经血途径传播
	乙型肝炎病毒	主要经血和体液传播，可通过注射、输血、伤口、介入性检查、腹膜透析等感染；医务人员，特别是化验室、血液透析室、口腔科的医务人员，感染机会较多
	丙型肝炎病毒	与乙型肝炎病毒的感染途径相同，要加强献血员的检测
	轮状病毒	可致腹泻，经粪－口途径传播，亦可通过被病毒污染的物品经医务人员的手进一步传播
	柯萨奇病毒	经粪－口途径传播，常见于新生儿，可致急性坏死型脑膜炎、心肌炎等
	巨细胞病毒	常见于干细胞移植者，可引起肺部感染，并可累及心肌、结肠、肝、颅脑和视网膜等
真菌类		主要病原体为白假丝酵母菌和热带假丝酵母菌，其余为曲霉菌、新生隐球菌和毛霉菌；常见于呼吸道、泌尿道等插管引起的下呼吸道、尿道等感染

1. 细菌

据统计，90％以上的医院内感染是由细菌引起的，其中以革兰氏阴性杆菌感染最为多见，如埃希菌属、肠杆菌属、克雷伯菌属、沙雷菌属、变形杆菌属、沙门菌属、军团菌属及流感嗜血杆菌属、产碱杆菌属、假单胞菌属等；革兰氏阳性球菌感染常见的有葡萄球菌属、链球菌属和肠球菌属等；其他细菌有类杆菌属与梭杆菌属等厌氧菌。

2. 真菌、病毒和支原体

造成医院内感染的常见真菌有白假丝酵母菌、曲菌属、新生隐球菌等，常见的病毒和支原体有疱疹病毒、柯萨奇病毒、巨细胞病毒以及肺炎支原体、解脲脲原体等。

三、医院内感染的类型、传染源和传播途径

1. 医院内感染的类型

医院内感染一般可分为外源性感染和内源性感染。

(1)外源性感染：主要来自于交叉感染，即患者与患者、患者与工作人员之间通过空气和接触、直接或间接传播引起的感染。

(2)内源性感染：又称自身感染，指病原体来自于患者本身的感染。患者因病长期使用抗生素、免疫抑制剂或激素等，全身抵抗力降低，即可引起自身感染。例如，术后伤口感染的葡萄球菌来自自身皮肤，链球菌来自口腔，气性坏疽及破伤风杆菌来自肠道等。此外，由于长期使用抗生素等造成菌群失调症，可使一些部位的耐药菌异常增殖而发展成为一种新的感染，如致病性大肠埃希菌肠炎等。

除外源性感染和内源性感染外，医院内感染还存在以下两种类型。①医源性感染：指在诊断治疗或预防过程中由于所用器械、材料及场所的消毒不严格，或由于制剂不纯而造成的感染。②带入传染：患者入院时已处于另一种传染病的潜伏期，住院后发病，传染给其他患者，如痢疾患者入院前已感染上腮腺炎病毒，入院后才发病，致使腮腺炎在医院内传播开来。

2. 医院内感染的传染源

(1)患者及无症状携带者是交叉感染的主要来源。

(2)污染的环境和物品，如嗜肺军团菌可以在空调机的冷凝水中存活，是医院环境感染的原因。

(3)自身的正常菌群是内源性感染的策源地。

3. 医院内感染的传播途径

(1)呼吸道传播：指病原体经呼吸道进入易感者体内引起的医院内感染。空气中的病原体来自于患者和携带者的呼吸道飞沫，病房清理带来的患者体表皮屑、分泌物和排泄物的气溶胶，以及空气调节器、呼吸机、雾化器等形成的气溶胶。

(2)接触传播：病原体通过接触而带来皮肤、伤口的感染。病原体来源于患者的分泌物、排泄物等污染的物品以及环境中的病原体。

(3)经侵入性操作传播：经注射、插管、手术等进入人体造成感染，如未灭菌彻底的注射器、未彻底除菌的注射液、血液制品等引起的感染。

四、医院内感染的微生物学控制

医院内感染的微生物学控制关键措施是清洁、消毒、无菌操作、抗生素的合理使用和必要的隔离措施。

1. 严格消毒灭菌

消毒灭菌是阻断微生物传播的最有效方法，是预防医院内感染的重要措施。

(1)手的消毒：流行病调查显示，医院内感染中的30%是经医护人员的手传播细菌

而造成的。因此，在接触患者前后、进行无菌操作前、接触血液和被污染的物品后，以及穿脱隔离服、口罩、手套后，均应进行手的消毒。

（2）环境的消毒：①空气的消毒。医院的病房、手术室等均对空气洁净度有一定要求，空气消毒常用的方法有物理方法（如紫外线照射、过滤除菌和静电吸附空气净化法等）和化学方法（如过氧乙酸法和过氧化氢法）。②医院环境的消毒。医院环境常被患者和病原体携带者所污染，构成传染源和传播媒介。消毒是控制医院内感染的重要措施，医院内患者频繁接触的门窗把手、水龙头、洗手池、候诊椅子、地面和患者呕吐物污染区域等，可用消毒剂喷洒消毒。

（3）医疗器械、物品的消毒：所有进入人体内无菌区的物品和医疗器械，如针头、注射器、手术器械、辅料和注射液等，要严格无菌，最好用高压蒸汽灭菌；对于使用时虽不进入人体无菌区但需接触破损黏膜的器械，如呼吸机、胃镜、口腔器械等，可用热力灭菌法灭菌和化学消毒剂浸泡；对于直接接触表皮，不进入无菌组织和不接触黏膜的物品，如治疗盘、食品器皿、便盆等，一般用后清洗、消毒即可。

2. 合理使用抗生素

抗生素的广泛使用，特别是一些不合理的使用，使临床上耐药菌株广泛出现；病原微生物谱的变化，使许多抗生素失去作用，引起耐药菌的暴发流行，这些给医院内感染带来了新的挑战。因此，合理使用抗生素是控制医院内感染的措施之一。其原则包括：病原学诊断和药敏试验结果是合理使用抗生素的前提，也是保证患者尽快康复的条件；不宜长期使用抗生素，预防性用药要有明确指标；尽量避免在皮肤、黏膜伤口局部使用抗生素；合理联合用药。

3. 采取适当的隔离措施

隔离对医院内感染的控制有着重要作用，隔离的效用依赖于必要的设施和制度。

（1）传染性隔离：对传染源进行隔离是阻断致病性微生物在人群和医院内传播的必要措施。在综合性医院，呼吸隔离、肠道隔离、外伤隔离等需要有单人隔离间、专科隔离门诊、隔离病区等设施。隔离病区则必须划分污染区、半污染区和清洁区。医护人员进入隔离室时，必须认真洗手、穿隔离衣，一切污染物品均需装入污染袋后才能运出隔离室。

（2）保护性隔离：指为保护高度易感者不受医院内感染而采取的措施，如对早产的新生儿、骨髓移植者及免疫功能缺陷者采取隔离措施，除特殊病房外，医护人员均须穿戴无菌衣、帽、鞋、口罩及手套等。

4. 减少侵入性操作

尽量减少侵入性操作，尤其是对免疫功能低下的患者，尽量避免使用导尿管，必要时可采用消毒闭式引流系统。一切侵入性操作均应严格执行无菌操作，保证与患者接触的物品无菌，采取完善的止血措施可减少术后感染的发生。

5. 保护易感人群

免疫功能低下的患者最易发生医院内感染，尤其是恶性肿瘤、烧伤、实施放疗和化疗、糖尿病、昏迷患者等。因此，在治疗原发疾病的同时，必须加强支持疗法，以提高患者的免疫力，并提高其抗感染的能力。

6. 重视医院内感染的监测工作

加强医院内感染的监测可为预防和控制医院内感染提供重要的依据。例如，定期监测门诊、各科室和病区的微生物污染指标，为预防医院内感染提供针对性管控措施，对各科室无菌操作等方面的检查和督导，提高全体医务人员无菌概念和消毒隔离操作水平等。

7. 对污物的处理

使用一次性医疗用品可防止交叉感染，这对控制感染性疾病的传播具有重要意义。对于医疗垃圾和传染病患者接触使用的所有一次性医疗用品，必须装袋送指定地点焚毁；对于患者的引流管、痰液、血液等，应使用高浓度消毒液浸泡后做焚毁处理；对于非一次性医疗用品，应执行"消毒—清洗—消毒"的制度。

知识拓展

各类环境空气、物体表面、医护人员手细菌菌落总数卫生标准　　　单位：CFU/m³

环境类别	范围	标准		
		空气	物体表面	医护人员手
Ⅰ类	层流洁净手术室、层流洁净病房	≤10	≤5	≤5
Ⅱ类	普通手术室、产房、婴儿病房、早产儿病房、普通保护性隔离室、供应室无菌区、烧伤病房、重症监护病房	≤200	≤5	≤5
Ⅲ类	儿科病房、妇产科检查室、注射室、换药室、治疗室、供应室清洁区、急诊室、化验室、各类普通病房和房间	≤500	≤10	≤10
Ⅳ类	传染病科及病房	—	≤15	≤15

引自：医院消毒卫生标准（GB 15982—2012）。

小 结

医院内感染是指住院患者在医院内获得的感染。医院内感染的原因，一方面是易感者集中，另一方面是致病菌集中。医院内致病菌的特点为以机会致病菌为主，耐药菌居多，抵抗力较强。医院内感染的类型分为内源性感染和外源性感染，传染源来自于患者、环境和自身正常菌群，传播途径有呼吸道、接触和介入治疗等方式。医院内感染的防控措施主要有消毒、减少侵入操作、合理使用抗生素、实施隔离措施、保护易感人群、加强医院内感染的监测工作和加强对污染物的处理。

复习思考题

（1）什么是医院内感染？引起医院内感染的诱因有哪些？

（2）医院内感染微生物的特点有哪些？

（3）可以采取哪些措施来控制医院内感染？

（李　元）

第二十六章　医学寄生虫学概述

知识导航

寄生虫病的流行现状、发展趋势及防控任务
- 寄生虫病的流行与危害
- 寄生虫的命名与分类
- 寄生虫病的发展趋势及防控任务

医学寄生虫学概述

寄生虫的生物学
- 寄生对寄生虫的影响
- 独特的寄生虫生活史及其与宿主的关系
- 医学寄生虫的种类及其主要生物学特征
- 寄生虫的营养与代谢特点

寄生虫与宿主的相互作用
- 寄生虫对宿主的损伤
- 宿主对寄生虫的免疫抵抗

寄生虫感染的特点
- 带虫者、慢性感染和隐性感染
- 多寄生现象
- 幼虫移行症与异位寄生
- 寄生虫病的实验室诊断
- 寄生虫病的流行与防治原则

学习目标

知识与技能：

（1）能陈述人体寄生虫学的定义。

（2）知晓寄生虫病的流行现状及防控任务。

（3）知晓寄生虫与宿主的关系。

（4）能说出寄生虫感染的特点。

方法与过程：

通过学习寄生虫的生物学性状，能理解防控寄生虫感染的方法。

情感态度和价值观：

分析可能存在的寄生虫感染的环节，养成良好的卫生习惯，以避免寄生虫感染。

医学寄生虫学（medical parasitology）是病原生物学下的一个分支，是研究感染人的寄生虫和寄生虫病的一门学科。医学寄生虫学的研究范畴涉及寄生虫的形态、结构、生长发育、繁殖规律以及寄生虫与人体（感染与免疫）、外界环境之间的相互关系；具体内容包括医学原虫（单细胞真核生物）、医学蠕虫（多细胞软体动物）和医学节肢动物（体外寄生虫或传播媒介）三大部分。

第一节　寄生虫病的流行现状、发展趋势及防控任务

一、寄生虫病的流行与危害

寄生虫病在人类传染病中占有重要地位，对人类健康以及社会和经济发展均可造成巨大的损失。在全球范围内，特别是在热带和亚热带地区（其中大部分是发展中国家），寄生虫病一直是普遍存在的公共卫生问题。世界卫生组织倡议重点防治的 10 种热带病中，7 种是寄生虫病（即疟疾、血吸虫病、淋巴丝虫病、盘尾丝虫病、利什曼病、非洲锥虫病和美洲锥虫病）。WHO 发布的《世界疟疾报告 2019》显示，疟疾仍在超过 100 个国家流行，34 亿人受到其感染威胁，截至 2019 年，全球疟疾病例有 2.29 亿，死亡 40.9 万人（5 岁以下儿童占 67%），94% 病例数和死亡数发生在非洲，高居寄生虫病致死病因之首，每年给非洲造成的经济损失达 120 亿美元；血吸虫病也在 78 个国家流行，7 亿人生活在流行区，2.9 亿人需要药物治疗；淋巴丝虫病也有 47 个国家流行，威胁约 8.6 亿人，因患病而致残的人数高达 4000 万。

虽然发展中国家由于经济和卫生条件相对滞后，寄生虫病的流行情况远较发达国家严重，但即使在发达国家，寄生虫感染也十分常见，如蓝氏贾第鞭毛虫病、阴道毛滴虫感染等。另外，由于大量 HIV 感染导致机会致病性寄生虫（如弓形虫、隐孢子虫等）感染明显增加，成为艾滋病患者死亡的主要原因之一。

我国幅员辽阔，大部分地区处于温带和亚热带地区，自然条件千差万别，动物种群极为丰富，人群生活和生产习惯复杂多样，历史上曾经是寄生虫病极为严重的国家之一。据中华人民共和国成立之初的调查，疟疾年发病人数为 3000 万人，死亡 30 万人；血吸虫病患者超过 1000 万人；黑热病患者为 53 万人；丝虫病患者为 3000 万人；钩虫感染者达 2 亿多人。经过半个多世纪的不懈努力，我国在控制和消灭寄生虫病方面取得了举世瞩目的成就。2015 年，第三次全国人体重要寄生虫病现状调查报告显示：丝虫病、黑热病已消除；疟疾也已实现消除（2021 年得到了世界卫生组织认证）；血吸虫病防治基本达到传播控制和阻断的标准，2020 年发病人数仅 43 例，2014 年以来更是无死亡病例出现；钩虫平均感染率从中华人民共和国初期的近 70% 降至了 1.12%。

尽管我国在寄生虫病防治方而已取得了巨大成绩，但目前形势仍不容乐观。一方面，由于地区间社会经济发展不平衡，土源性肠道寄生虫的感染人数基数较大，据推算，全国重点寄生虫感染人数约有 3859 万；一些组织内寄生虫病，如旋毛虫病、猪囊尾蚴病（俗称囊虫病）、棘球蚴病（即包虫病）等在西南、西北等欠发达地区还是常见

病、多发病，尤其是棘球蚴病，已成为流行区群众因病返贫的重要人畜共患病。此外，随着生食或半生食肉类、水产品方式的流行，也使食源性寄生虫病的种类和发病人数不断增加，如肝/肺吸虫病（华支睾吸虫感染）、猪/牛绦虫病、旋毛虫病和姜片虫病等，这些寄生虫病往往临床表现为疑难杂症，易被忽视、误诊和漏诊，尤其应引起注意。

另一方面，随着国际贸易增加、人员流动加速，各种输入性病例持续增加，如近年来疟疾的输入性病例占比超过 99%，卵形疟疾、罗阿丝虫病、曼氏血吸虫病、埃及血吸虫病、锥虫病、异尖线虫病和皮肤利什曼病等也不时可以看到报道，这种新状况给寄生虫病的防控工作增加了一定的困难，因此，在今后相当长的一段时间内，寄生虫病在我国的流行仍会较为严重，防控任务依然十分艰巨。

二、寄生虫的命名与分类

寄生虫包括原生动物亚界的 3 个门（肉足鞭毛门、顶复门和纤毛门）以及无脊椎动物的 4 个门（扁形动物门、线形动物门、棘头动物门和节肢动物门）。在医学上，一般将原生动物称为原虫；将扁形动物和线形动物统称为蠕虫；棘头动物门中的棘头虫自成一类；与医学有关的节肢动物，习惯上也可称之为医学昆虫。

寄生虫的命名遵循国际上通用的生物双命名法，即学名由属名和种名组成，采用斜体拉丁文表示，属名在前（首字母须大写），种名在后。例如，恶性疟原虫（*Plasmodium falciparum*），*Plasmodium* 为属名，*falciparum* 为种名；如果有亚种名，则将其放在种名之后；种名或亚种名之后通常是发现者或命名者的姓和命名年份。

根据与宿主的关系，可将种类繁多的寄生虫分为以下几种类型。

（1）专性寄生虫：指整个生活史过程或某个阶段必须专营寄生生活的寄生虫。例如，疟原虫各发育阶段都必须在人体和蚊体内进行，否则无法完成其生活史并维持其存续；钩虫的幼虫虽可在自然界行自生生活，但必须侵入人体内营寄生生活才能进一步发育为成虫，进而产卵。

（2）兼性寄生虫：指有些寄生虫既可在外界行自生生活，又可在某种条件下侵入宿主行寄生生活，即其生存可不依赖于寄生宿主的存在。例如，粪类圆线虫一般在土壤内行自生生活，当有机会侵入人体后，则可寄生于肠道内行寄生生活。

（3）体内寄生虫：泛指寄生于宿主体内器官、组织或细胞内的寄生虫，即一般意义上的寄生虫，前文提及的各种寄生虫均属此类。

（4）体外寄生虫：主要指吸血昆虫（如蚊、白蛉、蜱、蚤和虱等），当它们吸血液时，与宿主暂时接触，吸血后旋即离开。

（5）机会致病性寄生虫：指某些寄生虫感染了免疫功能正常的宿主时，不出现明显的临床症状（即处于隐性感染状态），当宿主免疫功能降低后（如 HIV 感染者、肿瘤化疗者等），虫体在体内大量繁殖，致病性压倒免疫性，导致宿主出现明显的临床症状和体征，甚至死亡。这类寄生虫称为机会致病性寄生虫，如刚地弓形虫、微小隐孢子虫等。

三、寄生虫病的发展趋势及防控任务

进入 21 世纪以来，随着全球环境变化与全球化加速，寄生虫病流行情况也出现了诸多新变化，如跨地域传播病例增加，甚至疾病谱发生变化，这种变化在我国表现得更明显：与经济落后、不良卫生条件相关的肠道线虫感染显著减少，而与生活条件改善相关的宠物传播或食源性感染明显增加；以往没有或较少被诊断的自然疫源性感染亦不时被报告。这些新状况，对寄生虫病的监测、防控策略与技术等方面构成了新的挑战，也对疾控人员、临床医生和科研人员提出了更高的专业要求。例如，医生应具有广阔的国际视野和全面的感染性疾病相关知识，了解"一带一路"沿线国家的常见寄生虫病，对输入性病例能够进行及时诊断与治疗，并通过多种方式积极参与国际卫生治理，分享我国成功的寄生虫病防治经验与技术（如我国消除疟疾的"1－3－7"工作规范），提升全球卫生水平。总之，针对流行情况的新变化，寄生虫病的防控工作越来越需要国内多部门之间的全方位协作以及国际合作。

当然，寄生虫病的诊断和防治能力的提高，离不开相关领域内基础研究最新成果的支撑，特别是各种新技术的应用，如组学等高通量检测方法、更多可用的模式动物、基因干扰与编辑、蛋白质与核酸分子间相互作用等技术的成熟，结合表观遗传学、免疫学和干细胞等新理论和新技术，更加有利于我们全面、深入地了解寄生虫重要功能基因的结构和作用，阐明寄生虫的致病机制与宿主免疫应答规律，确定寄生虫病原体间的亲缘关系与传播规律，揭示寄生虫耐药的机制等，从而为寄生虫病的防控和学科发展提供持续的动力和基础。

具体而言，今后寄生虫病的防治将更加注重以下几个方面：研发高效低毒的抗寄生虫药物及杀传播媒介药物；开发适用于个体诊断以及流行区现场大样本人群筛查的诊断试剂盒；研发寄生虫疫苗（尤其重点针对人畜共患寄生虫病的动物宿主研发动物疫苗）以及抗寄生虫感染的新型治疗性疫苗。

第二节　寄生虫的生物学

在漫长的演化进程中，生物与生物之间形成了各种错综复杂的关系。其中，两种不同生物生活在一起的现象，被称为共生。根据二者间的利害关系，共生又可分为共栖、互利共生和寄生 3 种类型。两种生物共同生活，双方互相依靠、彼此受益，是为互利共生；如果其中一方受益，另一方既不受益也不受害，称为共栖；如果两种生物共同生活，其中一方受益而另一方受害的关系，即为寄生，受益的一方称为寄生物；若寄生物为动物，则称为寄生虫，受害的一方称为宿主。例如，寄生于人体小肠的蛔虫以宿主消化道食物为其营养来源，可造成宿主营养不良，这种寄生关系对寄生虫和宿主造成了不同影响。

一、寄生对寄生虫的影响

已有证据表明，动物界中低等生物是以自营方式为其生活特征，其中某些生物偶

然接触其他生物，慢慢彼此相互适应，最终导致一方对另一方产生了依赖，即从自营生活演化为寄生生活。寄生物在形态结构、生理学、致病性与免疫性等诸多方面发生了一系列显著的变化。

1. 形态结构的变化

形态结构的变化表现为体形的改变、器官的变化和新器官的产生。例如，寄生于人体肠道的线虫和绦虫多演化为线状或带状，以适应狭长的肠腔；为了适应寄生生活，某些器官可以更加发达或者退化，如寄居于消化道的吸虫和绦虫进化出了吸盘、吸槽和小钩等附着器官，以免被宿主排出；绦虫直接通过体壁吸收肠腔中的营养，自身消化器官则完全退化；寄生于宿主组织、细胞和体液中的原虫，原有的运动细胞器消失；不少寄生虫为了增加在复杂环境中生存的机会，生殖系统更加发达，甚至发展为雌雄同体（如大多数吸虫和绦虫），一条雌性蛔虫每天可产卵 20 万个，一条雌性班氏吴策线虫一生可产数百万条幼虫。

2. 生理特征的变化

肠道寄生虫能分泌抗胃蛋白酶和抗胰蛋白酶等物质，以抵抗消化液的作用，保存自己；许多肠道内寄生虫为了适应肠道的低氧环境，逐渐以糖酵解方式获得能量。此外，生殖系统发达也是生理特征的重要改变之一。

3. 致病性增强

为了增强入侵宿主的机会，寄生虫入侵宿主的机制会得到了强化或专化，如刚地弓形虫的棒状体能分泌穿透增强蛋白，以增强其侵袭细胞的能力；又如，溶组织内阿米巴能借助合成蛋白水解酶侵入宿主肠壁组织，导致宿主细胞的溶解破坏。

4. 宿主免疫逃避

寄生虫在宿主体内寄生既可造成宿主损伤，同时也不断遭到宿主的免疫攻击，在长期相互适应的过程中，寄生虫除了强化侵入能力外，也演化出了免疫逃避能力。例如，非洲锥虫可以更换虫体表面糖蛋白，产生新的表面抗原，从而逃避宿主的免疫攻击；曼氏血吸虫童虫可在其表面结合宿主的血型抗原和 MHC 抗原，以此伪装而逃避宿主的免疫攻击。

上述这些形态与功能的表型变化，都可以在寄生虫基因组中找到结构基因或调控基因序列上的突变、缺失或重组。

二、独特的寄生虫生活史及其与宿主的关系

寄生虫经历一代生长、发育、繁殖和宿主转换的完整过程，称为生活史。鉴于与宿主相互适应的特征，寄生虫的生活史包括寄生虫侵入宿主的途径、虫体在宿主体内移行、定居寄生、脱离宿主及外界发育共 5 个环节。其中，对人有感染性的发育阶段，称为感染阶段，如血吸虫生活史中有虫卵、毛蚴、胞蚴、尾蚴、童虫和成虫阶段，只有尾蚴可穿过人体皮肤而感染人，故尾蚴称为感染阶段。从理论上来讲，生活史越复杂，寄生虫存活的机会就越小，但其进化出高生殖能力潜能就能弥补这一生存劣势。掌握了寄生虫的生活史，不仅可以认识寄生虫感染人体的机制，还可针对生活史的特

定发育阶段采取有效的防控措施。

寄生虫在发育过程中，有的需要一个宿主，有的需要两个及两个以上的宿主。宿主既可以是动物，也可以是人，从而形成了独特的寄生虫生活史。根据寄生虫是否需要中间宿主，可将其分为直接型和间接型。直接型不需要中间宿主，如阴道毛滴虫、蓝氏贾第鞭毛虫等原虫，在传播过程中不需要中间宿主；蛔虫和钩虫等蠕虫的虫卵或幼虫在体外可直接发育至感染期而感染人体，也无须中间宿主。相反，间接型则需要中间宿主或媒介昆虫才能发育至感染阶段，如疟原虫以及血吸虫和丝虫等蠕虫的生活史就属此类。

具体而言，根据寄生虫不同发育阶段对宿主的需求，可将宿主划分为以下几类。

（1）终宿主：指寄生虫成虫或有性生殖阶段所寄生的宿主，如华支睾吸虫成虫寄生在人肝胆管，并在人体内产卵，故人是此虫的终宿主。

（2）中间宿主：指寄生虫幼虫或无性生殖阶段所寄生的宿主。如果寄生虫有两个中间宿主，便有第一中间宿主和第二中间宿主之分，如华支睾吸虫的第一中间宿主为淡水螺，第二中间宿主则是淡水鱼。

（3）保虫宿主或储存宿主：有些寄生虫的某一发育阶段除了寄生于人体外，还可寄生于某些动物体内，成为人体寄生虫病的重要传染源。例如，华支睾吸虫的成虫既可寄生于人体内，又可寄生于猫体内，因此猫是该虫的保虫宿主或储存宿主。

（4）转续宿主：某些寄生虫幼虫侵入非适宜宿主后不能发育为成虫，但能长期存活并维持幼虫状态；只有当其有机会侵入适宜宿主体内时，才能发育为成虫，这种非适宜宿主便称为转续宿主。例如，卫氏并殖吸虫的适宜宿主是人、犬等动物，而野猪是其非适宜宿主，卫氏并殖吸虫的童虫可侵入野猪体内，但不能发育为成虫，长期处于幼虫状态，如果人或犬食入了含有活虫的野猪肉，则童虫即可在人或犬体内发育为成虫，因此，野猪即为该虫的转续宿主。

三、医学寄生虫的种类及其主要生物学特征

1. 医学原虫

原虫是一类能够独立进行摄食、运动、生殖等完整生理功能的单细胞真核生物，其中寄生于人体的原虫称为医学原虫（medical protozoan）。医学原虫具有以下主要生物学特征。

（1）形态与结构：医学原虫的形态可呈球形、梭形、梨形、不规则形等，结构包括细胞膜、细胞质和细胞核三部分。

（2）摄食：医学原虫的主要摄食方式有渗透、吞噬和吞饮等。

（3）生殖：医学原虫的常见生殖方式为无性生殖和有性生殖。某些原虫只有一种生殖方式；某些原虫则需无性生殖和有性生殖两种形式交替才能完成生殖过程，称为世代交替。

原虫生活史中具有运动、摄食和生殖能力的发育阶段，称为滋养体。某些原虫的滋养体在不利环境中可分泌囊壁，形成不活动的囊泡或卵囊，并以此作为转换宿主的感染阶段。

根据有无运动器官及其种类，可将原虫分为叶足虫(阿米巴)、鞭毛虫、孢子虫和纤毛虫四大类。寄生于人体的原虫主要有溶组织内阿米巴、阴道毛滴虫、蓝氏贾第鞭毛虫、利什曼原虫、疟原虫、弓形虫和隐孢子虫等。

2. 医学蠕虫

医学蠕虫(medical helminth)指寄生于人体并致病的多细胞软体动物，借助肌肉伸缩而蠕动。医学蠕虫主要包括线虫、吸虫、绦虫等。

(1)线虫：成虫呈圆柱状或线状，消化道为直管，雌雄异体，生殖器官发达，雌性为双管形，雄性为单管形，生活史中大多无须中间宿主。寄生于人体的线虫主要有钩虫、蛔虫、丝虫、鞭虫、蛲虫和旋毛虫等。

(2)吸虫：成虫多呈扁平状或叶状，消化道不完整，但有口、腹吸盘，多为雌雄同体，生殖器官发达，需要中间宿主。常见的人体吸虫主要有肝吸虫、肺吸虫、姜片吸虫和日本血吸虫等。

(3)绦虫：成虫多呈长带状，身体扁平，雌雄同体，虫体由头节、颈节和链体(分幼节、成节和孕节)组成，头节上有多个附着器官(如吸盘、吸槽、顶突和小钩等)，多数需要中间宿主。常见的人体绦虫有猪带绦虫、牛带绦虫、细粒棘球绦虫、微小膜壳绦虫和曼氏迭宫绦虫等。

3. 医学节肢动物

医学节肢动物(medical arthropod)指能够通过寄生、吸血、螫刺及传染病原体等方式危害人体健康的节肢动物，主要有昆虫纲的蚊、蝇、蚤、虱以及蛛形纲的蜱、螨等。

四、寄生虫的营养与代谢特点

1. 营养

各种寄生虫所需的营养成分与一般动物基本相同，包括碳水化合物、蛋白质、脂肪、维生素和微量元素等。一般而言，原虫从细胞外获得营养的方式包括简单扩散、易化扩散、主动转运和胞吞等。有胞口的原虫(如结肠小袋纤毛虫)从胞口吸取营养；有伪足的原虫(如溶组织内阿米巴)吞噬食物后，先在胞质内形成食物泡，再消化吸收；有消化道的蠕虫(如线虫)主要从宿主消化道摄取和吸收营养物质；没有消化道的蠕虫(如绦虫)则主要借助其体壁吸收营养物质。

2. 代谢

寄生虫的代谢主要是能量代谢和合成代谢。能量代谢是将葡萄糖等分子的化学能量转变为 ATP，主要是通过糖酵解获得，取决于所处环境氧分压的高低。由于寄生虫所需的营养成分主要来自宿主，因此其合成代谢能力十分有限，如大多数蠕虫不能合成胆固醇和不饱和脂肪酸，缺乏合成脂类的能力；多数原虫也不能合成胆固醇。

氨基酸代谢方面，原虫和蠕虫各有特点。罗得西亚锥虫可从磷酸烯醇式丙酮酸合成多种氨基酸(如甘氨酸、丝氨酸等)。氨基酸分解代谢因虫种不同而有所差异，如溶组织内阿米巴先将甘氨酸转变成丙酮酸，再参与能量代谢；非洲锥虫、利什曼原虫在媒介昆虫体内则利用脯氨酸作为能量来源；蠕虫则以主动吸收的方式从宿主获得氨基酸，其氨基酸分解代谢机制尚不清楚。

核苷酸代谢方面，大多数寄生虫缺乏从头合成嘌呤的能力，几乎完全依赖以宿主碱基、核苷酸为原料的补救合成途径，但嘧啶合成却可通过从头合成途径和补救途径同时进行。

第三节　寄生虫与宿主的相互作用

寄生虫侵入宿主后，对宿主造成损伤的同时，宿主的免疫系统也会对寄生虫产生免疫应答，并试图将之加以清除。二者相互作用的结果与宿主遗传因素、免疫功能、营养状态以及寄生虫的种类、数量等密切相关，最终可导致清除寄生虫、带虫状态以及寄生虫病等不同结局，且不同结局之间可以相互转化。

一、寄生虫对宿主的损伤

1. 掠夺营养

寄生虫在宿主体内生长、发育和繁殖所需的营养物质主要来源于宿主。寄生虫体越多，对宿主的营养掠夺也越严重，越容易导致宿主营养不良或发育障碍。例如，钩虫的成虫可吸附于人体小肠黏膜上吸食血液，引起宿主贫血。

2. 机械性损伤

寄生虫侵入宿主并在宿主体内寄生、移行、繁殖等一系列活动，均可对宿主组织和器官造成损伤、压迫或阻塞。例如，大量蛔虫扭结成团，可引起肠梗阻；钩虫咬附于肠黏膜，可使黏膜出血；猪囊尾蚴压迫脑组织和眼球，可引起癫痫和失明。如果寄生部位在脑、心、眼等重要器官，则后果严重，甚至可危及宿主的生命。

3. 毒性作用和免疫病理损伤

寄生虫的代谢物、分泌物、脱落物以及死亡虫体的崩解产物对宿主均有毒性作用，或者可引起免疫病理损伤。例如，血吸虫的虫卵分泌的可溶性抗原可引起周围组织发生虫卵肉芽肿，也能与宿主抗体形成免疫复合物沉积，引起肾小球基底膜损伤；溶组织内阿米巴可分泌溶组织酶，有助于虫体侵入，造成肠壁溃疡和肝脓肿；细粒棘球蚴的囊液可引起 I 型超敏反应。

二、宿主对寄生虫的免疫抵抗

寄生虫作为外来异物侵入宿主，机体必然出现防御性生理反应，产生非特异性和特异性的免疫应答，以抵抗寄生虫的入侵。

1. 非特异性免疫

非特异性免疫又称固有免疫，包括皮肤、黏膜等的屏障作用，免疫细胞的吞噬、杀伤作用，以及补体、溶菌酶等分子的溶细胞作用。固有免疫是在进化过程中形成的，较为稳定，具有遗传性和种特异性(如鸡蛔虫、鸟类疟原虫等不能在人体内寄生)。

2. 特异性免疫

特异性免疫又称适应性免疫或获得性免疫，由体液免疫和细胞免疫构成。宿主对寄生虫产生的适应性免疫在抗寄生虫感染中发挥着重要作用。

（1）消除性免疫：感染某种寄生虫后，宿主所产生的适应性免疫既可消除体内寄生虫，又能完全抵抗再感染。例如，利什曼原虫引起的皮肤利什曼病，在产生特异性免疫后，体内原虫完全被清除，临床症状消失，而且对再感染有长期的抵抗力，不过这种免疫现象在抗寄生虫感染中少见。

（2）非消除性免疫：抗寄生虫感染中常见的免疫现象。宿主对再感染有一定保护力，但不能完全清除体内寄生虫。若体内活虫被药物清除后，则原有的保护力会逐渐消失。非消除性免疫是宿主免疫力与体内寄生虫共存的不完全免疫现象。例如，疟疾患者发作停止后，体内疟原虫并未被完全清除，但人体能维持一定保护性免疫，对同种疟原虫的再感染具有一定的抵抗力，这种免疫状态称为带虫免疫。而某些蠕虫（如血吸虫）感染时，诱导机体所产生的特异性免疫力对体内的成虫不产生效应，但可作用于再次侵袭的童虫，这种免疫状态称为伴随免疫。

机体针对寄生虫抗原产生的适应性免疫，一方面表现为对再感染的免疫力，另一方面可使宿主产生超敏反应，引起机体免疫病理损伤。例如，蠕虫感染出现的哮喘属于Ⅰ型超敏反应，血吸虫虫卵引起的肉芽肿属于Ⅳ型超敏反应。

总之，机体通过固有免疫和获得性免疫对寄生虫产生免疫应答，最终可导致3种不同类型的结局。①完全清除：宿主清除全部寄生虫，并具有抵抗寄生虫再感染的能力，但此结局在寄生虫感染少见。②带虫状态：宿主清除部分寄生虫，使机体无明显临床症状，但体内依然有活虫存在，成为带虫状态，大多数寄生虫感染属于此种类型，机体免疫力与寄生虫处于相对平衡状态；带虫状态的感染者称为带虫者，是重要的感染源。③寄生虫病：寄生虫突破宿主防御功能，在特定部位寄生、发育并大量繁殖，引发病理损伤，成为寄生虫感染，引起寄生虫病，严重者甚至可致死，许多机会感染性寄生虫属于此类。

第四节　寄生虫感染的特点

一、带虫者、慢性感染和隐性感染

大多数情况下，人体感染寄生虫后并不出现明显的临床症状和体征，成为带虫者，是重要的传染源，在流行病学方面具有重要意义。

人体感染寄生虫后，通常没有明显的临床症状和体征，或者曾经出现过症状，但未经治疗或治疗不彻底而逐渐转入感染持续存在阶段，称为慢性感染。慢性感染是寄生虫感染的特点之一。在慢性感染期，人体往往同时伴有组织损伤和修复，如大多数血吸虫病患者即属慢性感染，体内既有肝脏虫卵肉芽肿的形成，也伴有肝脏纤维化的过程。

隐性感染特指人体感染寄生虫后，既没有明显的临床表现，又不易用常规方法检出病原体的一种寄生现象。例如，蠕虫中的粪类圆线虫和原虫中的刚地弓形虫、隐孢子虫等机会致病性寄生虫，在宿主免疫功能正常时呈隐性感染，而当宿主免疫力显著削弱时就会出现明显的临床症状和体征。

二、多寄生现象

多寄生现象是指人体同时感染两种或两种以上寄生虫的情况。不同虫种生活在同一宿主体内，可能会相互影响，增强或减轻各自的致病作用，从而改变临床表现，如蛔虫、钩虫共存时，对肠道里的蓝氏贾第鞭毛虫可起到抑制生长、繁殖的作用。

三、幼虫移行症与异位寄生

幼虫移行症是指某些蠕虫的幼虫侵入非适宜宿主后不能发育为成虫，但可在非适宜宿主体内长期存活并移行，引起局部或全身性病变。例如，犬弓首线虫是犬类肠道内常见的寄生虫，而人不是该虫的适宜宿主，如果人误食了其感染性虫卵，幼虫不能在人体内发育为成虫，但可在体内移行，侵犯组织器官，引起幼虫移行症。

根据侵犯部位不同，幼虫移行症可分为内脏幼虫移行症和皮肤幼虫移行症两种类型，前者如广州管圆线虫和斯氏并殖吸虫，后者如巴西钩口线虫和犬钩虫。无论哪一种幼虫移行症，均可出现明显的症状和体征，而且常伴有嗜酸性粒细胞增多和 IgE 水平升高。

异位寄生是指某些寄生虫能在常见寄生部位以外的组织或器官内寄生，如肺吸虫的常见寄生部位是肺，但也可侵入脑等其他器官。

了解幼虫移行症和异位寄生现象，对于寄生虫病的诊断和鉴别诊断有重要意义。

四、寄生虫病的实验室诊断

1. 病原体检查

寄生虫病临床确诊最主要的依据是检查出寄生虫病原体。根据寄生虫种类和寄生部位，采集相应的标本（如粪便、阴道分泌物、血液、尿液、痰液、活检组织或骨髓等），通过肉眼观察或显微镜镜检等方法，检出某一发育阶段的寄生虫（如粪便中的虫卵、血涂片中的红内期疟原虫等），即可作为最可靠的诊断依据。

2. 免疫学诊断

某些寄生虫在感染早期、轻症感染、隐性感染或由于特殊寄生部位而使病原体检查困难时，可采取免疫学检测方法，检测特异性寄生虫抗原、抗体或免疫复合物等，进行辅助诊断。

五、寄生虫病的流行与防治原则

寄生虫病的流行必须具备传染源、传播途径和易感人群 3 个基本环节，当这 3 个环节在某一地区同时存在并相互联系时，就会引起寄生虫病的流行。

1. 寄生虫病流行的基本环节

（1）传染源：指感染了寄生虫的人或动物，包括患者、带虫者及保虫宿主。传染源体内处于某一发育阶段的寄生虫可通过不同方式进入另一类宿主体内继续发育，如蛔虫病的传染源为人，华支睾吸虫病的传染源为人以及猫、犬、猪等动物。

（2）传播途径：指寄生虫从传染源到易感宿主的传播过程。人体感染寄生虫的常见方式有以下几种。①经口感染：这是最常见的感染途径。原虫的包囊、蠕虫感染性虫卵等可通过污染的食物、饮水被人误食而感染；生吃或半生吃含有囊蚴的鱼、虾、蟹类或含有绦虫囊尾蚴的猪肉、牛肉，也可使人感染。②经皮肤感染：土壤中的钩虫、粪类圆线虫丝状蚴以及水中的血吸虫尾蚴可穿过皮肤侵入人体。③经媒介传播：某些寄生虫在节肢动物体内发育至感染阶段，节肢动物叮咬人体时使病原体进入血液，如疟原虫的子孢子、丝虫的丝状蚴等。④经接触感染：寄生在体表或腔道的寄生虫可因直接或间接接触而感染，如阴道毛滴虫、疥螨等。⑤自体感染：某些寄生虫可经过体内或体外途径使自体发生重复感染，如猪带绦虫、微小膜壳绦虫等。⑥经呼吸道感染：空气中附着在尘埃上的蛲虫卵被吸入而感染。⑦经输血感染：寄生在红细胞内的疟原虫、寄生于单核细胞内的杜氏利什曼原虫以及白细胞内的弓形虫都可通过输血感染人体。⑧其他感染方式：如弓形虫可通过胎盘使胎儿感染。

（3）易感人群：指对某种寄生虫缺乏免疫力或免疫力较低的人群。人体感染寄生虫后，一般均可产生获得性免疫，但多为带虫免疫，当寄生虫经治疗从机体内完全消失后，机体又恢复为易感状态。进入疫区内的非流行区人群也属易感人群，一般儿童的易感性高于成年人。

2. 影响寄生虫病流行的因素

（1）自然因素：温度、湿度、光照、雨量等气候条件以及地理环境都可影响寄生虫在外界环境的发育，或者通过影响中间宿主或传播媒介生态，直接或间接影响寄生虫病的流行。例如，肺吸虫的中间宿主溪蟹和蝲蛄只适合在山区小溪内生长，故此病大多只在丘陵和山区流行；日本血吸虫的中间宿主钉螺的分布不超过北纬33.7°，因此我国北方地区无血吸虫病流行。

（2）社会因素：包括社会制度、文化教育水平、经济状况、医疗卫生、防疫保健、居住条件以及生活习惯和生产方式等。例如，西藏、青海、四川等地区的牧民因生食牛肉，易患牛带绦虫病；广东、广西等地居民喜食半生的鱼生粥，导致这些地区的肝吸虫感染率较高。

3. 寄生虫病的防控原则

针对寄生虫的生活史、感染方式、传播规律及流行特征，采取综合措施，切断流行的基本环节，是防治寄生虫病的基本措施。

（1）控制和消灭感染源：在流行区普查、普治现症患者、带虫者和保虫宿主，做好流动人口检测，控制流行区传染源的输入和扩散。

（2）切断传播途径：控制或杀灭中间宿主和媒介节肢动物，针对不同传播途径采取不同措施，如土源性线虫和食源性寄生虫，要加强粪便和水源管理，注意环境和个人饮食卫生。

（3）保护易感人群：加强对易感人群的健康教育，改变不良行为习惯和饮食习惯，加强自我保护意识，增强体质，提高抵抗力。

(4)预防感染：改善生产、生活方式，可以减少寄生虫感染的机会。对于某些寄生虫，可服药预防。对于经皮肤传播和接触传播的寄生虫病，应注意隔离患者和消毒物品。对于虫媒病，则需大力消灭媒介节肢动物。

知识拓展

秀丽新杆线虫

2002年10月7日，瑞典卡罗林斯卡学院全体会议决定将2002年度诺贝尔生理学或医学奖同时授予 Sydney Brenner、H. Robert Horvitz 和 John E. Sulston，以表彰他们在"器官发育与细胞程序性死亡基因调节"方面的贡献。多数人可能还不知道他们的杰出工作与一种毫不起眼的虫子——秀丽新杆线虫（*Caenorhabditis elegans*）密切相关。

秀丽新杆线虫是一种不感染、人畜无害、可行独立生活于土壤中的线虫。它的成体仅长1.5mm，通身透明、纤细，生活在温度较恒定的环境中，以细菌为食。它有两个性别，雄性仅占0.05%，其余都是雌雄同体。在20℃的实验室环境下，秀丽新杆线虫可以生活在含细菌的琼脂平板上，寿命平均在2~3周，而生殖一代仅需3.5天。它还是少有的体细胞数目相对恒定的多细胞生物：雌雄同体的成虫有959个体细胞和2000个生殖细胞，而雄性成虫则有1031个体细胞和1000个生殖细胞，每一个体细胞的发育过程都可以在显微镜下看得很清楚。在雌雄同体中，302个体细胞是神经元，可以对味觉、嗅觉、触觉和温度等刺激做出反应；还有81个肌肉细胞，构成腹、背各一对纵向肌索，可通过交替屈曲和放松推动虫体前进。秀丽新杆线虫只有5对常染色体和1对性染色体，整个基因组很小，不到人类基因组的3%，只有大约17800个基因。

出生于南非的 Sydney Brenner 从20世纪60年代开始就系统地研究秀丽新杆线虫的遗传特性，将遗传分析与细胞分裂、分化和器官发育联系起来，并在显微镜下跟踪观察这些过程。他在英国剑桥大学获得的一系列成果，为将秀丽新杆线虫作为一个理想的新型模式生物奠定了基础，他首开利用线虫进行生物学研究的先河，也是培养和造就一代代科学家的大师。

作为 Sydney Brenner 剑桥课题组的一员，John E. Sulston 也以秀丽新杆线虫为研究对象，描绘了其发育细胞系，细胞系中每一个细胞的分裂和分化都在发育过程中被追踪、记录了下来。细胞系有1090个体细胞，其中131个经历了细胞程序性死亡（后来被正式命名为 apoptosis，即凋亡），最后剩下959个成熟细胞。这表明，特定细胞经历的程序性死亡其实是细胞正常分化过程的一个组成部分。此外，John E. Sulston 还鉴定出了参与细胞程序性死亡过程的第一个基因突变。

H. Robert Horvitz 是 Sydney Brenner 的学生之一，他发现并鉴定了控制秀丽新杆线虫细胞程序性死亡的关键基因，揭示了这些基因在程序性死亡过程中如何相互作用，而且证实了相应基因同样存在于人类。他因此与 Sydney Brenner 和 John E. Sulston 一同分享了2002年诺贝尔生理学或医学奖。

SydneyBrenner 的另一个学生 Andrew Fire 回到美国后，继续线虫的研究，发现了

RNA 干扰现象，并据此发明了 RNAi 技术，以操纵基因的表达，由此获得了 2006 年诺贝尔生理学或医学奖。Sydney Brenner 的学生 Martin Chalfie 回到美国哥伦比亚大学后，依然以线虫为对象，验证了绿色荧光蛋白（GFP）自发绿色荧光，而与山下脩和钱永健分享了 2008 年诺贝尔化学奖。

谁能料想得到，小小的秀丽新杆线虫会为人类生命健康的进步做出如此多的贡献，也成就了如此多的科学家，也许，等到下一次再听到它的名字出现在奖励名单里，诸位读者应该不会感到意外了吧！

小　结

医学寄生虫学是研究感染人的寄生虫和寄生虫病的一门学科，其研究范畴包括医学原虫（单细胞真核动物）、医学蠕虫（单细胞软体动物）和医学节肢动物。

寄生虫的生活史：寄生部位（核心），排出途径，外界发育，感染方式和移行途径。

寄生虫对宿主的致病作用主要包括 3 个方面，即掠夺营养、机械性损害、毒性和免疫病理损伤。

寄生虫感染免疫与细菌、病毒等一般微生物有很大不同，是以非消除性免疫为主（特别是带虫免疫），免疫效果不完全，而且具有明显的免疫逃避现象。

寄生虫感染和寄生虫病的特点：异位寄生、幼虫移行症和机会致病寄生虫病。

寄生虫病的防控原则：控制和消灭感染源，切断传播途径，保护易感人群，预防感染。

复习思考题

（1）如何理解寄生虫与宿主的关系及感染途径？

（2）如何辩证地理解寄生虫与宿主相互作用的结果为"带虫状态"？

（3）阐述寄生虫对宿主的损害及寄生虫病的防治原则。

（丁天兵）

第二十七章　主要致病性寄生虫

知识导航

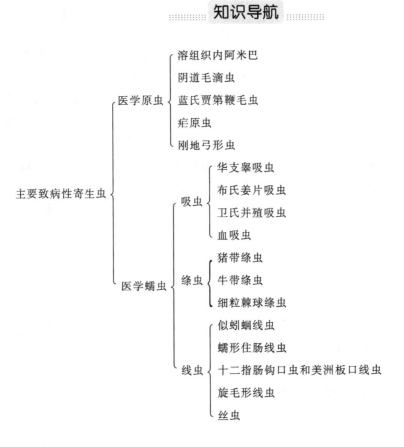

学习目标

知识与技能：

知晓常见寄生虫的生活习性、致病过程和防治原则。

方法与过程：

学习寄生虫的基本特征，学会防控寄生虫感染的方法。

情感态度和价值观：

养成良好的个人卫生习惯，以预防寄生虫感染。

第一节 医学原虫

原虫为单细胞真核动物，属原生动物界，有 6 万余种，大部分营自生生活，分布在海洋、土壤、水体或腐败物内。原虫的结构与单个动物细胞相同，由细胞膜、细胞质和细胞核组成，其功能也与动物细胞相似。

原虫的生活史包含生长、发育和繁殖等不同发育阶段以及虫体从一个宿主传播到另一个宿主的过程。大多数原虫具有活动、摄食和增殖能力的阶段称为滋养体，通常也是原虫的致病阶段。顶复门原虫(如疟原虫)还有裂殖子、配子体、配子和卵囊等更复杂的生活史阶段。某些原虫还有包囊阶段，即滋养体在外界不利环境下分泌某些物质形成裂壁，进入不运动、不摄食的静止状态，但却具有感染性的阶段。包囊有较厚的囊壁，在自然界和宿主体内可以存活较长时间，在动物组织中形成的包囊依靠肉食者传播。

医学原虫的传播方式依其生活史的不同，可分为 3 种类型。①人际传播型：生活史简单，完成生活史只需一种宿主，凭借接触或传播媒介在人群中传播；有的原虫整个生活史中只有一个滋养体阶段，以直接接触的方式传播，如阴道毛滴虫通过性接触传播；有的原虫整个生活史中有滋养体和包囊两个阶段，前者能运动、摄食，是原虫的生长发育、繁殖和致病阶段，后者则是静止状态，为原虫的传播与感染阶段，可通过饮食进行传播，如溶组织内阿米巴和蓝氏贾第鞭毛虫即属此种类型。②循环传播型：完成生活史和传播需要两种或两种以上的脊椎动物作为终末宿主和中间宿主，并在两者之间进行传播，如刚地弓形虫在终末宿主(猫科动物)和中间宿主(哺乳类、鸟类、爬行类等动物)之间进行传播。③虫媒传播型：需要在吸血节肢动物体内发育至感染阶段，再通过叮咬、吸血将原虫传播给人或其他动物，如利什曼原虫、疟原虫和锥虫的生活史即属此类。

目前已发现的医学原虫超过了 40 种，包含在肉足鞭毛门、顶复门和纤毛门 3 个门中。人体感染原虫的结局依赖于虫种(虫株)的毒力、感染数量和宿主的抵抗力。由于缺乏有效疫苗、传播媒介控制困难等原因，原虫感染仍是世界性的公共卫生问题，特别是在热带和亚热带地区，严重威胁着民众健康。

一、溶组织内阿米巴

溶组织内阿米巴简称痢疾阿米巴，属于叶足纲阿米巴目内阿米巴科，为阿米巴病的病原体，主要寄生于结肠，可侵入肠壁组织，引起阿米巴痢疾，也可随血流转移至肝、脾、脑等处，引起各种肠外阿米巴病。

(一)形态

溶组织内阿米巴有滋养体和包囊两个时期。

1. 滋养体

滋养体为具备运动、摄食与繁殖能力的活动阶段，分为肠腔型和组织型，形态多变而不规则。滋养体胞质包括透明的外质和富含颗粒的内质，外质向外可伸出伪足，做单一定向运动（称为阿米巴运动），内质随之流动。肠腔内的滋养体大小在 10 ~ 30μm，内、外质分界不清，内质无吞噬的红细胞，运动缓慢；组织内的滋养体大小为 20 ~ 60μm，内、外质分界清楚，内质可见吞噬的红细胞及其他大小不一的颗粒，虫体运动活泼，形态变化大。滋养体经铁苏木素染色后，可见一个圆形的泡状核，核仁较大且位于核中央，核周围为纤细无色的网状结构（图 27 - 1）。

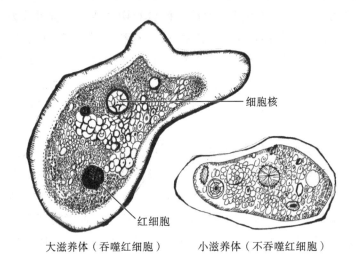

大滋养体（吞噬红细胞）　　小滋养体（不吞噬红细胞）

图 27 - 1　溶组织内阿米巴滋养体模式图

2. 包囊

包囊呈圆球形，无色透明，直径为 10 ~ 20μm，含 1 ~ 4 个核，经碘液染色后，呈淡黄色或棕黄色，囊被薄而透明。未成熟的包囊为单核或双核，可见棕红色的糖原泡和透明的棒状拟染色体。成熟的包囊有 4 个核，为感染期，糖原泡和拟染色体常已消失。铁苏木素染色可染出两端钝圆的蓝黑色棒状拟染色体以及在染色过程中被溶解为空泡的糖原泡，核结构与滋养体的核相似。滋养体只有在肠腔内才能形成包囊，在肠腔以外的脏器或体外不能形成包囊（图 27 - 2）。

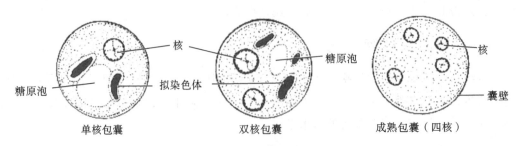

单核包囊　　　　　双核包囊　　　　　成熟包囊（四核）

图 27 - 2　溶组织内阿米巴包囊示意图

（二）生活史

溶组织内阿米巴生活史简单，具有感染性的包囊期和能增殖的滋养体期。自宿主粪便排出的四核包囊是感染阶段，通过污染食物或饮水经粪－口途径感染人体，猴、猫、狗和鼠等也可作为偶然宿主。在回肠末端或结肠的中性或碱性环境下，包囊中的虫体借助自身运动和肠道内酶的作用，破囊而出。四核虫体经三次胞质分裂和一次核分裂发育成8个滋养体，定居于结肠上段肠壁组织，摄食细菌、宿主细胞与组织的降解物或已消化的食物，不断进行二分裂增殖（图27－3）。滋养体可侵入肠黏膜，吞噬红细胞，破坏肠壁，引起肠壁溃疡，也可随血流进入其他器官寄生，形成脓肿，引起肠外阿米巴病。

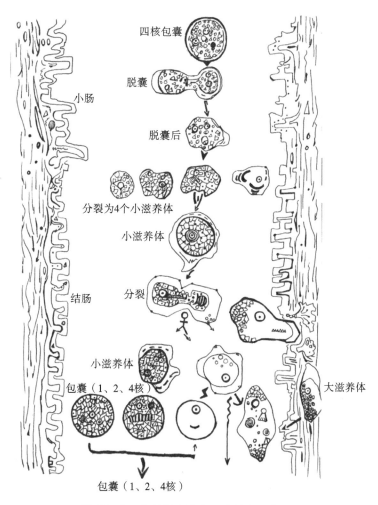

四核包囊

脱囊

脱囊后

小肠

分裂为4个小滋养体

小滋养体

结肠

分裂

小滋养体

大滋养体

包囊（1、2、4核）

包囊（1、2、4核）

图27－3　溶组织内阿米巴生活史示意图

脱落于肠腔内的滋养体随肠内容物下移到横结肠后，由于营养、水分减少，粪便成形，导致肠内环境变化，滋养体停止活动，形成圆形的前包囊，再形成具有囊壁的包囊。未成熟包囊经二分裂形成四核包囊，随宿主粪便排出体外。当宿主腹泻时，滋养体以原形随宿主粪便排出。包囊可在外界存活数周，但在干燥环境中很快死亡。

(三)致病性与免疫性

溶组织内阿米巴的致病机制比较复杂，涉及虫株致病力、寄生环境和宿主免疫状态等多种因素。

阿米巴滋养体具有表达致病因子、侵入宿主组织或器官和适应宿主免疫反应的能力。滋养体表达的致病因子可破坏细胞外间质，溶解组织细胞间连接，抵抗补体、抗体的免疫作用。滋养体分泌的黏附分子(半乳糖/乙酰氨基半乳糖凝集素)可介导滋养体吸附于宿主结肠上皮细胞；阿米巴穿孔素可使靶细胞形成离子通道，导致宿主细胞受损、溶解；半胱氨酸蛋白酶可使靶细胞溶解，既能降解补体 C3 为 C3a，也可降解血清型和分泌型 IgA，从而抵抗补体介导的抗炎反应和免疫逃逸。其中，破坏细胞外间质、溶解组织细胞是虫体侵入的重要方式。这些毒力因子的表达水平与溶组织内阿米巴的致病性直接相关，并与宿主的抵抗因素相互作用，最终可表现为无症状带虫者、肠阿米巴病或肠外阿米巴病。

1. 肠阿米巴病

病变多发生在盲肠和升结肠。溶组织内阿米巴借其溶组织酶及伪足侵入肠壁黏膜生长繁殖，引起组织溶解与坏死，形成口小底大的烧瓶样溃疡。当溃疡内的坏死黏膜、血液和滋养体一并落入肠腔时，则形成阿米巴痢疾。阿米巴痢疾的典型临床表现为发热、腹痛、腹泻及巧克力色黏液脓血便(有腥臭味)。慢性期组织破坏和愈合同时存在，纤维组织增生，可形成包块状阿米巴肿。

2. 肠外阿米巴病

肠外阿米巴病以肝脓肿最为常见，多见于肝右叶后上方，患者可出现发热、肝区疼痛、肝脏肿大等表现；其次是肺脓肿，多由肝脓肿穿破横膈进入胸腔所致；此外，还可出现皮肤、脑、脾、肾等部位的阿米巴溃疡或脓肿。

溶组织内阿米巴可破坏宿主的天然黏膜屏障侵入肠壁，还可入血，侵入其他器官。宿主免疫应答主要由巨噬细胞承担，既能杀伤阿米巴，还具有抗原提呈作用，分泌的 IFN-γ 和 TNF-α 进一步活化巨噬细胞、中性粒细胞，促进其释放 NO 而杀伤阿米巴滋养体。在活动感染期，虫体抗原可抑制巨噬细胞和 T 细胞活性，使机体处于暂时免疫抑制状态，有利于虫体存活。

(四)诊断与防治原则

肠阿米巴病(阿米巴痢疾)的诊断需要结合流行病学史(是否有不洁饮食或与患者密切接触史)和临床表现综合判断。实验室诊断包括病原学、血清学以及影像学检查：稀便生理盐水涂片镜检查见阿米巴滋养体，或成形便碘液涂片镜检查见阿米巴包囊，均可确诊；酶联免疫吸附试验可检测阿米巴抗体，约90%的患者可呈阳性；PCR 方法敏感、特异，可检查标本中是否含有溶组织内阿米巴 DNA，但需注意假阳性结果；影像学检查包括肠镜、CT 和磁共振成像(MRI)等。进行结肠镜检查时，还应取可疑病变周围组织进行活检，若检出滋养体，亦可确诊。

阿米巴痢疾需与细菌性痢疾进行鉴别诊断，肠外阿米巴脓肿也需和细菌性脓肿、肿瘤等进行鉴别。

肠阿米巴病的治疗药物首选甲硝唑，必要时可与其他抗阿米巴药物（如巴龙霉素）和抗生素联合使用。肠外阿米巴脓肿的治疗也以甲硝唑为主，必要时可考虑采取 B 超引导下穿刺抽脓，并辅以药物冲洗和引流等外科治疗措施。

二、阴道毛滴虫

阴道毛滴虫简称阴道滴虫，属于动鞭纲毛滴虫目毛滴虫科，是一种寄生于女性阴道、尿道以及男性尿道、前列腺内的致病性原虫，可引起滴虫性阴道炎、尿道炎或前列腺炎，是一种性传播疾病。

（一）形态

阴道毛滴虫生活史仅有滋养体期而无包囊。滋养体多呈梨形，长约 $30\mu m$，宽 $10\sim15\mu m$，无色透明，有 4 根前鞭毛和 1 根后鞭毛。新鲜虫体柔软多变，借其前端 4 根鞭毛向前摆动和体侧波动膜波动做旋转运动。细胞核位于前端 1/3 处，为椭圆形泡状核，核的上缘有 5 颗排列成杯状的基体，由此发出鞭毛（图 27 - 4）。

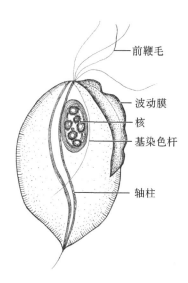

前鞭毛
波动膜
核
基染色杆
轴柱

图 27 - 4 阴道毛滴虫滋养体

（二）生活史

阴道毛滴虫的生活史简单，滋养体主要寄生于女性阴道内，以阴道后穹隆多见，也可在尿道内发现。男性感染除常见于尿道、前列腺外，也可在睾丸、附睾或包皮下等处寄生。人群感染主要以两性直接性接触或间接接触方式而传播。虫体在体外环境中的生活力较强。

（三）致病性与免疫性

阴道毛滴虫的致病力与虫株的毒力及宿主的生理状态有关。健康妇女阴道因乳酸杆菌作用，pH 值维持在 3.8 ~ 4.4，可抑制其他细菌生长，也不利于滴虫生长，即阴道具有自净作用。妊娠及月经后的阴道生理周期使 pH 接近中性，利于滴虫繁殖，而且滴虫在阴道中消耗糖原，会妨碍乳酸杆菌的酵解作用，降低乳酸浓度，因而此时感染和复发率均较高。

研究还发现，阴道毛滴虫对阴道上皮细胞的破坏为接触依赖性细胞病变效应，虫体必须通过接触并黏附于阴道上皮细胞才有损伤作用；其次，虫体具有吞噬阴道上皮细胞的作用，也是其致病因素之一。另外，阴道毛滴虫的鞭毛还能分泌细胞离散因子，可促使靶细胞离散，与临床上观察到的阴道病变上皮细胞脱落相似，且离散因子表达量与感染严重程度一致。

许多女性虽有阴道毛滴虫感染，但无临床症状或症状不明显。有些感染者症状明显，常见的是外阴瘙痒，可伴有烧灼感、刺痛感，白带增多；阴道内镜检查可见分泌物增多，呈灰黄或乳白色泡沫状，有臭味，光镜下可见大量中性粒细胞（滴虫病显著的临床特征之一）；当伴有细菌感染时，分泌物可呈脓液状；当滴虫侵入尿道内，则可有尿频、尿急和尿痛等尿路感染症状；男性感染者也可有尿道炎、前列腺炎及附睾炎的症状，且滴虫感染可影响精子活力，从而导致不育。

目前，中性粒细胞被认为是阴道毛滴虫感染的主要参与者。阴道毛滴虫黏附阴道上皮细胞导致细胞病变，血管内皮细胞释放 IL - 8、白三烯 B4、IL - 1β 和肿瘤坏死因子（TNF）等炎性因子，快速招募外周血中数量最多的中性粒细胞到炎症部位，中性粒细胞一方面可以快速有效地杀死病原体，减少其传播，同时其自身也能大量分泌白三烯 B4，招引更多中性粒细胞到炎症部位。有资料显示，局部白三烯 B4 水平越高，患者症状越严重，表明中性粒细胞在滴虫感染中的免疫清除和免疫病理作用同时存在。

（四）诊断与防治原则

阴道毛滴虫呈世界性分布，据估计，全球有 4 亿患者，我国的流行也很广泛，以 16 ~ 35 岁年龄组的女性感染率最高。滴虫性阴道炎患者或无症状带虫者（包括男性）均为阴道毛滴虫的传染源。阴道毛滴虫的传播途径包括直接（性交）传播和间接传播两种方式，以后者间接传播为主，包括通过公用浴室、浴巾、泳裤、坐便器等传播。滋养体在外界环境（特别是潮湿的环境）中可保持较长时间的活力，- 10℃ 至少可存活 7 小时，在潮湿的毛巾、衣裤中可存活 23 小时，在 2 ~ 3℃ 的水中可存活 65 小时，在 40℃ 的水中可存活 102 小时，甚至在普通肥皂水中也能存活 45 ~ 150 分钟。

对疑似感染者，应取阴道后穹隆分泌物、尿液沉淀物或前列腺分泌物，直接涂片或涂片后染色镜检，查见滋养体即可确诊。滋养体培养、ELISA、直接荧光抗体试验以及核酸杂交等方法可用于辅助诊断。

及时治疗感染者或无症状带虫者以减少传染源，性伴侣也应同时治疗，方可根治阴道毛滴虫感染。常用口服药物为甲硝唑，局部治疗可用 1∶5000 高锰酸钾溶液冲洗阴道。对于阴道毛滴虫感染的预防，应注意个人卫生（尤其是经期卫生），不共用泳衣/裤和浴具，在公共浴室提倡使用淋浴，慎用公共坐便器。

三、蓝氏贾第鞭毛虫

蓝氏贾第鞭毛虫简称贾第虫，属于动鞭纲双滴虫目六鞭毛科，是一种全球性分布的肠道寄生原虫，主要寄生于人和某些动物的小肠，可引起以腹泻和消化不良为主症的贾第虫病。在十二指肠寄生的滋养体偶尔可侵犯胆道系统，造成胆道炎症。由于贾第虫可与 HIV 合并感染，因而近年来更加引起重视，目前已被列为全世界危害人类健康的 10 种主要寄生虫病之一。

（一）形态

1. 滋养体

蓝氏贾第鞭毛虫的滋养体形似倒置的水滴，大小为$(9\sim21)\,\mu m \times (5\sim15)\,\mu m$，厚 $2\sim4\,\mu m$，左右对称，前端钝圆，后端尖细，腹扁平，背隆起；一对细胞核位于虫体前端靠近吸盘处。虫体有类似细菌鞭毛的前鞭毛、后鞭毛、腹鞭毛和尾鞭毛 4 对，均由位于两核间靠前端的基体发出，1 对前鞭毛向前伸出，其余 3 对分别向虫体两侧、腹侧和尾部伸出体外。活虫借助鞭毛摆动，可做活泼的翻滚运动。

2. 包囊

包囊呈椭圆形，大小为$(8\sim14)\,\mu m \times (7\sim10)\,\mu m$，囊壁较厚，与虫体间有明显的间隙。不成熟的包囊内含 2 个细胞核，成熟包囊内则含 4 个细胞核（图 27 – 5）。

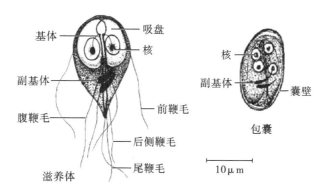

图 27 – 5　蓝氏贾第鞭毛虫的滋养体和包囊

（二）生活史

蓝氏贾第鞭毛虫的生活史简单，包括滋养体和包囊两个阶段。包囊有感染性，人或动物可因摄入污染的饮食而感染，在十二指肠内，包囊脱囊，形成 2 个滋养体，滋养体借助吸盘吸附于十二指肠或空肠上段绒毛表面，以二分裂方式进行繁殖。当外界环境不利时，滋养体分泌成囊物质形成包囊，并随粪便排出体外。包囊在水中可存活数天至数周之久。

（三）致病性与免疫性

蓝氏贾第鞭毛虫的确切致病机制尚不完全清楚，一般认为与虫株毒力、宿主免疫球蛋白缺乏以及双糖酶缺乏等因素有关。

大量滋养体吸附在小肠黏膜上，吸盘对肠黏膜的机械性损伤、原虫代谢产物对肠黏膜的化学性刺激以及虫体与宿主竞争营养素等，均可影响肠道的吸收功能；消化吸收不良和腹泻反过来又可降低宿主的抵抗力，使寄生虫更加难以清除。

大多数感染包囊者无明显临床症状，仅表现为带虫状态；感染的潜伏期平均为 1~2 周，有症状者主要表现为腹泻，且腹泻物有恶臭。急性腹泻者未经妥善治疗可转成慢性，可周期性排出恶臭稀便，常伴有腹胀、腹痛、恶心、厌食、嗳气、便秘和体重减轻等营养吸收不良表现，病程可长达数年；患儿的病程一般持续数月，可出现营养吸收不良和发育障碍等。

蓝氏贾第鞭毛虫若侵入胆道系统，则能引起胆囊炎或胆管炎。

宿主对蓝氏贾第鞭毛虫有一定的天然免疫力（如乳汁内的游离脂肪酸和肠黏膜屏障），感染后产生的特异性体液免疫和细胞免疫也有不同程度的保护作用，如血中特异性 IgG 和 IgM 抗体可通过补体调理作用杀伤滋养体，肠道内特异性分泌型 IgA 抗体对虫体有清除作用，受染母亲乳汁内特异性 IgG 和 IgA 抗体对婴儿有被动保护作用。细胞免疫可能是通过 ADCC 效应来实现的。

蓝氏贾第鞭毛虫诱发宿主免疫的抗原主要是虫体表面抗原，其组成蛋白质多富含半胱氨酸，时常发生变异，可以逃避宿主的免疫攻击。

（四）诊断与防治原则

病原学检查仍是确诊贾第虫病的关键证据，包括在新鲜粪便、肠液中镜检出滋养体或包囊。由于包囊排出具有间断性，因此执行隔日查、连续查的策略可明显提升阳性检出率。

敏感性和特异性高的免疫学方法（如酶联免疫吸附试验、间接荧光抗体试验和对流免疫电泳试验）及 PCR 方法均可用于蓝氏贾第鞭毛虫的病原学诊断。

作为一种人畜共患病，贾第虫病呈全球性分布，WHO 估计全世界的感染率为1%~20%，不仅流行于发展中国家，而且在发达国家亦不少见，特别是贾第虫病合并 HIV 感染及其在同性恋者中流行的报道日渐增多，引发了更多关注。因此，要积极治疗患者和无症状带虫者，治疗药物常用甲硝唑（灭滴灵）、呋喃唑酮（痢特灵）和替硝唑，巴龙霉素多用于有临床症状的妊娠期感染者。此外，要加强人和动物宿主粪便的管理，特别是防止水源污染，我国现行的《生活饮用水卫生标准（GB 5749—2006）》规定，贾第虫的虫卵数量每10L 不能超过 1 个；共用的儿童玩具应定期消毒；艾滋病患者和其他免疫功能低下者也应接受防止蓝氏贾第鞭毛虫感染的防治措施。

四、疟原虫

疟原虫是疟疾的病原体，属于孢子纲真球虫目疟原虫科疟原虫属，寄生于人体红细胞和肝细胞内。目前已知的寄生于人体的疟原虫有 4 种，即间日疟原虫、恶性疟原虫、三日疟原虫和卵形疟原虫，我国流行的主要是前两种。

（一）形态

疟原虫的基本结构包括细胞核、细胞质和细胞膜，血液涂片经吉姆萨染色后，细胞核呈紫红色，细胞质为蓝色，血红蛋白因被疟原虫代谢的终产物疟色素染色而呈褐色或黑褐色。疟原虫的基本结构相同，但不同发育阶段的形态各有差异。另外，寄生有疟原虫的红细胞在形态上也会发生变化，对鉴别疟原虫的种类很有帮助。

疟原虫有早期滋养体、晚期滋养体、裂殖体和配子体等多种形态，在人体红细胞内的形态学特点如表 27-1 所示。

表 27-1　3 种疟原虫在人体红细胞内的形态学特点

项目	间日疟原虫	恶性疟原虫	三日疟原虫
早期滋养体（环状体）	细胞质呈环状，环较大，直径为红细胞的 1/3；有 1 个红色细胞核；1 个红细胞只寄生 1 个疟原虫	细胞质呈环状，环较小，直径为红细胞的 1/5；有 1~2 个红色细胞核；1 个红细胞常寄生数个疟原虫	细胞质环较粗，直径为红细胞的 1/3；有 1 个红色细胞核
晚期滋养体（大滋养体）	形状不规则（阿米巴样），细胞质中有空泡，出现伪足；疟色素呈棕黄色，分散于细胞质内	体小，无伪足，多集中在内脏毛细血管	体小，呈圆形或带状，细胞质致密；疟色素呈深褐色，分布于虫体边缘
成熟裂殖体	裂殖子有 12~24 个，排列不规则；疟色素聚集成堆	裂殖子有 8~36 个，排列不规则；疟色素集中一团	裂殖子有 6~12 个，排列成花瓣状；疟色素聚集在中央
雌（小）配子体	呈圆形，占满红细胞；细胞质深蓝，细胞核深红、小而致密，偏于一侧；疟色素均匀分布	呈新月形；细胞质深蓝，细胞核疏松，呈深红色，位于中央；疟色素位于核周围	呈圆形；细胞质深蓝，细胞核小而致密，偏于一侧；疟色素分散
雄（大）配子体	呈圆形；细胞质浅蓝，细胞核淡红、大而疏松，位于中央；疟色素均匀分布	呈腊肠形；细胞质淡蓝，细胞核淡红、疏松，位于中央；疟色素位于核周围	呈圆形；细胞质蓝色，细胞核淡红、疏松，位于中央；疟色素多且分散
被寄生的红细胞变化	除早期滋养体（环状体）外，各期均胀大，色淡，有鲜红色的薛氏（Schüffner）小点	正常或缩小，常见粗大稀疏的紫褐色茂氏（Maurer）小点	正常大小，偶见少量淡紫色齐氏（Ziemann）小点

（二）生活史

疟原虫的生活史基本相同，都需要人和蚊两种宿主，此处以间日疟为例简述如下。

1. 在人体内的发育

疟原虫先后在肝细胞和红细胞内发育，进行裂体增殖。在红细胞内，除了裂体增殖外，部分裂殖子开始初级的有性生殖，发育成配子体。

（1）红细胞外期（红外期）：当体内含疟原虫子孢子的雌蚊刺吸人血时，子孢子随蚊子唾液进入人体，在肝细胞内裂体增殖，形成裂殖体，肝细胞破裂，释放出发育成熟的裂殖子，一部分裂殖子被巨噬细胞吞噬，引发机体免疫应答，其余侵入红细胞，开始红内期的发育。

（2）红细胞内期（红内期）：肝细胞释放出的裂殖子进入血液后，侵入红细胞，首先发育成环状体（亦称早期滋养体或小滋养体）；环状体继续长大，经过 8～10 小时，细胞质内出现少量棕黄色疟色素（血红蛋白的代谢产物）；约 40 小时后，滋养体成熟，细胞核即分裂为两个，成为早期裂殖体；细胞核继续分裂，每个细胞核被细胞质包裹起来，成为许多椭圆形裂殖子，疟色素聚集成团，位于虫体中央；再经约 48 小时，红细胞破裂，裂殖子散出，再侵入其他正常红细胞，进行下一周期的裂体增殖。完成一代红内期裂体增殖，间日疟原虫约需 48 小时，恶性疟原虫需 36～48 小时，三日疟原虫约需 72 小时。

（3）配子体的形成：疟原虫经过几次红内期裂体增殖后，部分裂殖子在侵入红细胞后不再裂体增殖，而是发育为雌、雄配子体。成熟的配子体被雌蚊吸入，则开始在蚊体内进行发育。

2. 在蚊体内的发育

被按蚊吸入的雌、雄配子体继续发育，形成雌配子和雄配子；两种配子进行配子生殖，形成合子；合子发育变长，成为动合子，穿过胃壁，在胃壁弹性纤维膜下形成球形的囊合子（亦称卵囊）；卵囊长大后，进行孢子增殖，至卵囊成熟时，囊内可含有数千乃至上万个分化的子孢子；成熟的卵囊破裂，子孢子进入蚊体腔，随血、淋巴进入唾液腺内；当蚊叮咬人时，子孢子随唾液侵入人体，又开始在人体内的发育（图 27-6）。

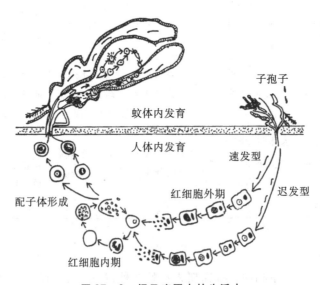

图 27-6 间日疟原虫的生活史

（三）致病性与免疫性

疟原虫的主要致病阶段是红内期的裂体增殖期，致病性强弱与虫种、侵入数量和人体免疫状态有关。

1. 疟疾发作

疟原虫侵入人体到出现临床症状有一定的间隔时间，称为潜伏期，是红外期原虫发育和红内期原虫经裂体增殖达到一定数量所需的时间。恶性疟的潜伏期为 7～27 天；三日疟的潜伏期为 18～35 天；间日疟的短潜伏期株为 11～25 天，长潜伏期株为 6～12 个月。潜伏期的长短与侵入的虫株、子孢子数量和机体的免疫力有密切关系。

典型的疟疾发作表现为周期性的寒战、高热和出汗退热 3 个连续阶段（俗称"打摆子"）：经过 1～2 小时，寒战后体温骤升至 39～40℃；4～6 小时或更长时间后，进入多汗期，体温降至正常。疟疾发作是由红内期裂体增殖引起的，经过数代红内期裂体增殖后，裂殖体胀破红细胞，大量裂殖子、原虫代谢产物、变性血红蛋白及红细胞碎片进入血流，其中一部分被巨噬细胞、中性粒细胞吞噬，刺激产生内源性热原质，它们和虫体代谢产物共同作用于下丘脑体温调节中枢，引起发热。随着血中刺激物被吞噬和降解，同时大量出汗，体温逐渐恢复正常，机体进入发作间歇阶段。疟疾发作与红内期裂体增殖周期一致，间日疟隔天发作 1 次；三日疟隔 2 天发作 1 次；恶性疟起初是隔天发作，以后则每天发作或不规则发作。发作次数主要取决于治疗是否及时以及机体免疫力逐渐增强的速度，随着机体对疟原虫产生的免疫力逐渐增强，大量原虫被消灭，则发作停止。

2. 再燃与复发

疟疾初发停止后，残存的红内期疟原虫在一定条件下仍能大量增殖而再次引起发作，称为再燃。复发是指经治疗后，红内期疟原虫已被消灭且无疟原虫再感染而出现的疟疾发作。复发的机制目前不清楚，可能与肝细胞内存在休眠的子孢子有关。恶性疟原虫和三日疟原虫无迟发型子孢子，因而只有再燃而无复发；间日疟原虫既有再燃，又有复发。

3. 贫血与脾肿大

疟疾发作几次后，红细胞被大量破坏，可出现贫血症状，尤以恶性疟疾为甚。发作次数越多，病程越长，贫血越重。长期不愈或反复感染者，脾肿大十分明显，主要原因是脾充血和单核巨噬细胞增生。

4. 凶险型疟疾

凶险型疟疾包括脑型疟疾（表现为剧烈头痛、昏迷、谵妄、抽搐、惊厥、超高体温）、急性肾衰竭、急性呼吸窘迫综合征（ARDS）、严重贫血、低血糖症等，绝大多数由恶性疟原虫引起，若未能及时诊治，病死率很高。

5. 孕妇疟疾

由于孕妇在妊娠期免疫力降低，隐性感染者在妊娠后期或生产前后可转为显性感染，症状一般较重（贫血并不明显），不易自愈，且可诱发子痫，引起流产、早产和死胎，足月顺产儿体重也较轻。因此，对于孕妇发生疟疾者，须及时给予抗疟治疗。

人体对疟原虫的免疫反应极其复杂，具有不同遗传特征的个体和种族对疟疾的易感性有差异，比如间日疟原虫不能侵入 Duffy 抗原阴性人群，镰刀细胞贫血症患者的红细胞能降低恶性疟原虫的感染性。

疟原虫的抗原主要来自裂殖体、子孢子、疟色素以及红细胞碎片等，宿主的固有免疫细胞可以通过细胞表面 Toll 样受体（TLR）识别子孢子及其代谢产物，诱导促炎因子的分泌，抑制红外期疟原虫的发育，增强巨噬细胞对红内期感染原虫的清除。此外，这些抗原分子还可诱发机体产生特异性体液免疫和细胞免疫，IgG 和 IgM 抗体可以通过调理吞噬、激活补体以及中和裂殖子等方式影响红细胞外疟原虫的感染和增殖；而红细胞内的疟原虫则通过活化的 CD4$^+$T 细胞分泌 IFN-γ 而增强巨噬细胞对胞内疟原虫的杀伤。近年来又发现，疟原虫特异性 CD8$^+$T 细胞也能识别感染网织红细胞的疟原虫，并通过 Fas/FasL 途径使感染细胞更多表达磷脂酰丝氨酸，促进巨噬细胞对感染疟原虫红细胞的吞噬和杀伤。同时，母亲产生的抗体可经胎盘传给胎儿，使其获得被动保护。

需要特别指出的是，上述特异性免疫虽可带来临床治愈，能够抵抗同种疟原虫的再感染，却不能彻底清除体内的疟原虫，这种无症状的免疫状态称为带虫免疫，一旦感染消除，免疫力也会跟着消失。这种带虫免疫在某种程度上可以解释流行区患者反复感染而不能获得完全免疫的现象，其存在与疟原虫的免疫逃逸和抑制宿主免疫能力密切相关，包括虫体抗原变异、附着血管内皮以避免入脾以及增加树突状细胞（DC）、CD4$^+$T 细胞的凋亡等。

（四）诊断与防治原则

疟疾根据典型的临床表现，结合流行病学资料，做出临床诊断并不困难，确诊仍需实验室检查，包括作为金标准的病原学检查（常用厚、薄血膜染色镜检疟原虫）、免疫学辅助检查（特异性抗原与抗体检测）以及敏感的分子生物学检查（如 PCR 扩增疟原虫特异性 18S rRNA 等）。其中，WHO 特别推荐使用快速免疫诊断试验（RDT）检测受检对象外周血的疟原虫循环抗原，如富组氨酸蛋白-2（HRP-2）和乳酸脱氢酶（LDH）。该法从取血、反应到结果判定只需 5~10 分钟，可以鉴定不同种属疟原虫的感染及混合感染情况，而且多个样本可同时进行检测，无须特殊仪器，且敏感性、特异性已经接近血膜染色镜检法，非常适合基层医院、防疫部门及边远地区应用。

对于单纯发作的疟疾，治疗可用氯喹或青蒿素联合疗法（ACT）。ACT 由青蒿素衍生物与长效抗疟药物（阿莫地喹、本芴醇、甲氟喹或磺胺多辛-乙胺嘧啶等）联合组成，因为单用青蒿素衍生物极易产生耐药性。在有氯喹耐药性的地区，怀孕头三个月的孕妇可使用奎宁治疗。对于有并发症的疟疾患者（包括婴儿、所有头三个月的孕妇和哺乳期的母亲），均应使用静脉注射或肌内注射青蒿琥酯治疗至少 24 小时或更长时间，直到其可耐受口服药物。如果没有肠外青蒿琥酯，则可选用蒿甲醚或奎宁。

疟疾曾经是我国流行历史最久远、影响范围最广、危害最严重的传染病之一。据统计，中华人民共和国成立前，每年约有 3000 万人患病，30 万人死亡，经过 70 余年的不懈努力，如今已连续 3 年无本土原发病例，2021 年 6 月 30 日，WHO 宣布中国已消除疟疾，这是我国继天花、脊髓灰质炎、丝虫病、新生儿破伤风之后消除的又一个重大传染病，结束了疟疾在我国肆虐数千年的历史，在我国公共卫生史和全球消除疟疾史上具有重要的里程碑意义。与此同时，全世界预计仍有多个国家遭受疟疾危害，因此，我国消除疟疾的经验（如"1-3-7 工作规范"）受到 WHO 高度赞赏并予以肯定、推广。具体而言，就是针对流行环节采取针对性的措施，比如及时发现并治疗疟疾患者和带虫者，筛查献血员，减少传染源；针对传疟媒介按蚊，则通过环境整治及减少其滋生场所，有效降低了蚊子密度。

个人防护包括蚊媒防护和预防服药：蚊媒防护包括个人涂抹驱避剂、使用杀虫剂浸泡的蚊帐和室内喷洒杀虫剂等；预防服药是保护易感人群的重要措施之一，目前可杀灭红外期疟原虫和休眠子的预防药物只有伯氨喹，红内期预防性抗疟药有氯喹和甲氟喹。为了维持体内的血药浓度，一般在进入疟疾流行区前 2 周开始服药，在流行区逗留期间每周服用 1 次，离开流行区后仍需连续服药 4 周。对于恶性疟流行区的孕妇和 5 岁以下儿童，WHO 则推荐使用磺胺多辛-乙胺嘧啶进行季节性化学预防。不论个体或群体进行预防服药，每种药物疗法均不宜超过半年。

疟疾疫苗目前仅有针对恶性疟的 RTS,S/AS01 疫苗。该疫苗是一款基因工程疫苗，"RT"代表恶性疟原虫 NF54 株的环孢子虫蛋白 C 端中央重复区，长 190 个氨基酸残基，同时含有 T 细胞和 B 细胞表位，"S"则是乙型肝炎病毒的表面抗原，第二个"S"代表疫苗由酿酒酵母菌（*Saccharomyces cerevisiae*）表达。WHO 建议将此疫苗纳入儿童免疫计划，在流行季节开始前接种，可有效降低恶性疟重症发生率和病死率。

五、刚地弓形虫

刚地弓形虫简称弓形虫，为机会致病寄生虫，属于顶复门孢子纲真球虫目弓形虫科，广泛寄生于人和多种动物的有核细胞内，可引起人畜共患的弓形虫病。

（一）形态

弓形虫的生活史中有滋养体、包囊、卵囊、裂殖体和配子体 5 种形态，与人体致病及传播有关的是滋养体、包囊和卵囊。

1. 滋养体

弓形虫的滋养体因增殖迅速，故又称速殖子（图 27-7），指在中间宿主的有核细胞内营分裂繁殖的虫体，长 4~7μm，宽 2~4μm，常单个或成对出现在血液、脑脊液及渗出液中。急性期滋养体也可数个至数十个寄生于宿主细胞内，呈纺锤形或椭圆形，这种被宿主细胞膜包绕的滋养体集合体称为假包囊。

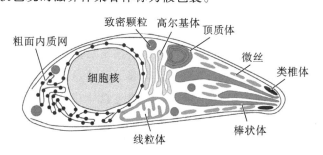

图 27-7　弓形虫的速殖子模式图

2. 包囊

包囊呈球形或椭圆形，直径为 $5 \sim 100\,\mu m$，具有一层有弹性的坚韧囊壁，内含数个至数百个虫体，可在组织内长期生存。囊内滋养体称为缓殖子，形态与速殖子相似，但个体较小。

3. 卵囊

卵囊又称囊合子，呈圆形或椭圆形，大小为 $12\,\mu m \times 10\,\mu m$ 左右，内含 2 个孢子囊，每个孢子囊含有 4 个子孢子，常见于猫科动物的粪便中。

4. 裂殖体

裂殖体在猫科动物小肠绒毛上皮细胞内发育增殖。成熟的裂殖体为长橄榄形，一般内含 $10 \sim 15$ 个扇状排列的裂殖子，裂殖子形如新月，较滋养体小。

5. 配子体

游离的裂殖子侵入另外的肠上皮细胞继续发育，最终可发育成配子体。配子体分雌雄，雌配子体长 $10 \sim 20\,\mu m$，经吉姆萨染色，可将细胞核染成深红色，将细胞质染成深蓝色；雄配子体个体较小，长约 $3\,\mu m$，数量也较少。雌、雄配子可受精结合发育为合子，而后发育成卵囊。

(二)生活史

弓形虫的生活史包括有性生殖和无性生殖两个阶段，有性生殖仅见于终宿主猫科动物小肠上皮细胞内，无性生殖在爬行类、鸟类及哺乳类等中间宿主的有核细胞内进行。

当猫粪内的卵囊、动物肉中的包囊或假包囊被中间宿主(如人、羊、猪等)摄入后，在肠内逸出子孢子、缓殖子或速殖子，侵入肠壁，经血流或淋巴循环，扩散到全身各器官的有核细胞内，发育成假包囊。假包囊破裂后释放出的速殖子再侵入新的细胞，进行无性生殖循环。部分速殖子侵入宿主细胞后增殖速度会减慢，变成缓殖子，并形成包囊，在宿主体内可存活数月、数年甚至终生。如包囊破裂，释出的缓殖子则进入血流和其他新的细胞，可继续发育繁殖。

当卵囊、包囊或假包囊被猫摄入后，在小肠内逸出缓殖子、速殖子或子孢子，侵入肠黏膜上皮细胞，进行裂体增殖。部分裂殖子发育为雌、雄配子体，减数分裂成雌配子、雄配子，两者受精成为合子，进而发育为卵囊。卵囊随猫粪排出，在适宜外界条件下，经 $2 \sim 4$ 天发育成熟，具有感染性(图 27 - 8)。

(三)致病性与免疫性

速殖子在宿主细胞内反复增殖，破坏细胞，逸出后又侵犯邻近细胞，如此反复引起组织炎症反应、水肿及淋巴细胞浸润，是引起弓形虫急性感染的致病阶段。缓殖子缓慢增殖，则是慢性感染的主要致病原因。随着包囊体积逐渐增大，挤压脏器，可致功能障碍，如果包囊破裂，游离的虫体可诱导机体产生迟发型超敏反应，形成肉芽肿、钙化灶等病变(多见于脑、眼等部位)。虽然释出的缓殖子大多会被宿主免疫系统破坏，但少量缓殖子仍可侵入新的细胞并形成包囊。

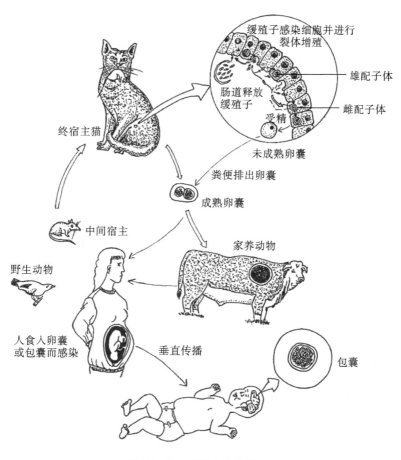

缓殖子感染细胞并进行裂体增殖

雄配子体

肠道释放缓殖子

雌配子体

受精

终宿主猫

未成熟卵囊

粪便排出卵囊

成熟卵囊

中间宿主

家养动物

野生动物

人食入卵囊或包囊而感染

垂直传播

包囊

图 27 - 8　弓形虫的生活史

　　绝大多数哺乳动物、人及家畜都是弓形虫的易感中间宿主，然而感染后的结局则因虫株毒力、宿主种类和免疫状态不同而有较大差异。人体感染弓形虫后，正常情况下可产生有效的保护性免疫，抑制虫体增殖，一般无明显症状，仅当免疫功能低下时才可引起弓形虫病。

　　1. **先天性弓形虫病**

　　当孕妇在妊娠期间感染弓形虫时，血中的速殖子可经胎盘感染胎儿，受染胎儿主要表现为脑积水、大脑钙化灶和视网膜脉络膜炎等。弓形虫在各脏器大量增殖可使新生儿出现全身性水肿、皮疹、肝脾肿大、肝炎等全身表现。若在妊娠早期感染弓形虫，可造成流产、死胎或畸胎(畸胎发生率为 3% ~5%)。

　　2. **获得性弓形虫病**

　　对于免疫力正常者，弓形虫感染多为隐性感染，如有症状或体征，多为低热、头痛及浅部淋巴结肿大，一般可自愈；当免疫力低下时，可使隐性感染转为急性或亚急性感染，从而出现严重的全身性弓形虫病，其中多因并发弓形虫脑炎而死亡。

　　弓形虫是一种机会致病性原虫，机体免疫(尤其是细胞免疫)与感染的发展和转归密切相关。虫体表膜抗原(如糖基化磷脂酰肌醇、肌动蛋白结合蛋白等)可经 Toll 样受体激活巨噬细胞和树突状细胞，分泌 IL－12 和肿瘤坏死因子(TNF)，活化后的 T 淋巴细胞和 NK 细胞进一步表达 IFN－γ，可有效杀伤胞内虫体，防止脑、眼等器官内的包囊破裂，为机体提供重要的抗虫保护作用。因此，任何免疫功能缺陷(如艾滋病患者)或长期使用免疫抑制药物(如肿瘤化疗、器官移植等)，均可显著抑制 IFN－γ 的水平，诱导隐性感染的复发。

人类感染弓形虫后虽能诱导特异性 IgM、IgG 等抗体产生，但对成人或新生儿的保护作用并不明显。

(四)诊断与防治原则

对于弓形虫病，多种多样的临床表现须结合流行病学资料(如牧区生活史、动物接触史等)进行临床诊断，病原学检查结果具有确诊意义。以往多采用离心标本沉淀物做涂片，经吉姆萨染色镜检弓形虫滋养体，方法虽然简便，但阳性率不高，故现在多将标本接种于离体培养的单层有核细胞或小鼠腹腔中，1 周后镜检细胞或腹腔液中有无滋养体。此外，特异性、敏感性和重复性更好的血清学方法(如抗体染色试验、间接血凝试验、间接免疫荧光试验以及酶联免疫吸附试验等)和实时 RT－PCR 方法等，均已被广泛用于临床实验室诊断。

弓形虫感染呈世界性分布，我国弓形虫感染和弓形虫病的分布十分广泛，多达 30 个省(市、自治区)发现有人、畜弓形虫的感染和病例，但人群弓形虫血清阳性率多低于 10%。弓形虫感染的家畜和家养动物有猫、猪、牛、羊、犬、马、兔、鸡等，感染率高达 10%～50%，野生动物则有猩猩、狼、狐、野猪等，体内带虫的啮齿类动物更是多达 50 余种。

因此，防控弓形虫病需要加强对家畜、家禽和可疑动物的监测和隔离，加强肉类食品卫生检疫制度，烹饪肉食时须加热彻底(80℃ 1 分钟即可杀死包囊)，防止卵囊经口传播；同时，应加强宣传教育，不吃生的或半生的肉、蛋、奶制品，孕妇应避免与猫、猫粪和放养动物的生肉接触，并定期做弓形虫血清学检查。对于艾滋病患者等免疫功能低下者，也应进行弓形虫血清学检查，以防隐性感染转变为继发性弓形虫病。

目前，对弓形虫的急性期感染尚无特效治疗药物，乙胺嘧啶和磺胺类药物对速殖子有抑制作用。对于孕妇感染，首选螺旋霉素，疗程中适当佐以免疫增强剂，可提高疗效。

第二节　医学蠕虫

蠕虫泛指依赖肌肉收缩进行蠕动状运动的多细胞无脊椎动物，是一种习惯性称谓，并非严格生物学概念，实际上包括了环节动物门、扁形动物门、棘头动物门和线形动物门中的动物。医学上的致病蠕虫有吸虫、绦虫和线虫。

一、吸虫

吸虫属于扁形动物门的吸虫纲，包括单殖目、盾腹目和复殖目 3 个目。寄生于人体的吸虫都属复殖目，称为复殖吸虫，其种类繁多，生活史复杂，具有世代交替现象，无性世代在软体动物中寄生，有性世代大多在脊椎动物体内寄生。

(一)华支睾吸虫

华支睾吸虫俗称肝吸虫，成虫寄生于人体肝胆管内，可致华支睾吸虫病(肝吸虫病)。

1. 形态

华支睾吸虫的成虫体长 10~25mm，宽 3~5mm，腹背扁平，前端较尖，后端钝圆，形似葵花的种子；口吸盘位于虫体前端，腹吸盘位于虫体前1/5处；雌雄同体，有2个睾丸，呈分支状前后排列于虫体后1/3处，卵巢位于睾丸前方。华支睾吸虫的虫卵形似芝麻，呈黄褐色，大小平均仅为 $29\mu m \times 17\mu m$ 左右，是寄生于于人体的最小蠕虫卵；一端较窄，腹有卵盖，卵盖两侧有肩峰；另一端稍宽，有一小疣状凸起；卵内含有一枚成熟的毛蚴(图27-9)。

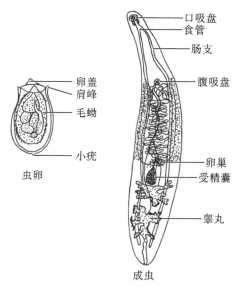

口吸盘
食管
肠支
腹吸盘

卵盖
肩峰
毛蚴

卵巢
受精囊

小疣

睾丸

虫卵

成虫

图27-9　华支睾吸虫的成虫及虫卵形态

2. 生活史

华支睾吸虫寄生于人或肉食类哺乳动物的肝胆管内，虫卵随胆汁进入消化道，混于粪便中排出体外，入水后可被第一中间宿主淡水螺吞食，在螺内消化道孵出毛蚴；毛蚴经过胞蚴和雷蚴等无性生殖阶段，形成尾蚴，成熟的尾蚴可从螺体逸出；尾蚴遇到第二中间宿主(如淡水鱼、虾)，则可侵入其体内并发育为囊蚴，进入肝吸虫的感染阶段，在鱼体内可存活3个月到1年。

当囊蚴被终宿主(人或其他哺乳动物)摄入后，在消化液的作用下，囊内幼虫在十二指肠中脱囊而出，逆胆道系统上行，经胆总管到达肝内胆管，发育为成虫(图27-10)。

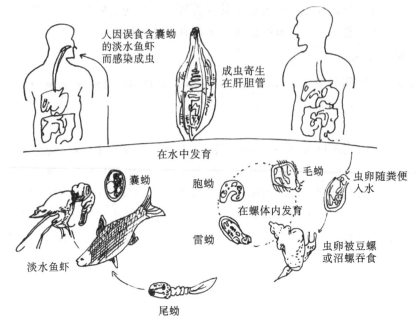

人因误食含囊蚴的淡水鱼虾而感染成虫

成虫寄生在肝胆管

在水中发育

囊蚴

胞蚴

毛蚴

虫卵随粪便入水

在螺体内发育

淡水鱼虾

雷蚴

虫卵被豆螺或沼螺吞食

尾蚴

图27-10　华支睾吸虫的生活史

3. 致病性与免疫性

华支睾吸虫病的危害主要在于患者的肝脏损伤。成虫在肝胆管内破坏胆管上皮及黏膜下血管，虫体代谢产物和机械刺激可引起胆管内膜及胆管周围的超敏反应及炎性反应，出现胆管上皮增生及胆管局限性扩张，导致胆汁淤积，出现胆囊炎、胆管炎或阻塞性黄疸。虫卵和死亡的虫体碎片可作为核心形成结石，引起胆石症。

华支睾吸虫病的临床表现与寄生虫量及患者免疫状态有关。其潜伏期一般为1~2个月，轻度感染者无明显临床症状，仅可在粪便中查到虫卵，临床所见病例多为慢性感染，症状往往经过多年才逐渐出现，以消化系统症状为主，包括疲乏、上腹不适、食欲减退、消化不良、腹痛、腹泻、肝区隐痛、头晕等。常见体征为肝肿大，脾肿大较少见。严重感染者还可伴有消瘦、水肿和贫血等，晚期可造成肝硬化、腹水和胆管癌（主要为腺癌）。青少年感染者的临床表现往往较重，伴有营养不良者，可致贫血、低蛋白血症、水肿、肝肿大和肝硬化，严重的发育障碍还可导致侏儒症。

4. 诊断与防治原则

华支睾吸虫感染的临床表现常不典型，应与病毒性肝炎、胆囊炎、胆结石以及胃溃疡、十二指肠溃疡等病进行鉴别。需要仔细询问病史，特别是了解患者有无生食淡水鱼虾史，是否有流行区生活史。

在实验室检查中，粪检查到华支睾吸虫卵是确诊的根据，常用集卵法提高阳性检出率。因华支睾吸虫的虫卵甚小，故镜下易漏检。近年来，免疫学方法已被广泛应用于临床辅助诊断和流行病学调查中，常用方法有酶联免疫吸附试验、间接血凝试验和间接荧光抗体试验等。此外，B型超声和CT检查结果也有重要的辅助诊断价值。

华支睾吸虫病是一种自然疫源性疾病，主要流行于东亚和东南亚，我国则主要流行于广东、广西和黑龙江等省，估计的感染者已超过 500 万人，与当地居民喜食生鱼、虾、螺的生活习惯密切相关。此外，多项流行病学调查结果也显示，这些地区淡水鱼虾和螺体内的华支睾吸虫感染相当普遍，猫、狗、猪等保虫宿主的检出率亦可高达 40%。因此，预防华支睾吸虫病最有效、最便捷的方法就是改变生食习惯，彻底加热食材，在沸水中加热 1 秒即可杀死囊蚴。

华支睾吸虫感染者可选用吡喹酮、阿苯达唑进行治疗。

(二)布氏姜片吸虫

布氏姜片吸虫简称姜片虫，是寄生于人和猪小肠(十二指肠多见)的大型吸虫，可引起姜片虫病。本病主要流行于亚洲的温带及亚热带地区，我国除东北、西北数省外，均有病例报告。

1. 形态

布氏姜片吸虫的成虫体形硕大，肌肉肥厚，腹背扁平而肥厚，形似姜片，前窄后宽，活体呈肉红色，死后为灰白色，大小为 $(20 \sim 75)\,mm \times (8 \sim 20)\,mm$，是寄生于人体的最大吸虫；口吸盘较小，位于虫体前端，腹吸盘位于口吸盘下缘，是口吸盘的 $4 \sim 5$ 倍，呈漏斗状，肌肉发达。虫卵呈淡黄色、橄榄球状，大小为 $(130 \sim 140)\,mm \times (80 \sim 85)\,mm$，是人体寄生虫中最大的蠕虫卵；卵壳薄而均匀，一端有小盖；卵内含有 1 个卵细胞和 $30 \sim 50$ 个卵黄细胞(图 27 – 11)。

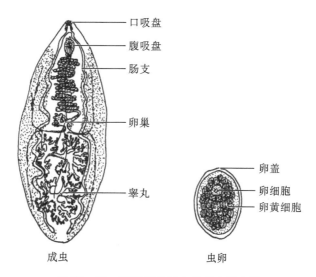

口吸盘
腹吸盘
肠支
卵巢
睾丸

卵盖
卵细胞
卵黄细胞

成虫   虫卵

图 27 – 11　布氏姜片吸虫的成虫及虫卵

2. 生活史

布氏姜片吸虫的成虫寄生于小肠上段，虫卵随宿主粪便排入水中，于 $26 \sim 32℃$ 经 $3 \sim 7$ 周发育为毛蚴孵出；毛蚴侵入中间宿主(扁卷螺)体内，经过 $1 \sim 2$ 个月，完成胞蚴、母雷蚴、子雷蚴和尾蚴阶段的发育和无性生殖；成熟的尾蚴自螺体陆续逸出，附着在水生植物(如菱角、荸荠、茭白和浮萍等)表面，形成囊蚴，进入感染阶段；当人或猪误食囊蚴后，囊蚴进入消化道，在消化液作用下，虫体破囊而出，并吸附在小肠黏膜上，摄取肠内营养物质，经 1～3 个月，逐渐发育为成虫并产卵（图 27 - 12）；成虫的寿命一般为 1～2 年，长者可达 4.5 年。

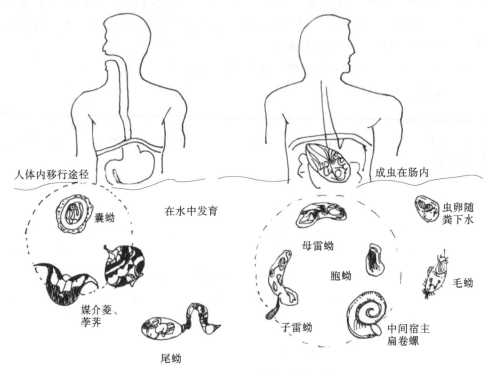

人体内移行途径　在水中发育　成虫在肠内

囊蚴　　虫卵随粪下水

母雷蚴

胞蚴

毛蚴

媒介菱、荸荠

子雷蚴　中间宿主扁卷螺

尾蚴

图 27 - 12　布氏姜片吸虫的生活史

3. 致病性与免疫性

布氏姜片吸虫的致病作用主要是成虫的机械性损伤以及虫体代谢产物引起的超敏反应。成虫不仅掠夺营养，而且虫体特别是吸盘大且吸附力强，使被吸附的肠黏膜及其邻近组织损伤明显，可发生炎症、点状出血、水肿，甚至形成溃疡或脓肿；病变部位可见中性粒细胞、淋巴细胞和嗜酸性粒细胞大量浸润。轻度感染者可无明显症状，虫量较多时，可覆盖肠黏膜，阻碍营养吸收，出现消化功能紊乱、营养不良等，且易引发肠梗阻。重度感染者更可出现消瘦、贫血、腹水，甚至发生器官衰竭而死亡。

4. 诊断与防治原则

布氏姜片吸虫的虫卵大，易识别，故粪便中检出虫卵是确诊布氏姜片吸虫感染的主要手段。免疫学方法（如 ELISA 法）对感染早期或大面积普查有较好的辅助诊断价值。

预防布氏姜片吸虫感染，需要加强粪便管理，防止人、猪粪便通过各种途径污染水体和水生植物，特别是不要生食菱角等水生果品，不饮河塘生水，不用被尾蚴污染的青饲料喂猪等。治疗姜片虫病患者和病畜，可选用吡喹酮。

（三）卫氏并殖吸虫

卫氏并殖吸虫简称肺吸虫，主要寄生于宿主肺内，引起肺型并殖吸虫病（肺吸虫病），是一种人畜共患的寄生虫病，也是我国重要的食源性寄生虫病之一。

1. 形态

卫氏并殖吸虫的成虫体长7~12mm，宽4~6mm，厚2~4mm，长宽比约为2:1；虫体肥厚，静止时背侧略隆起，腹面扁平，形似半粒黄豆；活体呈暗红色，死后则变得灰白；雌雄同体，全身满布细小、单生的尖刀状皮棘（体棘），有口吸盘、腹吸盘各1个；卵巢分成6叶，与子宫并列于腹吸盘之后，2个睾丸分支如指状，并列于虫体后1/3处（因而得名并殖吸虫，可与华支睾吸虫的前后排列相区别）；浓密的卵黄滤泡组成卵黄腺，分布于虫体两侧，再经卵黄管汇合于卵黄囊，通入输卵管；排泄管呈长袋形，向后以肛孔开口于虫体末端；球形囊蚴呈乳白色，直径不超过0.4mm，有两层囊壁，外薄内厚，内含后尾蚴，光镜下可见虫体有黑色的排泄囊和2个弯曲的肠支（图27-13）。虫卵长80~118μm，宽48~60μm，呈椭圆形，金黄色，前端较宽，有扁平卵盖，后端稍窄，内含1个卵细胞和10多个卵黄细胞。

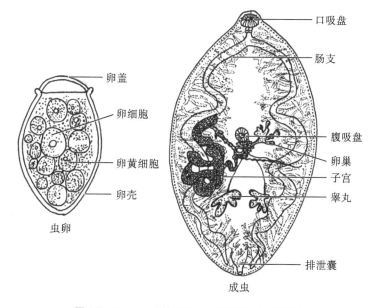

图27-13　卫氏并殖吸虫的成虫及虫卵形态

2. 生活史

卫氏并殖吸虫的成虫主要寄生于人及多种食肉哺乳动物（如犬、猫等）的肺内。虫囊常与支气管相通，虫卵可经气管咳出或吞入消化道后随粪便排至体外，虫卵只有入水后，才能继续发育，在适宜条件下经3周左右成熟，孵出毛蚴，遇到第一中间宿主（淡水螺类）后侵入其体内，经过胞蚴、母雷蚴、子雷蚴发育成尾蚴；尾蚴从螺体逸出后，侵入第二中间宿主（淡水蟹或蝲蛄）体内，在其肌肉、内脏或腮上形成囊蚴，人或其他终宿主食用了含囊蚴的淡水蟹或蝲蛄而感染；囊蚴在终宿主小肠内经消化液作用脱囊而成为童虫，依靠两个强有力的吸盘做伸缩运动，在前端腺分泌物的作用下钻过肠壁，在组织、器官中移行、徘徊，一般在1~3周后钻进胸腔，进入肺内定居，并最终发育为成虫，经过60~80天成熟并产卵，一般可存活5~6年（图27-14）。

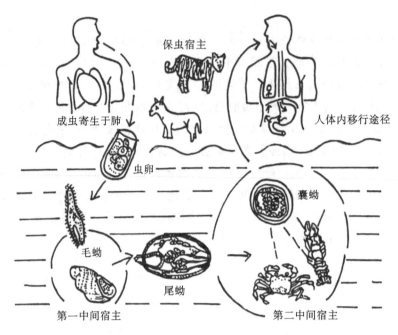

保虫宿主

成虫寄生于肺

人体内移行途径

虫卵

囊蚴

毛蚴

尾蚴

第一中间宿主

第二中间宿主

图 27 -14　卫氏并殖吸虫的生活史

3. 致病性与免疫性

卫氏并殖吸虫的致病性主要来自于童虫移行、成虫寄居造成的机械性损伤及其代谢产物所致的免疫病理反应，临床表现与感染的时间、程度、移行/寄生部位及宿主免疫力有关。肺吸虫病根据病变过程，临床可分为急性期及慢性期。

急性期病变主要由尾蚴、童虫移行、游窜引起。尾蚴穿过肠黏膜时，可形成出血性或脓性窦道；童虫游走于各脏器，可引起浆液纤维素性腹膜炎、腹水、出血性或化脓性肌炎、大网膜粘连和腹腔囊肿等。患者的临床症状则出现于食入囊蚴后的数天至1个月，轻者仅表现为食欲不振、乏力、消瘦、低热等，重症感染者在第 2 天即可出现症状，如高热、腹痛、腹泻等。

童虫最终进入肺内定居并发育为成虫，形成最具特征性的慢性期虫囊病变（一个虫囊一般含一对虫体，即成双寄居），临床上按器官损害不同，可分为胸肺型（最常见）、腹肝型、皮下型、脑脊髓型、亚临床型和其他类型。胸肺型引发的致病过程大致可分为 3 期。①脓肿期：主要因虫体移行引起组织破坏和出血，肉眼可见病变处呈隧道状或窟穴，内有出血、虫体及炎性渗出物，在病灶四周因产生肉芽组织而形成薄膜状脓肿壁，并逐渐形成脓肿。②囊肿期：大量肉芽组织增生，使脓肿变厚，肉眼可见边界清楚的结节状虫囊，呈紫葡萄状，大量炎细胞浸润、聚集，最后细胞死亡、崩解液化，脓肿内容物逐渐变成赤褐色黏稠性液体，镜下可见坏死组织、夏科 - 雷登结晶和大量虫卵。③纤维瘢痕期：虫体死亡或转移，囊肿内容物通过支气管排出或吸收，肉芽组织填充，纤维化，最后病灶形成瘢痕。其他临床类型的病理过程与胸肺型相似。

4. 诊断与防治原则

若在患者痰、粪便或手术摘除的皮下包块中找到虫体或虫卵，即可确诊。X 线、

CT 及磁共振等对胸肺型和脑脊髓型患者的诊断价值较大。另外，使用 ELISA 检测虫体循环抗原也较普遍，可用于辅助诊断和疗效评价。

预防肺吸虫病最有效的方法是不生食或半生食淡水蟹、蝲蛄及其制品，不饮生水；肺吸虫病的治疗药物可选用吡喹酮，对于脑型或重型肺吸虫病，则可能需要两个或更多疗程的治疗。

（四）血吸虫

血吸虫又称裂体吸虫，系复殖目裂体科裂体属成员，寄生于静脉血管内，人体感染后可引起血吸虫病，我国仅有日本血吸虫一种。

1. 形态

血吸虫的成虫为雌雄异体。雌虫常寄居于雄虫的抱雌沟内，与雄虫呈合抱状。雌、雄虫体前端具有口、腹吸盘，雄虫长 10~20mm，宽约 0.5mm，呈乳白色，背腹扁平，自腹吸盘以下虫体两侧向腹面卷曲，形成抱雌沟，虫体因而呈圆柱形。雌虫呈圆柱形，前细后粗，体长 12~28mm，宽约 0.4mm，腹吸盘不及雄虫明显，因肠管含较多红细胞消化后残留的物质，而使虫体呈灰褐色，消化系统有口、食道和肠管。雄虫的生殖系统由睾丸、输出管、输精管、储精囊和生殖孔组成，睾丸多为 7 个，呈串珠状排列，每个睾丸发出一输出管，汇于输精管，向前通入储精囊，生殖孔开口于腹吸盘后方。雌虫只有 1 个长椭圆形卵巢，位于虫体中部，卵巢下部的输卵管向前绕过卵巢，与来自虫体后部的卵黄管在卵巢前汇合成卵模。卵模与子宫相接，子宫口开于腹吸盘下方的生殖孔。

成熟的虫卵呈橄榄球状，淡黄色，大小为 $(55~90)\,\mu m \times (40~60)\,\mu m$，卵壳厚薄均匀，无卵盖，卵壳一侧有一小棘，表面常附有许多宿主组织残留物；卵壳内侧含一成熟的毛蚴（图 27-15），毛蚴和卵壳间常可见到大小不等的圆形或椭圆形油滴状分泌物，成分包括多糖、蛋白质和酶等。

2. 生活史

血吸虫的发育包括虫卵、毛蚴、母胞蚴、子胞蚴、尾蚴、童虫和成虫等阶段，包含无性生殖和有性生殖过程。其中间宿主为淡水钉螺，终宿主为人和其他多种哺乳动物。

成虫寄生于终宿主的门静脉-肠系膜静脉系统，以血液为食。雌虫于肠黏膜下层的静脉末梢内产卵，产出的虫卵一部分沉积于肠壁小静脉内，有些则可循门静脉系统入肝并沉积在肝内；虫卵经肠壁进入肠腔，随宿主粪便排出体外，只有进入水中的虫卵才孵出毛蚴，侵入钉螺体内，再经无性生殖产生出成千上万条同性别尾蚴；尾蚴从螺体逸出，在水中能存活 15~94 小时。

当终宿主遭遇含有尾蚴的疫水时，尾蚴会利用吸盘吸附于宿主皮肤表面，穿刺腺可分泌组织蛋白酶等物质，并借助身体的强烈伸缩活动和尾部的摆动，在数秒之内穿入宿主皮下，成为童虫；童虫再穿入小静脉或淋巴管，随血流或淋巴液在人体内移行，依次经过右心、肺、左心，最终进入肝门静脉，发育为雄虫和雌虫，雌、雄虫合抱后，继续发育直至成熟，并逆血流移行至肠系膜静脉末梢内产卵（图 27-16）。

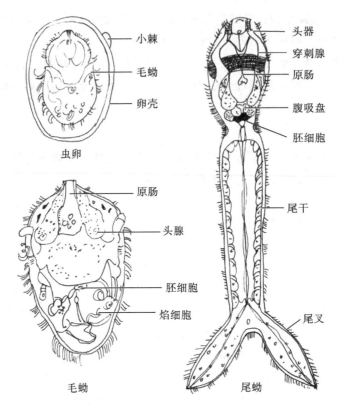

图 27 - 15　血吸虫的各期形态

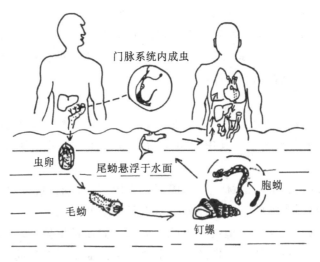

图 27 - 16　血吸虫的生活史

血吸虫从尾蚴侵入到成熟产卵约需 24 天，寿命为 2～5 年。

3. 致病性与免疫性

血吸虫的尾蚴、童虫、成虫和虫卵均可不同程度地对宿主造成伤害，主要是由于虫体释放的不同抗原均能引发宿主免疫病理损伤，因此可以认为血吸虫病是一种免疫性疾病。

（1）尾蚴的损伤：尾蚴侵入宿主皮肤后，可引起尾蚴性皮炎，表现为尾蚴侵入部位的小丘疹，并伴有瘙痒，数小时至 2~3 天内消失。初次接触尾蚴的人，皮疹反应不明显，重复接触后，则反应渐重，发生机制中既有 I 型超敏反应，也有 IV 型超敏反应。

（2）童虫的损伤：童虫在宿主体内移行，可引发肺炎和一些全身超敏反应，表现为潮热、背痛、咳嗽、食欲减退、腹泻、白细胞（特别是嗜酸性粒细胞）增多等，与童虫的机械性损伤和虫体代谢产物引起的超敏反应有关。

（3）成虫的损伤：成虫寄生于静脉内，口、腹吸盘的交替吸附可引起静脉内膜炎；成虫的代谢产物，以及分泌、排泄物在体内可形成免疫复合物，引起 III 型超敏反应。

（4）虫卵的损伤：虫卵是血吸虫病的主要致病阶段。在肝和肠壁组织中，沉积的虫卵发育成熟后，毛蚴释放的可溶性虫卵抗原渗透到组织中，可刺激宿主发生 IV 型超敏反应，形成虫卵肉芽肿。虽然肉芽肿的形成有利于隔离虫卵可溶性抗原对邻近肝细胞的损害，避免局部或全身免疫性疾病的发生或恶化，但反复的炎性刺激和纤维化又会不断破坏肝、肠组织的正常结构，引起慢性血吸虫病，因此虫卵是导致慢性血吸虫病的主要致病因子。

4. **分型表现**

（1）急性血吸虫病：常见于初次感染者，潜伏期长短不一，大多数病例在感染后 5~8 周出现症状，此时正是成虫大量产卵、毛蚴释放大量抗原的时候，宿主产生的特异性抗体急剧增多，可与虫体抗原形成抗原 - 抗体复合物，引起血清病样综合征，临床表现为畏寒、发热、汗多、淋巴结肿大及肝肿大；消化系统症状有食欲减退、恶心、呕吐、腹痛、腹泻，有黏液血便或脓血便等；呼吸系统症状多为干咳，偶可痰中带血丝，可有气促、胸痛。上述表现一般持续 2~3 个月会消失。过敏反应除皮疹外，还可表现为荨麻疹、神经血管性水肿、出血性紫癜、支气管哮喘等。

（2）慢性血吸虫病：急性血吸虫病未经治疗或反复感染的患者常出现隐匿型间质性肝炎或慢性血吸虫性结肠炎。隐匿型患者一般无症状，肝功能正常。有症状的患者主要表现为慢性腹泻或慢性痢疾。

（3）晚期血吸虫病：指反复或大量感染，虫卵肉芽肿严重损害肝脏，导致肝硬化，临床出现肝脾肿大和门脉高压。我国将晚期血吸虫病分为巨脾型、腹水型、结肠增殖型和侏儒型。晚期血吸虫病的主要并发症是上消化道出血和肝性脑病。据统计，50% 以上的晚期患者会死于上消化道出血，肝性脑病约占晚期患者的 5.4%。如果血吸虫病合并乙型肝炎时，常可促进和加重肝硬化的发生与发展。

（4）异位血吸虫病：重度感染时，童虫也可在肝门静脉系统以外的器官中寄生、发育、产卵，由此引起的虫卵肉芽肿发生在门脉系统以外的器官，造成的损害称为异位损害或异位血吸虫病。另外，当肝纤维化导致门 - 腔静脉吻合支扩大时，肠系膜静脉内的虫卵也可被血流带向全身，造成异位损害，常见的异位损害部位在肺和脑，其次为皮肤、甲状腺和肾等。

5. **诊断与防治原则**

血吸虫病的临床表现复杂，需结合流行病学信息，了解是否在流行区有过疫水接触史，从粪便或组织中查见病原体(如虫卵、毛蚴等)，即可确诊。对于慢性(特别是晚期)血吸虫病患者，要从粪便中查到虫卵相当困难，可考虑用直肠镜进行活检，有助于发现沉积在肠黏膜内的虫卵。

血吸虫病患者血清中存在多种特异性抗体(如 IgM、IgG 和 IgE 等)，如未经病原治疗，则特异性抗体阳性对确诊意义较大，常用方法有环卵沉淀试验、间接红细胞凝集试验和 ELISA 等。此外，如用 PCR 方法检出血中血吸虫特异 DNA 片段，则与病原学检测具有同样的确诊价值。

血吸虫病曾在我国流行了超过 2000 年，中华人民共和国建立之初，血吸虫病在长江以南广泛流行，累计感染者达 1000 万人以上，经过 70 余年的不懈努力，全国已达到血吸虫病传播控制标准，尤其是近几年来，每年的发病人数已降至几十例，已连续多年零死亡，计划到 2030 年，达到消除血吸虫病的目标。

根据当前我国血吸虫病流行区的类型及其特点，采取"以控制传染源为主"的综合防治策略，要求"目标可及、措施可行、效果可评"，具体防控措施包括以下 3 个方面。

(1)控制传染源：人畜同步化治疗是控制传染源的有效途径，治疗药物首选吡喹酮。

(2)切断传播途径：消灭血吸虫的唯一中间宿主(钉螺)是切断血吸虫病传播的关键，主要措施是结合农田水利建设和生态环境改造，改变滋生钉螺的环境，配合局部地区使用杀螺药。目前，世界卫生组织推荐使用氯硝柳胺，做好粪便管理；在重疫区，推广"以机代牛"，即用机械代替耕牛，有效减少家畜粪便污染；安全供水，避免水体污染，减少流行区居民直接接触疫水的机会。由于尾蚴不耐热，因此家庭用水可用加热的方法杀灭尾蚴。此外，漂白粉、碘酊及氯硝柳胺等对尾蚴也有杀灭作用。

(3)保护易感者：加强健康教育，引导居民改变不良的生产和生活方式；对难以避免的疫水接触者，应使用防护器具，如穿长筒胶靴以及经氯硝柳胺浸渍过的防护衣等；蒿甲醚、青蒿琥酯对童虫有杀灭作用。

二、绦虫

绦虫属于扁形动物门绦虫纲，因其成虫背腹扁平、长如带状而得名。绦虫的各期都营寄生生活，成虫绝大多数寄生于脊椎动物消化道中，幼虫需在 1~2 个中间宿主体内发育。在我国，主要引起人体感染的绦虫有猪带绦虫、牛带绦虫和细粒棘球绦虫。

绦虫的生物学特点主要包括：成虫身体呈带状且分节，可与其他蠕虫相区别；体长因虫种不同可从数毫米至数米不等；虫体前窄后宽，顶端为具有固着器官的头节，然后是短而不分节的颈部(颈节)，最后是分节的链体，链节依生殖器成熟程度可再分为幼节、成节和孕节；成虫无消化器官，依靠体表吸收宿主营养，且雌雄同体，生殖系统极其发达；虫卵呈球形或椭圆形，内含卵细胞或已发育的幼虫(称为囊尾蚴、棘球蚴或裂头蚴)；生活史包括虫卵、幼虫和成虫 3 个发育阶段，成虫寄生于宿主的消化道内，虫卵或幼虫经粪 – 口途径进入 1~2 个中间宿主或终宿主发育成熟；人可作为绦虫的终宿主或中间宿主，其危害主要来自幼虫的致病性。

（一）猪带绦虫

猪带绦虫系绦虫纲、圆叶目、带科、带属成员，又称猪肉绦虫或有钩绦虫。猪带绦虫的成虫寄生在人体小肠，可引起猪带绦虫病；幼虫可寄生于猪或人体内脏器官和组织肌肉内，引起猪囊虫病。猪带绦虫病主要流行于欧洲、中南美洲及印度，我国则主要分布于华北、东北、西北及云南等地。

1. 形态

猪带绦虫的成虫呈乳白色的带状，薄而透明，长 2～4m，由 700～1000 个节片组成；头节呈球形，直径为 0.6～1mm，前端有能伸缩的顶突、4 个吸盘以及 25～50 个内外排成两圈的小钩；颈部纤细，位于头节之后，长 5～10mm，具有生发功能；链体前端的幼节细小，生殖器官尚未发育；中部成节近似方形，具有发育成熟的雌、雄生殖器官各一套；末端孕节长度大于宽度，除子宫外，其他器官均已退化；子宫向孕节两侧可长出树状分支，内部充满虫卵，数量可达 3 万～5 万个；子宫分支数可作为鉴别本虫种的重要特征。虫卵近似球形（图 27-17），卵壳薄、脆弱且易破裂，故从孕节排出的虫卵多无卵壳；卵壳内为较厚的胚膜，呈棕黄色，具放射状条纹，内含六钩蚴。幼虫称囊尾蚴或囊虫，为乳白色半透明、卵圆形的囊状物，大小似黄豆，外被囊被，囊中充满透明的囊液，翻卷内缩的头节凹入囊内，呈白色米粒状。

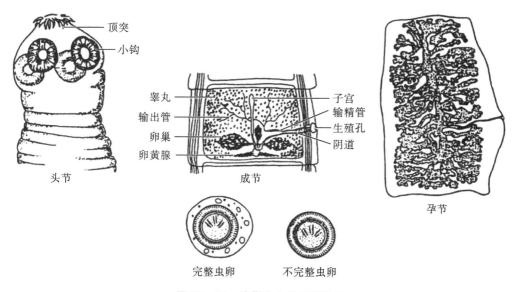

头节　　　　　　　　成节　　　　　　　　　孕节

完整虫卵　　不完整虫卵

图 27-17　猪带绦虫的各期形态

2. 生活史

人是猪带绦虫唯一的终宿主。成虫寄生在小肠，以头节上的吸盘和小钩固着在肠壁上，孕节从链体脱落，随粪便排出体外；若孕节破裂，则虫卵从孕节中散出，亦可随粪便排出体外；当孕节或虫卵被猪等中间宿主吞食后，经 24～72 小时，在小肠内消化液作用下，胚膜破裂，释出孵化的六钩蚴；六钩蚴钻入小肠壁血管和淋巴管，随血流到达宿主各处器官，以股、头、颈、肋间和舌等肌肉中数量较多，亦可寄生在心、脑和眼等处；经 60～70 天发育为囊尾蚴，在组织中可存活数年，成为猪带绦虫的感染阶段（图 27－18）。

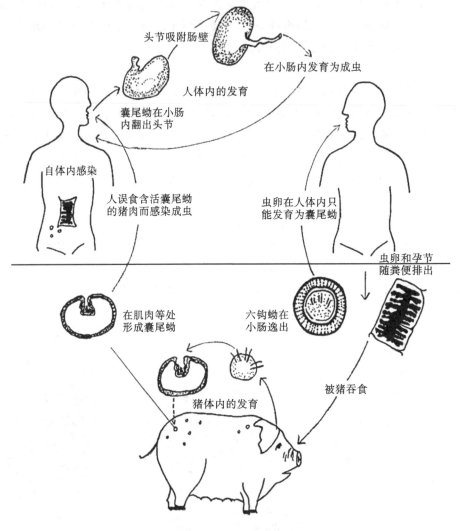

头节吸附肠壁

在小肠内发育为成虫

人体内的发育

囊尾蚴在小肠内翻出头节

自体内感染

人误食含活囊尾蚴的猪肉而感染成虫

虫卵在人体内只能发育为囊尾蚴

虫卵和孕节随粪便排出

在肌肉等处形成囊尾蚴

六钩蚴在小肠逸出

被猪吞食

猪体内的发育

图 27－18　猪带绦虫的生活史

含囊尾蚴的猪肉俗称"米猪肉"，人若食入米猪肉，囊尾蚴受胆汁刺激，翻出头节，吸附在肠壁上，并从颈部不断长出链体，经 2～3 个月发育为成虫，排出孕节或虫卵。猪带绦虫的成虫寿命可长达 25 年。

人亦可成为猪带绦虫的中间宿主，被人误食的虫卵或孕节在肠内孵化出六钩蚴，随血液到达人体各部位发育成囊尾蚴，可引起囊虫病。囊尾蚴一般寄生在皮下组织、肌肉、脑、眼、心等处，其寿命一般为 3～5 年。

人感染猪带绦虫虫卵的方式有 3 种。①体内重复感染：如宿主消化道内有寄生虫，当恶心、呕吐时，有肠道逆蠕动，将孕节返入胃中，引起感染。②体外重复感染：感染者可通过手指、食物等吞食自己排出的虫卵而获得感染。③异体感染：因误食外界虫卵而感染。

3. 致病性与免疫性

（1）成虫致病：寄生在小肠的成虫通常为 1～4 条，可引起猪带绦虫病。成虫除摄取宿主营养外，主要凭借头节的小钩、吸盘、体表微绒毛对肠黏膜的机械性损伤以及绦虫代谢产物刺激引起腹痛、腹泻、消化不良、体重减轻和头晕等，一般症状较轻，偶可引起肠梗阻、肠穿孔。

（2）幼虫致病：幼虫寄生可引起囊尾蚴病或囊虫病，其危害远大于猪带绦虫病。按寄生部位不同，可将囊尾蚴病分为 3 类。①皮下及肌肉囊尾蚴病：囊尾蚴在皮下形成结节，为蚕豆大小，硬度似软骨，与组织无粘连、无压痛；寄生于肌肉中，可引起肌肉胀痛，或表现为假性肌肥大症；寄生部位多见于头部和躯干，四肢较少。②眼囊尾蚴病：在眼部，囊尾蚴多寄生在眼球玻璃体深部及视网膜下，常累及单眼，症状轻微者仅表现为视力障碍；虫体死亡崩解后，可刺激机体发生强烈反应，引起视网膜炎、脉络膜炎或脓性眼球炎、视网膜剥离，甚至失明。③脑囊尾蚴病：多寄生于大脑皮质运动中枢，临床上常表现为癫痫发作、颅内压增高和某些精神症状。

人体对猪带绦虫感染的免疫反应相当复杂，整体而言，仍以 Th2 应答为主，同时也能观察到明显的负性免疫调节作用（特别是无症状感染者）。

4. 诊断与防治原则

询问患者有无生吃猪肉和粪便排出节片，对诊断猪带绦虫病具有重要价值；若粪便中查见虫卵或孕节，即可确诊。粪便经水淘洗后，检查头节和孕节，可以确定虫种或明确疗效。将检获的头节或孕节夹在两张载玻片之间轻压，用显微镜观察头节上的吸盘、顶突小钩或孕节一侧子宫分支情况及数目，即可明确虫种。

囊尾蚴病的诊断视寄生部位不同而异：浅表部位的囊尾蚴结节可手术摘除并活检；眼部囊尾蚴可用眼底镜检查发现；脑和深部组织的囊尾蚴可用 X 线、B 超、CT 和 MRI 等影像检查，并结合其他临床症状，如癫痫、颅内压增高和精神症状等做出判断。使用 ELISA 等免疫学方法检测血清、脑脊液中的抗体或循环抗原，具有辅助诊断价值，尤其是对无明显临床体征的脑型患者更具参考意义。

对于猪带绦虫病的治疗，民间常使用的槟榔、南瓜子有较好的驱虫效果，且副作用小。具体做法是：取槟榔、南瓜子各 60～80g，于清晨空腹时先服南瓜子，1 小时后再服槟榔煎剂，半小时后再服 20～30g 硫酸镁导泻，多数患者在 5～6 小时内即可排出完整的虫体；若只有部分虫体被排出，可行温水坐浴，使虫体慢慢排出，切勿用力拉扯，以免虫体前段和头节留在体内；用过的水应适当处理，以免虫卵扩散；服药后应留取 24 小时粪便，仔细淘洗检查有无头节，3～4 个月内未再发现节片和虫卵，可视为治愈。

对于囊尾蚴的治疗，多采用手术切除。近年来已证实，吡喹酮、阿苯达唑和甲苯达唑可使囊尾蚴变性、死亡，特别是吡喹酮，具有疗效好、剂量小、给药方便等优点，对皮下和肌肉囊尾蚴病疗效显著。若为脑囊尾蚴病，则需住院治疗。

预防猪带绦虫感染，除了积极治疗患者外，还需做好以下工作：①管好厕所和猪圈，防止人畜相互传染。②强化猪肉检疫，提倡使用冷链（-12℃以下12小时即可杀死囊尾蚴）。③普及健康教育，注意个人和饮食卫生，做到不吃生肉或半生肉、饭前便后洗手，以及生肉与熟食分开等。

（二）牛带绦虫

牛带绦虫与猪带绦虫同属，也称牛肉绦虫或无钩绦虫，其形态和生活史与猪带绦虫相似，但人仅是牛带绦虫的终宿主。成虫寄生在小肠内，可引起牛带绦虫病。牛带绦虫的囊尾蚴只寄生于牛等动物体内。牛带绦虫病呈世界性分布，我国新疆、内蒙古、西藏等20多个省区存在散发的病例。

1. 形态

牛带绦虫在形态上与猪带绦虫相似，一般从虫卵上无法区别，二者的主要区别点如表27-2所示。

表27-2　牛带绦虫与猪带绦虫的主要区别

区别点	猪带绦虫	牛带绦虫
虫体长	2~4m	4~8m
节片	700~1000节；体壁较薄，略透明	1000~2000节；体壁较厚，不透明
头节	呈球形，直径约为1mm；有顶突和25~50个小钩	略呈方形，直径为1.5~2.0mm；无顶突和小钩
成节	卵巢分3叶	卵巢分2叶
孕节	子宫分支不整齐，每侧7~13支	子宫分支整齐，每侧15~30支，顶端多分叉
囊尾蚴	有顶突和小钩	无顶突和小钩

2. 生活史

人是牛带绦虫唯一的终宿主。成虫寄生于小肠上段，孕节自链体逐节脱落，随宿主粪便排出，通常每天可排出6~12节，每节包含的虫卵为8万~10万个；孕节较肥厚（图27-19），在肠蠕动中不会破裂，但通过肛门时因受挤压，虫卵可从孕节前端被挤出，或因节片破裂而使虫卵黏附在肛门周围；脱落的孕节仍具有很强的活动能力，常可主动从肛门溢出，当中间宿主牛吞食了虫卵或孕节后，虫卵内的六钩蚴即在小肠内孵出，然后钻入肠壁，随血液循环可到周身各处（以运动较多的臀、肩、心、舌和颈等处肌肉为多），经60~70天发育为牛囊尾蚴。除牛之外，羊、长颈鹿、美洲驼、羚羊等也可作为牛带绦虫的中间宿主。人可因食入含有活囊尾蚴的牛肉而感染，囊尾蚴在小肠内经8~10周发育为成虫，人体内多寄生1条成虫，其寿命可长达20~30年。

3. 致病性与免疫性

牛带绦虫只有成虫对人体有致病作用，一般症状不明显。由于孕节活动能力较强，常会自动从肛门逸出，因此不少患者自己都能发现排出的节片，并常觉肛门瘙痒。若脱落的孕节随粪便移行至回盲瓣处受阻，可导致肠道平滑肌反射性蠕动、痉挛而产生

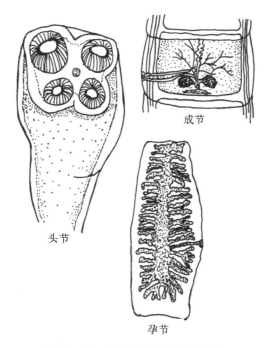

头节

成节

孕节

图 27 - 19　牛带绦虫的孕节和节片

绞痛，也可因节片结团而造成肠梗阻。虫体吸收大量营养，可使机体出现消化不良、饥饿痛、贫血、维生素缺乏及体重减轻等表现。

在牛带绦虫病患者甲缝中常能发现牛带绦虫卵，但并没有牛囊尾蚴寄生，表明人体对牛带绦虫六钩蚴具有天然免疫力。

4. **诊断与防治原则**

询问病史对发现牛带绦虫病十分重要，患者常因自主发现排出的节片而主动就诊。牛带绦虫病的检查方法、防治原则与前述猪带绦虫病相同。

（三）细粒棘球绦虫

细粒棘球绦虫系带科、棘球属成员，成虫寄生于犬科食肉动物的小肠内，幼虫（棘球蚴）寄生于人和多种食草类动物的肝、肺、脑等组织中，可引起一种严重的人畜共患病——棘球蚴病（俗称包虫病）。棘球蚴病分布地域广，严重危害着人类健康和畜牧业生产，已成为全球性的公共卫生问题之一。

1. **形态**

细粒棘球绦虫的成虫是绦虫中身体最小的虫种之一，体长仅 2 ~ 7mm；头节呈梨形（图 27 - 20），由顶突和 4 个吸盘组成，顶突富含肌肉组织，极具伸缩能力，长有 30 ~ 42 个放射状排列的两圈小钩；颈节具有生发功能，链体一般只由幼节、成节和孕节各一节组成；成节结构与带绦虫相似，生殖孔位于节片一侧中部偏后，睾丸有 45 ~ 65 个，均匀地散布在生殖孔附近；孕节的生殖孔更靠后，子宫具有不规则的分支和侧囊，含 200 ~ 800 个虫卵。

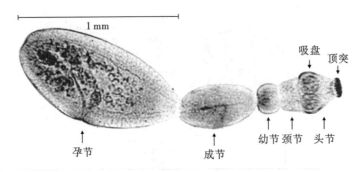

图 27 - 20　细粒棘球绦虫的成虫

细粒棘球绦虫的虫卵在光镜下与猪带绦虫卵、牛带绦虫卵难以区分。

细粒棘球绦虫的幼虫为球形囊状体，大小因寄生时间、部位及宿主不同而异，小者直径不足 1cm，大者直径可达 40cm。棘球蚴为单房囊，由囊壁和囊内容物（生发囊、原头蚴、囊液等）组成。囊壁外是宿主包裹的纤维组织，囊内还可有子囊和孙囊。

囊壁分内外两层，外层是角皮层，厚约 1mm，呈多层纹理状，无细胞结构，半透明，易破裂；内层为生发层，紧贴在角皮层内，厚约 20μm，有核细胞向囊内生发出数量不等的原头蚴（图 27 - 21）。原头蚴呈球状或橄榄球状，是向内翻卷收缩的头节，比成虫的头节稍小，顶突和吸盘内陷，包裹着两圈 20 ~ 40 个小钩。

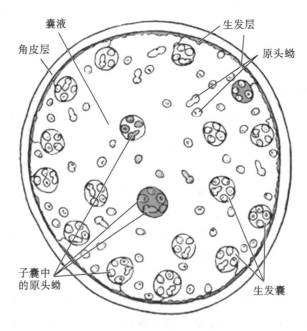

图 27 - 21　细粒棘球绦虫的棘球蚴模式图

囊腔内充满囊液（即棘球蚴液），囊液无色透明，比重为 1.01 ~ 1.02，pH 值为 6.7 ~ 7.8，内含蛋白质、肌醇、卵磷脂、尿素，以及糖、无机盐等虫体代谢产物，其中蛋白质具有强抗原性。此外，原头蚴、生发囊和子囊皆可从生发层上脱落，悬浮在囊液中（称为棘球蚴砂或囊砂）。

2. **生活史**

　　细粒棘球绦虫的终宿主是犬科食肉动物，中间宿主是猪、羊、牛、骆驼和鹿等偶蹄动物，偶可感染马、啮齿类、灵长类动物和人。成虫寄生在终宿主小肠上段，依靠小钩和吸盘固着在肠壁上，孕节或虫卵可随终宿主粪便排出；孕节活动能力强，可在地表植被上蠕动爬行，污染动物皮毛和周围环境。当中间宿主吞食了虫卵或孕节后，六钩蚴在其肠内孵出，然后钻入肠壁，经血液循环至肝、肺、脑等器官，发育成棘球蚴。棘球蚴囊内有数千至数万个原头蚴，原头蚴在中间宿主体内播散，又可形成新的棘球蚴，再通过粪－口途径进入终宿主，在终宿主体内发育为成虫（图 27 – 22）。

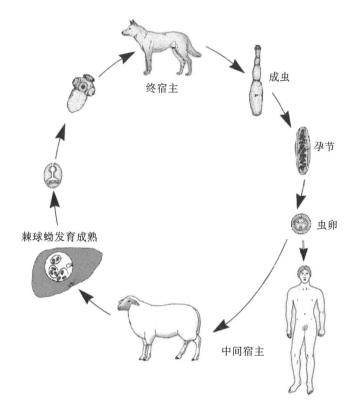

图 27 – 22　细粒棘球绦虫的生活史

　　细粒棘球绦虫只有棘球蚴阶段能在人体内寄生，虫卵内的六钩蚴钻入肠壁组织，可引起急性炎症反应，若六钩蚴未被杀死，其周围逐渐形成一个纤维囊，囊内六钩蚴缓慢发育成棘球蚴，一般感染半年后棘球蚴囊的直径可达 0.5 ~ 1.0cm，以后每年增长 1 ~ 5cm，可在体内存活 40 年以上。

　　棘球蚴可在体内几乎所有部位寄生，最多见的部位是肝（约占 70%）、肺（约占 20%）和腹腔（约占 3%）。巨大的棘球蚴囊多见于腹腔，可占满整个腹腔，挤压膈肌，甚至使一侧肺叶发生萎缩。

3. **致病性与免疫性**

　　细粒棘球绦虫的幼虫引起的棘球蚴病通常为单个囊性病变，故又称之为囊性棘球蚴病或囊型包虫病，对人体的危害以机械压迫为主，其严重程度与棘球蚴的体积、数量、寄生部位等紧密相关。原发棘球蚴感染多为单个病灶，继发感染则同时累及多个器官，但因棘球蚴生长缓慢，往往在感染后 5～20 年才出现压迫寄生周围组织、器官的症状。棘球蚴病的临床表现极其复杂，容易误诊，常见的表现包括以下几种。①局部压迫和刺激症状：如累及肝脏，可有肝区疼痛；若包块压迫门静脉，可致腹水；压迫胆管，可致阻塞性黄疸、胆囊炎等；累及肺部，可出现呼吸急促、胸痛等呼吸道刺激症状；若包块压迫颅脑，则可引起头痛、呕吐，甚至癫痫发作；骨棘球蚴常发生于骨盆、椎骨中心和长骨骺端，可破坏骨质，造成骨折或骨裂；位置表浅的棘球蚴，可见包块形成。②过敏反应和中毒：常见荨麻疹、哮喘和血管神经性水肿等，若囊液破漏，大量溢出，可产生过敏反应；入血后，可引起严重的过敏性休克，甚至死亡。此外，棘球蚴长时间寄生于体内，会造成营养缺乏，可出现食欲减退、体重减轻、消瘦、贫血、发育障碍和恶病质等毒性表现。③继发感染等并发症：主要由棘球蚴囊破裂引起，如肝棘球蚴囊破裂，可进入胆道，引起急性胆道炎症，出现胆管绞痛、寒战、高热、黄疸等；破入腹腔，可致急性弥漫性腹膜炎；破裂至支气管，则可咳出生发囊、子囊和角皮层碎片。

动物实验已证实，接种了六钩蚴抗原 Eg95 的动物可免受细粒棘球绦虫的感染，保护作用主要来自抗体和补体对六钩蚴（包括生发层）的杀伤，其他阶段的其他虫体抗原则不能提供类似的保护。有关六钩蚴如何躲避固有免疫建立感染以及棘球蚴如何逃脱适应性免疫攻击的机制，目前均不清楚。

4. 诊断与防治原则

应详细询问病史，了解患者是否来自牧区、流行区以及是否与犬、羊等动物或皮毛有过接触，确诊应以病原学检查结果为依据，即手术取棘球蚴囊（对可疑者严禁穿刺检查）送检，或从患者痰液、胸腹积液、尿液中检获棘球蚴囊壁、子囊、原头蚴或小钩。CT、MRI 等影像学检查对棘球蚴病的诊断和定位很有帮助，特别是能早期诊断出无症状的带虫者。血清学检查棘球蚴相关的特异性抗体、循环抗原或免疫复合物，可辅助影像学检查以确诊。

细粒棘球绦虫病广泛分布于世界各大洲牧区，我国是世界上包虫病流行最严重的国家之一，主要流行地域为西北和西南各省牧区，推算流行区人群患病率约为 0.22%，患病人数约有 13 万。造成流行的因素主要有：虫卵污染环境，犬粪中虫卵量大且虫卵对外界低温、干燥及化学药品有很强的抵抗力；人畜及污染物的接触密切；对病畜的内脏处理不当，致使家犬、野犬、狼等受到感染，从而又加重了羊、牛的感染，使流行趋于严重。

因此，棘球蚴病的防治需要采取综合性措施，包括加强健康宣教，普及棘球蚴病的知识，提高民众的防病意识；加强卫生检疫，根除用病畜内脏喂犬和随意抛弃的陋习，在生产和生活中加强个人防护；定期为犬只驱虫，控制并妥善处理流浪犬，诊治现有患者。

棘球蚴病的治疗首选纤维囊摘除术，尽量将虫囊取尽，并避免囊液破裂，以防造成过敏性休克或继发感染。对于小棘球蚴，可使用阿苯达唑、吡喹酮、甲苯达唑等药物进行治疗。

三、线虫

线虫属于线形动物门，因虫体呈圆柱形而得名。线虫的种类多达 2 万余种，广泛分布于水和土壤中，绝大多数营自生生活，少数营寄生生活。营寄生生活的种类中仅极少数可寄生于人体而致病。我国目前流行的线虫病主要是蛔虫、鞭虫、蛲虫、钩虫、旋毛虫和丝虫等所致的寄生虫病。

线虫的成虫呈圆柱形，不分节，前端较钝圆，后端逐渐变细，雌雄异体，雄虫一般较雌虫小，且尾端向腹面卷曲。成虫的外层为体壁，体壁与消化道之间的封闭腔隙称为假体腔，腔内充满液体，已进化出的消化、排泄、生殖以及神经系统等皆浸浴于其中，是虫体进行物质交换的重要媒介和场所。此外，体壁内有肌肉，收缩时可将压力通过腔液传递到各处，对维持虫体的体型、运动、摄食和排泄发挥着重要作用。

线虫的虫卵一般为圆形，外被卵壳，包裹尚未分裂的卵细胞（如蛔虫卵）、正在分裂的卵细胞（如钩虫卵）或是已发育的蝌蚪期胚胎（如蛲虫卵）和幼虫（如卵胎生的旋毛虫和丝虫）。线虫卵的卵壳主要由三层结构构成：外层来源于受精卵母细胞所形成的卵膜，在光学显微镜下不易见到；中层为几丁质，有一定硬度，能抵抗机械压力；内层为脂层，具有调节渗透压的功能，能阻止虫卵水分丢失，同时也能阻挡外界物质对虫卵的毒害作用。

依据虫卵、幼虫和成虫 3 个基本生活史过程中是否需要中间宿主，可将线虫分为两大类。①直接发育型：发育过程中不需要中间宿主，一般只需在土壤中发育至感染期，即可感染宿主，肠道线虫多属此型，如蛔虫、钩虫和蛲虫等，流行病学上习惯将直接发育型线虫称为土源性线虫。②间接发育型：发育过程中需要中间宿主，幼虫先在中间宿主体内发育为感染期幼虫后，再经皮肤等途径感染人体（如丝虫），寄生在组织内的线虫多属此型，流行病学上也将间接发育型线虫称为生物源性线虫。

线虫对人体的损害来自幼虫和成虫。①幼虫：幼虫进入宿主体内并在宿主体内移行，可造成相应的组织或器官损害（即移行症），如钩虫感染期幼虫引起的皮炎、蛔虫移行肺部引起的肺炎或哮喘，以及旋毛虫幼虫寄生于肌肉内导致的肌炎、心肌炎和心包积液等。②成虫：成虫在寄生部位的摄取营养、机械损伤、化学刺激以及免疫病理反应等，均可导致宿主营养不良、组织损伤、出血、炎症等病变。通常组织内寄生线虫对人体的危害远较肠道线虫严重，所致损伤的程度与线虫的种类、寄生数量、发育阶段、寄生部位、虫体刺激以及宿主的营养和免疫状态等均有关系。

（一）似蚓蛔线虫

似蚓蛔线虫简称蛔虫，是最大的人体消化道寄生虫，可引起蛔虫病。蛔虫病分布于全世界，是我国最常见的肠道寄生虫病之一，根据最近一次全国人体重要寄生虫病调查结果，我国人群蛔虫平均感染率为 12.7%，推测全国蛔虫感染人数有 8593 万。

1. 形态

蛔虫的成虫呈长圆柱形，头尾两端较细，似蚯蚓；活虫略带粉红色或微黄色，死虫呈灰白色。虫体顶端口孔周围有 3 个"品"字形唇瓣。雌虫长 20～35cm，尾端钝圆；雄虫长 15～31cm，尾端朝向腹面弯曲，有一对镰刀状交合刺（图 27-23）。

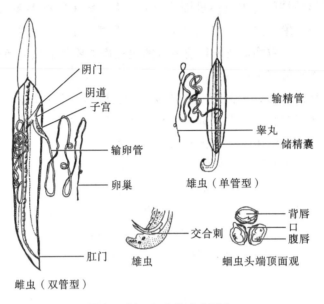

图 27-23 蛔虫的成虫形态

蛔虫的虫卵分受精卵和未受精卵。受精卵呈宽椭圆形，大小约 60μm×40μm；卵壳较厚，表面有一层蛋白质膜，常被胆汁染成棕黄色；卵内含一个卵细胞，卵细胞两端与卵壳之间有新月形空隙。未受精卵多呈长椭圆形，大小为 (88～94)μm×(39～44)μm，蛋白质膜与卵壳均比受精卵薄，卵内为大小不等的折光性颗粒，无卵细胞（图 27-24）。受精卵与未受精卵上的蛋白质膜可脱落。卵壳厚而透明是蛔虫卵的重要特征。

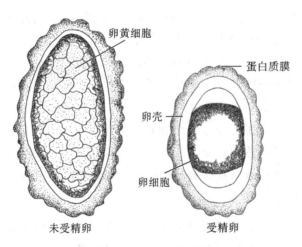

图 27-24 蛔虫的虫卵

2. 生活史

蛔虫的成虫寄生在人体空肠，以肠内半消化食物为食。雌、雄成虫交配产卵，每条雌虫每天产卵量可达 24 万个，随粪便排出的虫卵在 25～30℃、阴暗潮湿、氧气充分的泥土中经过约 2 周可发育为幼虫，再经 1 周，幼虫经历第一次蜕皮后，发育为具有感染性的感染期卵。

感染期卵被人食入后，在胃和十二指肠内孵出卵内幼虫，幼虫主动侵入肠壁小静脉或淋巴管，经肝、心到达肺，穿过肺泡毛细血管进入肺泡，在肺泡内经过约 2 周完成第二次和第三次蜕皮，再沿支气管、气管移行至咽喉，重入食管，经胃到小肠，在小肠内完成第四次蜕皮，最后经数周后发育为成虫（图 27－25）。幼虫移行过程中也可随血流到达其他器官，造成机械性损伤，但一般不能发育为成虫。一般自经口感染到雌虫产卵需 60～75 天，成虫的寿命约为 1 年。

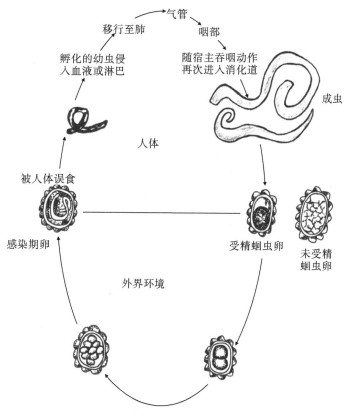

图 27－25 蛔虫的生活史

3. 致病性与免疫性

蛔虫的幼虫、成虫均可致病，以成虫为主，表现为机械性损伤、超敏反应、营养不良以及宿主肠道功能障碍等。

（1）幼虫致病：少量幼虫移行经过肺部时可无明显症状，但大量幼虫在肺部移行时会造成机械性损伤，发育过程中蜕皮、释放虫体蛋白质等，可引起蛔虫性支气管肺炎及支气管哮喘，临床表现为发热、咳嗽、黏液痰或血痰、哮喘、荨麻疹及血中嗜酸性粒细胞增多等，病情一般在 2～3 周内缓解。此时若做痰涂片检查，常可查见嗜酸性粒细胞或蛔虫幼虫。目前，严重的蛔虫性肺炎已不多见。

（2）成虫致病：成虫是主要致病阶段，其致病性表现为以下 3 个方面。①攫取营养，损伤肠黏膜：成虫寄生于空肠，以肠内半消化食物为食，攫取宿主大量营养，同时损伤肠黏膜，导致消化不良和吸收障碍，可引起营养不良，患者常有纳差、恶心、呕吐、腹胀和脐周间歇性腹痛；儿童严重感染时可造成发育障碍，常有神经精神症状（如夜惊、磨牙、异嗜症等）。②诱发过敏反应：蛔虫蛋白质可刺激机体产生 I 型超敏反应，表现为荨麻疹、哮喘、结膜炎、皮肤瘙痒、血管神经性水肿等。③并发症：蛔虫有钻孔习性，且体长而易扭结成团，侵入胆道、胰腺和阑尾等管道，可引起胆道蛔虫症、胰腺炎和阑尾炎等并发症，其中胆道蛔虫症是临床最常见的并发症，能造成胆道梗阻、胆囊破裂、胆汁性腹膜炎、大出血和肝脓肿等。大量虫体扭结成团可堵塞肠道，引起肠梗阻，甚至虫体穿通肠壁可引起肠穿孔，导致急性腹膜炎，病死率较高。

机体对蛔虫感染的确切免疫机制尚不清楚，小鼠试验显示感染可诱发 Th2 型免疫应答。

4. 诊断与防治原则

根据患者间歇性脐周疼痛、反复发作的临床表现，结合实验室检查可明确诊断。病原学检查是确诊的依据，主要是从患者粪便中查见虫卵或虫体，常用的直接涂片法检出率为 80%，饱和盐水浮聚法或沉淀法检出效果更好。

蛔虫感染分布广泛，主要流行于温暖潮湿和卫生条件较差的热带和亚热带地区，其感染特点是农村高于城市，儿童高于成人（农村地区的低龄儿童感染率最高）。造成蛔虫感染普遍的主要原因包括蛔虫生活史简单，雌虫产卵量巨大，虫卵对外界环境抵抗力强，再加上不良的卫生行为（如随地大便）以及卫生设施缺乏，使虫卵可广泛污染土壤和周围环境。因此，防治蛔虫感染必须采取综合措施，包括查治感染者、管理粪便和健康教育（重点在儿童）。目前常用的驱虫药有阿苯达唑、甲苯达唑、伊维菌素和三苯双脒等。胆道蛔虫病、蛔虫性肠梗阻一般通过保守治疗可获得缓解，经保守治疗未缓解者，可考虑手术治疗，但若伴有肠扭转、肠套叠或肠穿孔者，必须及时行手术治疗。

（二）蠕形住肠线虫

蠕形住肠线虫简称蛲虫，其成虫寄生于人体的盲肠、结肠和回肠部，可引起蛲虫病。蛲虫病呈世界性分布，流行广泛，城市感染率高于农村，是 5～7 岁幼儿最常见的寄生虫病之一。

1. 形态

蛲虫的成虫细小，呈乳白色、线头状，前端两侧角皮膨大形成头翼，咽管末端膨大形成咽管球。雌、雄虫体悬殊较大，雌虫大小为（8～13）mm ×（0.3～0.5）mm，中部膨大，呈纺锤状，尾端长而尖细；雄虫较小，大小为（2～5）mm ×（0.1～0.2）mm，尾端向腹面卷曲，雄虫在交尾后即死亡，一般不易见到。虫卵的大小为（50～60）μm ×

（20~30）μm，无色透明，卵壳较厚，一侧扁平，另一侧稍凸，形似柿核（图 27-26）。刚排出的虫卵内含已发育至蝌蚪期的胚胎。

2. **生活史**

蛲虫的成虫寄生于人体盲肠、结肠、回肠等处，头部吸附于肠黏膜或游离于肠腔，以肠腔内容物、肠组织或血液为食。雌、雄成虫交配后，雄虫很快死亡而被排出体外；雌虫的子宫内充满虫卵，移行至直肠，当宿主熟睡后，肛门括约肌松弛，雌虫会蠕动至肛门周围和会阴部皮肤褶皱处产卵，每条雌虫平均产卵超过 1 万个，产卵后的雌虫多数会自然死亡，少数仍存活的雌虫可返回肠腔，或误入阴道、尿道、子宫等部位，引起异位寄生。

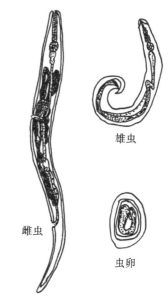

图 27-26 蛲虫的成虫和虫卵形态

黏附在肛门周围和会阴皮肤上的卵内蝌蚪期胚经 6 小时可发育为幼虫，经过一次蜕皮后，可发育成感染期虫卵，进入蛲虫的感染阶段（图 27-27）。

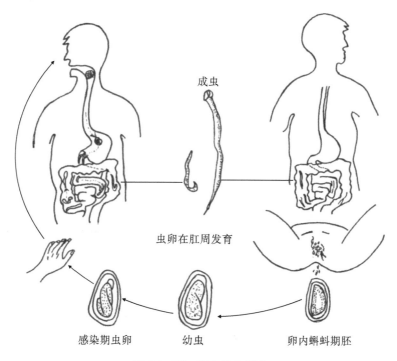

图 27-27 蛲虫的生活史

雌虫的蠕动刺激常可致肛周瘙痒，患儿用手搔抓时，会接触感染期虫卵，以肛门—手—口方式形成自身感染，或者污染玩具、餐具以及衣裤、被褥等，造成其他人经口感染。感染期虫卵在十二指肠孵出幼虫，并沿小肠下行至结肠内，发育为成虫，历时约 1 个月，雌虫的寿命多在 4 周左右。

3. 致病性与免疫性

蛲虫雌虫的产卵活动可引起肛门及会阴部皮肤瘙痒，影响睡眠，搔抓后造成皮肤破损，还可引起继发感染，婴幼儿可表现为半夜突发性惊厥、反复哭闹、反复感染，会影响其生活质量与成长发育；年长些的患儿常有烦躁不安、失眠、夜间磨牙、消瘦及食欲减退等表现。

蛲虫的异位寄生常可致显著损伤，如钻入阑尾、尿道、阴道、子宫或输卵管等处，则可引起相应部位炎症与感染；若雌虫进入腹腔，可导致腹膜炎和肉芽肿，常被误诊为肿瘤和结核病等。

被蛲虫感染的患儿，其嗜酸性细胞和特异性 IgE 升高，显示诱发了 Th2 型免疫应答。

4. 诊断与防治原则

根据蛲虫在肛周产卵的特性，可用透明胶纸法于清晨排便前在肛周粘取虫卵，重复 3 次的检出率可达 90% 左右，重复 5 次的检出率更会高达 99% 左右。雌虫常于夜间爬出肛门产卵，若在肛周发现白色线头样小虫，可用镊子夹入 70% 乙醇小瓶内送检，根据蛲虫的形态特点，即可做出诊断。

根据蛲虫病的传播和流行特点，可采取综合性防治措施，以避免相互感染和自身重复感染；教育儿童养成饭前便后洗手的习惯，不吸吮手指，勤剪指甲；对于托儿所和幼儿园，应搞好环境卫生以及衣被、玩具与食具的消毒。对于蛲虫病患儿，需给予及时治疗，常用药物有阿苯达唑和甲苯达唑；局部外用药可用 3% 噻嘧啶软膏，涂抹于肛周和肛门内，连用 1 周。对于肛周瘙痒严重者，可于睡前清洗肛周、会阴皮肤后，涂抹蛲虫油膏，连用 10 ~ 20 天。

(三)十二指肠钩口线虫和美洲板口线虫

寄生在人体的钩虫主要有十二指肠钩口线虫(简称十二指肠钩虫)和美洲板口线虫(简称美洲钩虫)，可引起钩虫病。钩虫不但会损伤肠黏膜，造成消化道功能紊乱，而且可使人体长期慢性失血，甚至发生严重贫血，危害严重。钩虫病呈世界性分布，在热带和亚热带国家广泛流行，感染人数约有 9 亿，我国估计感染人数约为 0.39 亿，主要流行于黄河以南的广大农村，北部以十二指肠钩虫为主，南部以美洲钩虫为主，但更多地区为两种钩虫混合感染。

1. 形态

钩虫的成虫活体细长，长约 1cm，呈鲜红色、半透明，死后则呈灰白色；虫体头端有 1 个发达的角质口囊，口囊内有钩齿或板齿(图 27 - 28)；口囊两侧有 1 对头腺，能分泌抗凝素等多种酶，可阻止宿主肠壁伤口的血液凝固；咽管壁长有 3 个咽腺，能分泌胆碱酯酶，降低宿主肠壁蠕动，有利于虫体附着。雄虫尾端膨大，呈伞状；雌虫稍大于雄虫，尾部呈圆锥形(图 27 - 29)。

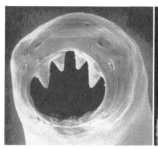
十二指肠钩口线虫（电镜）

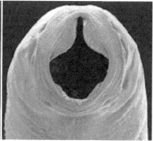
美洲板口线虫（电镜）

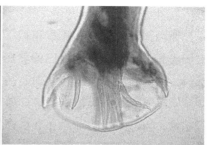
交合伞（光镜）

图 27 - 28　钩虫的口囊

　　两种钩虫的虫卵均呈椭圆形，不易区别，大小为 $(57 \sim 76)\,\mu m \times (36 \sim 40)\,\mu m$，卵壳薄而无色透明，卵内常含 2～8 个卵细胞，卵壳与卵细胞之间有明显的环形空隙（图 27 - 29）。

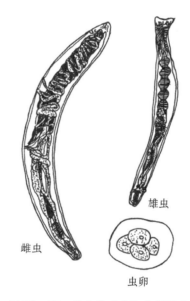

雄虫

雌虫

虫卵

图 27 - 29　钩虫的成虫和虫卵形态

　　两种钩虫的差异见表 27 - 3。

表 27 - 3　十二指肠钩虫和美洲钩虫的区别

鉴别点	十二指肠钩虫	美洲钩虫
大小	雌：$(10 \sim 13)\,mm \times 0.6mm$ 雄：$(8 \sim 11)\,mm \times (0.4 \sim 0.5)\,mm$	雌：$(9 \sim 11)\,mm \times 0.4mm$ 雄：$(7 \sim 9)\,mm \times 0.3mm$
体形	头尾均向背面弯曲；虫体呈"C"形	头端向背面弯曲，尾端向腹面弯曲；虫体呈"S"形
口囊	腹侧前缘有 2 对钩齿	腹侧前缘有 1 对板齿
背辅肋	远端分 2 支，每支分 3 小支	基部分 2 支，每支分 2 小支
交合刺	两刺呈长鬃状，末端分开	一刺末端呈钩状，常包裹于另一刺凹槽内

2. 生活史

两种钩虫的生活史基本相似，成虫寄生于人体小肠，用口囊内的钩齿或板齿咬附在肠黏膜上，以血液、淋巴液、肠黏膜及脱落的肠上皮细胞为食。雌、雄成虫交配后产卵，卵随宿主粪便排出体外，在温暖（25～30℃）、潮湿（相对湿度为60%～80%）、荫蔽及氧气充足的疏松土壤中，卵内细胞不断分裂，迅速发育为幼虫，经1～2天孵出杆状蚴，以环境中的细菌和有机物为食，再经7～8天完成2次蜕皮，成为对人体有感染性的丝状蚴（钩虫的感染阶段）。

丝状蚴有明显的向温性和向湿性，当与人体皮肤（通常为脚和手）接触后，受体温刺激，活动能力增强，依靠其机械穿刺运动及酶的作用，通过毛囊、汗腺或皮肤破损处主动穿进皮下并移行，可在24小时内进入小静脉或淋巴管，最后到达肺，然后穿破毛细血管，进入肺泡，沿细支气管、支气管向上移行至咽，随着吞咽动作进入食管、胃至小肠，在小肠内再经2次蜕皮，发育为成虫（图27-30）。一般自丝状蚴钻入皮肤到成虫交配产卵需5～7周，每条十二指肠钩虫的雌虫日产卵1万～3万个，美洲钩虫则为0.5万～1万个。十二指肠钩虫的成虫寿命一般为7年，美洲钩虫的成虫寿命一般为5～15年。

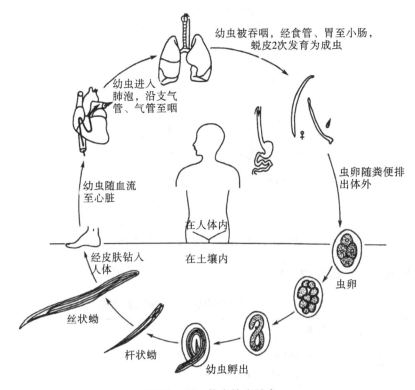

图27-30　钩虫的生活史

3. 致病性与免疫性

两种钩虫的致病作用相似，十二指肠钩虫引起的皮炎者比美洲钩虫多，成虫导致的贫血也较严重，也是引起婴儿钩虫病的主要虫种，因此十二指肠钩虫对人体的危害性也比美洲钩虫大。人体感染钩虫后是否出现临床表现，除与感染数量有关外，也与人体的营养条件、健康状况及免疫力等有密切关系。

（1）幼虫的致病作用：主要是钩蚴侵入皮肤和移行对宿主造成的损害。①钩蚴性皮炎：丝状蚴侵入皮肤后，可引起皮肤奇痒和灼痛感，形成局部充血性斑点或丘疹、红肿和水疱，俗称"粪毒"；皮炎多出现于手、足、踝等处，数日内可消失；由于奇痒难忍，抓挠后易引发细菌感染，水疱可变成脓疱，最后可结痂脱皮而自愈；感染的地点多为香蕉园、蔬菜园、甘蔗地、红薯地或矿井。②呼吸系统病变：幼虫一过性移行入肺，可损伤肺泡，穿破毛细血管，引起局部出血和炎性细胞浸润，患者会出现阵咳、血痰，甚至咯血，可伴有发热、畏寒等症状；重者会出现剧烈干咳、哮喘发作、嗜酸性粒细胞增多，以及胸片显示肺浸润性病变。上述表现在感染后 3~5 天出现，经数日至十余日后可自愈。

（2）成虫的致病作用：成虫寄生在十二指肠和空肠近端，可引起消化道症状和贫血。①消化系统病变：成虫以钩齿或板齿咬附于肠黏膜，造成散在出血点和小溃疡（3~5mm），病变可至黏膜下层，甚至肌层，可引起消化道出血或瘀斑；初期患者虽有食欲亢进，但觉乏力，或有上腹部不适、隐痛等；后期常因贫血，胃酸降低而出现食欲减退、恶心、呕吐、腹泻、腹痛或便秘；重度感染者可出现血便；少数患者表现为喜食生米、生豆、茶叶，甚至泥土、瓦片、碎纸、破布等异常嗜好，称为异嗜症；及时补充铁剂，一般症状可自行消失。②贫血：钩虫对人体最严重的危害是慢性失血，原因包括成虫咬附肠黏膜吸血并不停地更换部位，新、旧伤口同时渗血；钩虫一边吸血，一边从肛门排出血液；头腺分泌的抗凝素能阻止伤口血液凝固，同时钩虫不断将吸入的血液排出，一条美洲钩虫每天所致的宿主失血量为 0.01~0.10mL，十二指肠钩虫造成的失血量是美洲钩虫的 10 倍左右。此外，钩虫损伤肠黏膜，会影响机体对营养物质的吸收，又可加重贫血，症状轻者会出现头昏、乏力，中度患者会出现皮肤黏膜苍白、下肢水肿、明显气促、心悸、乏力、头晕、眼花、耳鸣，重度患者甚至可因出现贫血性心脏病而完全丧失劳动力。

（3）婴幼儿钩虫病：多由十二指肠钩虫引起，可能是幼虫经胎盘或哺乳感染了婴儿，患儿表现为急性血性腹泻、黑便或柏油样便、消化功能紊乱、面色苍白、精神萎靡、贫血严重、心脏扩大、心尖区有明显收缩期杂音、肝脾肿大、反甲、生长发育迟缓。婴儿钩虫病的预后差，但目前病例已经不常见。

（4）由幼虫迁移和成虫引起的组织损伤会导致 2 型固有淋巴样细胞（ILC-2）激活，通过表达 Th2 细胞因子（如 IL-5、IL-13 和 IL-9 等）介导对钩虫的免疫应答。钩虫的排泄物或分泌物被抗原呈递细胞（如树突状细胞）处理，同样可触发 Th2 免疫反应。激活的巨噬细胞（M2 型）和 Treg 细胞强烈表达免疫调节分子（如 IL-10 和 TGF-β）调节免疫应答，诱发针对幼虫和成虫的抗体反应，但是这种抗体反应缺乏保护性，在 4~6 个月内就可以使患者重新感染。同时，感染者的免疫耐受标记物（如 Foxp3、PD-1、LAG-3 和 CTLA-4）表达增加，也有助于钩虫在宿主肠道中的长期生存。

4. **诊断与防治原则**

在粪便中检出虫卵或经钩蚴培养检出幼虫，是确诊钩虫病的依据。

由于带虫者和钩虫病患者是本病的唯一传染源，其粪便污染土壤，虫卵在温暖、潮湿的适宜条件下可发育为感染期幼虫，在疫区，人们在生产和生活过程中有较多机会接触疫土和感染期幼虫，极易造成流行。因此，对于钩虫病的预防，需要做好粪便无害化处理，以杀灭虫卵，同时应做好个人防护，避免赤足下地作业，以减少接触感染的机会。

钩蚴在钻入皮肤后的 24 小时内，大部分仍滞留在局部皮下，因此对于钩蚴性皮炎，可采用皮肤透热疗法进行治疗，即用 53℃ 热水间歇浸泡患处，每次 2 秒，间歇 8 秒，持续 25 分钟；或用热毛巾敷于皮炎部位，持续 10 分钟。此外，用左旋咪唑硼酸乙醇溶液涂抹皮肤可预防钩蚴感染，将其涂于皮炎处，能快速止痒消肿。

对于钩虫的驱虫药物，常选用甲苯达唑和阿苯达唑。此外，三苯双脒、噻嘧啶和伊维菌素效果也较好。

（四）旋毛形线虫

旋毛形线虫简称旋毛虫，其成虫和幼虫分别寄生于人和多种哺乳动物的小肠和骨骼肌内；若寄生于人体，可引起旋毛虫病。旋毛虫病是重要的食源性人畜共患寄生虫病，严重感染时，甚至可致患者死亡。

1. 形态

旋毛虫的成虫呈细线状，雄虫的大小为 $(1.4 \sim 1.6)\,\text{mm} \times (0.04 \sim 0.05)\,\text{mm}$，雌虫的大小为 $(3 \sim 4)\,\text{mm} \times 0.06\text{mm}$；其咽管可占体长的 $1/3 \sim 1/2$，其后段背面有一列圆盘状杆细胞形成的杆状体。成虫的生殖器官均为单管型，雄虫末端有 2 片叶状交配附器；雌虫的子宫较长，其中段含虫卵，后段和近阴道处则充满幼虫。在宿主骨骼肌内，发育成熟的幼虫卷曲于梭形囊包中，长约 1mm；幼虫囊包的大小为 $(0.2 \sim 0.5)\,\text{mm} \times (0.2 \sim 0.4)\,\text{mm}$，1 个囊包里含 $1 \sim 2$ 条幼虫；囊包壁内层厚而外层薄，由肌细胞退变及结缔组织增生形成（图 27－31）。

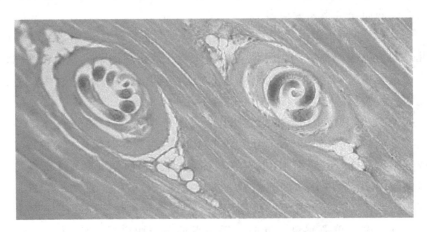

图 27－31　寄生在肌肉中的旋毛虫幼虫和囊包

2. 生活史

旋毛虫的成虫主要寄生在宿主十二指肠和空肠上段，幼虫则寄生在同一宿主的骨骼肌内并形成具有感染性的幼虫囊包。旋毛虫完成生活史不需要外界环境，但必须转换宿主，才能继续下一代的生长发育。被旋毛虫寄生的宿主既是终宿主，也是中间宿主。

宿主食入含幼虫囊包的肉类，囊包在消化酶的作用下裂解，幼虫逸出，钻入十二指肠及空肠上段肠黏膜内，经24小时发育，再返回肠腔，在感染后48小时内，经4次蜕皮，发育为成虫。多数雄虫交配后会死亡，雌虫子宫内的虫卵则发育为幼虫，在感染后5天开始孵出。雌虫的寿命一般为1~2个月，一生可产幼虫1500~2000条。

肠黏膜内的新生幼虫可侵入局部淋巴管或小静脉，经循环系统到达全身各器官，但只有在骨骼肌内的幼虫才能进一步发育；幼虫刺激肌细胞，使寄生部位周围出现炎性细胞浸润、纤维组织增生，包裹幼虫形成囊包。囊包若无机会进入新的宿主，则多发生钙化，钙化囊包中的幼虫可存活数年至数十年(图27-32)。

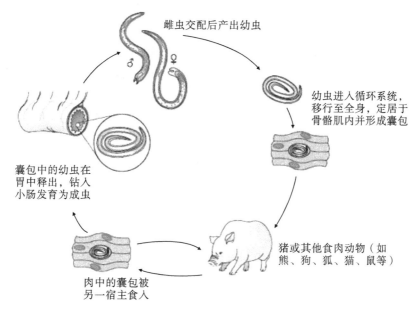

雌虫交配后产出幼虫

幼虫进入循环系统，移行至全身，定居于骨骼肌内并形成囊包

囊包中的幼虫在胃中释出，钻入小肠发育为成虫

肉中的囊包被另一宿主食入

猪或其他食肉动物（如熊、狗、狐、猫、鼠等）

图27-32 旋毛虫的生活史

3. 致病性与免疫性

旋毛虫的幼虫、成虫均可致病，以幼虫致病为主，这在人体寄生线虫中是少有的，与其骨骼肌内寄生的特性密切相关。其致病程度与食入幼虫的数量、活力、侵入部位以及人体对旋毛虫的免疫力等诸多因素有关，轻度感染者可无明显症状，重度感染者的临床表现复杂多样，若累及重要器官或未经及时治疗，患者可在发病后的数周内死亡，病死率可达6%~30%。

旋毛虫的致病过程可分为3个阶段。

(1)侵入期(肠道期)：食入的旋毛虫幼虫囊包在胃内消化液的作用下脱囊，钻入十二指肠和空肠上段，经历1~2周发育为成虫，以肠绒毛为食，并可引起肠黏膜炎症反应。雌虫交配后可产出幼虫，幼虫入侵肠壁组织，使受累部位充血、水肿、出血，其至形成浅表溃疡。感染者可出现恶心、呕吐、腹痛、腹泻等急性胃肠道症状，同时可伴有厌食、乏力、低热等全身性反应，极易被误诊为其他胃肠道疾病。

（2）幼虫移行期（肠外期或肌肉期）：新生幼虫随淋巴、血液循环到达各器官，并进入骨骼肌内发育，导致血管和肌肉炎症的过程，历时 2～3 周。其典型临床表现为发热、眼睑或面部水肿、过敏性皮疹、肌痛，以及外周血中嗜酸性粒细胞增多等。嗜酸性粒细胞增多在感染后 3～4 周达到高峰，可占白细胞总数 10%～40%，甚至更高。幼虫寄生于骨骼肌内，可引起肌纤维变性、肿胀、排列紊乱、横纹消失，肌细胞坏死、崩解，肌肉间质水肿，并伴有炎性细胞浸润，此时感染者全身肌肉酸痛、压痛，尤以腓肠肌、肱二头肌和肱三头肌的疼痛最为明显；咽喉部肌肉受累时，患者可出现吞咽困难和语言障碍。如果幼虫移行至肺、心、脑等重要器官，则可导致局限性或广泛性出血、炎症，严重者可因肺炎、心肌炎或脑炎而死亡。

（3）囊包形成期（恢复期）：为受损肌肉细胞的修复过程，可持续 4～16 周，随着幼虫长大、卷曲，寄生部位逐渐膨大，呈纺锤状，形成梭形囊腔，并包裹幼虫，急性炎症逐渐消退，相应症状减轻或消失，但肌痛仍可持续数月。

旋毛虫的抗原包括虫体抗原、表面抗原、排泄－分泌抗原及杆细胞颗粒相关抗原，感染后诱发的特异性免疫能明显对抗再感染，表现为肠道内幼虫、成虫发育不良，以及生殖能力减弱和早期排出，减少了肌肉内幼虫的数量。这种保护性机制主要依赖于 T 细胞，其中嗜酸性粒细胞作为重要的效应细胞，可通过抗体依赖的细胞毒作用（ADCC）方式来杀伤虫体（尤其是幼虫）。由此可见，宿主获得的免疫力是体液免疫和细胞免疫协同作用的结果。

另一方面，旋毛虫感染也能导致宿主一定时期内的免疫抑制，表现为对病毒的易感性，值得关注。此外，旋毛虫感染所致的肾损害，则是免疫复合物造成的免疫病理损伤。

4. 诊断与防治原则

旋毛虫病的临床表现复杂，仅凭症状难以正确诊断，因此，需要特别注意询问患者的病史，如是否有生食或半生食肉类史，是否同批聚餐者也有类似症状等。若患者肌肉活检查获幼虫囊包，即可确诊，但因取样范围和次数有限，肌肉活检阳性率仅为 50% 左右，故阴性结果尚不能排除该病。对患者所食剩余肉类做镜检，也有助于确诊。另外，常用间接荧光抗体试验和 ELISA 等血清学方法检测患者血清中是否含有特异性抗体或循环抗原，阳性率均在 90% 以上。

旋毛虫病是世界性分布的寄生虫感染，具有鲜明的地域性、群体性和食源性等特点，目前在俄罗斯、东欧、南美、东南亚等国家仍有流行。在我国，估计旋毛虫的感染人数超过 2000 万人，主要集中在云南、西藏、广西、四川等省区，与当地喜食生肉的习惯密切相关。因此，预防旋毛虫病的关键在于开展健康教育，改变不良饮食习惯，严格要求肉类应生、熟分开，确保烹饪温度与时长（能够同时杀死幼虫和囊包）；严格肉类检疫，禁止病肉流入市场；另外，也需逐步改良牲畜饲养方式，提倡圈养，防止动物感染。

治疗旋毛虫病的药物首选阿苯达唑，其疗效好、疗程短、毒性低、副作用小。

（五）丝虫

丝虫是由吸血节肢动物传播的一类线虫，因虫体细长如丝而得名。丝虫的成虫寄生于脊椎动物的多组织脏器内，可引起丝虫病。寄生于人体的丝虫有 8 种，在我国流行的仅有班氏吴策线虫和马来布鲁线虫。

1. 形态

两种丝虫的成虫形态与内、外部结构均相似，虫体细长如丝，长度不足 1cm，表面光滑，呈乳白色；头端略膨大，呈球形或椭球形；雌、雄异体，雌虫长于雄虫。雄虫尾端向腹面卷曲 2~3 圈；雌虫尾端钝圆，稍向腹面弯曲，卵巢在虫体后部，子宫极其粗大，几乎占满虫体，宫内含大量发育程度不一的卵细胞，成熟卵壳薄而透明，内含卷曲的幼虫，在向生殖孔移动的过程中，卵壳伸展成为鞘膜，包裹着幼虫，此幼虫称为微丝蚴。

两种丝虫的微丝蚴均细长，班氏微丝蚴平均长 1.6mm，马来微丝蚴平均长 1.3mm；在光镜下，微丝蚴呈无色透明，头端钝圆，尾端尖细，外被鞘膜，体内有圆形的体核，头部无核部位为头间隙；虫体前部 1/5 处有神经环，尾逐渐变细，近尾端腹侧有肛孔（图 27-33）。

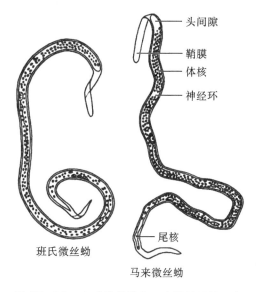

图 27-33 班氏微丝蚴和马来微丝蚴的形态

2. 生活史

班氏吴策线虫和马来布鲁线虫的生活史基本相似，即幼虫在中间宿主（蚊子）体内发育，成虫在终宿主（人）体内发育。

（1）在蚊体内的发育：当雌蚊叮吸带有微丝蚴的患者血液时，微丝蚴随血液进入蚊胃，经 1~7 小时后脱去鞘膜，并穿过胃壁，经血腔进入胸肌，在胸肌内继续发育 2~4 天，虫体变得细长，内部组织分化，其间蜕皮 2 次，成为活跃的感染期丝状蚴；丝状蚴离开胸肌，移行至头部的蚊喙中。

（2）在人体内的发育与繁殖：当蚊再次叮人吸血时，丝状蚴自蚊下唇逸出，可经皮肤伤口侵入人体，很快进入淋巴管寄居并发育成熟。雌、雄成虫交配后，雌虫产出微丝蚴，大多数微丝蚴随淋巴液经胸导管进入血液循环。

3. 致病性与免疫性

丝虫的成虫、丝状蚴（感染期幼虫）和微丝蚴对人体均有致病作用，以成虫为主。人体感染丝虫后，丝虫病的发生与发展取决于机体反应状态、感染程度、重复感染情况、丝虫侵犯的部位以及继发感染等，是虫体与宿主相互作用的结果。

丝虫病的潜伏期多为4～5个月，病程可长达数年至数十年。班氏丝虫更多侵犯深部淋巴系统，主要见于下肢、阴囊、腹股沟、肾盂等处；马来丝虫多侵犯上、下肢浅部淋巴系统。丝虫病的临床表现大致可分表现为以下4种。

（1）微丝蚴血症：潜伏期后，血中即可出现微丝蚴，成为带虫者，一般无任何症状，或仅有发热和淋巴管炎表现，如不治疗，微丝蚴血症可持续多年。

（2）急性淋巴丝虫病：感染者可出现淋巴管炎、淋巴结炎以及丹毒样皮炎等急性病症；若波及阴囊淋巴管时，可致精索炎、附睾炎及睾丸炎，系幼虫和成虫的各种代谢产物刺激机体产生的局部和全身反应。病变伊始，淋巴管内皮细胞变性、肿胀，随后增生，管壁及周围组织炎症细胞浸润，逐渐导致管壁增厚，淋巴管瓣膜功能受损，管腔阻塞，但病变淋巴管/结中不一定有成虫或微丝蚴，提示急性炎症与超敏反应有关。局部症状出现的同时，患者常伴有畏寒、发热，称为丝虫热。

（3）慢性淋巴丝虫病：因急性淋巴丝虫病的症状反复出现，导致部分患者的急性病变局部出现增生性肉芽肿，可进展为慢性淋巴丝虫病。慢性淋巴丝虫病的病理学特点是肉芽肿中心可见变性的虫体和大量嗜酸性粒细胞，周围纤维组织包绕，以及大量浆细胞、巨噬细胞和淋巴细胞浸润；肉芽肿持续增生，最终可导致淋巴管部分阻塞，甚至完全阻塞，阻塞部位以下的淋巴管内压力增高，形成淋巴管曲张，甚至破裂，淋巴液流入周围组织。由于阻塞部位不同，患者产生的症状和体征也因之而异，最常见的病变包括以下几种。①象皮肿：为晚期丝虫病最常见的表现，淋巴管扩张、扭曲，淋巴管瓣膜受损，淋巴回流障碍，淋巴液滞留于下肢皮下组织，引起局部免疫反应；同时，淋巴液因含较多蛋白质而刺激纤维组织增生，使局部皮肤和皮下组织显著增厚、变粗、变硬，从而形成象皮肿（图27-34）；由于局部血液循环障碍，皮肤汗腺、皮脂腺和毛囊功能受损，抵抗力降低，因此易引起细菌感染，常致局部急性炎症或慢性溃疡，这些感染又反过来促进淋巴管阻塞及纤维组织增生，从而会加重象皮肿的进展。②睾丸鞘膜积液：多见于班氏丝虫病，病变导致精索、睾丸淋巴管阻塞，致使淋巴液流入鞘膜腔内，形成睾丸鞘膜积液，积液中可见微丝蚴。③乳糜尿：由于主动脉前淋巴结或肠干淋巴结受阻，从小肠吸收的乳糜液经腰淋巴干反流到泌尿系统，导致肾淋巴丛曲张破裂，乳糜随尿排出，形成乳糜尿，临床多表现为牛奶或米汤样尿，内含大量蛋白和脂肪，易凝结成絮状物，在班氏丝虫病中较常见，积液中可查见微丝蚴。

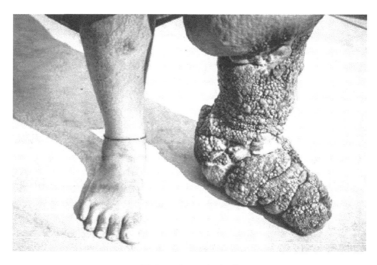

图 27 - 34 象皮肿

（4）隐性丝虫病：也称热带肺嗜酸性粒细胞增多症，临床表现为夜间发作性哮喘或咳嗽，伴疲乏和低热，血中嗜酸性粒细胞明显增多，IgE 水平显著升高，胸部 X 线透视可见中下肺弥漫性粟粒样阴影。

多个研究显示，大多数丝虫感染者并没有临床症状，且呈现出严格的免疫抑制状态，即调节性 T 细胞较高，IL - 10、TGF - β 和感染特异性 IgG 表达增加，Th2 细胞因子反应受到抑制，同时不同的 CD8$^+$ T 细胞亚群耗竭十分明显，表明丝虫感染导致的炎症和持续免疫激活状态并未能有效清除体内的丝虫。

4. 诊断与防治原则

从血液中查找微丝蚴是诊断丝虫病的主要病原学诊断方法，取血时间以晚上 9 点以后为宜。微丝蚴亦可见于患者的积液和尿中，故可收集患者的鞘膜积液、淋巴液、乳糜尿等标本，离心后行沉淀涂片镜检。此外，采用 ELISA、免疫组化和免疫荧光等方法检查抗丝虫抗体的阳性率在 90% 以上，亦可辅助临床诊断。PCR、ELISA 的敏感性和特异性高，可用于低度感染者。

丝虫病通过蚊子传播，广泛流行于全球热带及亚热带地区，是 WHO 重点控制的十大热带病之一。我国经历半个多世纪的艰苦努力，于 2007 年由 WHO 审核、宣布在全球 83 个丝虫病流行国家和地区中率先消除本土丝虫病，这是全球消除丝虫病规划的里程碑，也是继消灭天花和实现无脊髓灰质炎之后在公共卫生领域取得的又一项重大成就。我国成功防治丝虫病的经验包括以下 3 个方面。①普查普治：在普查携带者和患者的基础上，进行多轮大规模药物治疗（MDA），能显著降低丝虫的感染率；治疗药物可用乙胺嗪（海群生），对班氏丝虫及马来丝虫均有杀灭作用；在丝虫病流行区，WHO 则推荐使用伊维菌素、乙胺嗪和阿苯达唑的三联疗法（即 IDA 疗法）。②灭蚊防蚊：采取综合性措施，清除蚊子的滋生地，杀灭成蚊和孑孓。③做好监测工作，包括人群监测和蚊媒监测，及时发现输入性传染源，防止丝虫病的再度传播。

知识拓展

青蒿素

疟原虫已有3000万年的历史，而人类只有几百万年历史。疟疾是由疟原虫引起的急性寄生虫病，主要通过按蚊传播。

1820年，人们从南美洲的一种叫金鸡纳的植物树皮中分离到生物碱奎宁，可以用其来治疗疟疾，但在治疗的同时，疟原虫会发生变异，使得药物疗效大大降低。1969年1月，屠呦呦以北京中药研究所科研工作者的身份承担了"523"项目的课题任务。在翻阅古籍时，她于《肘后备急方》里看到青蒿绞取汁后可以治疗疟疾。1971年10月4日，屠呦呦带领课题组在经历了数百次失败后，终于在第191号青蒿乙醚中性提取物样品试验中取得了成功。1972年，屠呦呦等三名科研人员申请成为青蒿乙醚中性提取物首批人体试验的"小白鼠"，之后从中药黄花蒿中分离得到抗疟有效单体，并将其命名为青蒿素。青蒿素对鼠疟、猴疟的原虫抑制率可达到100%。1973年，经临床研究，取得与实验室一致的结果，抗疟新药青蒿素由此诞生。2015年10月5日，屠呦呦获诺贝尔生理学或医学奖。

在青蒿素发现之前，全球每年约有4亿人感染疟疾，超过100万人死亡。青蒿素的发现，成功降低了疟疾患者的死亡率，在全球特别是发展中国家已挽救了数百万人的生命。

小 结

常见的致病性寄生虫从生物学上可归纳为医学原虫（单细胞真核动物）和医学蠕虫（多细胞软体动物），繁殖方式由分裂过渡到无性生殖和有性生殖。

医学原虫的生活史较为简单，传播方式依其生活史可分为人际传播型、循环传播型和虫媒传播型3种，对人致病的主要有阴道毛滴虫、蓝氏贾第鞭毛虫、疟原虫和刚地弓形虫，分别可引起泌尿生殖道感染、腹泻、疟疾和弓形虫病。

医学蠕虫可细分为吸虫、绦虫和线虫。对人致病的吸虫主要是华支睾吸虫、布氏姜片吸虫、并殖吸虫和裂体吸虫，分别可引起华支睾吸虫病（肝吸虫病）、姜片虫病、并殖吸虫病（肺吸虫病）和血吸虫病。对人致病的绦虫主要有猪带绦虫、牛带绦虫和细粒棘球绦虫，分别可引起猪带绦虫病（囊虫病）、牛带绦虫病和人畜共患的棘球蚴病（包虫病）。对人致病的线虫主要有土源性的似蚓蛔线虫、蠕形住肠线虫、十二指肠钩口线虫和美洲板口线虫，以及食源性的旋毛形线虫和经蚊传播的丝虫，分别可引起人类蛔虫病、蛲虫病、钩虫病、旋毛虫病和丝虫病。

致病性寄生虫目前尚无可用的预防疫苗。其预防措施主要依靠健康、良好的卫生习惯，如饭前、便后洗手，不食生水及生食，避免接触疫水，做好个人防护，避免被蚊虫叮咬等。

📖 复习思考题

(1)溶组织内阿米巴病有何致病特点?

(2)为什么将阴道毛滴虫感染归入性传播疾病?如何进行该病的预防和治疗?

(3)为什么疟疾仍是目前最严重的热带传染病之一?你认为疟疾防治中有哪些重要的环节?类似疟疾、血吸虫病这样的寄生虫病,可以根除吗?

(4)在学过的寄生虫病中,哪些是可以通过宠物(如狗、猫等)传播的?

(5)通过饮食方式感染的食源性寄生虫病有哪些?应当怎样预防?

(6)人体肠道中的寄生虫主要有哪些?阐述各自的寄生阶段、感染途径、感染阶段及对机体的致病性。

项目 你眼中的肠道寄生虫

任务 认识并预防肠道寄生虫病

【任务目标】

学会如何区分肠道寄生虫及预防肠道寄生虫病,做好自我防范。

【任务实施】

人体肠道中有 30 多种寄生虫,其中原虫类和蠕虫类寄生虫是最为常见的。寄生的过程复杂,发育过程不一定都在肠道内,因此,各种寄生虫引起的病变也就并不局限于肠道。肠道寄生虫的危害性很大,可引起机体不同程度的消瘦、消化不良,以及严重的呕吐、腹痛等胃肠道症状。今天,就让我们走进肠道的世界,去观察这些肠道寄生虫的形态特征。

(1)寄生虫标本观察。

(2)对观察到的寄生虫标本进行绘图,并附文字说明。

全班同学分组,各自进行标本采集,进行显微镜检查;将观察结果进行统计和分析,并写出绘图报告。

【成果展示】

(1)组长组织小组成员分工协作,确保每名组员都能参与到本次任务中来,合力完成本组绘图报告。

(2)按照顺序,每个小组派出一名代表汇报本小组所完成的绘图报告,最终汇总,达成共识。

(3)以小组为单位,提交所观察到的寄生虫标本的绘图报告。

(丁天兵)

参考文献

［1］DAVID M K，PETER M H. Fields virology［M］. 6th ed. Philadelphia：Lippincott Williams & Wilkins，Wolters Kluwer Health Inc.，2013.

［2］GEO F B，KAREN C C，JANET S B，et al. Jawetz，Melnick，and Adelberg's medical microbiology［M］. 24th ed. New York：The McGraw‐Hill Companies Inc.，2007.

［3］HEINZ M. Encyclopedia of parasitology［M］4th ed. Berlin：Springer‐Verlag Berlin Heidelberg，2016.

［4］ROHELA M，YVONNE A L L，AMIRAH A. Medical parasitology［M］. Cham：Springer International Publishing，2017.

［5］CHRISTOPHER J B，COLIN R H，FREDERICK A M，et al. Fenner and White's medical virology［M］. 5th ed. London：Academic Press，2017.

［6］WANG‐SHICK R. Molecular virology of human pathogenic viruses［M］. London：Academic Press，2017.

［7］李凡，徐志凯. 医学微生物学［M］. 9 版. 北京：人民卫生出版社，2018.

［8］诸欣平，苏川. 人体寄生虫学［M］. 9 版. 北京：人民卫生出版社，2018.

［9］黄敏，武松泉. 医学微生物学与寄生虫学［M］. 4 版. 北京：人民卫生出版社，2017.

［10］景涛. 病原生物学［M］. 2 版. 北京：清华大学出版社，2019.